卫生职业教育数字化创新教材
精品在线开放课程配套教材

供高等职业教育护理、助产等医学相关专业使用

基 础 护 理

（第 3 版）

主 编　吴俊晓

副主编　杜　玲　耿荣梅

编 者　（按姓名汉语拼音排序）

杜　玲　辽宁何氏医学院

耿荣梅　北京大学第三医院

李　慧　郑州卫生健康职业学院

李文平　四川卫生康复职业学院

梁　艳　梧州职业学院

刘　倩　南阳医学高等专科学校

刘　霞　沧州医学高等专科学校

唐　艳　长沙卫生职业学院

王维维　唐山职业技术学院

吴俊晓　南阳医学高等专科学校

肖　婷　毕节医学高等专科学校

杨　娟　乐山职业技术学院

袁　芳　重庆三峡医药高等专科学校

朱文娟　皖西卫生职业学院

科 学 出 版 社

北 京

内 容 简 介

本教材依照教育部高职护理专业最新教学标准，包含医院与医院环境、医院感染的预防与控制、护理的职业防护、入院和出院护理、休息与活动、舒适与安全、患者的清洁护理、生命体征的观察及护理、冷热疗法、饮食与营养、排泄护理、药物疗法、静脉输液与输血、标本采集、病情观察与危重患者的抢救护理、临终护理、医疗与护理文件的书写等十七章教学内容。本教材以链接将内涵挖掘与外延拓展相结合，以医者仁心培育高尚职业素养，章末自测题为全国护士执业资格考试做准备。

本教材图文并茂，可供高等职业教育护理、助产等医学相关专业使用，也可供卫生行业各领域护理岗位的工作者自学参考。

图书在版编目（CIP）数据

基础护理 / 吴俊晓主编 . —3 版 . —北京：科学出版社，2023.6
卫生职业教育数字化创新教材　精品在线开放课程配套教材
ISBN 978-7-03-075413-4

Ⅰ.①基…　Ⅱ.①吴…　Ⅲ.①护理学 – 高等职业教育 – 教材　Ⅳ.① R47

中国国家版本馆 CIP 数据核字（2023）第 068550 号

责任编辑：段婷婷 / 责任校对：周思梦
责任印制：赵　博 / 封面设计：涿州锦晖

科 学 出 版 社 出版
北京东黄城根北街16号
邮政编码：100717
http://www.sciencep.com

北京汇瑞嘉合文化发展有限公司 印刷
科学出版社发行　各地新华书店经销

*

2013 年 3 月第　一　版　开本：850×1168　1/16
2023 年 6 月第　三　版　印张：21
2023 年 6 月第十一次印刷　字数：636 000
定价：99.80元
（如有印装质量问题，我社负责调换）

前　言

党的二十大报告对新时代新征程上推进健康中国建设作出了新的战略部署，提出"把保障人民健康放在优先发展的战略位置"。这凸显了以人民为中心的发展思想，是推进中国式现代化的重要内涵。这对医药卫生事业提出了更高要求。贯彻落实党的二十大决策部署，积极推动健康事业发展，离不开人才队伍建设。"培养造就大批德才兼备的高素质人才，是国家和民族长远发展大计。"教材是教学内容的重要载体，是教学的重要依据、培养人才的重要保障。本次教材修订旨在贯彻党的二十大报告精神，坚持为党育人、为国育才。

《基础护理》是护理专业课程体系中一门重要的专业核心课程，是各专科护理的基础，也是全国护士执业资格考试的必考课程。本教材注重突出新时代护理职业教育理念，坚持从护理岗位的实际出发，继承性与创新性相结合，将提升和发展学生的职业素养、工匠精神贯穿于教学内容，确保技能提升与德育养成齐头并进，以培养优质、合格的护理技能人才。

1. 基本思想　在编写中重点强化三个基本思想：一是强化三基内容，将护理学专业必须掌握的三基内容仍列为教材的重点；二是紧密对接临床，将近几年临床新标准、共识、指南及学科发展的最新成果引入教学；三是厚植职业素养，力求在教学的同时培养学生良好的职业态度及独立思考的能力。

2. 教材内容　遵循职业教育教学规律、技术技能人才成长规律，依据职业教育国家教学标准体系，对接职业标准和岗位（群）能力要求，围绕护理高职教育应用型人才的培养目标，结合本课程在教学计划中的地位和作用，确定教学内容的知识点和能力结构。编写内容覆盖最新的全国护士执业资格考试大纲要求，强化护理岗位群的三基（基本理论、基本知识、基本技能）训练，主要有医院与医院环境、医院感染的预防与控制、护理的职业防护、入院和出院护理、休息与活动、舒适与安全、患者的清洁护理、生命体征的观察及护理、冷热疗法、饮食与营养、排泄护理、药物疗法、静脉输液与输血、标本采集、病情观察与危重患者的抢救护理、临终护理、医疗与护理文件的书写共十七章内容。

3. 教材形式　各项护理技能操作以护理程序为框架，强化系统化整体护理的思维方式和护理技能。通过大量临床案例，引导学生在学习中去发现与解决问题，有利于理论与实践的密切结合。设置知识链接将内涵挖掘与外延拓展相结合，使学生能了解本学科的发展；融入医者仁心的典型榜样培育高尚职业素养，全面落实课程思政的主渠道作用。设置与相应学习内容对应的自测题，用于巩固所学的内容，也为参加全国护士执业资格考试做准备。此外，教材还建设有数字内容，包括课件、视频等，以满足不同程度学生自主学习的需要。

4. 适用范围　本教材图文并茂，主要适用对象为高等职业教育护理、助产专业学生，也可供卫生行业各领域护理岗位的工作者自学参考。

本教材邀请了临床专家与中青年骨干教师参与建设。我们进行了多方面的探索和实践，力求编写一套缩短教学与临床的距离、便于教与学双方使用的精品教材，但由于水平有限，教材中可能存在不足之处，恳请各界同仁及各校师生提出宝贵意见和建议，以便进一步修订完善。

编　者
2023 年 4 月

配 套 资 源

欢迎登录"中科云教育"平台，**免费**数字化课程等你来！

"中科云教育"平台数字化课程登录路径

电脑端

▶ 第一步：打开网址 http://www.coursegate.cn/short/TEJ43.action

▶ 第二步：注册、登录

▶ 第三步：点击上方导航栏"课程"，在右侧搜索栏搜索对应课程，开始学习

手机端

▶ 第一步：打开微信"扫一扫"，扫描下方二维码

▶ 第二步：注册、登录

▶ 第三步：用微信扫描上方二维码，进入课程，开始学习

PPT 课件，请在数字化课程中各章节里下载！

目　录

第 1 节 医院概述

案例 1-1

患者，王女士，76 岁，有十余年慢性支气管病史，近几天因天气冷，出现咳嗽、气促、呼吸道分泌物增多等症状，在家治疗效果不佳，需要去医院进行治疗。

问题：1. 目前患者去医院的目的是什么？
2. 医院的任务有哪些？
3. 医院的职责模式是怎样的？

一、医院的概念

医院是对患者或特定人群进行防病治病，具备一定数量的病床设施、医疗设备和医务人员，通过医务人员的共同协作，运用科学的医学理论和技术，对住院和门诊患者实施诊治和护理的医疗卫生机构。

二、医院的性质和任务

（一）医院的性质

医院是防病治病、保障人民健康的社会主义卫生事业单位，必须贯彻国家的卫生工作方针政策，遵守政府法令，为社会主义现代化建设服务。

（二）医院的任务

医院作为防病治病的卫生医疗机构，其根本任务是"以医疗工作为中心，在提高医疗质量的根本上，保证教学和科研任务的完成，并不断提高教学质量和科研水平。同时做好扩大预防、指导基层和优生优育的技术工作"。

1. 医疗工作 是医院的主要任务。医疗工作是以诊治和护理两个方面为主体，与医技部门密切配合形成的一个完整医疗体系，为患者提供整体医疗护理服务。

2. 教学工作 医学生在经过学校的专业学习后，还需要进行临床实践。即使是在职人员也要不断地进行继续教育，完成知识和技能的更新，提高医疗服务质量，满足人民群众的健康需求。

3. 科学研究 临床上的许多疑难问题就是医学研究的课题，通过科学研究可以突破和解决医疗中的难点，提高医疗护理水平，推动和促进医学发展。医院是为医学科学工作者提供临床实践和科学研究的场所。

4. 预防及社区卫生服务 随着人们健康与疾病观念的转变，医院的服务范围已由医院扩展到社区、家庭。因此，医院除了医疗服务外，还需要进行预防保健服务。为基层医院提供健康教育、疾病普查、健康咨询、指导优生优育、倡导健康生活方式等指导。开展社区和家庭卫生保健服务，可增强人们的保健意识，提高生活质量，延长寿命。

三、医院的类型和分级

医院按不同的属性可以划分成多种类型。

（一）按收治范围划分

1. 综合医院　指提供全科或主要综合科目医疗服务的医疗机构。设有一定数量的病床，划分有内、外、妇产、儿、中医、五官等专科，配备药剂、检验、放射等医技部门及相应人员和设备的医疗机构。综合医院除了医疗之外还具有教学、科研、预防保健等功能。

2. 专科医院　是指为诊疗某些特种疾病而设立的专科性医疗机构。主要有传染病医院、精神病医院、结核病医院、职业病医院、儿童医院、妇幼保健院、肿瘤医院、口腔医院、胸科医院、骨科医院、中医医院等。

（二）按服务对象划分

医院按服务对象可分为军队医院、企业医院等，有其特定服务对象。

（三）按所有制划分

医院按所有制可分为全民所有制、集体所有制、个体所有制和中外合资医院等。

（四）按经营目的划分

医院按经营目的分为有非营利性医疗机构和营利性医疗机构。非营利性医疗机构在医疗服务体系中占主导和主体地位。

（五）按床位规模划分

根据《医院分级管理标准》，我国医院分为一、二、三级。每级再划分甲、乙、丙三等，其中三级医院增设特等，因此医院共分三级十等。医院的级别应相对稳定，以保持三级医疗预防体系的完整和合理运行。一、二、三级医院的划定、布局与设置，要由区域（即市、县的行政区划）卫生主管部门根据人群的医疗卫生服务需求统一规划而决定。

四、医院的组织结构

我国医院组织部门是按照工作性质和任务划分的。虽然所承担的社会职能和服务功能有所不同，但医院的机构设置基本相同。当前医院的主要组织结构模式一般分为临床诊疗部门、辅助诊疗部门和行政后勤部门三大系统（图1-1）。

五、医院业务科室的设置和护理工作

（一）门诊

门诊是医院面向社会的窗口，医疗护理工作的第一线，是医务人员为人民群众提供诊断、治疗、护理和预防保健优质服务的主要场所（图1-2），具有患者集中、病种复杂、人员流动性大、季节性强、就诊时间短及发生交叉感染的可能性大等特点。因此，对门诊的设置和布局、组织管理及医疗护理工作都提出了较高的要求。这就要求医院坚持"以患者为中心"，优化门诊工作流程，增加便民措施，做到布局合理、设施安全、标志醒目，并保持环境整洁、安静。

1. 门诊的设置和布局　门诊设有大厅、挂号处、收费处、药房、化验室、影像检查室、治疗室、候诊室和与医院各科室相对应的诊室等。

门诊大厅设置预检分诊台（导诊台），条件允许的医院可配置多媒体查询触摸屏及电子显示屏等现代信息工具，及时向患者提供咨询、查询等医疗信息。

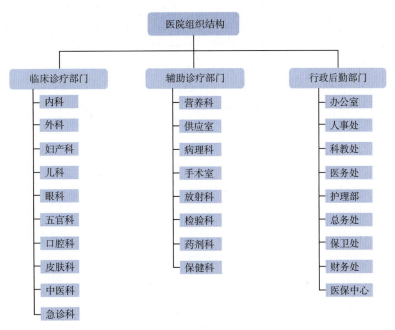

图1-1 医院组织结构图

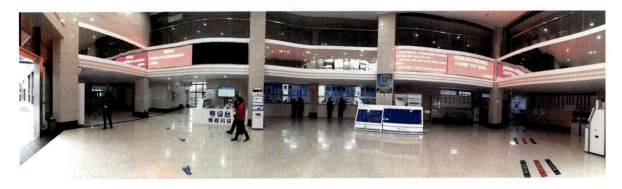

图1-2 门诊

每间诊室以设置1~2张诊查桌、2~4张座椅、1~2张诊查床为宜，床边设有遮挡设备，室内设有洗手池（感应式或脚踏式水龙头）。环境清洁，桌面洁净，各种检查用具及检查单、检查申请单、处方等放置有序。

候诊室应设在诊室附近，方便就诊。环境要清洁，光线要充足，空气要流通，座椅要足够，并为就诊患者提供电视、宣传册、报刊、饮水、充电等便民设施。门诊设有综合诊治室，室内备有必要的急救设备，如氧气、电动吸引器、急救药品等。门诊的候诊、就诊环境以方便患者为目的，做到美化、整洁、安静，布局合理、设施安全，标志、指示牌醒目，使患者感到舒适、亲切，有安全感。

2. 门诊预检分诊制度 预检分诊是根据患者的症状和体征，区分病情的轻、重、缓、急及隶属专科，进行初步诊断、安排救治的过程。

3. 门诊的护理工作

（1）预检分诊 预检分诊工作需由实践经验丰富的高年资护士担任，在简明扼要询问病史、观察病情和护理体检的基础上对患者进行评估，作出初步判断，给予合理的分诊挂号指导。对疑似传染病或传染病的患者实行严格的隔离措施，防止传染病传播扩散。

（2）安排候诊和就诊 门诊患者在护士指导下挂号后，分别到各科门诊候诊室依次等候就诊。为缩短患者候诊时间，维持好诊疗秩序，护士应做好相应护理工作。①做好开诊前的准备，整理候诊厅和各诊疗室环境，保持适宜的温湿度，备齐诊疗用物并保证其性能良好。②分开并整理初诊和复诊病历，收集整理各种辅助检查报告单。③给予就诊前的指导和必要的准备工作，如测量并记录生命体征、血糖，指导妇科检查前排空膀胱等。④密切观察候诊患者的病情变化，遇有病情加重的患者应立即安排就诊或送急诊科处理，必要时配合医生进行抢救；对病情较重或年老体弱的患者可适当调整就诊顺序。⑤指导就诊患者正确留取标本，耐心解答患者及家属提出的有关问题。认真听取患者及其家属的意见，不断改进护理工作。⑥做好就诊后各诊室和候诊大厅的用物整理及终末消毒工作。

（3）健康教育　利用候诊时间对患者开展健康教育，护士应根据就诊专科性质，对该专科常见病、多发病的预防、治疗及康复等方面进行形式多样的健康教育，如采用宣传手册、挂图、广播、视频等形式介绍疾病防治常识。

（4）治疗工作　执行需在门诊进行的治疗，如各种注射、换药、导尿、灌肠、穿刺、引流等应严格遵守查对制度和操作规程，及时准确给门诊患者实施治疗。

（5）消毒隔离　门诊部、诊室、候诊大厅、检查室、治疗室及门诊手术室等各部门及其用物都要严格按照消毒隔离原则进行终末消毒处理，医疗垃圾分类后及时处理。

（6）保健工作　经过培训的护士可以直接参与健康体检、疾病普查、预防接种等保健工作。

（二）急诊

急诊科是医院接收和救治急危重症患者的场所，是抢救患者生命的第一线。对意外灾害事件和危及患者生命等事件，需迅速组织人力、物力，按照急救程序进行抢救。因此，急诊科的管理工作应达到标准化、程序化和制度化。急诊科护士要求有良好的职业素质、严格的时间观念、高度的责任心、具备一定的抢救知识和经验，业务技能熟练，反应快，动作敏捷，能及时、有效地对患者进行抢救。

1. 急诊科的设置和布局　急诊科一般设有预检处、诊疗室、治疗室、抢救室、清创缝合室、监护室、手术室、观察室。另外，还应有药房、化验室、X线室、心电图室、挂号室、收费室等，形成一个相对独立的单元，以保证急救工作高效、顺利完成。急诊科的位置应靠近住院部，布局以方便急诊患者就诊为目的和最大限度地缩短候诊时间，提高抢救效率。急诊科应设有专用急救车、平车、轮椅等运送用具；设立绿色通道和宽敞的出入口，标志和路标清晰醒目，夜间有明亮的灯光，室内光线充足、空气流通、安静整洁，物品放置有序并保证其性能良好。

2. 急诊科的护理工作

（1）预诊分诊　患者被送到急诊科，护士接待急诊患者后，要通过"一问、二看、三检查、四分诊"的顺序，快速准确地作出判断，立即通知相关专科医生进行诊治。需要立即展开抢救的急危重症患者应立即送往抢救室进行抢救。遇有意外灾害事故应立即通知医院相关部门组织抢救。遇有法律纠纷、刑事案件、交通事故等应迅速报案，保留有效证据，并请家属或陪送者留下，以协助相关部门了解情况。

（2）抢救工作

1）物品准备：包括一般物品、无菌物品、抢救设备和急救药品及通信设备。一切急救药品和物品应做到"五定"，即定品种数量、定点放置、定人保管、定期消毒灭菌、定期检查维修，抢救物品的完好率达到100%。

2）配合抢救：①严格操作规程。护士必须严格按抢救程序和操作规程实施抢救措施。在医生到达之前，护士应根据病情快速作出分析、判断，给予紧急处理，如测血压、给氧、吸痰、止血、配血，建立静脉输液通道，进行人工呼吸和胸外心脏按压等；医生到达之后，立即汇报处理情况，积极配合抢救，正确执行医嘱，密切观察病情变化并及时报告医生等。②做好抢救记录。记录与抢救有关的事件并注明时间，包括患者和医生到达时间、抢救措施及时间（如用药、吸氧、人工呼吸执行时间和停止时间），执行医嘱的内容及病情的动态变化等。记录要求及时、准确、字迹清晰。③严格执行查对制度。抢救过程中，如需执行口头医嘱，护士必须向医生复诵一遍，双方确认无误后方可执行。抢救结束后，医生及时补写医嘱和处方（6小时内据实补写）。抢救中使用的药品空安瓿需经两名护士核对无误后方可弃去；输血、输液空瓶（袋）等应集中分类放置，以便统计、查对、核实。

（3）病情观察　急诊科设有一定数量的观察床，收治暂时不能确诊或已明确诊断、病情危重暂时住院困难者，或经过短时间留观后可以离院的患者。留观时间一般为3～7天。

（三）病区

病区是住院患者接受诊断、治疗和护理照顾的场所，也是医护人员开展医疗、预防、教学和科学研究的重要基地。

1. 病区的设置和布局　每个病区（图1-3）都设有病室、抢救室（危重病室）、治疗室、处置室、医护办公室、医护值班室、示教室、库房、配餐室、盥洗室、浴室、厕所等。病区在科主任、科护士长领导下，由主治医生、护士长分工负责管理。每个病区最好设置30～40张病床，每间病室2～4张病床（图1-4）。若条件允许，每间病室内设置独立卫生间。病床之间的距离至少为1m。病床间悬挂围帘或设置屏风，以遮挡患者，保护隐私。病区的护理单元应设施齐全、规格统一，以利于患者的休养和医疗护理工作的开展。

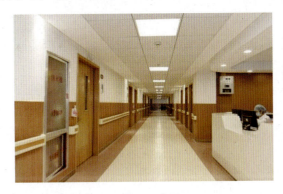
图1-3　病区

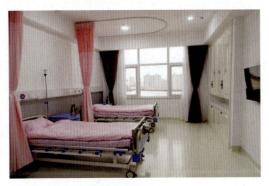
图1-4　病室

2. 病区的护理工作　病区护理工作的核心是以患者为中心，运用护理程序对患者实施整体护理，为患者提供优质服务，满足其生理、心理和社会的需要，促使患者早日康复。主要包括以下护理内容。

（1）迎接新患者　对于新入院的患者，护士应立即根据病情做好所有准备工作，包括准备合适的床单元，建立住院病历，必要时准备抢救设备和物品等。

（2）做好入院初期的护理工作　包括介绍主管医生及护士、病区环境、各项制度，护理体检，书写护理病历，制订护理计划，落实护理措施，评价护理效果等。

（3）做好住院期间的护理工作　包括正确执行医嘱，及时实施治疗和护理措施，巡视观察病情变化，评价治疗与护理效果，及时解决患者的生理、心理及社会问题，做好住院患者的各项生活护理和基础护理。

（4）做好出院、转出及死亡患者的护理工作。

（5）做好病区环境管理工作，避免和消除一切不利于患者康复的环境因素。

（6）开展临床护理科研，不断提高临床护理工作的质量和水平。

第 2 节　医院环境的调节与控制

案例1-2

患者，男性，60岁，因跌倒导致股骨骨折入院，需要住院行手术治疗。

问题：1. 你作为病房的护士，如何为他创造一个良好的住院环境？

　　　2. 如何为患者准备床单元？

人在患病后都希望能得到最佳的医疗护理服务，希望能在安全舒适的环境中接受诊疗和休养。而良好的治疗环境，不仅会影响患者在住院期间的心理感受，还会影响患者健康恢复的程度和进程。与此同时，越来越多的医院管理者意识到医院环境的好坏是影响医疗护理服务质量和患者满意度的重要因素，因此提供安全舒适的治疗环境是护士的重要职责之一，对环境的安排和布置要以患者为中心，充分考虑舒适性与安全性，促进患者的身心康复。

一、医院对环境的总体要求

良好的医院环境应具备以下特点。

1. 服务专业性   在医院环境中服务的对象是患者，而患者是具有生物和社会双重属性的复杂的生命有机体。因此，医院中医护技术人员在专业分工越来越精细的同时又团结协作，以提供高质量的医学综合服务，同时又体现了其精度和广度。

2. 安全舒适性   医院是患者治疗病痛、恢复健康的场所，首先应满足患者的安全需要。

（1）舒适的物理环境   安全舒适感首先来源于医院的物理环境，包括空间、温度、湿度、空气、光线、噪声的适量控制及清洁卫生的维持等，医院的建筑设计、设备配置、布局应符合有关标准，安全设施齐备完好，治疗护理过程中避免患者发生损伤。

（2）安全的生物环境   在治疗性医疗环境中致病菌及感染源的密度相对较高，应建立院内感染监控系统，健全有关制度并严格执行，避免发生医院感染和疾病的传播，保证生物环境的安全性。

（3）和谐的社会环境   社会环境是医院提供人性化服务和落实"以患者为中心"理念的切实举措，包括医疗服务环境和医院管理环境。医护人员应注意为患者营造一个良好的人际关系氛围，建立和睦的人际关系，满足其被尊重的需要及归属与爱的需要，以增加其心理安全感。

3. 管理统一性   医院医疗服务杂而广，分工协作部门复杂多样，医院需根据具体情况制订规章制度，统一管理，保护患者及医院工作人员的安全，提高工作效率和质量。

4. 文化特殊性   医院文化能够体现医院独特精神风貌、办院理念、道德水准、文化品位，是医院健康发展的内在精神力量，对患者的康复心理有着直接的影响，也是促使医护人员成为业务精湛、责任感强、综合素质高的优秀工作者的强大精神动力。

二、医院环境的调节与管理

（一）物理环境的调节

物理环境对增进医疗效果，帮助患者适应患者角色具有不可忽视的作用，其管理的重点有以下几个方面。

1. 整洁   病区整洁主要指病区的空间环境清洁，各类陈设的规格统一，布局整齐；各种设备和用物设置合理，洁净卫生，达到避免污垢积存，防止细菌扩散，给患者以清新、舒适、美感的目的。保持环境整洁的措施：①物有定位，用后归位，养成随时随地清理环境、保持环境整洁的习惯；②病室内墙面定期除尘，清理地面及所有物品用湿式清扫法；③及时清除治疗护理后的废弃物及患者的排泄物；④非患者必需的生活用品及非医疗护理必需用物一律不得带入病区。

2. 安静   当健康状况不良时，对声音的耐受能力下降，即使是美妙的音乐也会被视为噪声。凡是不悦耳、不想听，使人生理及心理产生不舒服的音响都属于噪声。噪声会有损人的身心健康，严重的噪声甚至造成听力丧失。衡量音响强弱的单位是"分贝"（dB）。我国环境保护部2008年发布的《社会生活环境噪声排放标准》中规定，医院病房白天噪声控制在40dB以下，夜间控制在30dB以下。噪声的危害程度由音量大小、频率高低、持续暴露时间和个人耐受性而定。一般噪声强度在50~60dB时，即能产生相当的干扰。当噪声强度高达120dB时，即可造成高频率的听力丧失甚至永久性耳聋。长时间处于90dB以上的环境中，能导致耳鸣、血压升高、血管收缩肌肉紧张，以及出现头痛、失眠、焦躁等症状。

清静的环境能减轻患者的烦躁不安，使之身心舒适地充分休息和睡眠。为控制噪声，医护人员应做到"四轻"，即走路轻、说话轻、操作轻、开关门窗轻。①说话轻：说话声音适中，评估自己的声量并保持适当的音量。不可以耳语，耳语会使患者产生怀疑与恐惧心理。②走路轻：走路时脚步要轻巧，穿软底鞋，防止走路时发出不悦耳的声音。③操作轻：操作时动作要轻，收拾物品时避免相互碰撞。推车的轮轴定期检查并滴注润滑油，以减少过度摩擦而发出的声音。④开关门窗轻：病室的门窗和桌椅脚钉橡胶垫。开关门窗时，随时注意轻开轻关，以避免不必要的噪声。

3. 舒适 患者置身于恬静、温湿适宜、空气清新、阳光充足、用物清洁、生活方便的环境中，感觉舒适，有利于治疗、休息及护理工作的进行。

（1）温度 一般病室内适宜的温度是18～22℃，产房、新生儿室、手术室、老年病室内适宜的温度是22～24℃。室温过高会使神经系统受到抑制，干扰消化和呼吸功能，不利于体热散发，使人烦躁，影响体力恢复。室温过低则患者畏缩，缺乏动力，肌肉紧张而产生不安，在诊疗护理时容易受凉。病室内应该有室温计，以便随时评估和调节室内温度。护士可以根据天气变化采取不同的护理措施，夏季采用空调或电风扇调节室温，冬季采用暖气或其他取暖设备保持合适的室温。

（2）湿度 为空气中含水分的程度。病室湿度一般指相对湿度。即在一定温度条件下，单位体积的空气中所含水蒸气的量与其达到饱和时含量的百分比。湿度会影响皮肤蒸发散热的速度，从而造成人体对环境舒适感的差异。病室相对湿度以50%～60%为宜，湿度过高或过低都会给患者带来不适感。湿度过高，蒸发作用减弱，抑制汗液排出，患者感到潮湿、气闷，尿液排出量增加，对患心脏、肾脏疾病的患者尤为不利；湿度过低，室内空气干燥，人体蒸发大量水分，出现口干舌燥、咽痛烦渴等不适，对气管切开或呼吸系统疾病的患者尤为不利。

病室内应该有湿度计，以便随时评估和调节室内湿度。当室内的湿度过低时，可以使用加湿器，冬天可以在暖气上安放水槽、水壶等蒸发水汽。当湿度过高时，适当打开门窗使空气流通或使用空气调节器、除湿器等。

（3）通风 可以使室内空气流通，保持空气新鲜，并调节室内的温湿度，降低室内空气中二氧化碳及微生物的密度，减少呼吸道疾病的传播。通风效果与通风面积、室内外温度差、通风时间和室外气流速度有关。通风时避免对流风直吹患者，冬季通风时注意为患者保暖。合理的做法：根据气候变化情况定时开窗通风，冬季一般每次通风30分钟左右。

（4）光线 病室采光有自然光和人工光两种，护士根据治疗、护理需要及不同患者对光线的不同需求予以满足。病室阳光充足，不仅能保护患者的视力，增加活力，且可利用阳光中的紫外线，发挥其杀菌作用，净化室内空气；适当的"阳光浴"能使照射部位温度升高，血管扩张，血流加速，改善皮肤和组织的营养状况，使人食欲增加，舒适愉快。因此，护士应该采取打开窗帘等措施使日光能照进病室，但要避免日光直接照射患者眼睛，以防引起目眩。室内的人工光源，既要保证夜间的工作、生活照明，又不可影响患者睡眠。为了诊疗护理和夜间照明的需要，病室必须准备人工光源。夜间采用地灯或可调节型床头灯，既方便护士夜间巡视工作，又不影响患者睡眠。

（5）美观 病区美化包括环境美和生活美两方面的内容。环境美主要指布局、设施、用品整洁美，色调美。一般多采用浅蓝、浅绿等冷色，能给人以沉静、富有生气的感受；在病室和病区内走廊中亦可摆设绿色盆景植物、花卉、壁画等，借以点缀美化环境，调节患者的精神生活。生活美主要指患者休养生活涉及的各个侧面如护理工具、餐具等生活用品的美观适用；护士的心灵、语言、行为美；患者、医护人员的服饰美；医疗护理技术操作美；等等。病区美化能激励患者热爱生活，调适护患心理距离，满足患者的精神心理需要。

4. 安全 病区管理工作中应全力消除一切妨碍患者安全的因素。安全保障好，患者心理松弛，可以避免意外事故，提高治愈率，增进护理的社会效应。①避免各种因素所致的意外损伤，如盥洗室地面潮湿，致使患者滑倒跌伤；昏迷患者未加床挡、保护具而坠床或撞伤；神志不清或躁动患者接触电源而灼伤等。②杜绝医源性损害，如粗心大意引发的护理事故、差错；服务态度欠佳，致使患者心理失衡等。③防止院内交叉感染。所有上述不安全因素，都可通过科学管理加以避免，收到满意的效果。

（二）社会环境的管理

医院是社会的一个组成部分，做好医院社会环境的管理工作，有助于贯彻医院的管理制度，维持病区的正常秩序，建立和谐医患关系，帮助患者尽快适应医院的社会环境。

1. 处理好医护关系　医疗、护理工作是医院工作中两个相对独立的系统，服务对象虽都是患者，但工作侧重点不同。因此，协调的医护关系是取得优良医护质量的重要因素之一。理想的医护关系模式应是：交流-协作-互补型。即：①有关患者的信息应及时互相交流；②医护双方对工作采取配合、支持、协作态势，尤其在患者病情突变或需急救时，能相互代替应急处理日常工作，注意满足彼此的角色期待；③切实按医护双方道德关系，即尊重、信任、协作、谅解、制约、监督的原则处事。

2. 处理好护患关系　护患关系是护士与患者之间产生和发展的一种工作性、专业性和帮助性的人际关系。相互信任与彼此尊重的护患关系有利于患者的身心康复和护理工作的正常进行。因此，护士在具体的医疗护理活动中，要尊重患者的权利和人格，一切从患者的利益出发，满足患者的身心需求。患者也应该尊重护士，在诊疗护理工作中尽量与护士配合，以充分发挥护理措施的效果，促使早日康复。

3. 协调好病友关系　病友们在共同的住院生活中自然地形成了一个新的社会环境，他们在交往中相互照顾帮助，并交流疾病的治疗、护理常识和生活习惯等，有利于消除患者的陌生感和不安全感，增进患者间的友谊和团结。护士有责任协助患者建立良好的情感交流，引导病室内的群体气氛向着积极的方向发展，调动患者的乐观情绪，使其更好地配合治疗与护理。

4. 加强医院规章制度的管理　合理的规章制度既能保证医疗护理工作的正常进行，又能预防和控制医院感染的发生，为患者创造一个良好的休养环境，达到帮助患者恢复健康的目的。

（1）耐心解释，取得理解　护士应向患者及家属解释每项医院规章制度的内容和执行各项医院规章制度的必要性，以取得患者及家属的理解和配合。

（2）允许患者对周围环境有一定的自主权　在不违反医院规章制度的前提下，尽可能让患者对个人环境拥有自主权，并对其居住空间表示尊重，如进门时先敲门取得其同意；帮助患者整理床单元或生活物品时，应先取得患者的同意等。

（3）尊重探视人员　尊重前来探视患者的家属和朋友。但如果探视时间不适当，影响医疗护理工作，则要适当劝阻和限制，并给予解释，以取得理解。

（4）尊重患者的隐私权　为患者做治疗护理工作时，首先应该取得患者的同意，并适当遮挡患者。护士有义务为患者的诊断、检查结果、治疗与记录等信息保密。

（5）鼓励患者自我照顾　因患者在年龄、文化素养、疾病种类等多个方面的不同，患者适应医院环境的能力也存在很大的差异，护士需要根据患者的具体情况，提供有针对性的个体化护理措施，协助患者尽快适应医院环境，使其积极配合诊疗护理活动，促进早日康复。

自 测 题

A₁/A₂型题

1. 下列不属于医院社会环境调控范畴的是（　　）

　　A. 人际关系　　　　　　B. 工作态度

　　C. 病友关系　　　　　　D. 医院规则

　　E. 病室装饰

2. 护士的基本任务不包括（　　）

　　A. 预防疾病　　　　　　B. 促进健康

　　C. 诊断疾病　　　　　　D. 恢复健康

　　E. 减轻痛苦

3. 李某，小学生，游泳溺水，呼吸、心搏骤停，送急诊

室，护士不需要实施下列哪项措施（　　）

A.胸外心脏按压　　B.人工呼吸

C.开放气道　　D.配血型

E.做好抢救记录

4.某患者在候诊时，突然感到腹痛难忍，出冷汗，四肢冰冷，呼吸急促，门诊护士应该（　　）

A.让患者平卧候诊

B.态度和蔼，劝其耐心候诊

C.安排患者提前就诊

D.给予患者镇痛剂

E.请医生加速诊查前面的就诊者

5.某产妇，28岁，顺产一女婴。产后第2天房间紧闭，护士为其开窗通风并解释通风的原因，以下原因不正确的是（　　）

A.保持空气清新　　B.调节温、湿度

C.提高氧含量　　D.抑制细菌生长

E.使患者心情愉快

6.患者张某，肠梗阻，在急诊观察室留观，护士的护理工作不包括（　　）

A.预检分诊　　B.入室登记

C.建立病历　　D.处置医嘱

E.观察病情

A₃/A₄型题

（7～9题共用题干）

　　王女士，68岁，因心肌梗死入院，护士为患者调控医院物理环境。

7.适宜的病室温度应为（　　）

A.16～18℃　　B.18～20℃

C.20～22℃　　D.22～24℃

E.24～26℃

8.适宜的病室色调是（　　）

A.奶黄色　　B.橘色

C.黑色　　D.红色

E.紫色

9.日间病室噪声应控制在（　　）

A.120dB以下　　B.100dB以下

C.80dB以下　　D.60dB以下

E.40dB以下

（朱文娟）

第2章

医院感染的预防与控制

　　医院是病原微生物集中的场所。随着各种新的医疗技术的开展、大量抗生素和免疫抑制剂的广泛应用，医院感染的发生率逐年增加且日益复杂化，而医院感染不仅增加了患者的身心痛苦，也威胁着医务人员的健康，同时也给患者、家庭、社会带来沉重的负担。因此，制订有关的管理制度和采取有效的综合防控措施，是医务工作者的共同职责，是保证医疗护理质量和医疗护理安全的重要内容。世界卫生组织（WHO）提出有效控制医院感染的关键措施：清洁、消毒、灭菌、无菌技术、隔离技术、合理使用抗生素和消毒灭菌效果的监测等，这些措施贯穿于医疗、护理工作全过程，因此护士应熟练掌握预防和控制医院感染的知识及技术，确保措施落实到位，避免医院感染的发生。

第1节　医院感染的概述

一、医院感染的概念及分类

（一）概念

　　医院感染（nosocomial infection）又称医院获得性感染（hospital-acquired infection）、医院内感染（hospital infection），狭义是指住院患者住院期间遭受病原体侵袭而引起的诊断明确的感染或疾病，包括在住院期间的感染和在医院内获得的感染，但不包括入院前已开始或入院时已处于潜伏期的感染。广义上医院感染的对象包括一切在医院活动的人群，如医生、护士及患者家属，但主要是住院患者。若在医疗机构或在其科室的患者中，短时间内发生3例及3例以上同种同源感染的病例的现象称为医院感染暴发。

（二）医院感染的分类

　　按获得病原体的来源不同，医院感染可分为外源性感染和内源性感染。

　　1. 外源性感染（exogenous infection）　又称交叉感染（cross infections），是指感染病原体来自患者体外，通过直接或间接的传播途径使患者遭受的感染。如通过医护人员的手、血制品、患者与患者之间、患者与医务人员之间的直接感染，以及通过水、空气、医疗器械等的间接感染。

　　2. 内源性感染（endogenous infection）　又称为自身感染（autogenous infections），是指患者遭受其自身固有的菌群侵袭而发生的感染。病原体为患者身体内的正常菌群，如皮肤、口咽、泌尿生殖道、肠道及皮肤等部位寄居的正常菌群或条件致病菌，在正常情况下是不致病的，但是当人体的皮肤、黏膜失去屏障功能、免疫功能及抵抗力下降、菌群失调或正常菌群发生易位时，原有的生态平衡失调，可引起感染。

二、医院感染的形成

　　医院感染的形成必须具备感染源、传播途径和易感人群3个基本条件，当三者同时存在并相互联系时就构成了感染链，导致感染的发生。切断感染链中任何一个环节，感染就不可能发生。因此，医务人员可通过控制传染源、切断传播途径、保护易感人群达到预防医院感染发生的目的。

（一）感染源

感染源（source of infection）是指病原微生物自然生存、繁殖并排出的宿主（人或动物）或场所，又称病原微生物贮源，在医院主要的感染源有以下几种。

1. 已感染的患者 是最重要感染源，病原微生物从患者感染部位的脓液、分泌物中不断排出，这些病原微生物往往具有耐药性，而且容易在另一易感宿主体内生长和繁殖。

2. 病原携带者 是另一重要感染源，包括携带病原体的患者、医务人员、探陪人员，一方面病原微生物不断生长繁殖并经常排出体外，另一方面携带者本身因无自觉症状常常被忽视，因此其临床意义重大。

3. 患者自身 患者身体特定部位如皮肤、胃肠道、上呼吸道及口腔黏膜等处寄生的正常菌群，在一定条件下可引起患者自身感染或向外界传播。

4. 医院环境 医院的环境、病房中的设施、食物、垃圾及用于患者的器械、用物等，易受各种病原微生物的污染而成为感染源。

5. 动物感染源 各种动物如鼠、蚊、蝇、螨、蟑螂、蝙蝠等都可能感染或携带病原微生物而成为动物感染源。

（二）传播途径

传播途径（route of transmission）是指病原微生物从感染源传至易感宿主的途径和方式。主要的传播途径有以下几种。

1. 接触传播 是医院感染的主要传播途径。①直接接触传播：已感染的患者与易感宿主直接接触，将病原微生物传递给易感宿主，如母婴间疱疹病毒、沙眼衣原体等的感染。②间接接触传播：病原微生物通过传播媒介传递给易感宿主。最常见的传播媒介是医护人员的手，其次是医疗器械、水和食物等。

2. 空气传播 是指以空气为媒介，病原微生物经悬浮在空气中的微粒子（≤5μm）如飞沫、菌尘，远距离（＞1m）通过空气流动导致的疾病传播。如含出血热病毒的啮齿类动物、家禽通过排泄物污染尘埃后形成气溶胶颗粒传播流行性出血热；开放性结核患者排出结核分枝杆菌通过空气传播给易感人群。

3. 飞沫传播 指带有病原微生物的飞沫核（＞5μm）在空气中短距离（＜1m）移动到易感人群的口、鼻黏膜或结膜等导致的传播。患者伤口脓液、排泄物、皮肤鳞屑等传染性物质，个体在咳嗽、打喷嚏、谈笑时可从口、鼻腔喷出的小液滴，医护人员进行某些诊疗操作时产生的液体微粒，这些液滴或液体微粒都称为飞沫。飞沫含有呼吸道黏膜的分泌物及病原体，液滴较大，在空气中悬浮时间不长，只能近距离地传播给周围的密切接触者。如新型冠状病毒感染、严重急性呼吸综合征（SARS）、猩红热、百日咳、白喉、麻疹、流行性脑脊髓膜炎等主要通过飞沫传播。

4. 饮水饮食传播 食物中常带有各种条件致病菌，尤其大肠埃希菌及铜绿假单胞菌，可在患者肠内定植，增加感染机会。病原体通过饮水饮食传播常可导致感染暴发流行。

5. 生物媒介传播 是指动物或昆虫携带病原微生物作为人类传播的中间宿主，如禽类传播致病性禽流感、蚊子传播疟疾、流行性乙型脑炎等。

6. 注射、输液、输血传播 是指通过使用污染的注射器、输液器、输血器、药液、血制品等造成疾病的传播，如输血导致的丙型肝炎。

（三）易感人群

易感人群（susceptible population）指对某种疾病或传染病缺乏免疫力的人。如将易感者作为一个总体，则称为易感人群。医院是易感人群相对集中的地方，易发生感染且容易流行。

病原体传播到宿主后是否引起感染主要取决于病原体的毒力和宿主的易感性。病原体的毒力取决于其种类和数量；而宿主的易感性取决于病原体的定植部位和宿主的防御功能。医院感染常见的人群：①婴幼儿及老年人；②机体免疫功能严重受损者；③营养不良者；④接受各种免疫抑制剂治疗者；

⑤不合理使用抗生素者；⑥接受各种侵入性诊疗操作者；⑦手术时间或住院时间长者；⑧精神状态差、缺乏主观能动性者。

三、医院感染的主要因素

发生医院感染与以下因素有关：①医务人员对医院感染认识不足；②控制医院感染的管理制度不健全；③感染链的存在；④医院布局不合理和隔离设施不全；⑤消毒灭菌不严格和无菌操作不当；⑥易感人群增多；⑦其他危险因素的存在，如侵袭性操作及抗生素的广泛应用等。

四、医院感染的预防与控制

医院感染已成为医院管理的首要问题，各级医院必须将医院感染管理纳入医院的管理工作。有效预防和控制医院感染，关键是切断感染链，如控制感染源、切断传播途径和保护易感宿主。开展有关感染知识的培训，病房空气、护理用品、非医疗器械的消毒及监测制度的落实等，对预防医院感染、降低医院感染率、减少患者不必要的痛苦和经济负担具有重要意义，其管理措施有以下几点。

（一）建立医院感染三级监控体系

医院感染管理机构应有独立完整的体系，通常设置三级管理组织，即医院感染管理委员会、医院感染管理科、各科室医院感染管理小组。

在医院感染管理委员会的领导下，建立层次分明的三级护理管理体系（一级管理—病区护士长和兼职监控护士；二级管理—科护士长；三级管理—护理部副主任，为医院感染委员会副主任），加强医院感染管理，做到预防为主，及时发现，及时汇报，及时处理。

（二）健全、落实各项规章制度

1. 管理制度　如患者入院、住院和出院三个阶段的随时、终末和预防性消毒隔离制度，清洁卫生制度、供应室物品消毒管理制度、感染管理报告制度等。

2. 监测制度　依照国家卫生行政部门颁发的各项法律法规、规范及标准来建立和完善医院感染监测网络，包括对灭菌、消毒效果，一次性医疗器材及门、急诊常用器械的监测；对感染高发科室，如手术室、监护室、烧伤科、分娩室、血透室等消毒卫生标准的监测。

3. 消毒质量控制标准　如医护人员手卫生、空气的消毒、物体表面的消毒、各种管道装置的消毒、护理用品和非医疗用品的消毒等，应符合国家卫生行业标准WS 310.1—2016、WS 310.2—2016、WS 310.3—2016，即《医院消毒供应中心》的管理规范、清洗消毒及灭菌技术操作规范、清洗消毒及灭菌效果监测标准。

（三）合理使用抗生素

根据药物敏感试验选择敏感抗生素，选择合适的剂量、合理的给药途径和疗程。严格掌握使用指征。一般不宜预防性使用抗生素。

（四）人员控制

主要控制感染源和保护易感人群，特别是易感患者。医院工作人员均应定期进行健康检查并做好个人防护。对探视者和陪护者进行合理必要的限制。

（五）医院布局设施合理

医院建筑布局合理，设施应有利于消毒隔离。如与患者直接接触的科室均应设置物品"处置室"，将患者接触过的物品先消毒达到无害化后再进一步处理；医院还应有污水处理设备，对医院内产生污水进行无害化处理，保护环境；电梯合理分布，设置污物运送专用电梯，和无菌物品、人员运送的电梯分开，做好探视者和陪护者的管理等。

（六）加强医院感染知识的教育

向医务人员、患者及家属、配餐员、卫生员、护工等进行预防医院感染的宣传教育，是防止医院感染的一项重要工作。采取多种形式，提高全体医务人员有关医院感染的专业知识，加强职业道德教育，增强预防和控制感染的自觉性，把好消毒隔离关。

第 2 节　清洁、消毒、灭菌

一、概　念

1. 清洁（cleaning）　指用物理方法清除物体表面的污垢、尘埃和有机物的过程。同时达到去除和减少病原微生物的目的。

2. 消毒（disinfection）　是指用物理或化学的方法清除或杀灭物体上除芽孢以外的所有病原微生物，使其数量减少到无害程度的过程。

3. 灭菌（sterilization）　是指用物理或化学的方法杀灭物体上一切微生物，包括致病微生物和非致病微生物，也包括细菌芽孢和真菌孢子的方法。

二、清洁技术

常用的清洁技术有清水洗净、去污剂去污、机械去污和超声清洗，将物体表面的污垢清洗干净，也作为消毒、灭菌前必要步骤。适用于医院的地面、墙壁、家具、医疗护理用品等的去污。一般污垢、尘埃、油脂等，先用清水冲洗，再用洗涤剂刷洗，最后用清水冲净；碘酊污渍用乙醇或维生素 C 溶液擦拭；甲紫污渍用乙醇或草酸擦拭；陈旧血渍用过氧化氢溶液浸泡后洗净；高锰酸钾污渍可用维生素 C 溶液洗净或用 0.2%～0.5% 的过氧化氢溶液浸泡后洗净擦拭。

三、消毒灭菌技术

（一）物理消毒灭菌技术

1. 热力消毒灭菌技术　热力消毒灭菌是利用热力使微生物的蛋白质凝固变性，酶失活、细胞壁和细胞膜发生改变而导致死亡的技术，分为干热消毒灭菌和湿热消毒灭菌这两种。

（1）干热消毒灭菌法　简称干热法，由空气导热，传热较慢，所以消毒灭菌所需温度高、时间长。

1）燃烧灭菌法：是一种简单、迅速、彻底的灭菌方法，包括焚烧法和烧灼法。①适用范围：焚烧法适用于无保留价值的污染物品，如病理标本、特殊感染敷料（如破伤风、气性坏疽、铜绿假单胞菌感染）、污染的废弃物；烧灼法适用于急用某些金属器械和搪瓷类物品；微生物实验室培养用的试管、烧瓶口和塞子、接种环。②使用方法：无保留价值的污染物品可在焚烧炉内焚毁；金属器械洗净并干燥后，可在火焰上烧灼 20 秒；搪瓷类容器洗净并干燥后，可倒入少量 95% 以上的乙醇，慢慢转动容器使乙醇均匀分布，然后点火燃烧至熄灭；培养用的试管、烧瓶口和塞子、接种环可直接在火焰上烧灼（来回旋转 2～3 次）。

注意事项：①注意安全，燃烧时须远离易燃、易爆物品，如氧气、乙醚、汽油等；②燃烧中途不得添加乙醇，以免引起烧伤或火灾；③锐利刀剪禁用此法，以免锋刃变钝。

2）干烤灭菌法：是利用特制的烤箱进行灭菌，通电升温后进行灭菌，其热力传播和穿透主要依靠空气对流和介质传导，灭菌效果可靠。①适用范围：适用于耐热、不耐湿、蒸汽或气体不能穿透的物品，如玻璃、金属、搪瓷类物品、油剂、粉剂等在高温下不损坏、不变质、不蒸发的物品的灭菌，不适用于纤维织物、塑料制品等物品的灭菌。②使用方法：灭菌所需的温度及时间，应根据消毒灭菌物品的种类和烤箱的类型来决定。消毒：箱温 120～140℃，时间为 10～20 分钟；灭菌：箱温 180℃，时间为20～30分钟。

注意事项：①灭菌前玻璃器皿应洗净并完全干燥。②物品包装大小合适。③烤箱内放入物品不宜过多，以箱体高度的2/3满为宜，勿与烤箱底部及四壁接触，物品间留有充分的空间。④温度设置合理：充分考虑物品对温度的耐受力，按要求设定温度，有机物灭菌温度不超过170℃。⑤准确计算灭菌时间：从烤箱内达到灭菌温度时算起，同时需打开柜体的排风装置，中途不宜打开烤箱重新放入物品。⑥灭菌后要待温度降至40℃以下方可打开烤箱，以防炸裂。

（2）湿热消毒灭菌法　简称湿热法，由空气和水蒸气导热，传热较快，穿透力强，与干热消毒灭菌相比所需温度低、时间短，效果较好。

1）煮沸消毒法：是家庭和某些基层医疗单位常用的一种消毒方法。此法简单、方便、经济、实用。①适用范围：适用于耐湿、耐高温的物品，如金属、搪瓷、玻璃和橡胶类等。②使用方法：将物品刷洗干净，全部浸没在水中，然后加热煮沸，消毒时间从水沸后算起，如中途加入物品，则应从第二次水沸后重新计时。煮沸5～10分钟可杀灭细菌繁殖体，达到消毒效果。煮沸15分钟可杀灭多数细菌芽孢，某些热抗力极强的细菌芽孢需要煮沸更长时间。可将1%～2%的碳酸氢钠加入水中，不仅可提高沸点至105℃，增强杀菌作用，还有去污防锈作用。

注意事项：①消毒前物品刷洗干净，全部浸没水中，水面应至少高于物品最高处3cm；有轴节的器械或带盖的容器应将轴节或盖打开再放入水中；空腔导管需先在腔内注水；大小相同的碗、盆不能重叠；放入总物品不宜超过容量的3/4，并保证物品各面都能与水接触。②根据物品性质决定放入水中的时间：玻璃器皿、金属及搪瓷类物品应在冷水或温水时放入；橡胶类物品用纱布包好，待水沸后放入，3～5分钟取出；如中途加入物品，则在第二次水沸后重新计时。③水的沸点受气压影响，一般海拔每升高300m，需延长煮沸时间2分钟，或采用加压煮锅。④为增强杀菌作用、去污防锈，可将碳酸氢钠加入水中，配成1%～2%的浓度，沸点可达105℃。⑤消毒后应将物品及时取出置于无菌容器内，及时使用，4小时未用需要重煮消毒。

2）压力蒸汽灭菌法：是一种临床应用最广、效果最可靠的灭菌方法，是利用高压饱和蒸汽的高热所释放的潜热（当1g 100℃水蒸气变成1g 100℃的水时，释放出2255J的热能）灭菌，能杀灭所有微生物及其芽孢，在物理消毒灭菌技术中效果最好，为医院首选的灭菌方法。适用范围：适用于耐高压、耐高温、耐潮湿的物品，如器械、敷料、搪瓷、橡胶、玻璃制品及溶液细菌培养基等。

根据排放冷空气的方式和程度的不同，压力蒸汽灭菌器可分为下排气式和预真空（脉动真空）两种模式。①下排气式压力蒸汽灭菌器：是利用重力置换的原理，使热蒸汽在灭菌器中从上而下，将冷空气由下排气孔排出，全部由饱和蒸汽取代，再利用蒸汽释放的潜热灭菌。下排气式压力蒸汽灭菌器可分为手提式压力蒸汽灭菌器（图2-1A）、立式或卧式压力蒸汽灭菌器（图2-1B），灭菌所需压力为103～137kPa，温度达121～126℃，时间为20～30分钟。②预真空压力蒸汽灭菌器（图2-2）：是利用机械抽真空的方法，使灭菌柜室内形成2.0～2.7kPa的负压，通入蒸汽后得以迅速穿透到物品内部进行灭菌。所需压力为205.8kPa，温度达132℃，时间为5～10分钟，到达灭菌时间后，抽真空使灭菌物品迅速干燥。根据一次性或多次抽真空的不同，分为预真空和脉动真空两种，后者空气排出更彻底，灭菌效果更可靠，临床应用更为广泛。

注意事项：①安全操作：操作人员须进行专门培训，持证上岗；严格遵守操作规程；设备运行前每日进行安全检查并预热，预真空灭菌器每日开始灭菌运行前还应空载进行B-D试纸测试。②包装合理：包装前器械或物品须清洗擦干，包装材料要求透气性好但不能透过微生物，常用脱脂棉布、专用包装纸、带通气孔的器具；卧式灭菌器物品包不大于30cm×30cm×25cm，预真空灭菌器内物品包体积可以是30cm×30cm×50cm；包扎不宜过紧，各包之间应留有空隙，便于蒸汽流通，有利于蒸汽透入包的中央，在排气时蒸汽可迅速排出，保持物品干燥。包内放置化学指示物、包外贴化学指示胶带。③装载恰当：使用专用的灭菌架或篮筐装载，灭菌包之间留有空隙，宜将同材质物品置于同一批次灭菌，如材质不同，将纺织类物品竖放于金属、搪瓷类物品之上；卧式灭菌柜装填量不得超过80%，预真空灭菌柜不得超过90%，但不小于柜室的10%，若使用脉动真空压力蒸汽灭菌器，装填量不得小于柜室5%。④密切观察：灭菌时随时观察压力及温度并准确计时。⑤灭菌后卸载：灭菌器温度降至室温、压力表在"0"位时取出的物品冷却＞30分钟，每批次应检查灭菌是否合格，若灭菌不彻底或有可疑污染则不作无菌包使用；快速压力蒸汽灭菌后的物品4小时内使用，不能储存。

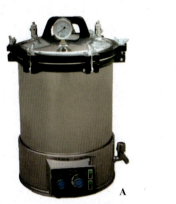
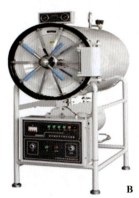

图2-1 压力蒸汽灭菌器
A.手提式压力蒸汽灭菌器；B.卧式压力蒸汽灭菌器

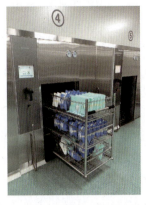

图2-2 脉动真空压力蒸汽灭菌器

效果监测：①物理监测法：用150℃或200℃的留点温度计。使用前将温度计汞柱甩至50℃以下，放入包裹内。灭菌后，检视其读数是否达到灭菌温度。②化学监测法：目前广泛使用的常规检测手段。主要是通过化学指示剂的化学反应，灭菌后呈现的颜色变化来辨别是否达到灭菌要求。常用化学指示胶带法（图2-3），使用时将其粘贴在需灭菌物品的包装外面；也可选用化学指示卡（图2-4），使用时将化学指示卡放在灭菌包的中央部位，在121℃、20分钟或132℃、4～5分钟后，指示胶带（卡）颜色变黑，表示达到灭菌效果。③生物监测法：是最可靠的监测法。按照《消毒技术规范》的规定，选择对热耐受力较强的非致病性嗜热脂肪芽孢杆菌菌片制成标准生物测试包或生物细胞程序性死亡（PCD），或使用一次性标准生物测试包，平放在灭菌锅内最难灭菌处，一般压力蒸汽灭菌器为排气口上方或灭菌器厂家建议的最难灭菌位置。并设阳性对照和阴性对照。如果一天内进行多次生物监测，且生物指示剂为同一批号，则只设一次阳性对照即可。

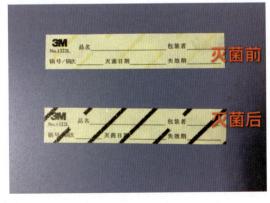

图2-3 化学指示胶带

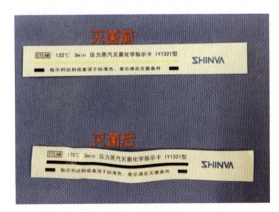

图2-4 化学指示卡

2. 光照消毒技术（辐射消毒） 光照消毒又称辐射消毒。利用紫外线、臭氧及高能射线的杀菌作用，使菌体蛋白质发生光解、变性而致细菌死亡。此消毒技术对生长期的细菌敏感，对芽孢敏感性差。

（1）日光暴晒法 利用日光的热、干燥和紫外线的作用达到消毒效果。

1）适用范围：适用于床垫、床褥、棉胎、毛毯、枕芯、衣服、书籍等物品。

2）使用方法：将物品放在直射阳光下暴晒6小时。

3）注意事项：定时翻动（一般2小时一次），使物品各面均能受到日光照射。

（2）紫外线灯管消毒法　紫外线属电磁波辐射，杀菌作用最强的波段为250～270nm，一般以253.7nm作为杀菌紫外线波长的代表。紫外线灯管是人工制造的低压汞石英灯管（常用的有15W、20W、30W、40W四种）。通电后，汞气化放电而产生紫外线，经5～7分钟，使空气中的氧气电离产生具有较强杀菌作用的臭氧，二者共同发挥杀菌作用。紫外线可杀灭多种微生物，包括杆菌、病毒、真菌、细菌繁殖体、部分芽孢等。常用的紫外线消毒法有紫外线灯和紫外线消毒器。紫外线灯有普通直管热阴极低压汞紫外线消毒灯、高强度紫外线杀菌灯、低臭氧紫外线消毒灯和高臭氧紫外线消毒灯四种；紫外线消毒器是采用臭氧紫外线杀菌灯制成的，主要包括紫外线空气消毒器、紫外线表面消毒器和紫外线消毒箱三种。

1）适用范围：由于紫外线辐射能量低、穿透力弱，因此适用于室内空气、物品表面和液体的消毒。

2）使用方法：①空气消毒：首选紫外线空气消毒器，可在室内有人活动时使用，开机30分钟即可达到消毒效果。在室内无人情况下，也可用悬吊式或移动式紫外线灯直接照射。紫外线灯安装的数量≥1.5W/m³，有效照射距离不超过2m，照射时间为30～60分钟。②物品消毒：先将物品摊开或挂起，使其各面均能被紫外线直接照射，有效距离为25～60cm，最多不超过1m，每面照射时间为20～30分钟。③液体消毒：可采用水内照射法或水外照射法，紫外光源应装有石英玻璃保护罩，水层厚度应<2cm，并根据紫外线辐照的强度确定水流速度。

3）注意事项：①保持灯管清洁：灯管表面每2周用70%～80%乙醇纱布或棉球擦拭一次，发现灯管表面有灰尘、油污时，应随时擦拭。②消毒环境合适：清洁、干燥，电源电压220V，适宜温度为20～40℃，相对湿度为40%～60%。若温度过低或相对湿度过高，应适当延长照射时间。③正确计算并记录消毒时间：消毒时间均从灯亮5～7分钟后开始计时。如需再次使用，关灯后须间歇3～4分钟再开启。建立时间登记卡，若使用时间超过1000小时，需更换灯管。④有效身体防护：紫外线对人的眼睛和皮肤有刺激作用，直接照射30秒就可引起眼炎或皮炎，照射过程中产生的臭氧对人体亦不利，故照射时人应离开房间，必要时戴防护镜、穿防护衣，照射完毕后应开窗通风。⑤定期监测：定期检测紫外线的照射强度（一般每半年一次）或记录使用时间，若灯管照射强度低于70μW/cm²或使用时间累计超过1000小时需更换灯管。⑥定期空气培养：监测灭菌效果（一般每月1次），主要通过对空气、物品表面的采样，监测细菌菌落数以判断其消毒效果。

（3）臭氧灭菌灯消毒法　灭菌灯内装有臭氧发生管，在电场作用下，将空气中的氧气转换成高纯度臭氧，在常温下为强氧化性气体，主要依靠其强大的氧化作用杀菌。可杀灭细菌繁殖体、病毒、芽孢、真菌，并可破坏肉毒杆菌毒素。

1）适用范围：适用于室内空气、物品表面，诊疗用水和医院污水。

2）使用方法：①空气消毒时，应关闭门窗，无人状态下，臭氧浓度20mg/m³，持续30分钟；②水消毒时，根据不同场所按厂家产品使用说明书要求使用；③物品表面消毒时，密闭空间内的臭氧浓度为60mg/m³，持续60～120分钟。

3）注意事项：①臭氧对人体有害，空气消毒时，人员须离开现场，消毒结束后20～30分钟方可进入；②臭氧具有强氧化性，可损坏多种物品，且浓度越高对物品损害越重；③温湿度、有机物、水的浑浊度、pH等多种因素可影响臭氧的杀菌作用；④空气消毒后开窗通风≥30分钟，人员方可进入室内。

3. 电离辐射灭菌技术（冷灭菌）　电离辐射灭菌是利用放射性核素⁶⁰Co发射高能γ射线或电子加速器产生的高能电子束进行辐射灭菌。由于电离辐射灭菌技术是在常温下灭菌。此法具有广谱灭菌作用。

（1）适用范围 不耐高温的物品灭菌，如橡胶、塑料、高分子聚合物（如一次性注射器、输液器、输血器等）、精密医疗器械、生物医学制品、节育用具及金属等。

（2）注意事项 ①应机械传送物品以防放射线对人体的危害；②为增强γ射线的杀菌效果，灭菌应在有氧环境下进行；③湿度越高杀菌效果越好。

4. 过氧化氢等离子体灭菌技术 等离子体灭菌是一种新型的低温灭菌技术，多采用过氧化氢蒸气低温等离子体灭菌器。灭菌器在高频电磁场作用下过氧化氢气体发生电离反应，形成包括正电氢离子、自由电离子等的低密度电离气体云，具有很强的杀菌作用。消除不耐热产品污染的新型灭菌技术。

（1）适用范围 不耐热、不耐湿的诊疗器械，如电子仪器、光学仪器等灭菌。

（2）注意事项 ①不适用的灭菌对象：吸收液体的物品或材料、由含纤维素的材料制成的物品或其他任何含木质纸浆的物品、一头闭塞的内腔；液体或粉末、一次性使用物品、植入物、不能承受真空的器械。②装载之前，所有物品均需正确清洗和充分干燥，并使用专用的包装材料和容器。③灭菌包不叠放，不接触灭菌腔内壁。④灭菌效果监测：物理监测法，每次灭菌应连续监测并记录每个灭菌周期的灭菌参数，符合灭菌器使用说明或操作手册要求；化学监测法，观察包内包外化学指示物的颜色变化，判断其灭菌是否合格；生物监测法，用嗜热脂肪芽孢杆菌或枯草杆菌黑色变种芽孢作为生物指示剂，每天进行1次灭菌循环检测。

5. 过滤除菌技术 是利用生物洁净技术，除掉空气中0.5～5μm的尘埃，以达到洁净空气的目的。通常用层流通风和过滤除菌法。层流通风主要使室外空气通过孔隙小于0.2μm的高效过滤器，以垂直或水平两种气流呈流线状流入室内，再以等速流过房间后流出，使室内产生的尘粒或微生物随气流方向排出房间，达到空气洁净的目的。凡在送风系统上装备高效空气过滤器的房间，称为生物洁净室。过滤除菌法是将待消毒的介质，通过规定孔径的过滤材料，去除气体的或液体中的微生物，但不能将微生物杀灭。

（1）适用范围 主要用于手术室、器官移植室、烧伤病房、器官移植病区等保护性区域。

（2）注意事项 ①充分考虑房间的功能要求，相邻房间的卫生条件和室内外的环境因素，选择通风方式及室内的正负压。②定期对机械通风设备进行清洁，遇污染及时清洁与消毒。

6. 微波消毒灭菌技术 微波是一种波长短、频率高、穿透力强的电磁波。在电磁波的高频交流电场中，物品中的极性分子发生极化进行高速运动，并频繁改变方向，互相摩擦，使温度迅速升高，达到消毒灭菌的效果。

（1）适用范围 微波可杀灭包括芽孢在内的所有微生物，常用于食物、餐具、化验单、票证、药品及耐热非金属材料器械的消毒灭菌。

（2）注意事项 ①对人体有害，应避免小剂量长期接触或大剂量照射。②盛放物品时不用金属容器；物品高度不超过柜室内高的2/3，宽度不超过转盘周边，不接触装置四壁。③微波的热效应需要一定的水分，待消毒的物品应浸入水中或用湿布包裹。④被消毒的物品应为小件或不宜过厚。

（二）化学消毒灭菌技术

凡不适用于物理消毒灭菌且耐潮湿的物品如金属锐器（刀、剪、缝针）和光学仪器（胃镜、膀胱镜等）及皮肤、黏膜，患者的分泌物、排泄物、病室空气消毒等，均可采用此法。化学消毒灭菌法是利用化学药物杀灭病原微生物的方法。其原理是使微生物的蛋白质凝固变性，酶蛋白失去活性，或抑制微生物的代谢、生长和繁殖，从而达到消毒灭菌的作用。能杀灭传播媒介上的微生物使其达到消毒或灭菌要求的化学制剂称为化学消毒剂，简称消毒剂。

1. 化学消毒剂的使用原则

（1）根据物品的性能及不同微生物的特性，选择合适的消毒剂。

（2）严格掌握消毒灭菌剂的有效浓度、消毒时间及使用方法，使用新鲜配制的消毒剂。

（3）待消毒的物品必须洗净、擦干；浸泡时，打开器械的轴节或套盖，大小相同的碗盆不能重叠，管腔要灌满消毒剂，物品全部浸没在消毒剂内；浸泡消毒后的物品使用前应用无菌生理盐水或无菌蒸馏水冲洗；气体消毒后的物品，应待气体散发后再使用，以免刺激组织。

（4）消毒剂应定期更换，易挥发的要加盖，并定期监测调整浓度。

（5）消毒剂中不能放置纱布、棉花等物，以防物品吸附消毒剂而降低消毒效力。

2. 化学消毒剂的使用方法

（1）浸泡法　将需消毒的物品完全浸没在消毒剂中的方法。按被消毒物品和消毒剂的种类不同，确定消毒剂浓度与浸泡时间，适用于耐湿不耐热的物品消毒，如锐利器械、精密仪器等。

（2）擦拭法　用化学消毒剂擦拭被污染物体表面或进行皮肤消毒的方法。应选用易溶于水、穿透性强、无显著刺激性的消毒剂，常用于地面、家具、墙壁等的消毒。

（3）喷雾法　用喷雾器将化学消毒剂均匀喷洒在空气中或物体表面进行消毒的方法，常用于空气和物品表面（如墙壁、地面和环境）的消毒。

（4）熏蒸法　是利用消毒药品所产生的气体进行消毒灭菌的方法。常用于手术室、换药室、病室的空气消毒。在消毒间或密闭的容器内，也可以用熏蒸法对被污染的物品进行消毒灭菌。①空气消毒：将消毒剂加热熏蒸，按规定时间密闭门窗，消毒完毕再开窗通风换气。常用的消毒剂及消毒方法见表2-1。②物品消毒：常用环氧乙烷、过氧乙酸消毒。

3. 常用的化学消毒剂　见表2-1。

四、医院日常的清洁、消毒、灭菌工作

清洁、消毒、灭菌工作贯穿于医院日常的诊疗护理活动和卫生处理工作中，主要包括对医院各类用品、患者分泌物及排泄物等进行处理的过程，其目的是尽最大限度减少医院感染的发生。

（一）消毒、灭菌方法的分类

根据消毒灭菌因子的浓度、强度、作用时间和对微生物的杀灭能力，可将消毒灭菌法分为四个作用水平。

1. 灭菌法　杀灭一切微生物（包括细菌芽孢）以达到灭菌保证水平的方法，包括热力灭菌、电辐射灭菌等物理灭菌法，以及采用戊二醛、环氧乙烷、过氧乙酸等灭菌剂在规定条件下，以合适的浓度和有效作用时间进行的化学灭菌法。

2. 高水平消毒法　杀灭一切细菌繁殖体包括分枝杆菌、病毒、真菌及其孢子和绝大多数细菌芽孢的方法，包括臭氧消毒法、紫外线消毒法及含氯制剂，碘酊、过氧化物、二氧化氯等能达到灭菌效果的化学消毒剂，在规定条件下以合适的浓度和有效作用时间进行的消毒的方法。

3. 中水平消毒法　杀灭除细菌芽孢以外的各种病原微生物包括分枝杆菌的方法，包括煮沸消毒法、醇类、碘类（碘伏等）、部分含氯消毒剂等以合适的浓度和有效作用时间进行的化学消毒方法。

4. 低水平消毒法　只能杀灭细菌繁殖体（分枝杆菌除外）和亲脂病毒的消毒方法，包括通风换气、冲洗等机械除菌法和使用苯扎溴铵、氯己定等消毒剂的化学消毒方法。

（二）预防性消毒和疫源地消毒

根据有无明确感染源，医院消毒分为预防性消毒和疫源地消毒。

1. 预防性消毒　指在未发现明确感染源的情况下，为预防感染的发生对可能受到病原微生物污染的物品和场所进行的消毒。例如，医院的医疗器械灭菌、诊疗用品的消毒、餐具的消毒和一般患者住院期间和出院后进行的消毒等。

表2-1 常用的化学消毒剂

消毒剂	消毒效力	性质与作用原理	适用范围与使用方法	注意事项
环氧乙烷	灭菌	低温为液态，有芳香醚味，≥10.8℃为气态。与菌体蛋白结合，使酶代谢受阻而杀灭微生物	(1) 不耐热、不耐湿的诊疗器械、器具和物品的灭菌，如电子光学仪器、光学仪器、纸质、化纤、塑料、陶瓷、金属等制品 (2) 精密仪器、化纤、器械的消毒灭菌剂量为800～1200mg/L，温度为54℃±2℃，相对湿度为60%±10%，时间为2.5～4小时；少量物品可装入丁基橡胶袋内消毒，大量物品可放入环氧乙烷灭菌柜内。可目动调节相对湿度、温度进行消毒灭菌	(1) 易燃易爆且有一定毒性，必须熟悉使用方法，严格遵守安全操作程序 (2) 放置阴凉通风、无火源及电源开关处，严禁放入电冰箱 (3) 储存温度不可超过40℃，以防爆炸 (4) 灭菌后的物品应清除环氧乙烷残留量后才可使用 (5) 每次消毒时，应进行效果检测与评价 (6) 不可用于食品、液体、油脂类和粉剂等的灭菌
戊二醛	灭菌	无色透明液体，与菌体蛋白质及酶的氨基结合导致微生物灭活	(1) 不耐热的诊疗器械、器具与物品的浸泡消毒与灭菌 (2) 2%戊二醛溶液加入0.3%碳酸氢钠，成为2%碱性戊二醛，用于浸泡不耐高温的金属器具，内镜等，消毒时间需60分钟，灭菌时间间需10小时；内镜消毒时间按要求采用浸泡法或擦拭法	(1) 浸泡金属类物品时，加入0.5%亚硝酸钠作为防锈剂 (2) 医疗器械消毒或灭菌前需彻底清洗干净，再用无菌纱布擦干后须浸 (3) 内镜连续使用，需间隔消毒10分钟，消毒后用冷开水冲洗。泡消毒30分钟、消毒后冷开水冲洗 (4) 每周过滤一次，每2周更换消毒剂一次 (5) 碱性戊二醛稳定性差，应加盖并现配现用 (6) 对皮肤、黏膜有刺激，对人体有毒，配制时应注意个人防护
过氧乙酸	灭菌高效	无色或淡黄色透明液体，有刺激性，带有醋酸味，主要能产生新生态氧，通过氧化和酸性作用杀灭细菌	(1) 耐腐蚀物品、环境、室内空气的消毒；专用机械消毒设备适用于内镜的灭菌 (2) 常用浸泡法、擦拭法、喷洒法及冲洗法：0.2%溶液用于手消毒，浸泡1～2分钟；0.5%溶液用于餐具消毒，浸泡30～60分钟；1%～2%溶液用于室内溶液用于物体表面擦拭，或浸泡30～60分钟；密闭门窗30～120分钟；1%溶液用于体空气消毒，8ml/m³加热熏蒸，密闭门窗30～120分钟温计消毒，浸泡30分钟	(1) 存于阴凉避光处，防止高温引起爆炸 (2) 易氧化分解而降低杀菌力，需加盖密封保存 (3) 浓溶液有刺激性和腐蚀性，配制时要戴口罩和橡胶手套 (4) 对金属有腐蚀性，对织物有漂白作用
福尔马林（35%～40%甲醛）	灭菌	无色透明液体，刺激性强，能使酶蛋白变性，酶活性消失	(1) 不耐热、不耐湿的诊疗器械、器具和物品的灭菌，合成材料等物品 (2) 应用低温甲醛蒸气灭菌器进行灭菌，根据使用要求装载适量2%复方甲醛溶液或福尔马林（35%～40%甲醛溶液） (3) 物品消毒气化法：备甲醛消毒柜，取甲醛溶液40～60ml/m³加入高锰酸钾20～40g/m³，柜内熏蒸密闭6～12小时	(1) 灭菌箱需密闭，使用专用灭菌溶液，设置专用排气系统，可使用自然挥发或熏蒸法 (2) 操作者按规定定持证上岗 (3) 对人有一定的毒性和刺激性，使用时要注意防护 (4) 甲醛有致癌作用，不宜用于室内空气消毒 (5) 灭菌物品摊开放置，灭菌后去除残留气体

续表

消毒剂	消毒效力	性质与作用原理	适用范围与使用方法	注意事项
二溴海因	高效	白色或淡黄色结晶，溶于水后，能水解生成次溴酸，使菌体蛋白变性	(1) 饮水、游泳池、污水和一般物体表面消毒 (2) 将药物溶于水，配成一定浓度的有效溴溶液：游泳池水消毒：浓度1000～1500mg/L；污水消毒：浓度1.2～1.5mg/L；体表面消毒用浸泡、擦拭和喷洒等法，浓度400～500mg/L，10～20分钟	(1) 密闭储存阴凉干燥而酸容器内，远离易燃物和火源，禁止与酸或碱、易氧化有机物和还原物共同储存 (2) 不适用于皮肤、黏膜和空气的消毒 (3) 对有色衣织物有漂白作用；对金属有腐蚀作用，消毒时应加入防锈剂亚消酸钠 (4) 有刺激，使用时注意防护
含氯消毒剂〔常用的有漂白粉、次氯酸钠消毒剂（84消毒剂）、氯胺T、二氧异氰尿酸钠（优氯净）〕	高、中效	在水溶液中放出有效氯，有强烈的刺激性气味通过氧化、氯化作用破坏细菌酶的活性使菌体蛋白凝固变性	(1) 二氧化氯：适用于物品、环境、物体表面及空气的消毒。常用浸泡法、擦拭法。时间30分钟，浓度根据污染的微生物种类决定：细菌繁殖体污染，浓度为100～250mg/L；乙肝病毒、结核分枝杆菌污染，浓度为500mg/L；细菌芽孢污染，浓度为1000mg/L；空气污染，浓度为500mg/L；溶液按20～30mg/m³，作用30～60分钟 (2) 酸性氧化电位水：适用于灭菌前手工清洗手术器械、内镜消毒，手、皮肤和黏膜消毒，餐饮具、瓜果蔬菜消毒，物体表面、洁具、环境、织物的消毒。有效氯含量（60±10）mg/L，一般使用流动浸泡法，消毒时间：手消毒1～3分钟；皮肤、黏膜、瓜果蔬菜3～5分钟；餐饮具10分钟；内镜冲洗消毒按说明书进行 (3) 其他含氯消毒剂：适用于物品、物体表面分泌物、排泄物的消毒。对细菌繁殖体污染的物品，用含有效氯500mg/L的溶液浸泡或擦拭10分钟以上；被乙肝病毒、结核分枝杆菌、细菌芽孢污染的物品，用含有效氯2000～5000mg/L的溶液浸泡或喷洒30分钟以上；按有效氯10 000mg/L的干粉加入排泄物中，略加搅拌作用后作用2小时以上；按有效氯50mg/L的干粉加入污水中搅拌均匀，作用2小时以上	(1) 消毒剂保存在密闭容器内，置于阴凉、干燥、通风处，减少有效氯的丧失 (2) 配制的溶液性质不稳定，应现配现用，易氧化分解而失效 (3) 有腐蚀及漂白作用，不宜用于金属制品、有色衣服等物品的消毒；定期更换消毒剂 (4) 配制好的酸性氧化电位水至少水下储存不超过3d，每次使用前应在出口处检测pH和浓度；使用完毕排放后需再排放少量碱性还原自来水或自来水以减少对排水管的腐蚀
碘酊	中效	棕红色澄清液，有碘和乙醇气味，能使细菌蛋白氧化变性而杀菌	(1) 注射、手术部位皮肤及新生儿脐带部位皮肤消毒 (2) 使用浓度：2%碘酊用于皮肤消毒，擦拭2遍以上，作用1～3分钟，待干后再用75%乙醇脱碘；2.5%碘酊用于脐带断端的消毒，擦后待干，再用75%乙醇脱碘	(1) 避光密闭保存于阴凉、干燥通风处 (2) 对皮肤有较强的刺激性，不适用于破损皮肤、眼及黏膜消毒 (3) 对金属有腐蚀性，不可用于金属器械的消毒 (4) 对碘过敏者、乙醇过敏者慎用
碘伏	中效	黄棕色至红棕色固体粉末，有碘气味，碘与聚醚醇和乙烯吡咯烷酮类表面活性剂形成络合物，能迅速而持久地释放有效碘，使菌体蛋白变性而杀菌而达到连续消毒的目的	(1) 手、皮肤、黏膜及伤口消毒 (2) 常用擦拭法、冲洗法。碘伏消毒浓度：手及皮肤消毒2～10g/L；外科手消毒250～500mg/L；黏膜消毒250～500mg/L。擦拭消毒：手及皮肤部位皮肤，作用3～5分钟或手部皮肤，时间遵循产品说明；黏膜或刷洗，擦拭2遍，时间遵循产品说明 注射部位皮肤：擦拭2遍，作用3～5分钟 口腔黏膜及创面：1000～2000mg/L擦拭，作用3～5分钟 阴道黏膜及创面：500mg/L冲洗，作用时间遵循产品说明	(1) 放阴凉处避光、防潮、密闭保存 (2) 碘伏对二价金属制品有腐蚀性，不应做相应金属制品的消毒 (3) 皮肤消毒后不需脱碘 (4) 对碘过敏者慎用

续表

消毒剂	消毒效力	性质与作用原理	适用范围与使用方法	注意事项
安尔碘	中效	淡棕色溶液，对细菌、真菌、乙肝病毒等具有广谱、速效，持效杀菌的作用	0.2%有效碘原液，适用于注射前皮肤消毒、外科洗手消毒、手术部位皮肤黏膜消毒、口腔黏膜消毒	(1) 使用后注意加盖保存 (2) 手术部位皮肤消毒时，如使用高频电刀，须待消毒剂干后使用
醇类（乙醇、异丙醇、正丙醇等两种或两种成分的复方制剂）	中效低效	无色澄清透明液体，有乙醇固有的刺激性气味。能破坏细菌胞膜的通透性屏障，使细胞凝质质丧失代谢功能达到消毒功效	(1) 适用于手、皮肤、物体表面及诊疗器具的消毒。常用70%~80%的乙醇溶液 (2) 常用擦拭法。浸泡或冲洗法 手消毒：擦拭揉搓时间≥15秒 皮肤、物体表面：擦拭2遍，作用3~5分钟 诊疗器具：完全浸没于消毒剂中，加盖，作用时间≥30分钟；或进行表面擦拭消毒	(1) 避光、避火密闭保存于阴凉、干燥通风处。用后加盖，保持有效浓度不低于75% (2) 不适于空气及医疗器械的消毒灭菌；因不能杀芽孢，不宜用于脂溶性物体表面的消毒 (3) 不宜用于被血、脓、粪便等有机物严重污染表面的消毒 (4) 有刺激性，不宜用于黏膜及创面消毒 (5) 对乙醇过敏者慎用
季铵盐类消毒剂（苯扎溴铵）	中效低效	芳香气味的无色透明液体，能是阴离子表面活性剂，能吸附带阴离子的细菌，破坏细胞膜，改变其通透性使菌体蛋白变性	(1) 适用于环境、皮肤与黏膜、物体表面的消毒 (2) 常用擦拭法。浸泡法 环境或物品表面：1000~20 000mg/L的溶液浸泡或擦拭15~30分钟 皮肤：原液擦拭3~5分钟 黏膜：1000~2000mg/L的溶液，作用时间遵循产品说明	(1) 避免接触有机物和拮抗剂，不宜与阴离子表面活性剂如肥皂或洗衣粉合用，也不能与碘或氧化物同用 (2) 有吸附作用，会降低药效，所以溶液内不可投入纱布、棉花等 (3) 低温时可能出现浑浊或沉淀，可置于温水中加温 (4) 对铝制品有破坏作用，故不可用铝制品盛装 (5) 高浓度原液可造成严重的角膜灼伤，黏膜灼伤，操作时需加强防护 (6) 不适于瓜果蔬菜类消毒
胍类消毒剂——复方氯己定	中效低效	无色、澄清透明、不分层液体，能破坏细菌细胞膜的酶活性，使细胞质膜破裂	(1) 适用于手、皮肤与黏膜的消毒 (2) 常用擦拭法、冲洗法 手术及注射部位皮肤和伤口创面：有效含量≥2g/L的氯己定—乙醇溶液（70%体积比）擦拭2~3遍，作用时间遵循产品说明 外科手消毒：使用方法遵循产品说明 口腔、阴道或伤口创面：有效含量≥2g/L的氯己定水溶液冲洗，作用时间遵循产品说明	(1) 避光、密闭保存于阴凉、干燥处 (2) 不适用于结核分枝杆菌、细菌芽孢污染物品消毒 (3) 不能与阴离子表面活性剂如肥皂合用或使用前后使用 (4) 纱布、棉花有吸附作用，会降低药效，所以溶液内不可投入纱布、棉花等 (5) 冲洗消毒时，若创面脓液过多，应延长冲洗时间

注：灭菌剂：杀灭一切微生物（包括细菌芽孢）达到灭菌要求的消毒剂。
高效消毒剂：杀灭一切细菌繁殖体、结核分枝杆菌、病毒、真菌及其细菌芽孢的消毒剂。
中效消毒剂：杀灭除细菌芽孢以外的各种病原微生物的消毒剂。
低效消毒剂：只能杀灭细菌繁殖体、部分真菌和亲脂性病毒，不能杀灭结核分枝杆菌、亲水性病毒和芽孢的消毒剂。

2.疫源地消毒 指对疫源地污染的环境和物品的消毒，包括随时消毒和终末消毒。

（1）随时消毒 指对医院存在的疫源地内的传染源在住院期间进行的病室或床边消毒，随时杀灭或清除由感染源排出的病原微生物。应根据病情做到"三分开"：分居室、分饮食、分生活用具；"六消毒"：消毒分泌物或排泄物、消毒生活用具、消毒双手、消毒衣服和床单、消毒患者居室、消毒生活用水和污物。消毒合格标志为自然菌的消亡率≥90%。

（2）终末消毒 指传染源离开疫源地后进行的彻底的消毒。可以是传染病患者住院、转移后，对其住所及污染物品进行的消毒。也可以是传染病患者出院、转院或死亡后，对病室进行的最后一次消毒。应根据消毒对象及其污染情况选择适宜的消毒方法，要求空气或物体表面消毒后自然菌的消亡率≥90%，排泄物或被污染的血液等消毒后不应检出病原微生物或目标微生物。

（三）环境消毒

医院环境常被患者、隐性感染者或带菌者排出的病原微生物污染，成为感染的媒介。因此，医院环境的清洁与消毒是控制医院感染的基础。医院环境要清洁，无低洼积水、灰尘、垃圾、蜘蛛网、蚊蝇及蚊蝇滋生地，窗明几净。环境表面的日常清洁消毒遵循先清洁后消毒的原则；发生感染暴发或者环境表面检出多重耐药菌，需实施强化清洁与消毒。环境空气和物品表面的菌落总数应符合卫生标准，具体见表2-2。

表2-2 环境空气和物品表面菌落总数的卫生标准

环境类别		空气平均菌落数		物体表面平均菌落数
		CPU/平皿[a]	CPU/m³	CPU/cm²
I 类	层流洁净手术部（室）	符合GB50333—2013要求[b]	≤150	≤5
	其他洁净病室：层流洁净病室和无菌药物制剂室	≤4.0（30分钟）[c]	≤150	≤5
II 类	非洁净手术部（室）、产房、婴儿室、早产儿室、血液病病区、烧伤病区、重症监护病房、新生儿室	≤4.0（15分钟）	—	≤5
III 类	母婴同室、消毒供应中心的检查包装灭菌区、无菌物品的存放区、血液透析中心（室）、换药室、注射室、急诊室、化验室、普通住院病区和诊室	≤4.0（5分钟）	—	≤10
IV 类	普通门诊、急诊及其检查、治疗室，感染疾病科门诊及病区	≤4.0（5分钟）	—	≤10

注：a.CPU/平皿为直径9cm的平板暴露法，CPU/m³为空气采样器法。

b.《医院洁净手术部建筑技术规范》（GB50333—2013），2014年6月1日实施，其中规定手术部用房等级为四级，其菌落要求根据手术区和周边区而不同。

c.平板暴露法检测时的平板暴露时间。

1.环境空气消毒 从空气消毒的角度可将医院环境分为四类，根据类别采用相应的消毒方法，如采用空气消毒剂，须符合《空气消毒剂通用要求》（GB 27948—2020）规定。

（1）I 类环境 为采用空气洁净技术的诊疗场所，包括层流洁净手术部（室）、层流洁净病室和无菌药物制剂室等。通常选用安装空气净化消毒装置的集中空调通风系统、空气洁净技术、循环风紫外线空气消毒器或静电吸附式空气消毒器紫外线灯照射消毒，达到I 类环境空气菌落数要求的其他空气消毒产品。

（2）II 类环境 包括非洁净手术部（室）、产房、婴儿室、早产儿室、血液病病区、烧伤病区等保护性隔离病区，重症监护病房、新生儿室等。必须采用对人无毒、无害且可连续消毒的方法，如通风、I 类环境净化空气的方法，达到II 类环境空气菌落数要求的其他空气消毒产品。

（3）III 类环境 包括母婴同室、消毒供应中心的检查包装灭菌区和无菌物品的存放区、血液透析中心（室）、注射室、换药室、急诊室、化验室，其他普通住院病区和诊室等。除可采用Ⅱ类环境净化空气的方法外，还可采用化学消毒剂和中草药熏蒸或喷雾、达到Ⅲ类环境空气菌落数要求的其他空气消毒产品。

（4）Ⅳ类环境　包括普通门诊、急诊及其检查、治疗室，感染疾病科门诊及病区。可采用Ⅲ类环境中的空气消毒方法。

2. 环境和物品表面消毒　医疗环境中的各种物体表面、地面清洁，不得检出致病性微生物。如无明显污染，采用湿式清洁；如受到肉眼可见污染时应及时清洁、消毒。①对治疗车、床栏、床头柜、门把手、灯开关、水龙头等频繁接触的物体表面每天清洁、消毒。②被患者血液、呕吐物、排泄物或病原微生物污染时，应根据具体情况采用中水平消毒法或高水平消毒法，少量（＜10ml）的溅污，可先清洗再消毒；大量（≥10ml）的溅污，先用吸湿材料去除可见污染，再清洁和消毒。③人员流动频繁、拥挤的场所应在每天工作结束后进行清洁、消毒。④感染高风险的部门如Ⅰ类环境、Ⅱ类环境中的科室及感染性疾病科、检验科、耐药菌和多重耐药菌污染的诊疗场所，应保持清洁、干燥，做好随时消毒和终末消毒。地面消毒用400～700mg/L有效氯的含氯消毒剂擦拭，作用30分钟，物体表面消毒方法同地面，或用1000～2000g/L季铵盐类消毒剂擦拭。⑤被朊毒体、气性坏疽及突发不明原因的传染病病原体污染的环境表面或物品表面应做好随时消毒和终末消毒。

（四）被服类消毒

患者衣服和床上用品、医务人员的工作服和值班被服的清洗、消毒，主要在洗衣房进行。间接接触患者的被芯、枕芯、被褥、床垫、病床围帘等，应定期清洗与消毒；遇污染应及时更换、清洗与消毒。直接接触患者的衣服和床单、被套、枕套等，应一人一更换，住院时间长者每周更换，遇污染及时更换。每个病区应有3个衣被袋，分别收放有明显污染患者衣被、一般患者衣被及医务人员的工作服、值班被服。更换后的用品应及时清洗与消毒，一次性使用衣被收集袋用后焚烧；非一次性使用的采用不同的清洗、消毒方法，见表2-3。同时应注意加强工作人员的防护及衣被的收集袋、接送车、洗衣机、洗衣房、被服室等的消毒。

表2-3　非一次性被服类清洗消毒方法

类型	清洗消毒方法
一般患者衣被	1%洗涤液，70℃以上热水（化纤衣被40～50℃）在洗衣机中清洗25分钟，再用清水漂洗
感染患者被服	专机洗涤，用1%～2%洗涤剂于90℃以上洗30分钟或70℃含有效氯500mg/L的消毒洗衣粉溶液洗涤30～60分钟，然后用清水漂净。甲类及按甲类管理的乙类传染病患者的衣服应先用压力蒸汽灭菌后，再送洗衣房洗涤或烧毁
患者污染衣被	去除有机物，然后按感染患者的被服处理，婴儿衣被应单独洗涤
工作人员的工作服及值班被服	应与患者的被服分机或分批清洗、消毒

（五）器械物品的清洁、消毒、灭菌

医疗器械及其他物品是导致医院感染的重要途径之一，必须严格执行医疗器械、器具的消毒技术规范，并遵循消毒灭菌法的选择原则。

1. 医院物品对人体的危险性分类　根据医疗器械污染后使用所致感染的危险性大小及患者使用之前的消毒或灭菌要求，将医疗器械分为三类。

（1）高度危险性物品　进入人体无菌组织、器官、脉管系统，或有无菌体液从中流过的物品或接触破损皮肤、破损黏膜的物品，一旦被微生物污染，具有极高感染风险，如手术器械、穿刺针、腹腔镜、活检钳、心脏导管、植入物等。

（2）中度危险性物品　与完整黏膜相接触，而不进入人体无菌组织、器官和血流，也不接触破损

皮肤、破损黏膜的物品，如胃肠道内镜、气管镜、喉镜、体温计、呼吸机管道、麻醉机管道、压舌板、肛门直肠压力测量导管等。

（3）低度危险性物品　与完整皮肤接触而不与黏膜接触的器材，包括生活卫生用品；患者、医务人员生活和工作环境中的物品，如听诊器、血压计等；病床围栏、床面及床头柜、被褥；墙面、地面；痰盂（杯）和便器等。

2. 选择消毒、灭菌方法的原则

（1）根据物品污染后的危害程度选择消毒和灭菌的方法　凡是高度危险性物品必须选用灭菌法以杀灭一切微生物；凡是中度危险性物品，一般情况下达到消毒即可，可选择中效消毒法或高效消毒法；凡是低度危险性物品，一般可用低效消毒法或只做一般的清洁处理即可。

（2）根据污染微生物的种类和数量选择消毒、灭菌的方法　对受到致病性芽孢、真菌芽孢和抵抗力强、危险程度大的病毒污染的物品，选用灭菌法或高效消毒法；对受到致病性细菌、真菌、亲水病毒、螺旋体、支原体、衣原体污染的物品，选用中效以上的消毒法；对受到一般细菌和亲脂病毒污染的物品，可选用中效或低效消毒法。消毒物品上微生物污染特别严重时应加大处理剂量并延长消毒时间。

（3）根据物品的性质选择消毒、灭菌的方法　耐高温、耐湿物品和器材，应首选压力蒸汽灭菌法或干热灭菌法；忌湿物品和贵重物品，应选择环氧乙烷、甲醛气体消毒、灭菌；金属器械的浸泡，应选择腐蚀性小的灭菌剂，多孔材料表面可选择喷雾消毒法。

（六）医院污物的处理

医院污物是指医疗卫生机构在诊断、治疗、卫生处理过程中产生的废弃物和患者生活过程中产生的排泄物及垃圾，这些废弃物均有被病原微生物污染的可能。因此，医院污物的处理必须符合国家有关法律法规的规定。

1. 医院污物的分类　根据WHO的规定，医院废弃物主要分为一般生活废弃物、病理性废弃物、放射性废弃物、化学性废弃物、感染性废弃物、创伤性废弃物、药剂性废弃物、爆炸性废弃物8类。为防止医院感染的发生，医院废弃物应严格管理，根据废弃物的种类实施不同的收集方法，并按照类别分置于防渗漏、防锐器穿透的专用包装物或者密闭的容器内，防止污染扩散。医疗废物专用包装物、容器，应当有明显的警示标志和警示说明。

2. 医院污物的收集　①设置3种颜色的污物袋，黑色袋装生活垃圾，黄色袋装医用垃圾（感染性废弃物），红色袋装放射垃圾。要求垃圾袋坚韧耐用，不漏水；并建立严格的污物入袋制度。传染区的污物须经消毒、标记后才能送出集中处理。②锐器（针头、手术刀、玻璃安瓿等）用后应放入防渗漏、耐刺的容器内，无害化处理。

3. 医院污物的处理　医院应根据当地环保部门的规定设置焚烧炉。有条件的地区可由卫生行政部门和环保部门建立专门处理场所，对医院污物进行集中处理。

五、消毒供应中心（室）

消毒供应中心（central sterile supply department，CSSD）是承担医院各科室所有重复使用诊疗护理器械、器具和物品清洗消毒、灭菌及无菌物品供应的部门，是预防与控制医院感染重要科室。医院消毒供应中心工作质量直接影响诊疗和护理质量，关系到患者和医务人员的安危。消毒供应中心（室）工作必须遵循有关规定（WS310.1—2016～WS310.3—2016）。

（一）消毒供应中心的设置

消毒供应中心的设置：①医院应独立设置消毒供应中心，有条件的医院消毒供应中心应为附近基层医院提供消毒供应服务。②消毒供应中心宜接近手术室、产房和临床科室，或与手术室有物品直接传递专用通道，不宜建在地下室或半地下室；周围环境应清洁、无污染源，区域相对独立；内部通风、采光良好，工作区域温度、相对湿度、机械通风换气次数及照明应符合要求。③建筑面积应符合医院建设方面的有关规定，并兼顾未来发展规划的需要。

（二）消毒供应中心的布局

消毒供应中心应分为工作区域和辅助区域，各区域标志明显、界线清楚、通行路线明确。

1. 工作区域 包括去污区、检查包装及灭菌区和无菌物品存放区，其划分应遵循"物品由污到洁，不交叉、不逆流；空气流向由洁到污；去污区保持相对负压；检查包装及灭菌区保持相对正压"的原则。去污区、检查包装及灭菌区和无菌物品存放区之间应设实际屏障；去污区与检查包装及灭菌区之间应设洁、污物品传递通道；并分别设人员出入缓冲间（带）；缓冲间（带）应设洗手设施，采用非手触式水龙头开关，无菌物品存放区内不应设洗手池。

（1）去污区 消毒供应中心内对重复使用的诊疗器械、器具和物品，进行回收、分类、清洗、消毒（包括运送器具的清洗消毒等）的区域，为污染区域。

（2）检查包装及灭菌区 消毒供应中心内对去污后的诊疗器械、器具和物品，进行检查、装配、包装及灭菌（包括敷料制作等）的区域，为清洁区域。

（3）无菌物品存放区 消毒供应中心内存放、保管、发放无菌物品的区域，为清洁区域。

2. 辅助区域 包括工作人员更衣室、值班室、办公室、休息室、卫生间等。

（三）消毒供应中心的工作内容

1. 回收 消毒供应中心应有专人专车对临床各科室使用过的污染物品及医疗器械进行回收，分门别类，进行处理。对朊毒体、气性坏疽及突发原因不明的传染病病原体污染的诊疗器械、器具和物品，使用者应双封闭包装并标明感染性疾病名称，由消毒供应中心单独回收。应采用封闭式回收，避免反复装卸；不应在诊疗场所对所污染的诊疗器械、器具和物品进行清点，回收工具每次使用后也要清洗、消毒、干燥后备用。

2. 清洗消毒

（1）清洗方法 包括机械清洗和手工清洗。机械清洗适用于大部分常规器械的清洗，手工清洗适用于精密、复杂器械的清洗和有机物污染较重器械的初步处理。精密器械的清洗应遵循生产厂家提供的使用说明或指导手册；有管腔和表面不光滑的物品，应用清洁剂浸泡后手工刷洗或超声清洗；能拆卸的复杂物品应拆开后清洗。

（2）清洗步骤 包括冲洗、洗涤、漂洗、终末漂洗。清洗用水、物品及操作等遵循国家有关规定。

（3）对被朊毒体、气性坏疽及突发原因不明的传染病病原体污染的诊疗物品，应先消毒灭菌再清洗。

（4）清洗后的器械 器具和物品应进行消毒处理。首选湿热消毒，也可采用75%乙醇、酸性氧化电位水或其他国家许可的消毒剂进行消毒。

3. 干燥、检查与保养 干燥设备根据物品性质进行干燥处理；无干燥设备及不耐热的器械、器具和物品使用消毒低纤维絮擦布进行干燥处理；管腔类器械使用压力气枪或≥95%乙醇进行干燥处理；不应使用自然干燥法进行干燥。使用目测或带光源放大镜对干燥后的每件器械、器具和物品进行检查，要求器械表面及关节、齿牙处光洁无锈、无血渍、无水垢，功能完好无损毁；带电源器械还应进行绝缘性能的安全检查。器械保养时根据不同特性分类处理。其保养方法见表2-4。

表2-4　不同特性器械的保养方法

物品种类	保养方法
搪瓷类	注意保护瓷面，轻拿轻放，不碰撞；勿与强酸、强碱接触；勿与粗糙物摩擦，以防脱瓷生锈
玻璃类	轻拿轻放，防止碰撞；避免骤冷骤热；保管时放在纸盒中或用软纸包裹
橡胶类	勿放在过冷或过热处，以免过冷变硬、过热变形、变软；勿与挥发性液体或酸碱物质接触，防止被侵蚀变质；防止被锐利物品刺破；橡胶单保管时应晾干，撒上滑石粉卷起，不应折叠；导管类晾干后撒上滑石粉舒展放置，以防过度扭曲或粘连；橡胶袋类应倒置晾干，吹入少量空气后旋紧塞子，防止粘连
金属器械类	用后洗净晾干，定期涂油，防止生锈；锐利器械与其他器械分别放置，刃面用棉花包裹，以防碰撞损坏锋刃
布类及毛织品类	布类保管时注意防霉、防火、防刺破；毛织品类应经常晾晒、防虫蛀，保管时放入防虫剂

4. 包装　包括装配、包装、封包、注明标识等步骤，器械与敷料应分室包装。

（1）包装前应根据器械装配技术规程，核对器械的种类、规格和数量，拆卸的器械应组装。

（2）手术器械应摆放在篮筐或有孔盘中配套包装；盆、盘、碗等单独包装，轴节类器械不应完全锁扣，有盖的器皿应开盖；摆放的物品应隔开，朝向一致，管腔类物品应盘绕放置并保持管腔通畅。

（3）包装分为闭合式和密封式两种。普通棉布包装材料应无破损、无污渍，一用一清洗；开放式的贮槽不应用于灭菌物品的包装；硬质容器的使用遵循操作说明；灭菌手术器械采用闭合式包装，两层包装材料分两次包装；密封式包装采用纸袋、纸塑料等材料。

（4）灭菌包外贴有灭菌化学指示胶带；高度危险性物品包内放置化学指示卡；如果透过包装材料可以直接观察包内灭菌化学指示卡的颜色变化，则不放置包外灭菌化学指示胶带；使用专用胶带或医用热封机封包，应保持闭合完好性，胶带长度与灭菌包体积、重量相适宜，松紧适度；纸塑袋、纸袋等密封包的密封宽度应≥6mm，包内器械距包装袋封口≥2.5cm；硬质容器应设置安全闭锁装置；无菌屏障完整性破坏时应可识别。

（5）灭菌物品包装的标识应注明物品名称、数量、灭菌日期、失效日期、包装者等内容。

5. 装载、灭菌及卸载　灭菌是消毒供应中心的重要工作内容。根据物品的性质选择适宜的灭菌方法，按照不同的灭菌器要求装载灭菌包，放置方法恰当，尽量将同类物品同锅灭菌，装载时标识应注明灭菌时间，灭菌器编号、灭菌批次、科室名称、灭菌包种类等，标识应具有追溯性。灭菌后按要求卸载，并且待物品冷却，检查包外化学指示胶带变色情况以及包装的完整性和干燥情况。

6. 无菌物品的储存与发放　灭菌后物品应分类、分架存放于无菌物品存放区。一次性使用无菌物品应去除外包装后，放于无菌物品存放区。物品放置应固定位置、设置标识，定期检查、盘点记录。在有效期内发放。发放时有专人专窗，或者按照规定线路由专人专车或容器加防尘罩去临床科室发放；接触无菌物品前应先洗手或手消毒；无菌物品的发放应遵循先进先出的原则，确认无菌物品的有效性；发放记录应具有可追溯性；发放无菌物品的运送工具应每日清洁处理、干燥存放，有污染的应消毒处理，干燥后备用。无菌间的工作人员应穿戴特定的衣帽、专用鞋，非本区工作人员不得随意入内。

7. 相关监测　消毒供应中心应有专人负责质量监测，根据要求定期对清洁剂、消毒剂、洗涤用水、润滑剂、包装材料等进行质量检查；对清洗消毒器、超声清洗器、灭菌器等进行日常清洁和检查；根据灭菌器的类型对灭菌效果分别进行检查。

（四）消毒供应中心的管理

1. 组织管理　消毒供应中心在主管院长或其相关职能部门的直接领导下开展工作，由护理部、医院感染管理部门、人事管理部门、设备及后勤管理部门等协同管理，以保障消毒供应中心的工作需要，确保安全。

2. 建立健全岗位职责 建立操作规程、消毒隔离、监测、设备管理、器械管理（包括外来医疗器械）及职业安全防护等管理制度和突发事件的应急预案；建立质量管理追溯制度；完善质量控制过程的相关记录；同时建立与相关科室的联系制度。

3. 定期开展专业培训 消毒供应中心的工作人员应接受与岗位职责相应的岗位培训，如：正确掌握各类诊疗器械、器具与物品的清洗、消毒、灭菌的知识与技能，相关清洗、消毒灭菌设备的操作规程；医院感染与控制的知识；职业安全防护原则和方法。同时根据专业进展，开展继续教育培训，更新知识。

第3节 无菌技术

案例2-1

门诊换药室护士小张要为一手臂烫伤的患者进行伤口换药，检查发现患者烫伤部位周围轻度红肿，被烫局部皮肤已破损，有少量脓性分泌物。小张为该患者准备了一个无菌换药包（内放治疗碗2个、镊子2把、纱布2块、棉球数个），遵医嘱又备好烫伤膏。

问题：1. 小张如何操作才能确保无菌物品不被污染，不因换药加重患者的伤口感染？
2. 若该患者的伤口需要用生理盐水棉球清洗，小张应如何准备？

一、概 念

1. 无菌技术（aseptic technique） 指在医疗、护理操作过程中，防止一切微生物侵入人体和防止无菌物品、无菌区被污染的操作技术。

2. 无菌物品（aseptic supplies） 指经过灭菌处理后未被污染的物品。

3. 非无菌物品（non-aseptic supplies） 指未经过灭菌处理，或虽经过灭菌处理但又被污染的物品。

4. 无菌区（aseptic area） 指经过灭菌处理且未被污染的区域。

5. 非无菌区（non-aseptic area） 指未经过灭菌处理，或虽经过灭菌处理但又被污染的区域。

二、无菌操作原则

（一）操作前充分准备

1. 环境要求 操作室清洁、宽敞、定期消毒；无菌操作前半小时停止清扫工作，减少走动，避免尘埃飞扬；操作台清洁、干燥、平坦，物品布局合理。

2. 工作人员 着装整洁、修剪指甲并洗手，戴好帽子、口罩，必要时穿无菌衣、戴无菌手套。

（二）操作中保持无菌

1. 无菌操作时，应明确无菌区、非无菌区、无菌物品和非无菌物品，非无菌物品应远离无菌区。

2. 进行无菌操作时，操作者应面向无菌区，身体应与无菌区保持一定距离，手臂应保持在腰部或治疗台面以上，不可跨越无菌区，避免在无菌区内谈笑、咳嗽、打喷嚏。

3. 取、放无菌物品时，必须使用无菌持物钳；无菌物品一经取出，即使未用，也不可放回无菌容器内；未经消毒的手，不可接触无菌物品。

4. 无菌操作中，如无菌物品疑有污染或已被污染，不可再用，应予更换并重新灭菌。

5. 一套无菌物品只供一位患者使用一次，防止交叉感染。

（三）无菌物品规范保管

1. 标识清楚 无菌物品和非无菌物品应分开放置，并有明显标志；无菌包外需标明物品名称、灭菌日期。

2. 有序使用 无菌物品应存放于无菌包或无菌容器中，不可暴露于空气中，并按失效期先后顺序摆放取用。必须在有效期内使用，可疑污染、污染或过期物品应重新灭菌。

3. 保持有效 应符合存放环境要求，无菌包的有效期一般为7天；使用纺织品材料包装的无菌物品有效期宜为14天；医用一次性纸袋包装的无菌物品，有效期宜为1个月；使用一次性医用皱纹纸、一次性纸塑袋、医用无纺布或硬质容器包装的无菌物品，有效期宜为6个月；由医疗器械生产厂家提供的一次性使用无菌物品遵循包装上标识的有效期。

4. 定期检查 定期检查无菌物品的保管情况。

三、无菌技术基本操作

无菌技术基本操作是保持无菌物品及无菌区不被污染，防止病原微生物传播给他人的一系列操作方法。

（一）无菌持物钳的使用

【目的】 无菌持物钳用于取放和传递无菌物品，保持无菌物品的无菌状态。

【评估】 操作环境是否整洁宽敞，根据物品种类选择合适的持物钳。

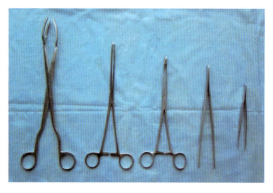

图2-5 无菌持物钳的种类

【计划】

1. 护士准备 衣帽整洁、修剪指甲、洗手、戴口罩。

2. 用物准备 选择合适的无菌持物钳及正确的保存方法。

（1）无菌持物钳的种类 临床上常用的无菌持物钳有三叉钳、卵圆钳和长、短镊子四种（图2-5）。三叉钳常用于夹取较大或较重物品，如瓶、罐、盆、骨科器械等；卵圆钳主要用于夹取刀、剪、镊、治疗碗、弯盘等；镊子的尖端细小，轻巧方便，适用于夹取针头、棉球、纱布等。

（2）无菌持物钳的存放 ①干燥保存法：将持物钳及盛放容器打包，经压力蒸汽灭菌后成为无菌持物钳，于使用前开包取出，4小时更换一次。②湿式保存法：将灭菌后持物钳浸泡在内盛消毒剂的广口有盖无菌容器内，容器深度与钳长度比例合适，消毒剂应浸泡至持物钳轴节以上2～3cm或镊子长度的1/2以上，每个容器内只能放一把持物钳。无菌持物钳及其浸泡容器每周清洁、灭菌2次，同时更换消毒剂；使用频率较高的部门，如手术室、门诊注射室、换药室，应每日清洁、灭菌1次。此法目前在临床上已不提倡使用。

（3）环境准备 清洁、宽敞、干燥、光线适宜。

【实施】 见表2-5。

表2-5 无菌持物钳的使用

操作流程	操作步骤	要点说明
1. 检查核对	检查并核对名称、有效期、灭菌标识	确保在有效期内使用；第一次使用应记录打开日期、时间并签名，4小时内有效
2. 开盖取钳	打开无菌持物钳的容器盖，手持无菌持物钳上1/3处，将钳移至容器中央，闭合钳端，垂直取出（图2-6），关闭容器盖	不可从盖孔中取、放无菌持物钳；取、放时，钳端不可触及液面以上的容器内壁及容器口边缘；手不可触及消毒剂浸泡部位

续表

操作流程	操作步骤	要点说明
3. 正确使用	使用时保持钳端向下，在腰部以上视线范围内活动	不可倒转向上，以免消毒剂反流，造成钳端污染；保持无菌持物钳的无菌状态
4. 及时放回	使用后闭合钳端，打开容器盖，快速垂直放回容器，关闭容器盖	防止无菌持物钳在空气中暴露过久而污染；放入无菌持物钳后需打开轴节以利于钳端与消毒剂充分接触

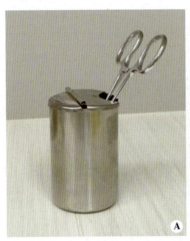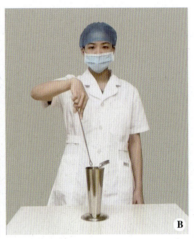

图2-6　无菌持物钳的浸泡与使用方法

A. 无菌持物钳的浸泡；B. 无菌持物钳的使用方法

【评价】

1. 使用无菌持物钳时，钳端闭合，未触及溶液面以上部分或罐口边缘。

2. 使用过程中始终保持钳端向下，未触及非无菌区。

3. 使用完毕立即放回无菌容器内，并将钳端打开，以便充分接触消毒剂。

【注意事项】

1. 严格遵守无菌操作原则。

2. 无菌持物钳只能用于夹取无菌物品，不能触及非无菌物品。

3. 无菌持物钳不可用于夹取无菌油纱布，防止油粘于钳端而影响灭菌效果；也不可用于换药或消毒皮肤，防止污染。

4. 如到远处夹取无菌物品，应同时搬移无菌持物钳和浸泡容器，就地使用，以免在空气中暴露过久而污染。

（二）无菌容器的使用

【目的】　无菌容器用于盛放无菌物品，并使其在一定时间内保持无菌状态。

【评估】　无菌容器的种类及有效期。

【计划】

1. 护士准备　衣帽整洁、修剪指甲、洗手、戴口罩。

2. 用物准备　常用的无菌容器有无菌贮槽、盒、罐、盘等。无菌容器内盛放无菌物品，如器械、治疗碗、棉球、纱布等。

3. 环境准备　清洁、宽敞、干燥、光线适宜。

【实施】　见表2-6。

表2-6 无菌容器的使用

操作流程	操作步骤	要点说明
1.检查核对	检查并核对无菌容器名称、灭菌日期、失效期、灭菌标识	应同时查对无菌持物钳以确保在有效期内使用
2.正确开盖	打开无菌容器盖，平移离开容器，将盖的内面向上置于稳妥处或拿在手中（图2-7）	盖子不得在无菌容器上方翻转，以防灰尘落于容器内造成污染；拿盖时，手不可触及盖的边缘及内面
3.夹取物品	用无菌持物钳从无菌容器内垂直夹取无菌物品，取物后立即将盖盖严	取出无菌物品置于无菌容器或无菌区内；无菌持物钳及物品不可触及容器边缘
4 立即关盖	取物后立即将盖的内面翻转向下，再移至容器口上方盖严	防止容器内无菌物品在空气中暴露过久而污染
5.手持容器	手持无菌容器时，应托住底部（图2-8）	手指不可触及容器的边缘及内面

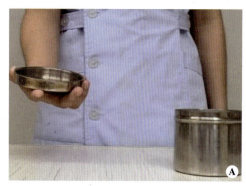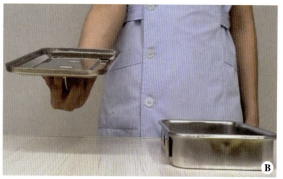

图2-7 打开无菌容器

A.打开无菌缸，缸盖内面朝上持于手中；B.打开无菌方盘，盘盖内面朝上持于手中

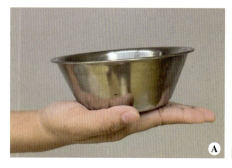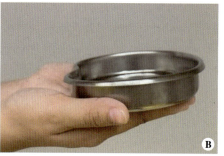

图2-8 手持无菌容器

A.单手托无菌治疗碗；B.双手托无菌容器

【评价】

1.无菌容器的内面及边缘无污染。

2.及时盖严无菌容器。

【注意事项】

1.严格遵守无菌操作原则。

2.使用无菌容器时，不可污染盖、容器的边缘及内面。

3.从无菌容器取出的物品虽未使用也不可放回无菌容器。

4.无菌容器应定期消毒灭菌，一经打开，使用时间不超过24小时。

（三）无菌包的使用

【目的】 无菌包可包裹无菌物品并使包内的物品在一定时间内保持无菌状态，从无菌包取出无菌物品，供无菌操作作用。

【评估】 操作环境、台面，无菌包的名称及有效期。

【计划】

1. 护士准备　衣帽整洁、修剪指甲、洗手、戴口罩。

2. 用物准备　无菌持物钳、无菌包、包布（选用质厚、致密、未脱脂的纯棉布制成双层包布），治疗巾 [灭菌前的折叠方法常见的有纵折法（图2-9A）、横折法（图2-9B）]、敷料和器械、标签、化学指示胶带、记录纸和笔。将待灭菌物品放于包布内包扎后经压力蒸汽灭菌处理，即成无菌包。

3. 环境准备　清洁、宽敞、干燥、光线适宜。

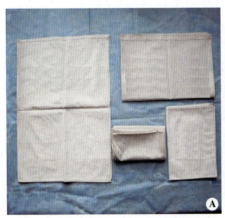 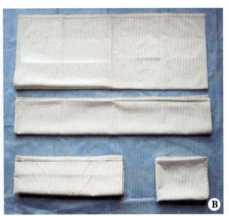

图2-9　治疗巾的折叠法

A. 治疗巾纵折法；B. 治疗巾横折法

【实施】　见表2-7。

操作流程	操作步骤	要点说明
▲打包法（图2-10）		
1. 放物打包	（1）将物品、化学指示卡放在包布中央，玻璃物品先用棉垫包裹 （2）把包布一角盖住物品，然后折盖左、右两角（角尖端向外翻折），最后一角折盖后，用化学指示胶带粘贴封包	以免玻璃物品碰撞损坏；避免开包时污染包布内面，包扎平整无皱褶
2. 贴好标签	贴上标签，注明物品名称、灭菌日期，送灭菌处理	
▲开包法		
1. 检查核对	检查并核对无菌包名称、灭菌日期、有效期、灭菌标识、无潮湿或破损	应同时查对无菌持物钳以确保在有效期内；如标记模糊或已过期，包布潮湿破损，则不可使用
2. 开包取物		根据不同物品开包取用
▲桌上开包法	（1）将无菌包放在清洁、干燥处，撕开粘贴 （2）用拇指和示指揭开包布外角，再揭开左、右两角，最后揭开内角 （3）用无菌钳取出所需物品，放在事先备好的无菌区内	手不可触及包布内面，操作时不可跨越无菌区
▲手上开包法	若将小包内物品全部取出使用，可将包托在手上打开，另一手将包布四角抓住，稳妥地将包内物品放入无菌区内（图2-11）	手不可触及包布内面
▲一次性物品取用法	（1）先查看无菌物品的名称、灭菌有效期，封包有无破损，核对无误后方可打开 （2）打开取用 　1）一次性无菌注射器或输液器：在封包上特制标记处用手撕开（或用剪刀剪开），暴露物品后，可用手取 　2）打开一次性无菌敷料或导管：用拇指和示指揭开双面黏合的封包上、下两层（或消毒封包边口后，再用无菌剪刀剪开），暴露物品后，用无菌持物钳夹取	根据不同物品的不同要求开启
3. 整理记录	如包内用物未用完，按原折痕包好，注明开包日期及时间并签名	已打开过的无菌包内物品有效期为24小时

表2-7　无菌包的使用

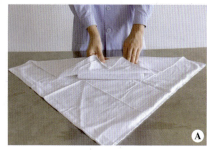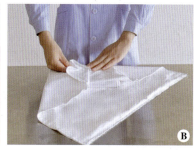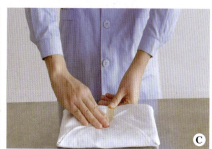

图2-10　无菌包打包法

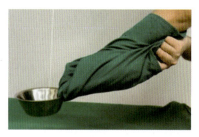

图2-11　无菌物品放入无菌区内

【评价】

1. 打包无菌包方法正确，松紧适宜。

2. 开包、还原包时手不可触及包布内面及无菌物品。

3. 准确注明开包日期及时间。

【注意事项】

1. 严格遵守无菌操作原则。

2. 打开无菌包时，手不可触及包布的内面，操作时手臂勿跨越无菌区。

3. 无菌包过期、潮湿或包内物品被污染时，均须重新灭菌。包布有破损时不能使用。

4. 打开过的无菌包，如包内物品一次未用完，在未污染的情况下，有效期为24小时。

（四）铺无菌盘

【目的】　将无菌治疗巾铺在清洁干燥的治疗盘内，形成无菌区放置无菌物品，以供检查、治疗、护理用。

【评估】　操作环境，检查和治疗项目，无菌物品有效期。

【计划】

1. 护士准备　衣帽整洁、修剪指甲、洗手、戴口罩。

2. 用物准备　盛有无菌持物钳的无菌罐、无菌治疗巾包、治疗盘、无菌物品、记录卡和笔。

3. 环境准备　清洁、宽敞、干燥、光线适宜。

【实施】　见表2-8。

表2-8　铺无菌盘法

操作流程	操作步骤	要点说明
1. 查对开包	（1）取无菌治疗巾包，查看其名称、灭菌标记、灭菌日期，有无潮湿、松散及破损 （2）打开无菌包，用无菌钳取出一块无菌巾，放于清洁治疗盘内 （3）将剩余无菌治疗巾按原折痕包好，并注明开包日期、时间并签名	应同时查对无菌持物钳、无菌物品以确保在有效期内；治疗盘应清洁、干燥；包内治疗巾在24小时内有效
2. 取巾铺盘		根据不同的要求选择合适的铺盘方法
▲单巾单层底铺盘	（1）双手捏住无菌巾一边外面两角，轻轻抖开，双折铺于治疗盘上，将上层呈扇形折于近侧，开口边向外暴露无菌区（图2-12A、B） （2）放入无菌物品后，拉平扇形折叠层，盖于物品上，上下层边缘对齐。将开口处向上翻折2次，两侧边缘向下翻折一次，露出治疗盘边缘	治疗巾的内面为无菌区，不可触及衣袖及其他有菌物品；上下层无菌巾边缘对齐后翻折以保持无菌
▲单巾双层底铺盘	（1）双手捏住无菌巾一边外面两角，轻轻抖开，从远到近，三折成双层底，上层呈扇形折叠，开口向外 （2）放入无菌物品拉平扇形折叠层，盖于物品上，边缘对齐（图2-12C）	

续表

操作流程	操作步骤	要点说明
▲双巾铺盘	（1）双手捏住无菌巾一边外面两角，轻轻抖开，从远侧向近侧平铺于治疗盘上 （2）放入无菌物品后，再取一块无菌巾无菌面向下盖于物品上，上下两层边缘对齐。 四周超出治疗盘部分向上翻折1次（图2-12D）	
3.记录签名	记录铺盘日期及时间并签名	保持盘内无菌，4小时内有效

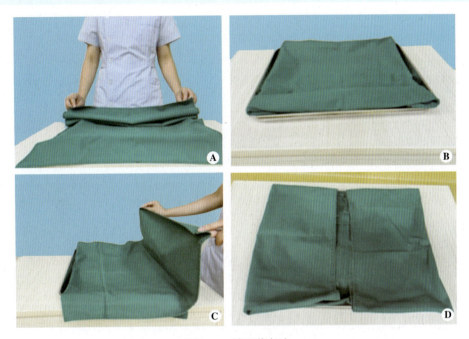

图2-12 铺无菌盘法

A和B. 单巾单层底铺盘；C. 单巾双层底铺盘；D. 双层铺盘法

【评价】

1.无菌巾的位置恰当，放入无菌物品后上下两层的边缘能对齐。

2.无菌巾上物品放置有序，取用方便。

3.夹取、放置无菌巾时，手臂未跨越无菌区。

4.操作中无菌巾内面未被污染。

【注意事项】

1.严格遵守无菌操作原则。

2.铺无菌盘的区域及治疗盘必须清洁干燥，避免无菌巾潮湿。

3.操作者的手、衣袖及其他非无菌物品不可触及无菌巾内面，不可跨越无菌区。

4.铺好的无菌盘尽早使用，有效期不超过4小时。

（五）取用无菌溶液

【目的】 保持无菌溶液在一定时间内处于无菌状态，供治疗、护理用。

【评估】 操作环境，无菌溶液的名称及有效期。

【计划】

1.护士准备 衣帽整洁、修剪指甲、洗手、戴口罩。

2.用物准备 无菌溶液、启瓶器、弯盘、无菌棉签、消毒剂、盛装无菌溶液的容器、盛有无菌持物镊的无菌罐、无菌纱布及罐、小毛巾、笔。

3.环境准备 光线适宜，清洁、宽敞、干燥。

【实施】　见表2-9。

<table>
<tr><td colspan="3" align="center">表2-9　取用无菌溶液</td></tr>
<tr><td>操作流程</td><td>操作步骤</td><td>要点说明</td></tr>
<tr><td>1.擦净瓶身</td><td>取无菌溶液瓶，擦净瓶外灰尘</td><td></td></tr>
<tr><td>2.查对溶液</td><td>检查并核对瓶签上的药名、浓度、剂量和有效期；瓶盖有无松动，瓶身有无裂痕；溶液有无沉淀、浑浊或变色</td><td>确定溶液正确，质量可靠；对光检查溶液质量；应同时查对其他无菌物品以确保在有效期内</td></tr>
<tr><td>3.消毒开盖</td><td>用启瓶器撬开瓶盖，消毒瓶塞，待干后，盖上无菌纱布，打开瓶塞</td><td>手不可触及瓶口及瓶塞内面</td></tr>
<tr><td>4.冲洗瓶口</td><td>另一手掌心朝向瓶签握瓶，先倒少量溶液于弯盘中，冲洗瓶口</td><td>避免溶液外溅和沾湿标签</td></tr>
<tr><td>5.倒取溶液</td><td>再由原处倒出所需溶液至无菌容器中（图2-13）</td><td>倒溶液时，高度适宜，勿使瓶口接触容器口周围，勿使溶液溅出</td></tr>
<tr><td>6.盖好瓶塞</td><td>如瓶中剩余溶液还需再用，应立即盖上瓶塞</td><td>要及时盖好，以防溶液污染</td></tr>
<tr><td>7.记录整理</td><td>（1）在瓶签上注明开瓶日期、时间并签名，放回原处
（2）按要求整理用物并处理</td><td>已开启的溶液瓶内的溶液，可保存24小时</td></tr>
</table>

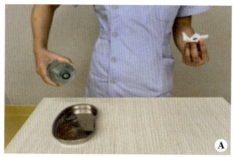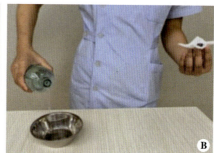

图2-13　倒取无菌溶液
A.冲洗瓶口；B.倒无菌溶液至无菌容器

【评价】
1.无菌溶液未被污染。
2.瓶签未浸湿，瓶口未污染，液体未溅出。

【注意事项】
1.严格遵守无菌操作原则。
2.取用无菌溶液时，不可将无菌敷料、器械直接伸入瓶内蘸取，也不可将无菌敷料接触瓶口倾倒溶液。
3.已倒出的无菌溶液，不可再倒回瓶内，以免污染剩余的无菌溶液。
4.已开启的无菌溶液，如未污染，24小时内有效，余液只作清洁操作用。

（六）戴、脱无菌手套

【目的】　预防病原微生物通过医务人员的手传播疾病和污染环境。

【评估】　操作环境，无菌手套的号码及有效期。

【计划】

1.护士准备　衣帽整洁、修剪指甲、洗手、戴口罩。

2.用物准备　无菌手套、弯盘。无菌手套一般有两种类型：①天然橡胶、乳胶手套；②人工合成的非乳胶产品，如乙烯、聚乙烯手套。

3. 环境准备 清洁、宽敞、干燥、光线适宜。

【实施】 见表2-10。

<table>
<tr><td colspan="3" align="center">表2-10 戴、脱无菌手套</td></tr>
<tr><th>操作流程</th><th>操作步骤</th><th>要点说明</th></tr>
<tr><td>1. 检查开包</td><td>（1）检查并核对无菌手套袋外的号码、灭菌日期，包装是否完整、干燥
（2）将手套袋平放于清洁、干燥的操作台上打开</td><td>选择大小合适的手套；确保在有效期内</td></tr>
<tr><td>2. 取戴手套</td><td></td><td>根据不同要求取手套</td></tr>
<tr><td>▲ 分次取戴</td><td>（1）一手掀起手套袋开口处外层，另一手捏住手套翻折部分（手套内面）取出手套，对准五指戴上
（2）未戴手套的手掀起另一袋口，戴好手套的手指插入另一手套的翻折内面（即手套外面）取出手套，同法戴好
（3）将后一只戴好的手套的翻边扣套在工作服衣袖外面，同法套好另一只手套</td><td>手不可触及手套的外面（无菌面）；手套外面不可触及非无菌物品</td></tr>
<tr><td>▲ 一次取戴
（图2-14）</td><td>（1）两手同时掀起手套袋开口处外层，一手拇指和示指同时捏住两只手套翻折部分，取出一双手套
（2）将两手套五指对准，一手对准手套五指戴上；再以戴好手套的手指插入另一手套的翻折内面，同法戴好另一手套
（3）将后一只戴好的手套的翻边扣套在工作服衣袖外面，同法套好另一只手套</td><td></td></tr>
<tr><td>3. 检查调整</td><td>（1）双手对合交叉调整手套的位置
（2）检查是否漏气</td><td>戴好手套的双手保持在腰部以上视线范围内</td></tr>
<tr><td>4. 脱下手套</td><td>用戴手套的手捏住另一手套腕部外面翻转脱下，再将脱下的手指插入另一手套内将其翻转脱下（图2-15）</td><td>勿使手套外面（污染面）接触到皮肤；不可强拉手套边缘或手指部分以免损坏</td></tr>
<tr><td>5. 整理用物</td><td>按要求整理用物并处理，洗手、脱口罩</td><td>弃于黄色垃圾桶</td></tr>
</table>

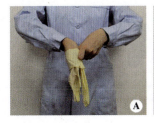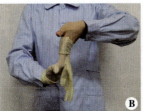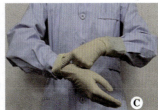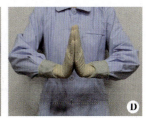

图2-14 戴无菌手套法

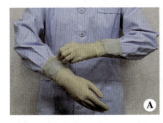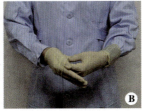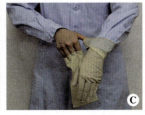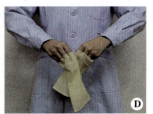

图2-15 脱无菌手套法

【评价】

1. 无菌手套无污染。

2. 戴、脱手套时未强行拉扯手套。

【注意事项】

1.严格遵守无菌操作原则。

2.手套大小合适，剪指甲。

3.戴手套时，手套外面不可触及非无菌物品和未戴手套的手；戴手套后双手始终保持在腰部或操作台面以上视线范围内；如发现手套破损或可疑污染立即更换；脱手套时应翻转脱下，避免强拉，手套外面勿触及皮肤；脱手套后应洗手。

4.诊疗护理不同患者之间应更换手套；一次性手套应一次性使用。

5.戴手套不能替代洗手，脱手套后应洗手。

第4节　隔离技术

 案例2-2

　　张先生，54岁，确诊为新型冠状病毒感染，目前神志清楚，心电监护显示：T 39.5℃，HR 118次/分，R 24次/分，BP 146/92mmHg，SpO$_2$ 90%，两肺听诊痰鸣音明显，双肺湿啰音。医嘱：生理盐水 5ml+盐酸氨溴索 15mg 雾化吸入 bid，吸痰 prn。

　　问题：1.在给该患者进行护理时如何保护自己？

　　　　　2.如何处置该患者的分泌物（痰液）？

一、概　　述

　　隔离是预防和控制医院感染的重要措施之一，护理人员必须重视和认真做好隔离工作，遵守消毒隔离原则，规范隔离技术操作，并对患者及家属做好健康教育，使其了解隔离的意义，自觉遵守隔离制度，积极配合各种隔离措施。

（一）概念

　　隔离（isolation）是指采用各种方法、技术，防止病原体从患者及携带者传播给他人的措施。将传染病患者和高度易感人群安置在指定的地点和特殊环境中，暂时避免与周围人群接触，以达到控制传染源、切断传播途径、保护易感人群的目的。采取对传染病患者的隔离称为传染源隔离，对易感人群采取的隔离称为保护性隔离。

（二）隔离区域的划分

1. 清洁区（clean area）　指未被病原微生物污染的区域，如医护人员的值班室、更衣室、浴室、配餐间及储物间等。

2. 半污染区（semi-contamination area）　又称潜在污染区，指有可能被病原微生物污染的区域，如医护人员办公室、治疗室、护士站、化验室、患者用后的物品或医疗器械等的处理室、内走廊等。

3. 污染区（contaminated area）　指患者直接或间接接触被病原微生物污染的区域，如病室、处置室、污染间、厕所等。

4. 两通道（two passages）　指进行传染诊治的病区中的医务人员通道和患者通道。医务人员通道出入口设在清洁区一端，患者通道出入口设在污染区一端。

5. 缓冲间（buffer room）　指进行传染病诊治的病区中清洁区与潜在污染区之间、潜在污染区与污染区之间设立的两侧均有门的小室，为医务人员的准备间。

6. 负压病区（病室）（negative pressure ward/room）　通过特殊通风装置，使病区（病室）的空气按照清洁区向污染区流动，使病区（病室）内的压力低于室外压力。负压病区（病室）排出的空气须经过处理，确保对环境无害。

（三）隔离区域的设置

1. 建筑与布局　根据患者获得感染的危险程度，应将医院分为4个区域。①低危险区域（清洁区）：不接触患者的区域，包括行政管理区、教学区、图书馆、生活服务区等；②中等危险区域（半污染区）：非感染患者，非高度易感患者的护理区域，包括普通门诊、普通病室；③高危险区域（污染区）：有感染患者的区域，如感染疾病科门诊、感染科、感染疾病科病室；④极高危险：高度易感患者的区域（保护性隔离）或监护区域（如手术室、产房、重症监护病房、早产儿室、新生儿室、移植室、血液透析室等）。各综合医院要设置隔离门诊、发热门诊、隔离留观室。指定收治、严重急性呼吸综合征（SARS）、甲型H_1N_1流感患者的医疗机构要设立相对独立的专门病区或病房。

（1）经呼吸道传播疾病患者的隔离病区　应设立两通道和三区之间的缓冲间，缓冲间两侧的门不应同时开启，以减少区域之间空气流通。经空气传播疾病的隔离病区，应设置负压病室。

（2）感染性疾病的病区　应设在医院相对独立的区域，远离儿科病房、重症监护病房和生活区。设单独入出口和入出院处理室。

（3）门诊　如为普通门诊，应单独设立出入口，设置咨询、预检分诊、挂号、候诊、诊断、检查、治疗、交费、取药等区域。流程清楚，路径便捷。儿科门诊应自成一区，出入方便，并设预检分诊、隔离诊查室。

2. 隔离要求　隔离病区与普通病区分开，并远离食堂、水源和其他公共场所，相邻病区楼房相隔大约30m，侧面防护距离为11m，以防空气对流传播。

（1）病室内应有良好的通风设施，通风系统应区域化，防止区域间空气交叉感染。

（2）按《医务人员手卫生规范》（WS/T 313—2019）的要求配备合适的手卫生设施。

（3）严格服务流程和三区管理。各区之间界线清楚，标志明显。不同种类的疾病患者应分室安置。受条件限制的医院，同种疾病患者可安置于一个病房，每间病房不超过4人，两床之间距离不少于1.1m。

（4）建立预检分检制度，发现传染病患者或疑似传染病患者，应到专门隔离诊室或引导至感染性疾病科门诊诊治，可能污染的区域要及时消毒。

（5）普通门诊、儿科门诊、感染性疾病科门诊宜分开挂号候诊。

3. 隔离单位的划分　①以患者为隔离单位：每一个患者有单独的环境与用具，与其他患者及不同病种间进行隔离。②以病种为隔离单位：同种传染病的患者，安排在同一病室，与其他病种的传染病患者隔离。③凡未确诊、发生混合感染、危重患者及具有强烈传染性患者，应住单独隔离室。

二、隔离原则

（一）一般消毒隔离

1. 对工作人员的要求　工作人员进入隔离室应按规定戴帽子、口罩、手套，穿隔离衣或防护服，必要时穿戴隔离鞋套、护目镜等。穿隔离衣前，应把所需物品备齐，各种护理操作应有计划并尽可能集中执行，以减少穿脱隔离衣的次数和刷手的频率；穿隔离衣后，只能在规定范围内活动；一切操作要严格遵守隔离规程，每接触一位患者或污染物品后必须消毒双手。

2. 对病室的要求

（1）病室门前及病床尾端悬挂隔离标志，门口放置用消毒剂浸湿的脚垫，门外设立隔离衣悬挂架（柜或壁橱），消毒、洗手设施及避污纸。

（2）病室每日进行空气消毒，可用紫外线照射或消毒剂喷雾；每日晨间护理后，用消毒剂擦拭病床及床旁桌椅。根据隔离类型确定每日消毒的频次。

3. 对患者的要求 患者应严格遵守隔离要求，未解除隔离前不得离开病室，如需外出检查或治疗，应由工作人员陪同，做好隔离措施后方可离开病室。

4. 对污染物品的处理要求 患者接触过的物品或落地的物品均应视为污染，消毒后方可给他人使用；患者的衣物、信件、钱币等经熏蒸消毒后才能交给家人带回；患者的排泄物、分泌物、呕吐物须经消毒处理后方可排放；需送出病区处理的物品置黄色污物袋内，袋外应有明显标记。

5. 解除隔离的标准 传染性分泌物三次培养结果均为阴性或已度过隔离期，医生开出医嘱后，方可解除隔离。

（二）终末消毒处理

1. 患者的终末处理 患者出院或转科前应沐浴、换上清洁衣服，个人用物须消毒后方可带出。如患者死亡，原则上衣物一律焚烧，须用中效以上消毒剂擦拭尸体，并用浸透消毒剂的棉球填塞口、鼻、耳、阴道、肛门等孔道，然后用一次性尸单包裹尸体，装入尸袋内密封送太平间。

2. 病室及物品的终末处理 关闭病室门窗、打开床旁桌的抽屉和柜门、摊开棉被、竖起床垫，用消毒剂熏蒸或用紫外线照射消毒，消毒后打开门窗通风换气；家具、地面等用消毒剂擦拭；被服类消毒处理后再清洗。患者接触过的其他物品按其种类选择相应的消毒方法，见表2-11。

表2-11 传染病污染物品消毒法

类别	物品	消毒方法
病室	房间	2%过氧乙酸熏蒸
	地面、墙壁、家具	0.2%～0.5%过氧乙酸，1%～3%漂白粉澄清液喷洒或擦拭
医疗用品	玻璃类、搪瓷类、橡胶类	0.5%过氧乙酸溶液浸泡，高压蒸汽灭菌或煮沸消毒
	金属类	环氧乙烷熏蒸，0.2%碱性戊二醛溶液浸泡
	血压计、听诊器、手电筒	环氧乙烷熏蒸，0.2%～0.5%过氧乙酸溶液浸泡擦拭
	体温计	1%过氧乙酸溶液浸泡，碘伏（含0.1%有效碘）
日常用品	食具、茶杯、药杯	煮沸或微波消毒，环氧乙烷熏蒸，0.5%过氧乙酸溶液浸泡
	信件、书报、票证	环氧乙烷熏蒸
被服类	布类、衣物	环氧乙烷熏蒸，高压蒸汽灭菌，煮沸消毒
	枕芯、被褥、毛织品	烈日下晒6小时以上或紫外线灯照射60分钟，环氧乙烷熏蒸
其他	排泄物、分泌物	漂白粉或生石灰消毒，痰盛于蜡纸盒内焚烧
	便器、痰盂	3%漂白粉澄清液或0.5%过氧乙酸溶液浸泡
	剩余食物	煮沸消毒30分钟后弃掉
	垃圾	焚烧

三、隔离种类及措施

（一）隔离的种类

根据病原微生物传播途径不同，将隔离进行不同的分类，主要分为传染病隔离和保护性隔离两大类。

1. 传染病隔离 将处于传染期的传染病患者和可疑传染病患者及病原携带者，控制在特定区域，与一般人群暂时分离，缩小污染范围，减少传染病传播机会，同时也便于污染物的集中消毒及处理。如传染病流行时的疫区，传染病或综合医院内的传染病区等。

2. 保护性隔离 也称反向隔离，是以保护易感人群作为制订措施的主要依据而采取的隔离，将免疫功能极低下的患者和少数易感者，置于层流洁净病房中，使其免受感染。

（二）隔离的措施

1. 严密隔离 严密隔离适用于经飞沫、分泌物、排泄物直接或间接传播的烈性传染病，如霍乱、鼠疫、严重急性呼吸综合征（SARS）、人感染高致病性禽流感等。其隔离措施如下。

（1）患者要住专门的隔离病室，与外界完全隔离，通向走廊的门、窗须关闭。

（2）病室物品力求简单、耐于消毒，室外挂有醒目标志。

（3）严禁患者外出，同时禁止探视和陪护。

（4）医护人员接触患者时，应严格按照区域流程，在不同的区域穿戴不同的防护用品。必须穿戴隔离衣、帽子、口罩、鞋套、手套，必要时穿戴防护服（如接触SARS患者）、靴套、护目镜、防护面屏、N95口罩等。接触患者后，按要求脱去防护用品，并做好自身清洁。

（5）病室空气和地面用消毒剂喷洒或紫外线照射消毒，1次/天。

（6）患者的分泌物、排泄物、呕吐物及一切用过的物品均应严格消毒，污染的敷料装袋标记后送焚烧处理。

2. 呼吸道隔离 适用于通过空气中的气溶胶（飞沫）短距离传播的感染性疾病，如肺结核、流行性感冒、流行性脑脊髓膜炎、麻疹等。其隔离措施如下。

（1）同病种患者可同住一室，有条件时，尽可能将隔离室设在远离其他病区的地方。

（2）病室通向走廊的门、窗应关闭，每日消毒病室空气一次。

（3）患者病情允许时，应戴外科口罩，定期更换。

（4）医务人员接触患者时应戴帽子、口罩，进行可能产生喷溅的诊疗操作时，应戴护目镜或防护面屏、穿防护服。

（5）患者的口鼻腔分泌物要用专用容器盛放，消毒后才可倒掉。

3. 消化道隔离 适用于由患者的排泄物直接或间接污染了的食物或水源而引起传播的疾病，如伤寒、细菌性痢疾、甲型肝炎、脊髓灰质炎等。其隔离措施如下。

（1）不同病种患者最好分室居住，如条件不允许时也可住在同一病室，但应做好床边隔离。

（2）接触不同病种患者时应更换隔离衣，消毒双手，接触污染物时应戴手套。

（3）患者的食具、便器应专用并严格消毒，患者之间禁止互换食物，剩余的食物及排泄物须按规定消毒后再倒掉。

（4）病室应有防蝇设备，保持无蝇、无蟑螂、无老鼠。

4. 接触隔离 适用于经体表或伤口直接或间接接触而感染的疾病，如破伤风、气性坏疽、狂犬病等。其隔离措施如下。

（1）患者住单间隔离病室，禁止接触他人。

（2）接触患者时，须戴帽子、口罩，穿隔离衣，戴手套。

（3）医务人员的手或皮肤有破损时尽量避免接触此类患者，必要时戴手套进行操作。

（4）患者接触过的一切物品，均应先灭菌处理后再清洗、消毒或灭菌。

（5）伤口换下的敷料应焚烧处理。

5. 血液-体液隔离 适用于预防通过直接或间接接触具有传染性的血液或体液而传播的感染性疾病，如乙型肝炎、艾滋病、梅毒等。其隔离措施如下。

（1）同种病原体感染者可同室隔离，必要时单人隔离。

（2）医务人员在操作时有可能接触到血液或体液时须穿隔离衣、戴手套，如抽血、吸痰、进行内镜检查等。为防止血液溅出，应戴口罩和护目镜。

（3）操作时如手被血液、体液污染或可能污染时，应立即进行手消毒。

（4）被血液、体液污染的物品，应装入有标记的袋内消毒或焚烧。

（5）患者用过的针头或其他尖锐物品，应放入防水、防刺破的专用容器中，集中消毒或焚烧处理。

（6）被患者血液、体液污染过的物体表面，应立即进行消毒处理。

6.昆虫隔离 适用于以昆虫为媒介而传播的疾病，如流行性乙型脑炎、流行性出血热、疟疾、斑疹伤寒、回归热等。其隔离措施如下。

（1）对由蚊子作为媒介传播的疾病如疟疾及流行性乙型脑炎患者，其所住病室应有严格的防蚊措施，经常进行灭蚊处理。

（2）对由虱子为媒介传播的疾病如斑疹伤寒及回归热患者，在患者入院时即应彻底清洗、更衣，做好灭虱处理。

（3）对由野鼠和螨虫作为中间宿主传播的疾病如流行性出血热患者，入院时应进行彻底的清洗、更衣、灭螨虫处理，病室做好防鼠措施。对在野外工作的人员，要进行必要的宣传，使其做好防鼠、防螨叮咬的防护措施。

7. 保护性隔离（反向隔离） 适用于抵抗力低下或极易感染的患者，如烧伤、白血病、脏器移植、免疫缺陷的患者或早产儿。其隔离措施如下。

（1）以患者为单位住单间隔离病室。

（2）医务人员或探视人员进入病室时，须戴帽子、口罩，穿隔离衣、戴手套，换隔离鞋。

（3）接触每一位患者前后均要严格洗手。

（4）患呼吸道疾病或咽喉部带菌者，应避免接触患者。

（5）所有物品均须消毒后才可带入病室。

（6）每天要对室内空气及物体表面进行严格消毒。

四、常用隔离技术

隔离技术是指个人防护用品（personal protective equipment，PPE）的专业使用法，是为了保护医务人员避免接触感染性因子，避免相互传播，减少感染和交叉感染的发生而实施的一系列操作技术。常用的防护用品包括帽子、口罩、手套、护目镜、防护面屏、防水围裙、隔离衣、防护服等。

（一）帽子、口罩的使用法

帽子可防止医务人员的头屑飘落、头发散落或被污染，分为一次性帽子和布制帽子。

口罩可阻止对人体有害的物质吸入呼吸道，也能防止飞沫污染无菌物品或清洁物品，主要有两类。①医用外科口罩：医务人员在有创操作过程中能阻止血液、体液和飞溅物传播，通常为一次性使用的无纺布口罩，有可弯折鼻夹，多为夹层，外层有防水作用，中间夹层有过滤作用，能阻隔空气中超过90%的5μm颗粒，内层可以吸湿。②医用防护口罩：是能阻止经空气传播的直径≤5μm的感染性因子或近距离（<1m）接触经飞沫传播的疾病而发生感染的口罩，要求配有不小于8.5cm的可弯折鼻夹，长方形口罩展开后中心部分尺寸长和宽均不小于17cm，密合型拱形口罩纵、横径均不小于14cm。口罩滤料的颗粒过滤效率应不小于95%。

【目的】 保护医务人员和患者，防止感染和交叉感染。

【评估】 帽子的大小、口罩的种类、有效期、患者病情、目前采取的隔离种类。

【计划】

1.护士准备 着装整洁、修剪指甲、洗手。

2.用物准备 根据需要备合适的帽子、口罩。

3.环境准备 清洁、宽敞。

【实施】 见表2-12。

表2-12 帽子、口罩的使用

操作流程	操作步骤	要点说明
1. 清洗双手	用速干手消毒剂揉搓双手	按卫生洗手法洗手
2. 戴好帽子	将头发全部扣进帽子里	帽子大小合适，能遮住全部头发
3. 戴好口罩		根据用途及佩戴者脸型选择口罩，口罩应干燥、无破损、无污渍
▲医用外科口罩	（1）将口罩遮住鼻、口及下巴，口罩下方带系于颈后，上方带系于头顶中部 （2）将双手指尖放在鼻夹上，从中间位置开始，用手指向内按压，并逐步向两侧移动，根据鼻梁形状塑造鼻夹 （3）调整系带的松紧度，检查闭合性	如系带是耳套式，分别将系带系于左右耳后；不应一只手捏鼻夹；确保不漏气
▲医用防护口罩	（1）一手托住防护口罩，有鼻夹的一面背向外 （2）将防护口罩遮住鼻、口及下巴，鼻夹部位向上紧贴面部 （3）用另一只将下方系带拉过头顶，放在颈后双耳下，再将上方系带拉至头顶中部 （4）将双手指尖放在金属鼻夹上，从中间位置开始，用手指向内按压鼻夹，并分别向两侧移动和按压，根据鼻梁的形状塑造鼻夹 （5）检查：将双手完全盖住口罩，快速呼气，检查密合性，如有漏气应调整鼻夹位置	不应一只手捏鼻夹；应调整到不漏气为止
4. 摘下口罩	（1）洗手后先解开下面的系带，再解开上面的系带 （2）用手指捏住系带将口罩取下丢入医疗垃圾袋内	如是一次性口罩，脱下后放入污物袋内；取下时不可接触污染面
5. 摘取帽子	洗手后取下帽子	如是一次性帽子，脱下后放入污物袋；如是布制帽子，每日更换、清洗、消毒

【评价】

1. 戴帽子、口罩方法正确。

2. 取下的口罩放置妥当。

3. 保持帽子、口罩的清洁、干燥并定时更换。

【注意事项】

1. 使用帽子的注意事项 进入污染区和洁净环境前、进行无菌操作前等应戴帽子。②帽子要大小合适，能遮住全部头发。③被患者血液、体液污染后应及时更换。④一次性帽子使用后，放入医疗垃圾袋里集中处理。⑤布制帽子保持清洁、干燥，每次或每天更换与清洗。

2. 使用口罩的注意事项 ①应根据不同的操作要求选用不同种类的口罩：一般诊疗活动，可佩戴医用外科口罩；手术室工作或护理免疫功能低下患者、进行体腔穿刺等操作时应戴医用外科口罩；接触经空气传播或近距离接触经飞沫传播的呼吸道传染病患者时，应戴医用防护口罩。②始终保持口罩的清洁、干燥；口罩潮湿、受到患者血液或体液污染后，应及时更换。③医用外科口罩只能一次性使用，并且不超过4小时。④正确佩戴口罩，不应只用一只手捏鼻夹；口罩不可悬于下颌，更不能用污染的手触摸口罩；佩戴医用防护口罩进入工作区域前，应进行密合性检查。⑤脱口罩前后应洗手，使用后的一次性口罩应放入医疗垃圾袋内集中处理。

（二）洗手、卫生手消毒方法

【目的】 清除手部皮肤污垢及大部分暂居菌，切断通过手传播感染的途径。

【评估】 手污染的程度，患者的病情，目前采取的隔离种类。

【计划】

1. 护士准备 衣帽整洁、修剪指甲、取下手表、卷袖过肘。

2.用物准备 流动水洗手设施、消毒刷、洗手液、干手器或纸巾。

3.环境准备 清洁、宽敞。

【实施】 见表2-13、表2-14。

表2-13 洗手

操作流程	操作步骤	要点说明
1.充分准备	打开水龙头,调节合适的水流和水温	水龙头最好是感应式或用肘、脚、膝控制的开关
2.淋湿双手	在流动水下,使双手充分淋湿	
3.取液涂手	关上水龙头,取适量洗手液或肥皂液,均匀涂抹至整个手掌、手背、手指和指缝	
4.揉搓双手(图2-16)	具体揉搓步骤(步骤不分先后):①掌心相对,手指并拢相互揉搓;②掌心对手背,沿指缝相互揉搓,交换进行;③掌心相对,双手交叉指缝相互揉搓;④弯曲手指使关节在另一手掌心旋转揉搓,交换进行;⑤一手握另一手大拇指旋转揉搓,交换进行;⑥五个手指尖并拢在另一手掌心旋转揉搓,交换进行	揉搓双手至少15秒,揉搓双手所有皮肤,包括指背、指尖和指缝
5.冲洗擦干	打开水龙头,在流动水下彻底冲净双手,用擦手纸或毛巾擦干双手或在干手器下烘干双手;必要时取适量护手液护肤	冲洗时手指向下,从肘部向指尖方向冲洗;避免溅湿工作服;擦手毛巾应保持清洁、干燥,每日消毒

表2-14 卫生手消毒

操作流程	操作步骤	要点说明
1.洗手	按洗手步骤洗手并保持手的干燥	符合洗手的要求与要点
2.涂消毒剂	取速干手消毒剂于掌心,均匀涂抹至整个手掌、手背、手指和指缝,必要时增加手腕及腕上10cm	消毒剂要求:作用速度快、不损伤皮肤、不引起过敏反应
3.揉搓待干	按照揉搓洗手的步骤揉搓双手,直至手部干燥	保证消毒剂完全覆盖手部皮肤;揉搓时间至少15秒;自然干燥

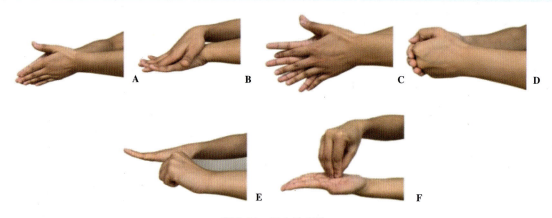

图2-16 卫生洗手法

【评价】 手的清洗和消毒方法正确,冲洗彻底,工作服未被溅湿,符合《医务人员手卫生规范消毒(WS/T313—2019)》。

【注意事项】

1.明确选择洗手方法的原则 当手部有血液或其他体液等肉眼可见污染时,应用清洁剂或流动水洗手;当手部没有肉眼可见污染时,可用速干手消毒剂消毒双手代替洗手,揉搓方法与洗手方法相同。

2. 遵守洗手流程，揉搓时应做到面面俱到，遵守洗手流程和步骤，调节合适的水温、水流，避免污染周围环境或溅到身上；如水龙头为手触式的，注意随时清洁水龙头开关。揉搓双手时各个部位都需洗到、冲净，尤其是指背、指尖、指缝和指关节等部位；冲洗双手时注意指尖向下，以免水流入衣袖，并避免溅湿工作服。

3. 刷洗时，身体应与洗手池保持一定距离，以免隔离衣污染水池边缘或水溅到身上。

4. 牢记洗手时机，掌握洗手指征 ①直接接触每个患者前后；②接触患者血液、体液、分泌物、排泄物、伤口敷料等之后；③接触患者周围环境及物品后；④直接为传染病患者进行检查、治疗、护理后；⑤处理患者污物后；⑥从同一患者身体的污染部位移动到清洁部位时；⑦接触患者黏膜、破损皮肤或伤口前后；⑧穿脱隔离衣前后，脱手套之后；⑨进行无菌操作，接触清洁、无菌物品之前；⑩处理药物或配餐前。

（三）避污纸的使用法

【目的】 用避污纸垫着拿取物品或做简单操作，保持双手或物品不被污染，以省略消毒程序。

【评估】 患者病情，目前采取的隔离种类。

【计划】

1. 护士准备 衣帽整洁、修剪指甲、洗手、戴口罩。

2. 用物准备 避污纸（即清洁纸片）。

3. 环境准备 清洁、宽敞、安全。

【实施】 见表2-15。

表2-15 避污纸的使用

操作流程	操作步骤	要点说明
1. 抓取使用	用污染的手接触清洁物品或清洁的手接触污染物品时，可从页面抓取避污纸衬垫（图2-17），以保护清洁的物品或双手不被污染	不可掀页撕取
2. 焚烧处理	避污纸用后丢入污物桶，集中焚烧处理	避污纸放入医院污物或污物袋内，不可随意丢弃

【评价】 避污纸使用方法正确，之前未被污染。

【注意事项】 取避污纸时不可掀页撕取，以保持一面清洁。

（四）穿、脱隔离衣

隔离衣是用于保护医务人员，免受血液、体液和其他感染性物质污染，或用于保护患者免受感染的防护用品，分为一次性隔离衣和布制隔离衣。一次性隔离衣通常用无纺布制作，由帽子、上衣和裤子组成，可分为连身式和分身式两种。通常根据患者的病情、隔离种类和隔离措施确定是否穿隔离衣，并选择其型号。

【目的】 保护医务人员和患者，避免交叉感染。

【评估】 患者病情，目前采取的隔离种类。

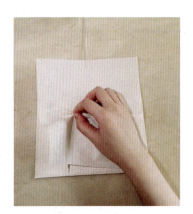

图2-17 取避污纸法

【计划】

1. 护士准备 着装整洁、修剪指甲、取下手表、卷袖过肘、洗手、戴口罩。

2. 用物准备 隔离衣、挂衣架、消毒手的设备、污衣袋。

3. 环境准备 操作区域清洁、宽敞、安全。

【实施】 见表2-16。

表2-16 穿脱隔离衣

操作流程	操作步骤	要点说明
▲穿隔离衣法（图2-18）		
1. 评估检查	（1）评估患者的病情、治疗与护理、隔离的种类及措施、穿隔离衣的环境 （2）检查隔离衣的完整性、清洁情况，核对长短、型号是否适合	根据隔离种类确定是否穿隔离衣，并选择其型号；隔离衣需全部遮盖工作服，有破损、潮湿时则不可使用；明确穿隔离衣的区域划分
2. 持领取衣	手持衣领取下隔离衣（图2-18A），使清洁面朝向自己，将衣领两端向外折齐，对齐肩缝，露出肩袖内口	查对隔离衣是否干燥、完好，大小是否合适，有无穿过；确定清洁面和污染面；已使用过的隔离衣的衣领和隔离衣内面视为清洁面
3. 穿好衣袖	右手持衣领，左手伸入袖内，右手将衣领向上拉，使左手露出（图2-18B）。换左手持衣领，右手伸入袖内，依上法使右手露出（图2-18C）	需要时举起手臂将衣袖向上抖，露出双手；衣袖勿触及面部、衣领
4. 系好衣领	两手持衣领，由领子中央向后理顺领边，扣上领扣（图2-18D）	污染的袖口不可触及衣领、面部和帽子
5. 扣好袖口	扣好袖扣或系上袖带（图2-18E）	此时手已被污染，不能触及清洁区域；带松紧的袖口则不需系袖口
6. 系好腰带	解开腰带活结（图2-18F），将隔离衣一边（约腰下5cm处）向前拉，见到边缘后用同侧手捏住隔离衣外面边缘（图2-18G），同法捏住另一侧；双手在背后将边缘对齐，向一侧折叠并以一手按住（图2-18H），另一手将同侧腰带拉至背后压住折叠处，换手拉另一侧腰带，双手将腰带在背后交叉（图2-18I），再回到前面打一活结（图2-18J）	后侧边缘须对齐，折叠处不能松散；手不可触及隔离衣的内面；如隔离衣后侧下部边缘有衣扣，则扣上；穿好隔离衣后，双臂保持在腰部以上、视线范围内；不得进入清洁区，避免接触清洁物品
▲脱隔离衣法（图2-19）		
1. 松解腰带	解开腰带，在前面打一活结（图2-19A）	明确脱隔离衣的区域划分；如隔离衣后侧下部边缘有衣扣，则先解开
2. 解扣塞袖	解开袖口，在肘部将部分衣袖塞入工作服衣袖下（图2-19B）	
3. 消毒双手	消毒双手并擦干	不能沾湿隔离衣
4. 解开衣领	解开领带（或领扣）（图2-19C）	保持衣领清洁
5. 脱袖挂放	（1）一手伸入另一侧袖口内（图2-19D），拉下衣袖裹住手，再用裹住的手握住另一衣袖的外面将袖拉下（图2-19E），两手在袖内对齐衣袖，并轮换从袖管中退至衣肩，用右手握住两肩缝，先退出左手，再用左手握住衣领、退出右手（图2-19E） （2）双手握住衣领，将隔离衣两边对齐，挂在衣钩上（图2-19F）	衣袖不可污染手及手臂；双手不可触及隔离衣外面；如挂在半污染区，清洁面向外；挂在污染区则污染面向外
6. 再次洗手	洗手	如不再穿，脱下后清洁面向外，卷好投入污衣袋中

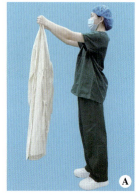
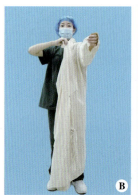
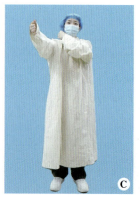
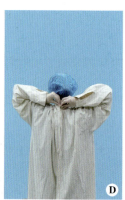

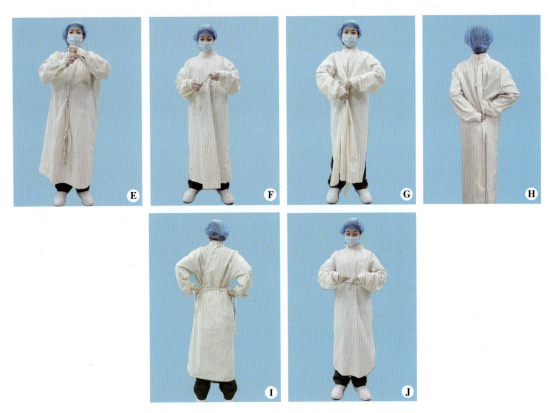

图 2-18 穿隔离衣法

A. 手持衣领取下隔离衣；B. 右手持衣领穿左手；C. 伸入袖内穿右手；D. 扣上领扣；E. 系好袖扣；F. 解开腰带活结；G. 捏住隔离衣外面边缘；
H. 在背后将衣襟向一侧折叠并以一手按住；I. 双手将腰带在背后交叉；J. 在前面将衣带打一活结

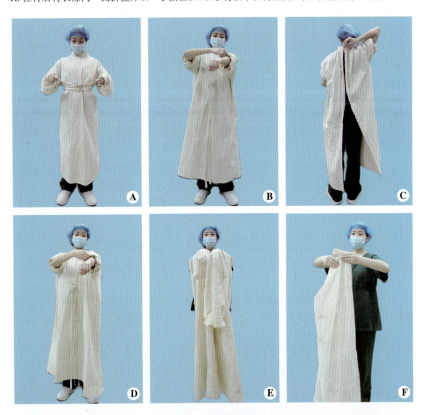

图 2-19 脱隔离衣法

A. 解开腰带打活结；B. 解开袖扣塞衣袖；C. 消毒手后解开领扣；D. 脱下衣袖；E. 退出双臂；F. 整理衣服

【评价】

1. 隔离观念强，环境物品无污染。

2. 刷手方法正确，隔离衣未被溅湿，也未污染水池。

【注意事项】

1. 隔离衣的长短要合适，须全部遮盖工作服；有破损时则不可使用。

2. 隔离衣的衣领及内面为清洁面（如为反向隔离，则内面为污染面），穿脱时要避免污染。

3. 穿隔离衣后不得进入清洁区，双手应保持在腰部以上、视线范围以内，避免接触清洁物品。

4. 隔离衣应每日更换，如有潮湿、内面污染或接触严密隔离患者后，应立即更换。

（五）穿脱防护用品

医用防护用品主要用于保护医务人员避免接触感染性因子的各种防护用品，主要包括医用手套、防护口罩、帽子、隔离衣、护目镜、防护面屏、防护服、防水围裙等。医用防护用品应符合国家有关标准，在有效期内使用。同时应根据微生物传播的特性，以及患者的血液、体液、分泌物污染医务人员的危险性来选择个人防护用品。

【目的】 防止细菌及病毒传染人体，对人体的健康造成威胁。

【评估】 患者病情，目前采取的隔离种类。

【计划】

1. 护士准备 着装整洁、手卫生，穿分体手术衣。

2. 用物准备 一次性帽子、医用防护口罩、防护服、护目镜或防护面屏、鞋套、靴套、手套及穿衣镜，各用物型号合适，在有效期范围内。

3. 环境准备 操作区域清洁、宽敞、安全。

【实施】 见表2-17。

表2-17 穿脱防护用品

操作流程	操作步骤	要点说明
▲穿防护用品（图2-20）		
1. 手卫生	取适量肥皂液或手消毒剂均匀涂抹双手按规范揉搓（图2-20A）	揉搓时间大于15秒
2. 戴防护口罩	①检查有效期及外包装密闭性，打开口罩；②检查口罩是否破损，系带是否牢固；③口罩罩住口鼻及下巴，贴合面部佩戴好头带（先拉下方系带，再拉上方系带），调整至舒适位置；④塑鼻夹：将双手指尖放在金属鼻夹上，分别向两侧移动和按压，根据鼻梁的形状塑造鼻夹；⑤检查口罩密合性：双手捂住口罩快速呼气或吸气，应感觉口罩略微有鼓起或塌陷（图2-20B）	若鼻夹附近有漏气应重新塑鼻夹，调整到不漏气为止
3. 戴一次性帽子	将帽子由额前置于脑后，置于头部（图2-20C）	避免头发外露
4. 戴内层手套	检查有效期及外包装密闭性，打开手套包装，检查手套是否漏气，佩戴手套（图2-20D）	
5. 穿防护服	①选择合适型号的防护服，查看有效期及密封性；②将拉链拉至底端，防护服不能触及地面；③先穿下衣，再穿上衣，戴帽子；④拉上拉链密封拉链口（图2-20E）	防护服帽子要完全盖住一次性帽子；防护服的颈部不能遮挡医用防护口罩
6. 戴护目镜或防护面屏	佩戴前检查有无破损，系带是否牢固；将护目镜或防护面屏置于眼部或头部合适部位，调节舒适度，并检查是否戴牢（图2-20F）	
7. 戴外层手套	检查手套是否漏气，佩戴手套（图2-20G）	把防护服袖口完全包裹
8. 穿内层鞋套、靴套	整理至防护服裤筒内；穿靴套	如穿连体防护服则在戴手套后穿内层鞋套。不用穿靴套

续表

操作流程	操作步骤	要点说明
9. 手卫生	进行手卫生	
10. 检查完整性	做伸展、下蹲动作检查防护服的延展性（图2-20H）	对镜子进行最后整体整理、核对，确保防护严密到位
▲脱防护用品（图2-21）		
▲一脱间		
1. 手卫生	进行手卫生（图2-21A）	
2. 摘护目镜或防护面屏	双手拉侧方系带，将护目镜或防护面屏轻轻摘下（图2-21B）	可复用物品放入指定专用回收容器内，一次性物品则投入医疗废物容器中
3. 脱防护服、外层靴套、外层手套	①解开密封胶条，向上提拉翻帽，脱离头部（图2-21C）；②双手从后方由上向下脱防护服，边脱边卷，污染面向里（图2-21D）；③脱去的防护服、靴套及外层手套投入医疗废物容器中	禁止手触摸防护服内侧；脱的过程中动作要轻柔，切勿幅度过大
4. 手卫生	进行手卫生（图2-21E）	
▲二脱间		
5. 脱内层鞋套、手套	把内层鞋套、内层手套投入医疗废物容器中（图2-21F）	
6. 手卫生	进行手卫生	
7. 摘帽子	摘一次性帽子，投入医疗废物容器中	
8. 摘防护口罩	解开下面的系带，再解开上面的系带，用手仅捏住口罩的系带丢至医疗废物容器中（图2-21G）	不要接触口罩前面（污染面）
9. 手卫生	手卫生	优选流动水洗手
10. 戴一次性医用外科口罩	戴一次性医用外科口罩（图2-21H）	戴近视眼镜者清洁或消毒眼镜

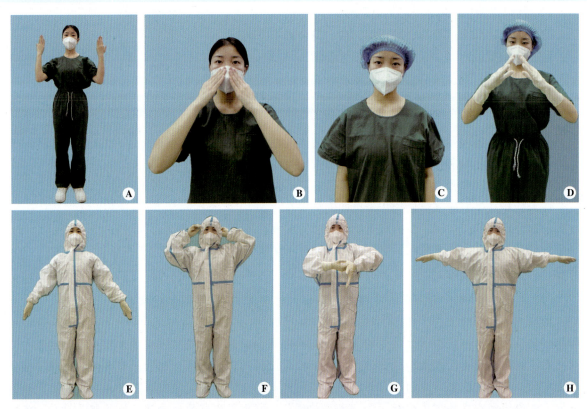

图2-20 穿防护用品

A. 规范洗手；B. 检查口罩；C. 戴好帽子；D. 佩戴手套；E. 穿上防护服；F. 戴护目镜或防护面屏；G. 戴外层手套；H. 检查防护服的延展性

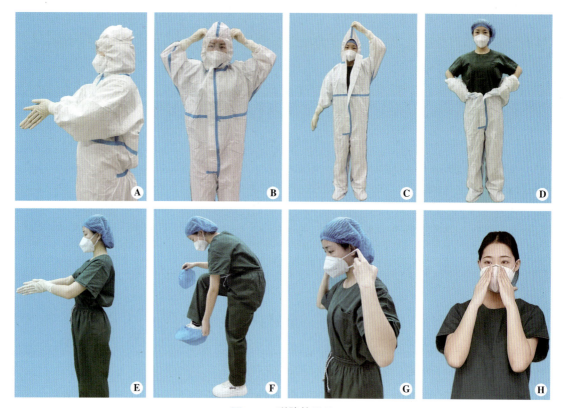

图 2-21 脱防护用品

A. 进行手卫生；B. 摘护目镜或防护面屏；C. 向上提拉翻帽，脱离头部；D. 由上向下脱防护服；E. 进行手卫生；F. 脱内层鞋套、手套；G. 摘防护
口罩；H. 戴一次性医用外科口罩

【评价】

1. 穿脱防护用品全过程稳、准、轻、快，符合操作原则。

2. 防护服未接触地面，穿戴完毕整洁无暴露。

3. 脱防护服时，未污染清洁衣物及周围环境。

4. 正确处理污染物。

【注意事项】

1. 所有使用过的医用防护用品，均在离开使用区域时取下。

2. 一次性防护用品应一次性使用，使用后按感染性医疗废品处置。

3. 防护口罩应在离开污染区后最后脱卸，脱口罩时避免手部触碰到口罩的外面（污染面）。

4. 脱卸防护用品时应注意避免污染里面的洗手衣。

5. 一次性医用防护口罩、防护服等用品被患者血液、体液、分泌物等污染时应立即更换。

6. 脱防护服时动作尽量轻柔、熟练，确保没有未穿戴个人防护用品的人员在场。

➕ **医者仁心**

"共和国勋章"获得者钟南山：中国有"南山"，白髭殊未妨

2020 年 9 月 8 日上午，已 84 岁高龄的中国工程院院士、广州医科大学附属第一医院国家呼吸系统疾病临床医学研究中心主任钟南山获颁"共和国勋章"。他是"士之德才盖一国"的国士。新型冠状病毒感染疫情发生后，他作为国家医疗与防控高级别专家组组长，与其他几位院士专家赶赴武汉，与前期派驻前方的工作组共同研判疫情形势，为中央提供决策参考；对疫情防控进行指导，成为国人心中的"风向标"和"定海神针"。他为国为民的使命感，他的职业精神、专业能力、医者仁心，以及生活中的严于律己和宽以待人，让"偶像""男神"的称谓不再受职业和年龄的限制——"追星当追钟南山"成为全民共识。

自测题

A₁/A₂型题

1. 煮沸消毒灭菌时，为提高沸点达105℃，并可去污防锈，水中应加入（　　）
   - A. 1%～2%碳酸氢钠
   - B. 2%～3%乳酸钠
   - C. 0.1%～0.2%硫酸钠
   - D. 1%～2%亚硝酸钠
   - E. 1%～2%氢氧化钠

2. 煮沸消毒时不正确的操作是（　　）
   - A. 物品完全浸入水中
   - B. 大小相同的盆应重叠
   - C. 有轴节的器械宜打开
   - D. 玻璃类应于冷水放入
   - E. 水沸开始计时

3. 物理消毒灭菌法中，灭菌效果最佳的是（　　）
   - A. 燃烧法
   - B. 消毒灭菌法
   - C. 高压蒸汽灭菌法
   - D. 紫外线灯管消毒法
   - E. 臭氧灭菌灯消毒法

4. 用紫外线消毒病室空间，不正确的方法是（　　）
   - A. 病室先做清洁工作
   - B. 卧床患者应戴墨镜
   - C. 灯亮后开始计时
   - D. 照射时间不少于30分钟
   - E. 擦净灯管表面灰尘

5. 一般患者出院后，床褥、棉胎、枕芯等在日光下暴晒的时间是（　　）
   - A. 2小时
   - B. 6小时
   - C. 8小时
   - D. 12小时
   - E. 24小时

6. 防止交叉感染针对性最强的措施是（　　）
   - A. 无菌包应放在清洁、干燥、固定的地方
   - B. 无菌物品和非无菌物品应分开放置
   - C. 夹取无菌物品时，必须使用持物钳
   - D. 一份无菌物品只能供一位患者使用一次
   - E. 操作时环境要清洁

7. 使用无菌持物钳时不正确的方法是（　　）
   - A. 取放无菌持物钳时钳端均需闭合
   - B. 到远处夹取物品应速去速回
   - C. 使用过程中应始终保持钳端向下
   - D. 使用后应立即将无菌持物钳放回无菌容器中
   - E. 只能用于夹取无菌物品

8. 在无菌容器内浸泡长度为25cm的持物镊，消毒剂应浸没镊子的高度是（　　）
   - A. 5cm
   - B. 7.5cm
   - C. 10cm
   - D. 12.5cm
   - E. 15cm

9. 无菌包潮湿后正确的处理方法是（　　）
   - A. 晒干后用
   - B. 烤干后用
   - C. 立即用完
   - D. 24小时内用完
   - E. 重新灭菌

10. 传染病区内属半污染区的是（　　）
    - A. 值班室
    - B. 配餐室及更衣室
    - C. 化验室
    - D. 病室
    - E. 护士站

11. 戴无菌手套时，下列描述正确的是（　　）
    - A. 戴手套前，先检查手套的号码
    - B. 戴手套前，可不必洗手，但一定要修剪指甲
    - C. 未戴手套的手可触及手套的外面
    - D. 已戴手套的手可触及另一手套的内面
    - E. 戴好手套后两手应置于胸部以上水平

12. 进行无菌操作时，下列哪项做法不对（　　）
    - A. 工作人员要面向无菌区
    - B. 不可面对无菌区讲话、咳嗽、打喷嚏
    - C. 用无菌钳取无菌用物
    - D. 取出用物没有用完放回原无菌容器中
    - E. 操作者手臂须保持在治疗台面以上

13. 患者，车祸入院，入院后意识不清，全身多处骨折伴大出血，抢救无效死亡，对于该患者住过的病室，应实施（　　）
    - A. 清洁处理
    - B. 消毒
    - C. 灭菌
    - D. 终末消毒处理
    - E. 紫外线照射

14. 护士小李在治疗过程中，工作服上不慎沾上碘渍，去除此污渍宜选用（　　）
    - A. 过氧乙酸
    - B. 氨水
    - C. 碱水
    - D. 乙醇
    - E. 过氧化氢

15. 护士小王，为破伤风患者换药时发现手套破裂，正确的处理方法是（　　）
    - A. 立即更换
    - B. 用胶布
    - C. 用酒精棉球擦拭手套
    - D. 用无菌纱布将破裂处缠好
    - E. 再加套一副手套

16. 某护士为患者换药，操作中不符合无菌操作原则的是（　　）
    - A. 检查无菌包在有效期，包装无潮湿、破损
    - B. 铺好无菌盘，放入换药用物
    - C. 到病床前，打开无菌盘
    - D. 戴好无菌手套后揭去污染敷料，消毒伤口，盖上无

菌敷料，固定

E. 换下的敷料放入治疗车下层弯盘中

17. 某医院，护士为清洗手术衣的污迹，下列处理中错误的是（　　）

A. 高锰酸钾污迹用维生素C溶液

B. 甲紫污渍用乙醇或草酸擦拭

C. 陈旧血迹用乙醇或草酸擦拭

D. 碘酊污渍用乙酸擦拭

E. 高锰酸钾污渍用0.2%～0.5%过氧乙酸溶液浸泡后洗净

18. 某医院供应室，护士准备将导尿包进行灭菌，最有效的灭菌法是（　　）

A. 紫外线消毒法　　　B. 烤箱干热灭菌法

C. 煮沸消毒法　　　　D. 高压蒸汽灭菌法

E. 燃烧法

19. 患者急性腹膜炎入院，无其他疾病，手术后康复出院，护士应（　　）

A. 用消毒剂擦拭患者使用过的家具及地板

B. 用紫外线灯进行空气消毒

C. 将同病室的其他患者转移病室后对病室空气进行熏

蒸消毒

D. 无须处理和更换床垫

E. 更换清洁的大单、被罩及枕套

A₃/A₄型题

（20～22题共用题干）

徐先生，24岁，脚不慎被锈铁钉刺破，继而发热、抽搐，牙关紧闭成苦笑面容，诊断为破伤风，收入传染病病区。

20. 对徐先生采取的隔离措施，正确的是（　　）

A. 严密隔离　　　　B. 呼吸道隔离

C. 消化道隔离　　　D. 接触隔离

E. 保护性隔离

21. 对徐先生换药用过的敷料应（　　）

A. 先清洗后消毒　　B. 先清洗后灭菌

C. 先消毒后清洗　　D. 先灭菌后清洗

E. 焚烧

22. 护士小王为徐先生输液后，他使用过的隔离衣清洁处为（　　）

A. 衣的肩部　　　　B. 衣的内面和衣领

C. 两侧腰部　　　　D. 腰以下部分

E. 背部

（梁　艳）

一、职业防护的概念

1. 护理职业防护　是指护理工作中采取有效措施，以保护护士免受职业性有害因素的危害，或将危害降至最低程度。

2. 护理职业暴露　是指护士在为患者提供护理服务过程中，接触有毒、有害物质或病原微生物，以及受到心理、社会等因素的影响而损害健康或危及生命的职业暴露。

3. 护理职业风险　是指在护理服务过程中可能发生的一切不安全事件。

二、职业暴露的危险因素

（一）生物性因素

生物性因素主要是指细菌、病毒、支原体等微生物对机体的伤害。医务人员在从事规范的诊断、治疗、护理及检验等工作过程中，每天与感染这些微生物的各种分泌物、排泄物及患者用过的各种器具、衣物等密切接触，因而容易受到病原微生物的侵袭。生物性因素主要有细菌和病毒。

1. 细菌　常见的致病菌为葡萄球菌、链球菌、肺炎球菌和大肠埃希菌等；细菌的致病作用取决于其侵袭力、毒素类型、侵入机体的数量和侵入途径。

2. 病毒　常见的病毒有肝炎病毒、艾滋病病毒、冠状病毒等，其传播途径以呼吸道和血液传播最为常见。护士在职业性危害感染的疾病中，最危险的、最常见的是艾滋病病毒、乙型肝炎病毒和丙型肝炎病毒等。

（二）化学性因素

化学性因素是指医务人员在从事规范的诊断、治疗、护理及检验等工作过程中，通过多种途径接触到的化学物质。

1. 化疗药物　常用细胞毒类药物如环磷酰胺、铂类药物、多柔比星（阿霉素）、氟尿嘧啶、紫杉类等。在护士防护不当的情况下药物会通过皮肤接触、吸入或食入等途径给护士带来一些潜在危害。长期接触化疗药物不仅会使患者出现毒性反应，对经常接触化疗药物的护士也会造成一定伤害，常表现为白细胞数量减少、自然流产率增高，甚至导致胎儿畸形、肿瘤及脏器损伤等。

2. 化学消毒剂　常用消毒剂如甲醛、戊二醛、过氧乙酸、含氯消毒剂等，可刺激皮肤、眼及呼吸道，引起皮肤过敏、流泪、恶心、呕吐及气喘等症状。护士在日常护理工作中，经常接触到的这些消毒剂会通过皮肤、眼及呼吸道等途径对护士造成损伤。

（三）物理性因素

在日常护理工作中，常见的物理性危险因素有锐器伤、机械性损伤、放射性损伤和温度性损伤。

1. 锐器伤　是常见的职业性损伤因素之一，是一种由医疗锐器，如注射器针头、各种穿刺针、缝针、手术刀、剪刀、安瓿等造成的意外伤害，引起皮肤深部足以使受伤者出血的皮肤损伤，而感染的针刺伤是导致血源性传播疾病的最主要因素，其中最常见、危害性最大的是乙型肝炎、丙型肝炎和艾滋病。

2. 机械性损伤 常见的机械性损伤有跌倒、扭伤、撞伤等，特别是负重伤对护士造成的危害不容忽视。

在护理工作中，护士常常会帮忙搬动患者或较重物品，如果身体负重过大或用力不合理，容易导致不同程度的身体损伤。最常见的负重伤是腰椎间盘突出症。

3. 放射性损伤 在日常护理工作中，为患者进行放射性诊断和治疗时，如果护士自我防护不当，会导致不同程度的放射性损伤，从而引发皮肤、眼部、血液系统功能障碍等。如皮肤的炎症、溃疡、癌症及晶状体混浊等，严重者会导致造血系统功能障碍或致癌。

4. 温度性损伤 常见的温度性损伤包括热水瓶、热水袋等所致的烫伤；易燃易爆品如氧气、乙醇等所致的烧伤；烤灯、高频电刀等所致的灼伤等。

（四）心理、社会因素

目前，我国各级医院中护士数量与患者数量相比明显不足。随着医学模式和健康观念的转变，护理工作不仅仅是单纯地执行医嘱，同时还承担着护理者、管理者、教育者、科研者等工作，护士常处于超负荷的工作状态。护理工作导致护士出现心理卫生问题的主要原因包括：人力资源不足、工作繁忙；面对患者痛苦、死亡等的负性刺激；担心发生差错、事故所致的压力；频繁倒班所致的身心疲惫等，这些因素不仅影响护士身体、心理的健康，也影响社会群体对护士职业的选择，是不容忽视的。

三、常见护理职业暴露的防护措施

 案例 3-1

某护士，急诊科工作 13 年，由于工作长期处于紧张状态，患者行动不便时还要协助搬运患者，劳动强度较大。近期出现腰部不适加重，检查后诊断为腰椎间盘突出症。

问题：1. 该护士属于哪种原因所致职业暴露？

2. 该护士平时应如何进行正确的防护？

（一）血源性病原体职业暴露的防护措施

1. 洗手 在接触患者前后，特别是接触血液、体液、分泌物、排泄物及污染物品后，无论是否戴手套，必须洗手；摘下手套及接触另一名患者前，也必须洗手，以避免微生物转移给其他患者或地方。

2. 防护用物的使用

（1）戴手套 接触患者血液、体液、分泌物、排泄物及污染物品或进行体腔及血管的侵入性操作时，必须戴上手套；当护士双手有伤口时应戴双层手套操作，加强防护。虽然戴手套不能防止针刺伤，但可以减少血液进入人体的量从而减少感染的机会。在操作中，如果手套破损应立即更换，脱手套后仍须立即洗手。

（2）戴口罩或护目镜 在护理可能产生血液、体液、分泌物及排泄物飞溅或飞沫的患者时，特别是在行气管插管、支气管镜、内镜等检查时，应戴上口罩、护目镜或面罩，以保护眼、鼻及口部的黏膜。

（3）穿隔离衣 在身体有可能被血液、体液、分泌物及排泄物污染，或进行特殊操作时，应穿上隔离衣；在隔离衣被污染后，应尽快脱下，立即洗手或消毒双手，避免把微生物带给其他患者或地方。

3. 医疗废物处理 对使用过的医疗废物，应放入黄色双层污物袋内，密封并做好特殊标记，送到指定地点，由专人进行处理。

（二）锐器伤的防护措施

1. 防护措施

（1）加强培训，护士提高自我防护意识，严格执行护理操作常规和消毒隔离制度，执行标准预防措施，规范操作行为，培养良好的职业素质，预防锐器伤的发生。

（2）选用具有安全装置的护理器材及用品，如使用真空采血用品采集血标本；使用可自动毁形的安全注射器、无针输液系统、安全性静脉留置针等。

（3）抽吸药液时严格遵循无菌操作原则，抽吸后立即单手操作套上针帽；静脉用药时最好采用三通给药，三通加药时须去除针头。

（4）使用安瓿制剂时，应先用砂轮划痕后再掰安瓿，掰安瓿时应垫以棉球或纱布，以防损伤皮肤。

（5）制订完善的手术器械（刀、剪、针等）摆放及传递的规定，规范器械护士的基本操作。

（6）禁止用双手分离污染的针头和注射器；禁止将使用后的针头双手回套针帽；禁止用手直接接触使用后的针头、刀片等锐器；禁止用手折弯或弄直针头；禁止用手直接传递锐器。

（7）严格执行医疗废物分类标准，正确处理使用后的锐器，锐器使用后应直接将其放入锐器盒，以防被刺伤。封存好的锐器盒要有清晰的标志。

（8）加强护士职业安全教育与健康管理。建立护士健康档案，定期为护士进行体检，并接种相应的疫苗；建立损伤后登记上报制度；建立锐器伤处理流程；建立受伤护士的监控体系，追踪护士的健康状况；适当调整护理的工作强度和心理压力，做好心理疏导，有效采取预防补救措施。

2. 紧急处理方法

（1）受伤后护士要保持镇静，立即用手在伤口近心端向远心端挤压，尽可能挤出伤口的血液，但禁止在伤口局部挤压或按压，以免产生虹吸现象，把污染血液吸入血管，增加感染机会。

（2）用肥皂水清洗伤口，并在流动水下反复冲洗。暴露的黏膜处，应用生理盐水反复冲洗干净。

（3）用75%乙醇或0.5%碘伏消毒伤口，并包扎。

（4）根据患者血液中含有病毒、细菌的多少和伤者伤口的深度、范围及暴露时间进行评估，并做相应处理。

（5）进行血清学检测，采取相应措施。

（6）及时填写锐器伤登记表，尽早报告部门负责人、医院感染管理科。

3. 锐器伤后的血清学检测结果与处理措施

（1）当患者HBsAg阳性时，伤者HBsAg阳性或抗-HBs阳性或抗-HBc阳性时，不需要注射疫苗或乙型肝炎免疫球蛋白（HBIG）。

（2）当伤者HBsAg阳性或抗-HBs阳性且未注射疫苗时，需要在24小时内注射HBIG并注射疫苗，于受伤当天、第3个月、第6个月、第12个月随访和监测。

（3）当患者抗-HCV阳性、伤者抗-HCV阴性时，需要在受伤当天、第3周、第3个月、第6个月监测和随访。

（4）当患者HIV阳性、伤者HIV抗体阴性时，需要经过专家评估后立即预防性用药，并进行1年医学观察，在受伤后的第4周、第8周、第12周、第6个月检查HIV抗体；预防性用药的原则为：若被HIV污染的针头刺伤，需要在4小时以内，最迟不超过24小时进行预防性用药，即使已经超过24小时，也应进行预防性用药。

（三）化疗药物职业暴露的防护措施

1. 配制化疗药物的环境要求　应设专门化疗药物配药间，并配备空气净化装置；在专用层流柜内配药，以防止药物对配制人员产生危害。操作台面应覆以一次性防渗透性防护垫，以吸附溅出的药液，减少药液污染台面，污染或操作结束后及时进行更换；有条件的医院应设置化疗药物配制中心。

2. 专业人员的配备　化疗药物配制室内应配备经过药学基础、化疗基础操作规程及废弃物处理等专门的培训，并通过专业理论和操作技能考核的护士。

3. 配制化疗药物时的防护

（1）操作前准备　配制前用流动水洗手；戴帽子、口罩、护目镜，穿防渗透隔离衣，戴双层手套，内层为PVC手套，外层为乳胶手套。

（2）正确打开安瓿　打开安瓿前轻弹其颈部，使附着的药粉降落至瓶底。掰安瓿时应垫纱布，避免药粉、药液外溅，避免玻璃碎片飞溅，防止划破手套。

（3）注意防止药液外溢　溶解药物时，溶媒应沿瓶壁缓慢注入瓶底，待药粉浸透后再晃动，以防药粉溢出。

（4）稀释和抽取药物　稀释瓶装药液后抽出瓶内气体，以排出瓶内压力，防止针栓脱出造成污染；抽取药液后，不能将药液排入空气中；抽取药液时用一次性注射器和针腔较大的针头，抽取的药液以不超过注射器容量的3/4为宜。

（5）给药时的处理　给药时应戴一次性口罩和双层手套；如果是静脉给药，最好采用全密闭式输注系统；给药时需确保注射器及输液管接头连接紧密，以防药液外漏；加药速度不宜过快，以防药液从管口溢出。

（6）操作后的处理　操作结束后擦洗操作台。脱去手套后彻底冲洗双手并行沐浴，以减轻药物的不良反应。

4. 化疗药物外溢和人员暴露后的处理流程

（1）如果化疗药物外溢，应立即标明污染范围，避免他人接触；如果粉剂药物外溢，应使用湿纱布抹擦，以防药粉飞扬污染空气，再用肥皂水擦拭污染表面；若为水剂药物溢出，则使用吸水毛巾或纱布吸附。

（2）在配制、使用化疗药物，处理污染物品的过程中，如果防护用品不慎被污染，应迅速脱去手套或隔离衣，并立即进行更换；当化疗药液溅到皮肤上时，应立即用肥皂水和清水清洗污染部位的皮肤；眼睛被污染时，应迅速用清水或等渗洁眼液反复冲洗眼睛。记录接触情况，必要时及时就医治疗。

5. 化疗药物污染物品的处理

凡与化疗药物接触过的废安瓿、药瓶、一次性注射器、输液器、针头等物品，均视为化疗药物废弃物，使用后必须放置在专用的密闭垃圾桶及有特别标记的防刺破、防漏的专用容器中，由专人封闭处理；非一次性物品如隔离衣等，应与其他物品分开放置、标记、高温处理。被化疗药物或患者体液污染的床单等应单独洗涤。

（四）负重伤的防护措施

1. 加强锻炼，提高身体素质

加强腰部锻炼，尤其是腰背肌、腰椎活动度的锻炼，预防椎间盘退变。

2. 保持正确的工作姿势

护士在工作中，应避免长时间保持一种体位或姿势，要定时变换体位；保持站立时，双下肢轮流支撑身体重量适当做踮脚动作，促进小腿肌肉的收缩及静脉血回流；站立或坐位时，保持腰椎伸直，使脊柱支撑力增大，避免过度弯曲造成腰部韧带劳损。在提物品、抱起或抬起患者移动时，应尽量将物品或患者靠近身体，以使得重力线落在支撑面上，增加稳定性，同时也减轻对护士腰部的损伤。

3. 合理使用劳动保护用品

在工作中，护士可以佩戴腰围以加强腰部的稳定性，休息时解下，以免长时间使用造成腰肌萎缩。可穿弹力袜或绑弹力绷带，减轻肢体沉重感或疲劳感，促进下肢血液回流。

4. 养成良好的生活习惯

选用床垫时，可选用硬板床；减少持重物的时间和重量；从事家务劳动或活动时，避免长时间弯腰，或尽量减少弯腰次数。

5. 科学合理饮食

合理膳食，均衡营养，适当增加蛋白质的摄入；多食富含钙、铁、锌的食物，如牛奶、菠菜、骨头汤等；多食富含维生素B、维生素E的食物，以营养神经、促进血流、改善血液循环。

自测题

A₁/A₂ 型题

1. 护士由于锐器伤感染的疾病主要是（　　）
   - A. 梅毒
   - B. 弓形虫病
   - C. 疟疾
   - D. 肝炎和艾滋病
   - E. 伤寒

2. 导致护士发生血源性传播疾病的最主要职业因素是（　　）
   - A. 接触血标本
   - B. 使用或清洗医疗器械
   - C. 锐器伤
   - D. 为患者检查身体
   - E. 与患者共餐

3. 不属于护士职业损伤的是（　　）
   - A. 护士在护理临终患者时受到负性刺激
   - B. 护士在上班途中被社会车辆撞伤
   - C. 护士在工作中感染乙肝病毒
   - D. 护士在准备化疗药物时药液溅到皮肤上
   - E. 护士在搬运患者过程中扭伤腰部

4. 患者，男，30岁。因腹痛、腹泻3小时入院，原因待查。接待患者入院时，患者出现了呕吐。责任护士为其倾倒呕吐物时，应采取的预防措施是（　　）
   - A. 穿隔离衣
   - B. 戴手套
   - C. 穿防水围裙
   - D. 戴防护面屏
   - E. 戴防护镜

5. 护士给某乙肝患者拔针时不小心被沾有该患者血液的针头刺伤，伤口的即刻处理方法不妥的是（　　）
   - A. 按压止血
   - B. 用肥皂液和流动水冲洗
   - C. 尽可能挤出损伤处的血液
   - D. 消毒后包扎伤口
   - E. 用75%乙醇或0.5%碘伏消毒

6. 患者，男，47岁，肺癌术后化疗。护士在给其行PICC置管过程中发现手套破损，此时应（　　）
   - A. 用无菌纱布覆盖破损处
   - B. 用消毒剂消毒破损处
   - C. 用胶布粘贴破损处
   - D. 加戴一副手套
   - E. 立即更换手套

7. 刘护士，在配制化疗药物时，因药瓶压力过大，药物溅到眼睛内，刘护士应立即（　　）
   - A. 用肥皂水清洗眼睛
   - B. 用高渗盐水清洗眼睛
   - C. 用低渗盐水清洗眼睛
   - D. 用清水清洗眼睛
   - E. 用弱酸溶液清洗眼睛

（肖　婷）

第 4 章
入院和出院护理

患者经门诊或急诊医生诊查、确定需住院治疗时，办理入院手续进入医院。住院期间经过治疗护理，患者病情好转或痊愈，办理出院手续离开医院。患者入院和出院的护理是按照护理工作的一般程序，为患者提供适合于个体的整体护理，促进其早日康复、巩固治疗效果而形成的一系列护理活动。

第 1 节　床单元设置

床单元是指住院期间医疗机构提供给患者使用的家具和设备，是患者住院期间休息、睡眠、治疗与护理等活动的最基本的生活单位。

一、床单元设置

病房设有数量不等的床单元，病床之间的距离应为 1m，每个床单元有固定的设备，包括病床、全套卧具，床旁桌椅，床头墙壁上配有照明灯、呼叫装置、供氧和负压吸引管道、多功能插座等（图 4-1）。床单元设置齐全，病区管理科学，有利于促进患者的康复。

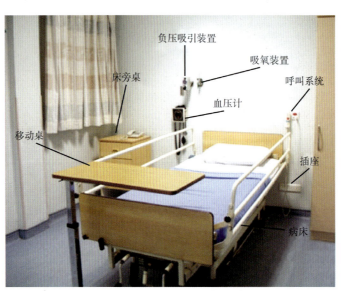

图 4-1　床单元

1. 病床　是患者休息及睡眠的用具，必须实用、耐用、舒适、平整、安全。普通病床长 180cm、宽 85cm，距地面高度为 60～65cm，床头和床尾高度为 103cm。床的两侧有活动床挡，床头、床尾可以手工或电动调节抬高，以方便患者更换卧位和治疗。床的升高功能有两种。临床也可以选用多功能病床，根据患者的需要，可以改变床的高低或活动床挡，变换患者的体态姿势。床脚有脚轮，便于病床移动。

2. 床上用品

（1）床垫　床垫长度比床面长度减少5cm，宽度与床面宽度相同，厚度为10～15cm。

（2）床褥　放于床垫上面，长度和宽度与床垫相同，褥芯应选用易于清洗、消毒和拆洗的材质。

（3）被芯　长210cm、宽155cm，应选用易于清洗、消毒的材质。

（4）大单　长250cm、宽180cm。

（5）床罩　长210cm、宽100cm、高20cm。

（6）被套　长250cm、宽165cm，开口在尾端，有系带。

（7）枕套　长65cm、宽45cm。

（8）枕芯　长60cm、宽40cm，应选用易于清洗、消毒的材质。

（9）一次性中单　长（200～400）mm，宽（200～400）mm，一次性医用中单精选优质无纺布经切割、缝纫、折叠而成的。正面为无纺布，背面为聚乙烯，防油、防水、防血膜，防水透气，无刺激。

3. 其他设施　床旁桌、床旁椅、床上小桌，床头墙壁上配有照明灯、呼叫装置、供氧和负压吸引管道、多功能插座，天花板上有轨道、输液架，床与床之间有隔帘等。

二、铺　床　法

病区的床单元要保持清洁，床上用物需定期更换。铺床法的基本要求是平、整、紧，达到舒适、安全、实用的目的。常用的床铺设置有备用床、暂空床和麻醉床，铺床时应运用人体力学原理，遵守节力原则。

（一）备用床（图4-2）

【目的】　保持病室整洁，准备接收新患者。

【评估】

1. 床单元设施是否齐全，功能是否完好。

2. 床上用品是否齐全、清洁，规格与床单元是否符合。

3. 床旁设施，如呼叫装置、照明灯是否完好，供氧和负压吸引管是否通畅，有无漏气。

【计划】

1. 护士准备　着装整洁，洗手，戴口罩。

2. 用物准备　床单元、床垫、床褥、大单、被套、被芯、枕套、枕芯等。

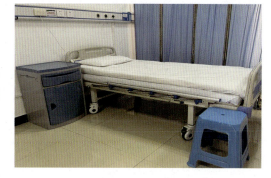

图4-2　备用床

3. 环境准备　环境整洁、通风，不影响周围患者的治疗、进餐或休息。

【实施】　见表4-1。

表4-1　铺备用床

操作流程	操作步骤	要点与说明
1. 备物检查	将用物按使用顺序叠好备齐，携至床边，检查床及床垫	物品齐全，避免差错
2. 移开桌椅	（1）移开床旁桌，距床约20cm，移床旁椅至床尾正中，距床约15cm （2）置用物于床尾椅上	便于操作；便于取用或将护理车置于床尾
3. 翻转床垫	翻转床垫	避免床垫局部长期受压而发生凹陷
4. 铺平床褥	将床褥齐床头放于床垫上，下拉至床尾，铺平床褥	床褥中线与床中线对齐

操作流程	操作步骤	要点与说明
5. 铺好大单 （图4-3）	（1）将大单横、纵中线对齐床头中线放于床褥上，向床尾一次打开，再向两侧打开。先铺近侧床头，一手托起床垫一角，另一手伸过床头中线，将大单平整塞入床垫下 （2）在距床头约30cm处向上提起大单边缘，使其与床沿垂直，呈一等腰三角形。以床沿为界将三角形分为上下两部分，将上半部分置于床垫上，下半部分平整塞入床垫下；再将上半部分翻下平整塞入床垫下 （3）同法铺好床尾大单 （4）双手同时拉平、拉紧大单中部边缘，平整塞于床垫下 （5）转至对侧，同法铺好对侧大单	护士身体靠近床边，双脚分开，保持上身直立，两膝稍弯曲，使用肘部力量，动作平稳、连续，减少来回走动；使床平整、不易松散；也可用大单两角绑于床垫下
6. 套好被套		
▲ "S"形套被套法（图4-4）	（1）将被套齐床头放置，分别向床尾、床两侧打开，开口向床尾，中缝与床中线对齐。将被套开口端上层打开至1/3处，将折好的"S"形被芯放于开口处 （2）拉被芯上缘至被套封口处，分别套好两上角，使被芯两侧与被套侧缘平齐，于床尾处拉平被芯及被套，系好带子	便于放被芯；防止头端空虚，避免棉被下缘滑出被套
▲ 卷筒式套被套法	（1）将被套反面向外，齐床头放置，分别向床尾、床两侧打开，开口向床尾，中缝与床中线对齐。将被芯铺于被套上，上缘齐床头 （2）将被芯与被套一并自床头卷向床尾，再由开口端翻转至床头，于床尾处拉平被芯及被套，系好带子	
7. 折叠被筒	将盖被左右两侧边缘向内折叠与床沿齐，铺成被筒；将尾端向内折叠，与床尾平齐	盖被平整，中线对齐
8. 枕套放置	于床尾处套好枕套，系带，开口背门，横放于床尾，再平拖至床头	
9. 移回桌椅	将床旁桌椅移回原处	保持病室整洁
10. 整理用物	整理用物，洗手	避免交叉感染

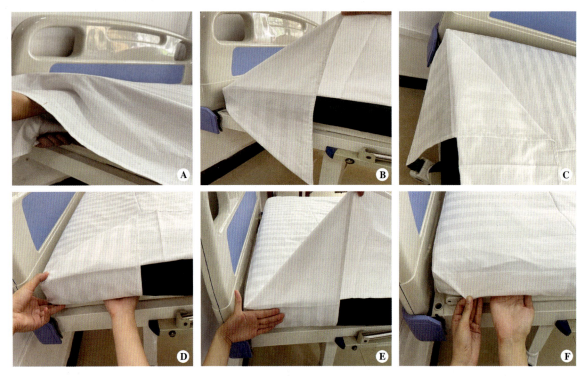

图4-3　铺床角

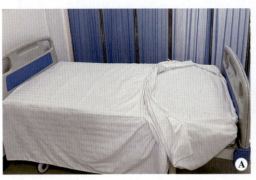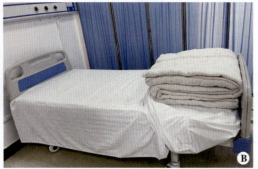

图4-4　"S"形套被套法

【评价】

1. 护士操作时遵循节力原则。

2. 操作过程流畅，未影响患者治疗和护理等活动。

3. 病室及床单元整洁、美观。

【注意事项】

1. 患者进餐或接受治疗时暂停铺床。

2. 用物准备齐全，并按照使用顺序放置，操作中动作轻稳。

3. 操作中应用节力原理。操作前用物折叠方法和摆放顺序正确，放置稳妥，防止落地。操作时减少走动次数，避免无效动作；身体靠近床边，上身直立，两腿前后分开稍屈膝，以扩大支撑面，增加稳定性。

（二）暂空床（图4-5）

【目的】　保持病室整洁，供新患者或暂离床活动的患者使用。

【评估】

1. 住院患者病区是否允许暂时离床活动。

2. 新入院患者意识、诊断、病情，是否有伤口或引流管等情况。

【计划】

1. 护士准备　着装整洁，洗手，戴口罩。

2. 用物准备　床单元、床垫、床褥、大单、被套、被芯、枕套、枕芯。必要时备一次性中单。

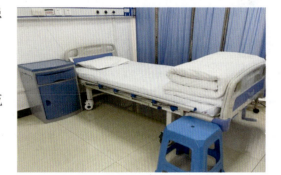

图4-5　暂空床

3. 环境准备　环境整洁、通风，不影响周围患者的治疗、进餐或休息。

【实施】　见表4-2。

表4-2　铺暂空床

操作流程	操作步骤	要点与说明
1～8	同备用床1～8	
9. 折叠盖被	将备用床的盖被上端内折，然后扇形三折于床尾，使之与床尾平齐	方便患者上床，保持病室整齐、美观
10. 铺一次性中单	将一次性中单上缘距床头45～50cm，中线与床中线对齐，边缘下垂部分一并塞入床垫下。转至对侧，分别将一次性中单边缘下垂部分塞入床垫下	根据患者情况铺设，保护床褥避免受污染
11、12	同备用床9、10	

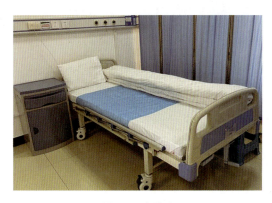

图4-6 麻醉床

3. 病床及床单元设施性能是否完好。

【计划】

1. 护士准备 着装整洁、洗手、戴口罩。

2. 用物准备

（1）床上用物 床单元、床垫、床褥、大单、被套、被芯、枕套、枕芯。根据手术部位、麻醉方式与患者情况另加一次性中单1～3张。

（2）麻醉护理盘 治疗巾内置开口器、舌钳、压舌板、牙垫、治疗碗、镊子、吸氧管、吸痰导管、纱布数块；治疗巾外置血压计、听诊器、弯盘、胶布、手电筒、护理记录单和笔。

（3）其他 根据病情需要另备吸痰和给氧装置、胃肠减压器、输液泵等。

3. 环境准备 环境整洁、通风，不影响周围患者的治疗、进餐或休息。

【实施】 见表4-3。

【评价】 同备用床。

【注意事项】 同备用床。

（三）麻醉床（图4-6）

【目的】

1. 便于接收和护理麻醉手术后的患者。

2. 保护床上用物不被血渍或呕吐物等污染。

3. 使患者舒适、安全，预防并发症。

【评估】

1. 患者的诊断、病情、手术方式、麻醉方式。

2. 手术后所需的治疗和护理等物品。

表4-3 铺麻醉床

操作流程	操作步骤	要点与说明
1～4	同备用床1～4	
5. 铺好一侧大单	铺好一侧大单	大单平整紧实、不易松散
6. 铺一次性中单	（1）铺好病床中部近侧一次性中单 （2）根据手术部位将另一个一次性中单对好中线，铺于床头或床尾。铺床头时，上端齐床头，下端压在床中部一次性中单上，将边缘下垂部分一并塞入床垫下；铺床尾时，下端齐床尾，上端压在床中部一次性中单下，将边缘下垂部分一并塞入床垫下	颈、胸部手术或全麻后铺于床头；下肢手术时铺于床尾；非麻醉时只铺手术部位即可；大小便不能自理者加铺床中部
7. 铺好对侧大单	转至对侧，分层铺好对侧大单、一次性中单	
8. 套好被套	"S"形套被套法套好被套，系好带子	
9. 折叠被筒	将盖被左右两侧边缘向内折叠与床沿齐，铺成被筒；将尾端向内折叠，与床尾平齐。最后将盖被三折叠于一侧床边，开口向门	盖被三折上下对齐，外侧齐床沿，便于将患者移到床上
10. 套上枕套	于床尾处套好枕套，系好系带，开口背门，横立于床头	
11. 移回桌椅	将床旁桌移回原处，床旁椅移至盖被折叠侧	
12. 置麻醉盘	麻醉护理盘放床旁桌上，其余用物放于合适位置	以备急救时用
13. 整理用物	整理用物，洗手	避免交叉感染

【评价】

1. 操作熟练，无多余动作。

2. 操作过程中利用节力原则。

3.用物准备能满足手术后患者治疗护理使用。

【注意事项】

1.铺麻醉床时应更换洁净的被单，保证术后患者舒适，避免有感染发生。

2.一次性中单无纺布面朝上，避免聚乙烯膜与皮肤直接接触而引起患者的不适。

第2节　患者入院护理

入院护理是指患者经诊疗医生确定需要住院做进一步的观察、检查和治疗时，经诊查医生建议并签发住院证后，由护士所进行的一系列护理活动。其目的是协助患者了解和熟悉环境，使患者尽快熟悉和适应医院生活；建立良好的护患关系，消除其紧张、焦虑等不良的心理情绪；做好健康宣教，满足患者对疾病知识的需求。

一、入院程序

入院程序是指门诊或急诊患者根据医生签发的住院证，自办理入院手续至进入病区的过程。

（一）办理入院手续

患者或家属持住院证到住院处办理相应住院手续，包括验证医生签发的住院证、保险种类，交纳住院保证金、填写住院登记表等。住院处通知相关病区值班护士根据病情做好接收新患者的准备。对病情急危重或急诊手术的患者，应先行入院或实施手术，再补办住院手续。

住院处工作人员通知相关病区值班护士根据患者病情做好接纳新患者的准备工作。

（二）进行卫生处置

根据患者病情轻重及身体状况，协助患者进行必要的卫生处置。对急危重症的患者和即将分娩的孕妇等可酌情予以免浴；对传染病或疑似传染病的患者，应送隔离室处置。

（三）护送患者入病区

护士或相关人员携门诊病历护送患者入病区。根据患者病情选用不同的护送方式进入病区，对能行走的患者采用扶助步行，对行走困难或病情危重的患者选用轮椅、平车或担架护送。并与所在病区值班护士就该患者的病情、已经采取或需继续的治疗及护理措施、个人卫生情况及物品等进行交接并记录。

二、入病区后的初步护理

病区值班护士接到住院处工作人员通知后，立即根据患者病情需要准备床单元，并备齐所需用物。普通患者安置在普通病室，将备用床改为暂空床；危重症患者应安置在危重病室，并在床单上加铺一次性中单；急诊手术患者需改铺麻醉床，准备麻醉护理盘。

（一）门诊患者入院后的初步护理

1. 迎接新患者　护士应以热情的态度迎接新患者及家属，妥善安置患者。向患者做自我介绍，说明护士的工作职责及将为患者提供的服务，为患者介绍环境、设施及使用方法，介绍同室病友等，同时为患者佩戴腕带等身份标识。护士应以认真负责的行动、亲切的语言消除患者的不安情绪，增加患者的安全感和对护士的信任感。

2. 通知医生诊疗　通知主管医生诊查患者，必要时协助体检、治疗或抢救。

3. 测量生命体征　为患者测量体温、脉搏、呼吸、血压，对能站立的患者测量身高、体重，并记录。

4. 填写住院病历和有关护理表格

（1）用蓝或黑色墨水笔逐页填写住院病历眉栏及各种表格。

（2）用红笔将入院时间竖写在当日体温单相应时间的 40～42℃之间。

（3）绘制生命体征曲线。

（4）填写入院登记本、诊断卡（插在患者一览表上）、床头（尾）卡（置于病床床头或床尾牌夹内）等。使用医院信息管理系统，可将患者信息、生命体征、入院时间等按模块录入系统，自动生成体温单、诊断卡等。

5. 介绍与指导　根据患者病情及医院规章制度，对患者进行健康教育，如介绍病室及病区环境、有关规章制度、床单元及相关设备的使用方法等，以帮助患者及其家属尽快熟悉环境。

6. 执行医嘱　按医嘱执行各项治疗和护理措施，给予紧急护理措施，通知营养室准备膳食。指导常规标本的留取方法、时间及注意事项。

7. 完成入院护理评估　收集患者有关健康资料，进行护理评估，填写入院护理评估单，了解患者的身体情况、心理需要及健康问题，确定护理诊断，制订护理计划。根据住院患者首次护理评估单收集患者的健康资料。

（二）急诊患者入院后的初步护理

病区接收的急诊患者多从急诊室直接送入或由急诊室经手术室手术后转入，护士接到住院处通知后应立即做好以下工作。

1. 通知医生　接到住院处电话通知后，护士应立即通知有关医生做好抢救准备。

2. 准备抢救　备好急救药物和急救设备，如急救车、供氧装置、吸引器、输液物品等，为抢救做准备。

3. 安置患者　将患者安置在已经备好床单元的危重病室或抢救室，为患者佩戴腕带标识。

4. 入院护理评估　对于不能正确叙述病情和需求（如语言障碍、听力障碍）的患者、意识不清的患者、婴幼儿患者等，需暂留陪送人员，以便询问患者病史。

5. 配合救治　密切观察患者病情变化，积极配合医生进行救治，并做好危重患者护理记录。

6. 防止意外　对老年人、婴幼儿、意识不清或躁动不安的患者，需安置床挡加以保护，以防发生坠床等意外事故。

三、分级护理

分级护理是根据患者病情的轻重缓急及自理能力等情况，按护理程序的工作方法制订不同的护理措施，给予不同级别的护理。临床上一般将分级护理分为四个级别：特级护理、一级护理、二级护理、三级护理（表4-4）。护士执行护理分级，落实病情评估、治疗、进食、身体清洁及医院感染预防等护理措施，并注意保护患者隐私和保持有效沟通。

表4-4　分级护理

护理级别	适用对象	护理内容
特级护理	①病情危重，随时可能发生病情变化需要进行抢救的患者；②重症监护患者；③各种复杂手术或大手术后的患者；④严重创伤或大面积烧伤的患者；⑤使用呼吸机辅助呼吸，并需要严密监护病情的患者；⑥实施连续性肾脏替代治疗（CRRT），并需要严密监护生命体征的患者；⑦其他有生命危险，并需要严密监护生命体征的患者	①安排专人24小时护理，严密观察病情变化及监测生命体征；②根据医嘱，正确实施治疗、给药措施；③准确测量出入量；④根据患者病情，正确实施基础护理和专科护理，如口腔护理、压力性损伤护理、气道护理及管路护理等，实施安全措施；⑤保持患者的舒适和功能体位；⑥实施床边交班

续表

护理级别	适用对象	护理内容
一级护理	①病情趋向稳定的重症患者；②手术后或治疗期间需要严格卧床的患者；③生活完全不能自理且病情不稳定的患者；④生活部分自理，病情随时可能发生变化的患者	①每1小时巡视患者，观察病情变化，监测生命体征；②根据医嘱，正确实施治疗、给药措施；③根据患者病情，正确实施基础护理和专科护理，如口腔护理、压力性损伤护理、气道护理及管路护理，实施安全措施；④提供护理相关的健康指导
二级护理	①病情稳定，仍需卧床休息的患者；②生活部分自理的患者	①每2小时巡视患者，观察病情变化，监测生命体征；②根据医嘱，正确实施治疗、给药措施；③根据病情正确实施护理和安全措施；④提供护理相关的健康指导
三级护理	①生活完全自理且病情稳定的患者；②生活完全自理且处于康复期患者	①每3小时巡视患者，观察病情变化，监测生命体征；②根据医嘱，正确实施治疗、给药措施；③提供护理相关的健康指导

临床工作中，为了更直观地了解患者的护理级别，及时观察患者病情和生命体征变化，做好基础护理及完成护理常规，通常需要在患者一览表上的诊断卡和患者床头（尾）卡上，采用不同颜色的标志来表示患者的护理级别。特级护理和一级护理采用红色标识，二级护理采用黄色标识，三级护理采用绿色标识。

第3节　患者出院的护理

 案例 4-1

患者，男，42 岁，因腰椎间盘突出入院，手术治疗后准备出院。

问题：1. 护士要为患者做哪些出院前的护理工作？

　　　2. 患者离开病室后，护士应对病室和病床做什么处理？

出院护理是指患者经过住院期间的治疗和护理，病情好转、稳定、痊愈需出院或需转院（科），或不愿接受医生的建议而自动离院时，护士为其所进行的一系列护理活动。其目的是：①对患者进行出院指导、健康教育，协助其尽快适应原工作和生活，并能遵照医嘱继续按时接受治疗或定期复诊；②指导患者办理出院手续；③处理及整理床单元、病室环境，准备迎接新患者。

一、患者出院前的护理

当医生根据患者康复情况决定出院日期，并写出院医嘱后，护士应做好下列工作。

（一）通知患者和家属

护士根据医生开具的出院医嘱，将出院日期通知患者及家属，并协助其做好出院准备。自动出院的患者应在出院医嘱上注明"自动出院"，并要求患者或家属签名认可。

（二）进行健康教育

护士应按照责任制整体护理要求对患者进行出院评估，内容至少包括患者出院时的身心状况、护理需求、对疾病及目前情况的认知程度、自我护理能力、照顾者能力等。对患者进行适时、恰当的健康教育，实施出院指导及健康教育，内容包括饮食、用药、康复锻炼、居家照护及注意事项、按时复诊及流程等。为患者或家属提供有关书面资料，以便于患者或家属掌握有关的护理知识、技能和护理要求。

（三）适时安慰及鼓励

对好转、转院、自动离院的患者，进行有针对性的安慰与鼓励，增强其康复信心；对死亡患者的家属做好安抚工作。

（四）征求意见

征求患者及家属对医院医疗、护理等各项工作的意见和建议，整理分析，为不断提高医疗和护理质量提供依据。

二、患者出院当日的护理

护士在患者出院当日应根据出院医嘱停止相关治疗并处理各种医疗护理文件，协助患者或家属办理出院相关手续，整理病室及床单元。

（一）医疗护理文件的处理

1. 执行出院医嘱，通知患者或家属到住院处办理出院手续，结算住院费用。

2. 停止一切医嘱。注销所有的治疗及护理执行单，如服药单、注射单、治疗单、饮食单等。

3. 按医嘱处方到药房领取药物，交患者或家属带回，并做好用药指导。

4. 填写出院护理记录单；在体温单相应出院日期和时间栏内填写出院时间。在当日体温单相应时间的40~42℃之间用红笔纵行填写出院时间；填写出院患者登记本，或在医院信息管理系统中录入相关护理记录。

5. 撤去患者一览表上的诊断卡及床头（尾）卡。

6. 按要求整理病历。出院病历交病案室保存，门诊病历交患者保管。

（二）患者的护理

1. 协助患者解除腕带标识。

2. 协助患者整理用物，归还寄存的物品，收回患者住院期间所借物品，并消毒处理。

3. 协助患者或家属办完出院手续，进行健康教育。根据病情需要分别用轮椅、平车或步行等方式护送患者至病区外或医院门口。

（三）病室及床单元的处理

1. 病室开窗通风。

2. 出院患者床单元处理　护士应在患者离开病室后整理床单元。

（1）撤去病床上的污被服，放入污衣袋中。根据出院患者疾病种类决定处理方法。

（2）用消毒剂擦拭床旁桌、床旁椅及床。

（3）床垫、床褥、棉胎、枕芯等用紫外线灯照射消毒或使用臭氧机消毒，也可置于日光下暴晒6小时以上。

（4）传染性疾病患者离院后，需按传染病终末消毒法进行处理。

（5）铺好备用床，准备迎接新患者。

第4节　运送患者法

在患者入院、接受检查或治疗、出院时，凡不能自行移动的患者均需护士根据患者病情选用不同的运送工具，如轮椅、平车或担架等运送患者，减轻双方疲劳及患者痛苦，并保证患者安全与舒适。

一、人体力学在护理工作中的应用

案例4-2

患者，女，60岁，因高血压急症入院，病房护士需要为患者准备床单元。

问题：1. 你作为病房的护士，如何应用节力原则为患者进行床单元的准备？

2. 临床护理中常见的节力操作原则有哪些？

人体力学是运用力学原理研究维持和掌握身体的平衡，以及人体从一种姿势变成另一种姿势时身体如何有效协调的一门科学。它基于人体生理解剖学、理论物理学的知识，研究人体运动器官的结构、功能与运动规律，从而指导人体防护与保健。在护理工作的搬运、负重和治疗时广泛应用。

（一）学习人体力学的意义

人体的运动与姿势是密切相关的。正确的姿势有助于正常生理功能的进行并且只需要最少量的能量输出而获得最有效的功能。护士在执行各种操作过程中的姿势与工作效率也有密切的关系。不正确的姿势易使人体肌肉产生紧张和疲劳，影响人体健康。如果形成不良姿势，就容易感到紧张和疲劳，造成精神不振，肌肉、肌腱劳损，如腰腿酸痛等。反之，如养成了良好的姿势，正确地运用人体力学的原理，既能减轻紧张疲劳感、保持充沛精力，又能节省时间与体力。在护理专业实践操作中科学地运用人体力学，对于减轻护理人员肌肉劳损情况、提高工作效率、减轻患者身心痛苦都有着举足轻重的积极意义。

（二）常用力学原理

1. 杠杆作用　杠杆是利用直杆或曲杆在外力作用下绕杆上一固定点转动的一种简单机械。杠杆有以下三种基本形式：一是平衡杠杆，支点位于力点与阻力点之间，动力臂与阻力臂可等长，也可不等长；二是省力杠杆，阻力点在支点与力点之间，其动力臂总是比阻力臂长，所以省力；三是速度杠杆，力点位于阻力点与支点之间，其动力臂总是比阻力臂短，所需的力较阻力大，但能换来距离较大的移动，是人体最常见的杠杆运动。

2. 平衡与稳定　根据力学原理，物体的平衡和稳定与重力的大小、重心的位置及重力线与支撑面的关系有关。一般而言，物体的重量、支撑面的大小与稳定度成正比；物体重心的高低与稳定度成反比。另外，重力线落在支撑面内有助于维持物体的平衡与稳定。物体的重量越大，稳定度越大。身体重心的位置随着躯干和四肢姿势的改变而改变。当人垂直双臂直立时，重心位于骨盆的第2骶椎前约7cm处，如把手臂举过头顶，重心随之升高，当身体下蹲时，重心则下降，甚至吸气时膈肌下降，重心也会下降；支撑面可以为站立、提重或移动时提供稳定性。

3. 压力与摩擦力　压力指受力面积上所承受的垂直作用力。对于相同重量的物体而言，受力面积越大，则单位面积所承受的压力越小。摩擦力是一个物体在另一个物体表面做相对运动或有相对运动趋势时产生的反作用力。

（三）人体力学的应用原则

1. 利用杠杆作用　护士在操作时，应靠近操作物体；两臂持物时，两肘紧靠身体两侧，上臂下垂，前臂和所持物体靠近身体，使阻力臂缩短，从而省力。必须提取重物时，最好把重物分成相等的两部分，分别由两手提取。若重物由一只手臂提取，另一手臂应向外伸展，以保持平衡。

2. 扩大支撑面　护士在操作时，应该根据实际需要将双下肢前后或左右分开，以扩大支撑面。例如，护士协助患者移动体位时，双下肢应前后或左右分开站立，尽量扩大支撑面；协助患者侧卧位时，应使患者两臂屈肘，一手放于枕旁，一手放于胸前，双腿前后分开，上腿弯曲在前，下腿稍伸直，以扩大支撑面，增加患者的稳定性。

3. 降低重心　护士在提取位置较低的物体或进行低平面的护理操作时，双下肢应随身体动作的方向前后或左右分开站立，以增加支撑面；同时屈膝屈髋，使身体呈下蹲姿势，降低重心，重力线在支撑面内，保持身体的稳定性。

4. 减少重力线偏离程度　护士在提取物品时，应尽量将物品靠近身体；抱起或抬起患者移动时，应将患者靠近自己的身体，以使重力线落在支撑面内。

5. 尽量使用大肌肉或多肌群　护士在进行护理操作时，能使用整只手时，避免只用手指进行操作；能使用躯干部和下肢肌肉的力量时，尽量避免使用上肢的力量。例如，端持治疗盘时，应五指分开，托住治疗盘并与手臂一起用力，使用多肌群用力，不易疲劳。

6. 使用最小的力做功　护士在移动重物时，应注意平衡、有节律，并计划好重物移动的位置和方向。护士应掌握以直线方向移动重物，尽可能遵循推或拉代替提取的原则。护士在执行各项护理操作时，正确运用人体力学原理，维持良好的姿势，可减轻自身肌肉紧张及疲劳，提高工作效率。同时，运用人体力学原理协助患者维持正确的姿势和体位，避免肌肉过度紧张，可增强患者的舒适感，促进康复。

二、轮椅运送法

【目的】

1. 护送不能行走但能坐起的患者入院、出院、检查、治疗或室外活动。

2. 帮助患者下床活动，促进血液循环和体力恢复。

【评估】

1. 患者的年龄、体重、意识状态、病情、躯体活动能力、损伤部位及理解合作程度。

2. 轮椅的性能是否完好。

【计划】

1. 护士准备　着装整齐，修剪指甲，洗手，戴口罩。

2. 患者准备　了解轮椅运送的目的，配合方法及注意事项。

3. 用物准备　轮椅（检查平车的车轮、车面、制动闸等各部件性能，保证各部件性能良好），拖鞋，根据室外温度适当地增加衣服、盖被（或毛毯），以免患者受凉。必要时备软枕。

4. 环境准备　避开障碍物，保证道路平坦，环境宽敞。

【实施】　见表4-5。

表4-5　轮椅运送护理技术

操作流程	操作步骤	要点与说明
1. 核对患者	核对患者床号、姓名、腕带并询问；解释操作目的、方法与配合方法	确认患者，避免差错
2. 放置轮椅	将椅背与床尾平齐，面朝床头，扳制动闸固定轮椅，翻起脚踏板	缩短距离，便于患者坐入轮椅；防止轮椅滑动；必要时将毛毯单层两边平均地直铺在轮椅上，使上端高过患者颈部约15cm
3. 患者上轮椅前的准备	（1）撤掉盖被，扶患者坐起	
	（2）协助患者穿衣、裤、袜子	询问、观察患者有无眩晕和不适
	（3）嘱患者以手掌撑在床面上，双足垂床沿，维持坐姿	寒冷季节注意患者保暖
	（4）协助患者穿好鞋子	方便患者下床

续表

操作流程	操作步骤	要点与说明
4. 协助患者从床转移至轮椅	（1）护士面对患者双脚分开站立，嘱患者将双手置于护士肩上，护士双手环抱患者腰部，协助患者下床	注意观察患者病情变化
	（2）协助患者转身，嘱患者用手扶住轮椅把手，坐于轮椅中；协助患者身体尽量向后靠；嘱患者运送过程中不可向前倾身、自行站起或下轮椅	嘱患者抓紧轮椅扶手；对于不能自行保持身体平衡的患者，可使用安全带；运送过程中确保安全
	（3）翻下脚踏板，协助患者将双足置于脚踏板上	若用毛毯，则将上端围在患者颈部，用别针固定；两侧围裹患者双臂，各用一别针在腕部固定；再用余下部分围裹患者上身、下肢和双足（图4-7），避免受凉；如患者下肢水肿或有伤口，可在脚下垫软枕
	（4）整理床单元，铺暂空床	保持床单元、病室整齐
	（5）观察患者，确定无不适后，放松制动闸，推轮椅	
5. 运送患者	运送患者至目的地，再返回病室	推行中注意患者病情变化；过门槛时，翘起前轮，避免过大震动；下坡时，嘱患者抓紧扶手，保证患者安全
6. 协助患者从轮椅转移至床	（1）将轮椅推至床尾，使椅背与床尾平齐，患者面向床头	
	（2）扳起车闸使轮椅止动，翻起脚踏板	
	（3）解除患者身上固定毛毯用别针	防止患者摔倒
	（4）协助患者站起、转身、坐于床沿	
	（5）协助患者脱去鞋子及保暖外衣，躺卧舒适，盖好盖被	观察患者病情
	（6）整理床单元	
7. 推轮椅至原处放置	将轮椅推至固定位置，固定车闸，稳妥放置；整理用物；需要时做记录	定位放置便于其他患者使用

【评价】

1. 搬运安全、顺利，患者主动配合。
2. 护士操作规范，动作轻稳、省力、协调，患者感觉舒适。
3. 护患沟通良好，达到预期效果。

【注意事项】

1. 操作前应仔细检查轮椅性能是否完好，以保证能将患者安全、舒适地运送至目的地。
2. 注意患者保暖，防止受凉。
3. 推轮椅时速度适宜、平稳，以免患者感觉不适或发生意外。
4. 运送过程中注意观察患者病情变化。
5. 做好健康教育。解释搬运的过程、配合方法及注意事项。告知患者在搬运过程中，如果感觉不适应立刻向护士说明，防止意外发生。

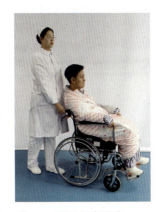

图4-7　毛毯包裹患者

三、平车运送法

案例4-3

患者，男，42岁，因腰部受伤不能行走就医，初步诊断为腰椎骨折收入院。

问题：1. 目前患者无法行走，该如何送入病室？

2. 送入病室后应如何搬上病床？

【目的】 运送不能起床的患者入院，做各种特殊检查、治疗、手术或转运等。

【评估】

1. 患者的体重、意识状态、病情、躯体活动能力、损伤部位及理解合作程度。患者病情、意识、体重、损伤部位与躯体活动能力。

2. 患者对平车运送的认知、心理状态、理解合作程度。

3. 平车性能是否完好。

【计划】

1. 护士准备 衣帽整洁，修剪指甲，洗手，戴口罩。

2. 患者准备 了解平车运送的目的，能主动配合操作。

3. 用物准备 平车（检查平车的车轮、车面、制动闸等各部件性能良好，车上放置垫子和枕头），带套的毛毯或棉被。如为骨折患者，应有木板垫于平车上，并将骨折部位固定稳妥；如为颈椎、腰椎骨折患者或病情较重的患者，应备有中单。

4. 环境准备 环境宽敞，便于操作。

【实施】 见表4-6。

表4-6 平车运送护理技术

操作流程	操作步骤	要点与说明
1. 核对患者	将平车推至患者床旁，核对患者床号、姓名、腕带并询问；解释操作目的、方法与配合方法	确认患者，避免差错
2. 安置好患者身上的导管等	根据不同导管的用途，按要求安置	避免导管脱落、受压或液体逆流
3. 搬运患者		根据患者病情及体重，确定搬运方法
▲挪动法		适用于有活动能力、能配合的患者
	（1）移开床旁桌、床旁椅，松开盖被	
	（2）将平车推至床旁与床平行，大轮靠近床头，扳制动闸使平车止动	贴近床沿，便于搬运 防止平车滑动，保证安全
	（3）协助患者将上身、臀部、下肢依次向平车移动（图4-8）	患者头部枕于大轮端，平稳 协助患者离开平车回床时，应协助患者先移动下肢，再移动上肢
	（4）协助患者在平车上躺好，用被单或包被包裹患者，先足部，再两侧，头部盖被折成45°角；抬起车栏	患者保暖、舒适，避免坠车 整齐、美观
▲一人搬运法		适用于上肢活动自如、体重较轻的患者
	（1）推平车至患者床旁，大轮端靠近床尾，使平车与床成钝角，扳制动闸使平车止动	缩短搬运距离，省力 防止平车滑动，保证安全
	（2）松开盖被，协助患者穿好衣服	
	（3）搬运者一手臂自患者近侧腋下伸入至对侧肩部，另一手臂伸入患者臀下；患者双臂过搬运者肩部，双手交叉于搬运者颈后；搬运者抱起患者（图4-9）	搬运者双下肢前后分开站立，扩大支撑面；略屈膝屈髋，降低重心，便于转身
	（4）稳步移动将患者放于平车中央，盖好盖被，抬起车栏	避免碰撞，避免坠车
▲二人搬运法		适用于不能活动、体重较重的患者

续表

操作流程	操作步骤	要点与说明
	（1）同一人搬运法步骤（1）～（2）	缩短搬运距离，省力
	（2）搬运者甲、乙二人站在患者同侧床旁，协助患者将上肢交叉于胸前	个高者站床头侧
	（3）搬运者甲一手臂托住患者头、颈、肩，另一手臂托住患者腰部；搬运者乙一手臂托住患者臀部，另一只手臂托住患者膝部，两人同时抬起患者至近侧床沿，再同时抬起患者稳步向平车处移动（图4-10）	搬运者甲应使患者头部处于较高位置，减轻不适。抬起患者时，应尽量使患者靠近搬运者身体，以省力
	（4）稳步移动将患者放于平车中央，盖好盖被，抬起车栏	避免碰撞，避免坠车
▲三人搬运法		适用于不能活动，体重超重的患者
	（1）同一人搬运法步骤（1）～（2）	
	（2）搬运者甲、乙、丙三人站在患者同侧床旁，协助患者将上肢交叉于胸前	三人同时抬起患者，应保持平稳移动，减少意外伤害
	（3）搬运者甲双手托住患者头、颈、肩及背部；搬运者乙双手托住患者腰、臀部；搬运者丙双手托住患者膝部及双足，三人同时抬起患者至近侧床沿，再同时抬起患者稳步向平车移动（图4-11）	搬运者甲应使患者头部处于较高位置，减轻不适
	（4）稳步移动将患者放于平车中央，盖好盖被，抬起车栏	避免碰撞，避免坠车
▲四人搬运法		适用于颈椎、腰椎骨折和病情较重的患者
	（1）同挪动法步骤（1）～（2）	搬运骨折患者，平车上应放置木板，固定好骨折部位
	（2）搬运者甲、乙分别站于床头和床尾；搬运者丙、丁分别站于病床和平车的一侧	
	（3）将帆布兜或中单放于患者腰、臀部下方	帆布兜或中单能承受患者的体重
	（4）搬运者甲抬起患者的头、颈、肩；搬运者乙抬起患者的双足；搬运者丙、丁分别抓住帆布兜或者中单四角，四人同时抬起患者向平车处移动（图4-12）	搬运者应协调一致，搬运者甲应随时观察患者的病情变化
	（5）稳步移动将患者放于平车中央，盖好盖被，抬起车栏	避免碰撞，避免坠车
4. 整理床单元	铺暂空床，整理床单元	
5. 运送患者	松开平车制动闸，推患者至目的地	推送患者时，护士应位于患者头部，随时注意患者病情变化 推行中，平车小轮端在前，转弯灵活；速度不可过快；上下坡时，患者头部应位于高处，减轻患者不适，并嘱患者抓紧扶手，保证患者安全 保持输液管道、吸氧管道、引流管道通畅
6. 推平车至原处放置	运送后将平车推至固定位置，固定车闸，稳妥放置；整理用物；需要时做记录	定位放置 便于其他患者使用

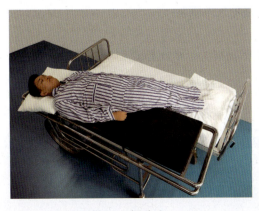

图4-8 挪动法

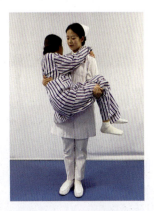

图4-9 一人搬运法

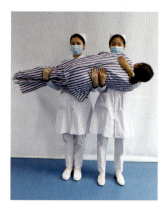
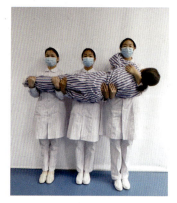
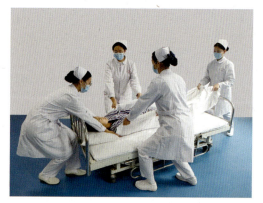

图4-10 二人搬运法　　　图4-11 三人搬运法　　　图4-12 四人搬运法

【评价】

1.患者安全、舒适，无损伤等并发症。

2.护士操作规范，动作协调、省力、轻稳。

3.护患沟通良好，达到预期效果。

【注意事项】

1.搬运及推车过程中，均应注意观察患者面色、呼吸及脉搏的变化；避免引起并发症。

2.搬运时保证患者的持续性治疗不受影响，输液管、吸氧管及引流管等应保持通畅；各种管道应妥善安置，避免导管脱落、扭曲、受压、逆流。

3.搬运时操作者动作应轻稳，协调一致，确保患者安全舒适；操作中遵循节时省力原则，恰当应用人体力学，防止机械性损伤。

4.搬运途中要注意：①患者头部应卧于平车的大轮端。②平车运送速度要适宜。③推车时，护士应站在患者头侧，便于观察病情。④推车上、下坡时，患者头部应位于高处，以免引起不适。⑤冬季应注意保暖，避免受凉。⑥搬运骨折患者时，车上应垫木板，并固定好骨折部位；昏迷患者采取去枕仰卧位，头偏向一侧；搬运颈椎损伤的患者时，头部应保持中立位。⑦推车进、出门时，应先将门打开，不可用车撞门，以免患者不适及损坏建筑物。

5.做好健康教育。向患者及家属解释搬运的过程、配合方法及注意事项。告知患者在搬运过程中，如感不适立刻向护士说明，防止意外发生。

四、担架运送法

【目的】 运送不能起床的患者入院、转运、检查、治疗等。主要用于无条件使用平车时转运患者，如战地、野外、自然灾害的急救、上下急救车等。其特点是运送患者舒适平稳，对体位影响较小，乘各种交通工具时上下方便，不受地形、道路等条件限制。

【评估】

1.患者体重、病情、损伤部位与躯体活动能力，重点检查伤员的头部、脊柱、胸部有无外伤，特别是颈椎是否受到损伤。

2.患者合作程度。

【计划】

1.用物准备 担架一副（检查担架整体无破损，布料无破损，各部件牢固，确保使用正常），软垫，其他用物同平车运送法。

2.患者准备 了解担架运送的目的、注意事项，能主动配合操作。

【实施】 见表4-7。

表4-7 担架运送护理技术

操作流程	操作步骤	要点与说明
1. 核对患者	核对患者床号、姓名及腕带，向患者及家属解释操作目的及配合要求	确认患者，避免差错
2. 上担架前准备	根据患者伤情选择合适担架	如患者身上有导管，妥善安置
3. 搬运患者上担架		
▲三人搬运法		适用于椎体无损伤的患者
	（1）由两人将担架抬起，使其与患者平齐	
	（2）护士位于患者同一侧，甲一手托起患者的头、颈、肩部，一手托起患者的腰部；乙、丙分别托起患者的臀部和下肢	如为清醒患者，应嘱其用双手环抱护士甲的颈部
	（3）三人同时用力，将患者轻抬慢放于担架上	颅脑损伤、颌面部外伤及昏迷患者应将头偏向一侧
▲平托法		适用于颈椎损伤的患者
	（1）护士站在患者和担架的同一侧，将担架移至患者身旁	
	（2）由一人托起患者头颈部，另两人分别托患者的胸、腰、臀及上下肢	
	（3）护士将患者水平托起，头部处于中立位，并沿身体纵轴向上略加牵引颈部，缓慢移向担架上	
	（4）患者仰卧位，并在颈下垫相应高的小枕或衣物，保持头颈中立位，头颈两侧应用衣物或沙袋加以固定	若使用带颈托的担架，则用颈托固定头、颈部
▲滚动搬运法		适用于胸、腰椎损伤的患者
	（1）将患者四肢伸直、并拢，向床边移动	
	（2）护士站在患者的同一侧，甲扶持患者的头、颈及胸部，乙扶持患者的腰及臀部，丙扶持患者的双下肢，三人同时将患者整体向担架滚动	
4. 运送患者	盖好盖被，运送患者	对于不能自行保持身体平衡的患者，可使用安全带 寒冷季节注意患者保暖
5. 搬运患者下担架	（1）护士三人并排在患者身体一侧，同时把手臂分别伸入患者头、颈、肩部，背部，腰臀部，双下肢的下面	注意观察患者病情变化
	（2）由一人发出口令，三人同时起立，使患者的身体保持水平位置	
	（3）三人同时迈步，将患者放于床上或平车上	
6. 整理担架	将担架清洗消毒，放回原处	定位放置，便于其他患者使用

【评价】

1. 患者安全、舒适，无损伤等并发症。

2. 护患沟通良好，达到预期效果。

3. 护士操作规范，动作轻稳、省力、协调。

【注意事项】

1. 搬运患者时，动作应轻稳、协调一致，尽量减少不必要的震动，以免增加伤病者的痛苦。

2. 搬运胸椎、腰椎损伤的患者时，担架上应放木板。

3. 运送时，护士应站在患者头侧，以便观察病情。上、下坡时，上下楼梯或上下交通工具时，患者头部应始终在高处。

4. 护送过程中不中断治疗，保持所有管道通畅。

5. 做好健康教育。告知清醒患者配合要点，防止二次损伤。

自测题

A₁/A₂型题

1. 患者，男，48岁。脑外伤，在全麻下行颅内探查术。术后床单元应是（　　）
   A. 麻醉床，床中部和床上部各铺一次性中单
   B. 暂空床，床中部和床上部各铺一次性中单
   C. 铺空床，床中部和床尾部各铺一次性中单
   D. 麻醉床，床中部和床尾部各铺一次性中单
   E. 备用床，床中部和床上部各铺一次性中单

2. 入院时，对乙肝患者个人衣服的处理方法，正确的是（　　）
   A. 包好后存放　　　　B. 交给家属带回
   C. 消毒后存放　　　　D. 日光暴晒后存放
   E. 消毒后交患者保管

3. 休克患者入病区后护士首先应（　　）
   A. 进行详细的自我介绍
   B. 通知营养科，准备膳食
   C. 评估发病过程
   D. 通知医生，配合抢救
   E. 介绍医院环境

4. 出院护理中错误的是（　　）
   A. 通知患者及家属做好出院准备
   B. 凭医生处方领取患者出院后须服药物
   C. 协助患者整理用物
   D. 介绍出院后注意事项
   E. 停止用药

5. 入院时间和出院时间的正确填写方法是（　　）
   A. 在体温单38～40℃之间相应的时间栏内，用红笔纵行填写
   B. 在体温单38～40℃之间相应的时间栏内，用蓝笔纵行填写
   C. 在体温单40～42℃之间当天时间栏内，用红笔横向填写
   D. 在体温单40～42℃之间相应的时间栏内，用蓝笔纵行填写
   E. 在体温单40～42℃之间相应的时间栏内，用红笔纵行填写

6. 推平车上下坡时患者头部应在高处一端的主要目的是（　　）
   A. 防止血压下降　　　B. 避免呼吸不畅
   C. 减轻头部充血　　　D. 预防坠车
   E. 有利于与患者交谈

7. 患者，女，56岁，踝关节骨折入院，恢复期用轮椅推其户外活动时，不正确的方法是（　　）

A. 翻起脚踏板，制动车闸
B. 轮椅的椅背和床头平齐
C. 嘱患者尽量向后靠
D. 护士站在轮椅后制动轮椅
E. 注意保暖

8. 患者，男，身高180cm，体重80kg，单纯性痔切除术后，运送患者回病区的方法是（　　）
   A. 轮椅运送　　　　　B. 扶助行走
   C. 担架运送　　　　　D. 平车三人搬运
   E. 平车一人搬运

9. 患者，男，45岁，肱骨开放性骨折术后2周办理出院，不属于出院前护理的内容是（　　）
   A. 进行健康教育　　　B. 通知患者及其家属
   C. 征求患者意见　　　D. 做好心理护理
   E. 按出院顺序整理病案

10. 李先生，63岁，因肺源性心脏病发生Ⅱ级呼吸衰竭，急诊入院，急诊室已给予输液、吸氧，现准备用平车送入病房，护送途中护士应注意（　　）
    A. 拔管暂停输液、吸氧
    B. 暂停吸氧，继续输液
    C. 暂停输液，吸氧继续
    D. 继续输液、吸氧、避免中断
    E. 暂停护送，缺氧症状好转后再送入病房

11. 俞先生，66岁。因腰椎骨折入院，现用平车送往放射科检查，运送方法正确的是（　　）
    A. 三人搬运
    B. 平车上垫木板
    C. 上下坡时患者头部在前
    D. 嘱家属推车宜慢
    E. 静脉输液暂停

12. 李某，颈椎骨折，现需搬运至平车上，平车与床的适当位置是（　　）
    A. 平车头端与床尾相接
    B. 平车头端与床头平齐
    C. 平车头端与床头呈钝角
    D. 平车头端与床尾呈锐角
    E. 平车头端与床头呈锐角

13. 吴先生，65岁。胆囊切除术后1周，医嘱明日出院，护士应首先（　　）
    A. 通知患者及家属做好出院准备
    B. 通知患者办理出院手续
    C. 填写出院护理评估单
    D. 征求患者意见

E. 给予健康指导

A₃/A₄型题

（14、15题共用题干）

患者，女，36岁，因脑外伤急诊入院，烦躁不安、面色苍白、四肢厥冷，血压76/46mmHg，脉搏110次/分。

14. 入院后首要的护理措施是（　　　）

A. 热情接待，介绍环境和制度

B. 询问受伤经过

C. 置休克卧位，测生命体征、输液，通知医生

D. 准备急救物品，等待值班医生

E. 填写各种表格，完成入院护理评估

15. 用平车运送至CT室检查时操作方法不正确的是（　　　）

A. 根据年龄采用二人搬运法

B. 护士在患者头侧推车

C. 患者头部卧于平车大轮端

D. 保持静脉输液通畅

E. 注意观察病情变化

（吴俊晓）

第5章
休息与活动

休息与活动是人类生存和发展的重要基础，适当的休息与睡眠能够促进健康、消除疲劳和减轻病痛。护理人员应充分认识到休息与活动的作用和意义，掌握与休息、活动有关的知识和技能，发现患者休息与活动方面的问题，满足患者的需要，促进其早日康复。

第1节 休 息

休息是指在一段时间内相对地减少活动量或改变活动方式，使人从生理上和心理上得到松弛，消除或减轻疲劳，恢复精力的过程。它代表了一种宁静、安详、无焦虑、无拘无束的状态，是维护健康的重要条件。休息的方式有很多，获得休息的方法依个人喜好不同而异。对从事脑力劳动的人而言，休息方式可以是散步、游泳、打球等；而对于运动员来讲，他的休息反而是读书、看报、听音乐。

协助患者得到有益康复的休息是护理工作的重要职责之一，护理人员必须运用相关知识，在保证治疗计划有效落实的同时合理安排患者的活动与休息，制订有益身心健康的个性化护理计划，以促进患者早日康复。

一、休息的意义

休息对维持人体健康至关重要。对健康人来说，充足的休息可以消除疲劳，促进机体正常的生长发育，使人从生理上和心理上得到放松。对患者来说，充足的休息有利于组织的修复和器官功能的恢复，减轻患者的精神负担，促进疾病的康复。

1. 缓解身体的疲劳 工作过度紧张和劳累容易造成生理上和精神上的疲劳，从而产生一系列的症状，如全身乏力、体力下降、注意力不集中、记忆力差、工作效率低等。只有经过适当的休息，才可以缓解身体的疲劳，恢复体力和精力。

2. 减轻精神的压力 精神过度紧张容易导致许多疾病的发生，如冠心病、高血压、消化性溃疡、癌症等。因此，紧张之余适当地休息，有利于放松身心，减轻精神压力，预防疾病。

3. 利于疾病的康复 疾病本身就是一种压力，治疗的方法之一就是休息。患病时，为了维护生理和心理的正常状态，机体消耗大大增加。适当的休息有利于减少机体精力的消耗，对疾病的痊愈十分重要；同时，休息时新陈代谢减慢，全身血液的需求量下降，心脏负荷减轻，特别对心脏疾病的恢复非常有利。因此，患者如能得到良好的休息，则会减少机体能量消耗，加快受损组织的修复，使体力和精力尽快得到恢复，缩短病程，早日康复。

二、休息的条件

患者想达到真正的休息，必须满足以下几个条件。

1. 生理的舒适 是保证患者休息的重要条件之一。各组织器官功能良好，身体无任何不适及卧位舒适的情况下才能得到真正的休息。因此，在休息之前，必须先将患者身体的不舒适降到最低程度，如提供舒适的休息环境、协助做好个人卫生、调整舒适的卧位、减轻或控制疼痛等，以保证休息的效果。

2. 心理的安宁 个体的心理和情绪状态会影响到休息的质量。有效地减少和控制焦虑、紧张的情绪，才能使机体心理得到放松，而负性情绪的存在和紧张的精神状态会直接影响到患者的休息和睡眠形态。患者由于生病，常会出现焦虑和紧张的情绪。因此，护理人员在对患者进行护理时，应与患者进行良好的沟通，帮助患者减轻心理压力，使其精神得到放松，以达到休息的目的。

3. 充足的睡眠 睡眠是休息的最基本方式。睡眠的数量和质量是影响休息的重要因素，无论是原发性或继发性的睡眠障碍，都可能引起睡眠数量的不足或质量的下降，使人易怒、焦虑、全身疲乏、注意力难以集中。在这种情况下，很难达到休息的目的，从而影响患者疾病的康复。

4. 舒适的环境 良好而舒适的环境也是睡眠质量的重要影响因素。环境中的空间、温度、湿度、色彩、噪声等均会对睡眠产生影响。护理人员要为患者营造舒适的病室环境，保持病室温度、湿度适宜，空气清新，提供舒适的病床、合理的空间和必要的遮挡。对患者的医疗及护理活动应相对集中，除特殊情况外，各种治疗及护理项目应集中在日间进行，尽量避免占用患者的休息时间，以保证患者能得到充足的休息。

第2节 睡　眠

 案例 5-1

　　患者，女，37岁，女儿10岁，因脑部肿瘤入院。已行颅内肿瘤切除术，并行组织切片检查，结果未知。患者主诉头痛，夜间难以入睡，平均每晚睡眠不足3小时，并且常常被病区声响吵醒。如果你是责任护士，请完成以下任务：

　　1. 请分析此患者睡眠不佳的原因是什么？

　　2. 能够为该患者提供促进睡眠的方法有哪些？

　　睡眠是一种周期发生的知觉的特殊状态，由不同的时相构成，对周围的环境可相对地不作出反应。睡眠是机体重要的基本生理需要之一，人的一生中有1/3的时间要用在睡眠上。任何人都需要睡眠，通过睡眠能使机体消除疲劳，恢复精力和体力，从而保持良好的觉醒状态以提高工作效率。睡眠对于维持人体的健康，尤其是促进疾病的康复，具有十分重要的意义。

一、睡眠的生理

（一）睡眠的发生机制

　　睡眠是一个主动的过程，并非脑活动的简单抑制。睡眠由睡眠中枢控制。目前认为，睡眠中枢位于脑干尾端，它发出的冲动向上传导并作用于大脑皮质（上行抑制系统），与控制觉醒状态的脑干网状结构上行激动系统的作用相拮抗，引起睡眠和脑电波同步化，从而调节睡眠与觉醒的相互转化。睡眠的控制和调节还与5-羟色胺、去甲肾上腺素、乙酰胆碱等中枢神经递质和体液因子有关。

（二）睡眠的生理

　　睡眠是一种循环发生的周期现象，一般一天为一个周期。睡眠时机体的视、触、嗅、听等感觉功能减退，骨骼肌反射和肌张力减弱，自主神经功能出现一系列改变，如代谢率降低、心率减慢、血压下降、瞳孔缩小、呼吸变慢、胃液分泌增多、唾液分泌减少、尿量减少、发汗增强等。

（三）睡眠时相

　　根据睡眠过程中眼电图（EOG）、肌电图（EMG）和脑电图（EEG）监测，可将睡眠分为非快速眼动睡眠（non-rapid eye movement sleep，NREM睡眠）和快速眼动睡眠（rapid eye movement sleep，REM睡眠）两个时相。睡眠各时相表现与变化见表5-1。

睡眠时相	特点	生理表现	持续时间	脑电图特点
NREM睡眠	第Ⅰ期（入睡期）：可被外界的声响或说话声唤醒	人体的生命体征与新陈代谢逐渐减慢；全身肌肉松弛，呼吸均匀，脉搏减慢	10～20分钟	低电压混合频率波
	第Ⅱ期（浅睡期）：进入睡眠状态，睡眠逐渐加深，但仍易被唤醒	生理活动继续变慢，全身肌肉松弛，呼吸均匀，脉搏减慢，体温、血压下降	10～20分钟	纺锤波或K复合波
	第Ⅲ期（熟睡期）：睡眠逐渐加深，需要巨大声响才能唤醒	肌肉松弛，呼吸均匀，心率减慢，体温、血压继续下降，但仍然规则，身体很少移动，难以唤醒	15～30分钟	出现δ波，占20%～50%
	第Ⅳ期（深睡期）：很难唤醒，可出现梦游和遗尿	身体完全松弛，无任何活动，呼吸缓慢均匀，脉搏、体温继续下降，腺垂体分泌生长激素，人体组织愈合加快，遗尿和梦游可能发生	15～30分钟	缓慢而高的δ波，占50%以上
REM睡眠	唤醒阈值提高，睡眠深度进一步加深；眼球快速转动，梦境往往在此阶段出现	各种感觉功能进一步减退，心率、血压、呼吸波动幅度较大，大量分泌肾上腺素。除眼肌外，全身肌肉松弛；会间断出现阵发性表现，如眼球快速运动、部分躯体抽动，同时会有心输出量增加、心率加快、血压上升、呼吸加快而不规则等交感神经兴奋的表现；脑的耗氧量和血流量增多，脑内蛋白质合成加快		去同步化快波时相，相对低电压混合频率波，α波，与Ⅰ期相似

表5-1　睡眠各阶段变化

1. 非快速眼动睡眠　又称慢波睡眠（slow wave sleep，SWS）或正相睡眠（orthodox sleep，OS）。此期脑电波呈现同步化慢波时相，伴有慢眼球运动，肌肉松弛但仍有一定张力。根据脑电图的特点，可将NREM睡眠分为四个时期。

在NREM睡眠中，机体感觉功能、骨骼肌反射功能及循环、呼吸、交感神经等系统的活动随睡眠的加深而减慢；同时，腺垂体分泌生长激素明显增多。因此，NREM睡眠有利于促进生长和体力恢复。长期睡眠不足后，如果任其自然睡眠，则NREM睡眠尤其是深度睡眠将明显增加，以补偿前阶段的睡眠不足。

2. 快速眼动睡眠　也称为快波睡眠（fast wave sleep，FWS）或异相睡眠（paradoxical sleep，PS）。REM睡眠期间，REM睡眠与幼儿神经系统的成熟有密切关系，能够促进学习和记忆。做梦是REM睡眠的特征之一，生动、充满感情色彩的梦境可以舒缓精神压力，让人们面对内心深处的事情和感受，消除意识中令人忧虑的事情，因此，REM睡眠对恢复精力、保持情绪平衡十分重要。

（四）睡眠周期

正常情况下，大多数成人的睡眠是由NREM睡眠和REM睡眠发生周期性交替的过程（图5-1），即睡眠周期。睡眠周期由不同的睡眠时相构成，各时相按一定的顺序重复出现。在入睡后最初20～30分钟，从NREM睡眠第Ⅰ期开始，依次经过第Ⅱ期、第Ⅲ期、第Ⅳ期之后，返回NREM睡眠的第Ⅲ期然后到第Ⅱ期，再进入REM睡眠，大约持续10分钟REM睡眠完成后，再回到NREM睡眠的第Ⅱ期，如此周而复始。在睡眠时相周期的任一阶段醒而复睡时，都须从头开始依次经过各期。

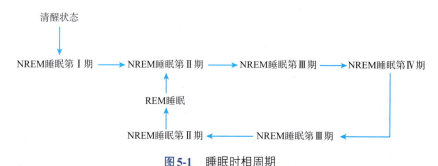

图5-1　睡眠时相周期

在成人每夜6～8小时的睡眠中，平均每晚出现4～6个NREM-REM-NREM睡眠周期，每一个睡眠周期为60～120分钟，平均为90分钟。每个时相所占的时间比例随睡眠的进行而有所变化。正常睡眠时，入睡后，NREM睡眠的第Ⅲ期和第Ⅳ期睡眠约占90分钟，REM睡眠持续不超过30分钟；进入深夜，REM睡眠会延长到60分钟，而NREM睡眠的第Ⅲ期和第Ⅳ期睡眠时间则会相应缩短。因此，NREM睡眠主要出现在上半夜，在睡眠后期逐渐减少甚至消失；REM睡眠则多发生在下半夜，在睡眠后期逐渐增加。

在睡眠周期中，两种睡眠时相状态均可直接转变为觉醒状态。但从觉醒状态转为睡眠状态时，只能先进入NREM睡眠，而不能直接从觉醒状态进入REM睡眠。无论个体在任何一个睡眠时相被唤醒，再继续睡眠时，不会回到其被唤醒的那个睡眠时相中，而是从觉醒状态开始依次经过NREM睡眠和REM睡眠各期。在夜间，若患者的睡眠经常被中断，患者将整夜无法获得深度睡眠和REM睡眠，患者正常的睡眠形态受到干扰，睡眠质量大大下降，此时患者就不得不通过增加睡眠总时数来补充缺乏的深度睡眠和REM睡眠，以至于造成睡眠形态紊乱。因此，为了帮助患者获得最佳的睡眠，护理人员应在了解睡眠的规律和特点的基础上，全面评估患者睡眠的需要及影响睡眠的因素，从而保证患者睡眠的质量和连续性。

（五）睡眠的需要

睡眠的需要量因人而异，受年龄、个体健康状况、职业等多种因素的影响。疲劳、怀孕、术后或患病状态时，个体的睡眠需要量会明显增加；儿童尤其是婴幼儿睡眠时间较长，随着年龄的增长，睡眠时间逐渐缩短；体力劳动者比脑力劳动者需要的睡眠时间长；肥胖者对睡眠的需要多于体瘦者。

二、睡眠的评估

睡眠的质量会受到诸多因素的影响，护理人员要对睡眠的影响因素进行全面的评估，从而有针对性地采取相应的护理措施，改善患者睡眠，促进身体的恢复。

（一）影响睡眠因素的评估

1. 生理因素

（1）年龄　是影响个体睡眠需要量的重要因素，随着年龄的增长，个体的睡眠时间呈减少趋势。新生儿24小时中大部分时间处于睡眠状态；婴儿为16～20小时；幼儿为12～14小时；学龄儿童为10～12小时；青少年为8～9小时；成人一般为7～8小时；65岁以上老年人为5～7小时。各睡眠时相所占时间的比例也随年龄的变化而变化。NREM睡眠的深度睡眠期时间随年龄增长而减少，入睡期和浅睡期的时间随年龄的增长而增加。REM睡眠的比例在婴儿期大于儿童期，青年期和老年期逐渐减少。总之，随着年龄的增长，总的睡眠时间减少，首先是NREM睡眠中的第Ⅳ期时间减少；睡眠过程中醒来的次数增多；NREM睡眠第Ⅰ、Ⅱ期所占的睡眠时间增加。

（2）昼夜性节律　睡眠一般发生在昼夜性节律的最低期，与人的生物钟保持一致。如果人的睡眠不能与昼夜性节律协同一致，如时差的影响、长时间频繁地夜间工作，会造成生物节律失调，可影响入睡及睡眠质量。

（3）内分泌变化　女性月经前期和月经期常出现嗜睡现象，与内分泌变化有关；妊娠早期孕激素升高可有催眠作用；绝经期女性由于内分泌的变化会引起睡眠紊乱，补充激素可以改善睡眠质量。甲状腺激素分泌不足患者，会出现疲乏和嗜睡。

（4）疲劳　适度的疲劳有助于入睡，但是过度的精力耗竭反而会引起无法入睡。

2. 病理因素

（1）疾病影响　许多疾病都可干扰正常的睡眠形态，影响睡眠的正常节律。如因躯体疾病造成的不适、疼痛、心悸、呼吸困难等未能及时缓解时严重影响睡眠，高血压、心脏病、哮喘、消化性溃疡、甲状腺功能亢进、癌症等疾病常伴有失眠，强迫症、精神分裂症患者常处于过度觉醒状态等。生病的人需要更多的睡眠来促进机体康复，但往往也因为多种症状的困扰或者特殊的治疗限制而无法获得正常的睡眠。

（2）身体不适　身体的舒适是获得休息与安睡的先决条件，体位不适、呼吸困难、憋闷、饥饿、腹胀、皮肤瘙痒等是常见的影响睡眠的原因。

3. 环境因素　环境是影响个体睡眠时间和睡眠质量的重要因素，舒适、安静、整洁、温湿度适宜、空气清新、卧具的舒适程度、色彩柔和的环境可增进睡眠，反之则会对睡眠产生干扰。大多数人在陌生的环境中难以入睡，在新环境中NREM睡眠和REM睡眠的比例会发生变化，出现入睡时间延长、REM睡眠减少、觉醒次数增加等现象。医院环境的复杂性、医院工作性质的昼夜连续性是影响患者睡眠的重要因素之一。

4. 药物因素　某些药物在治疗疾病的同时可能会影响睡眠，如强心苷类药物地高辛可引起头晕、头痛、失眠和嗜睡等；β受体阻滞剂可使患者出现失眠、睡眠中断及噩梦等不良反应；利尿剂如呋塞米、螺内酯等，能引起夜间多尿，频繁起夜也会扰乱睡眠。镇静催眠药能够加速睡眠，但只能在短时间内增加睡眠量，长期不适当地使用，可产生药物依赖或药物戒断反应，如白天嗜睡、疲乏、精神错乱等，加重原有的睡眠障碍。

5. 心理社会因素　强烈的情绪变化及不良的心理反应，如兴奋、焦虑、悲哀、恐惧、抑郁等均可能影响正常睡眠。此外，患者对疾病的担忧、角色转变、经济压力、人际关系紧张等因素都可能造成睡眠障碍。

6. 其他　一些人在睡前常有特别的行为习惯，如听音乐、看报纸杂志、喝牛奶、洗热水澡或泡脚等，当这些习惯突然改变或者被阻碍进行时，则可能发生睡眠障碍。另外，睡前饮水过多、饮刺激性饮料、饱食、体育锻炼、使用某些药物等也会影响睡眠型态。

（二）住院患者的睡眠评估

1. 住院患者的睡眠特点　住院患者由于疾病、环境、心理、社会等因素的影响，睡眠型态会发生变化，主要表现为以下两方面。

（1）睡眠节律改变　病房持续的诊疗护理活动、医院环境中的噪声、持续光照、身体不适等因素均会干扰住院患者的夜间睡眠，导致昼夜节律去同步化，使得患者正常的昼夜性节律遭到破坏，睡眠与昼夜性节律不协调。具体表现为患者出现日间嗜睡，夜间失眠，觉醒阈值降低，极易被惊醒，继而出现焦虑、沮丧、烦躁、不安等症状。

（2）睡眠质量改变　对住院患者睡眠质量的影响主要是以下几种情况。

1）睡眠剥夺　由于多种因素的影响，使患者处于长期缺乏持续的、自然的、周期性睡眠的状态，即发生睡眠剥夺。具体表现：入睡时间延长、睡眠持续时间缩短、睡眠次数增多、总睡眠时间减少，尤其是REM睡眠减少。

2）睡眠中断　是指患者的睡眠被中断，不能保证睡眠的连续性，无法完成较完整的睡眠周期。当睡眠被打断时，患者的睡眠周期又从觉醒状态开始，导致睡眠周期中NREM睡眠的第Ⅲ、Ⅳ期睡眠和REM睡眠占总睡眠时间的比例减少甚至丧失。此外，由于睡眠-觉醒转换次数增加，会造成交感神经和副交感神经刺激的快速改变，尤其在REM睡眠期间，容易出现致命性的心律失常。REM睡眠的突然中止会造成心室纤颤，同时还会影响正常的呼吸功能。

3）诱发补偿现象　指患者睡眠被打断后，NREM睡眠的第Ⅲ、Ⅳ期和REM睡眠减少，但会在下一个睡眠周期中得到补偿。一般NREM睡眠的第Ⅳ期优先得到补偿，同时分泌大量生长激素，以弥补因觉醒时间增加造成的能量消耗。REM睡眠不足则更加严重，严重者会出现神经症及精神障碍。

2. 患者睡眠状况的评估　评估患者睡眠情况，包括入睡潜伏期（从上床开始睡觉到入睡的时间），睡眠中觉醒次数、持续时间、早晨觉醒时间，总卧床时间，总睡眠时间，有无夜间异常症状（异常呼吸、行为和运动等），日间体力和精力恢复情况，午休情况，自我体验等。需要注意的是，在评估上述内容时应考虑患者过去2～4周的平均状况，不宜将单夜的睡眠状况和体验作为诊断依据。

三、睡眠障碍

睡眠障碍是指睡眠数量及质量的异常，或者是在睡眠中或睡眠觉醒转换时发生异常的行为或生理事件，也包括影响入睡或保持正常睡眠能力的障碍。睡眠障碍分为器质性睡眠障碍和非器质性睡眠障碍，通常所说的睡眠障碍是指非器质性睡眠障碍。非器质性睡眠障碍的种类很多，临床常见于下列几种情况。

（一）失眠

失眠是以入睡困难或维持睡眠障碍为主要表现，导致睡眠时间减少或质量下降，不能满足个体生理需要并明显影响日间社会功能的一种主观体验，是临床上最常见的睡眠障碍。原发性失眠是一种慢性综合征，主要表现为难以入睡、睡眠中易醒及早醒，患者常主诉没有休息好，清醒时或白天感到疲乏、昏昏欲睡、激动不安，经常打呵欠，有黑眼圈，轻度的一过性眼球震颤，轻微手颤。继发性失眠常是由于环境不适、身体障碍、精神紧张、药物依赖等引起，其产生的原因是短暂的，治疗要根据产生的原因而定。用脑电图记录发现，在上半夜占优势的NREM睡眠第Ⅲ、Ⅳ期，在失眠时减少了。

失眠可引起患者的焦虑、抑郁或恐惧心理，并导致精神活动效率下降，妨碍社会功能。其临床表现为入睡困难（入睡时间＞30分钟），睡眠维持障碍（整夜觉醒次数≥2次），早醒，睡眠质量下降和总睡眠时间减少（＜6小时），同时伴有疲劳或全身不适，注意力、注意维持能力或记忆力减退，情绪波动或易激惹，学习、工作和（或）社交能力下降，紧张、头痛、头晕，或与睡眠缺失有关的其他躯体症状等日间功能障碍。

（二）睡眠过多

睡眠过多是指睡眠时间过长或长期处于想睡的状态，觉醒困难，或醒后精力不能恢复。睡眠过度可继发于严重的脑部疾病，如脑血管病变、脑外伤、脑炎、脑瘤等，也可见于严重的抑郁症患者，患者通过睡眠逃避日常生活的紧张和压力。在临床上比较少见。如因各种脑部疾病、过度进食、病态的肥胖等引起的嗜睡状态或昏睡，也可见于心理失调如忧郁症患者。脑电图研究表明睡眠过多者其睡眠周期和每一时相所占的百分比均在正常范围之内，主要改变是睡眠总时数过多。

（三）睡眠呼吸暂停

睡眠呼吸暂停是一种在睡眠期间发生自我抑制、没有呼吸的现象，可分为中枢性和阻塞性呼吸暂停两种类型。前者是由于中枢神经系统功能不良而造成，见于颅脑损伤、药物中毒等；后者则出现在严重的、频繁的、用力的打鼾或喘息之后，常由于上呼吸道阻塞病变引起。两种类型的睡眠呼吸暂停都可导致动脉血氧饱和度降低、低氧血症、高血压及肺动脉高压等。表现为睡眠中出现呼吸反复停顿，在每夜7小时的夜间睡眠过程中，出现口鼻呼吸气流持续停止≥10秒并反复发作30次以上，或呼吸暂停低通气指数（AHI）≥5次/小时。

（四）发作性睡眠

发作性睡眠是以控制不住的短时间嗜睡为特点，常在饭后或者单调无趣的情况下及一天快结束时发作，是一种特殊的睡眠失调。无论患者夜间睡眠时间长短，日间过度睡眠每日均会发生。临床表现主要包括日间发作性过度睡眠、猝倒发作和夜间睡眠障碍。患者白天出现难以遏制的困倦或陷入睡眠，部分患者可能在行走、吃饭、说话时突然睡眠发作，而呈现出一些无意识的行为或刻板动作。在发作性睡眠的人中约有70%会出现猝倒现象，其表现为肌张力部分或全部的丧失，如眼睑下垂、舌脱垂、面部松弛，也可影响到下肢，导致患者跌倒；发作时间通常短暂（＜2分钟），常因为情绪急剧变化，太过高兴或太过悲伤等强烈的情绪而引起，发作过后，患者感到精力得到恢复。约有25%的人在发作性睡眠时有生动的、充满色彩的幻觉和幻听。

（五）睡行症

睡行症又称梦游症或梦行症，是一种在睡眠过程中尚未清醒而起床在室内或户外行走，或做一些简单活动的睡眠和清醒的混合状态。睡行症发作时患者从睡眠中突然起床，到室内外进行某些活动，甚至完成一些复杂的动作，如跑步、来回徘徊，或做某些游戏活动，动作似有目的性。发作当时意识恍惚，睁眼或闭眼，步态不稳，面部无表情，往往不语，偶尔也喃喃自语，但不能正确回答问题。经过几分钟或几十分钟，又自动上床入睡，但不论是即刻苏醒或次晨醒来对所进行的活动均不能回忆。睡行症通常出现在睡眠的前1/3段的深睡期，特别是NREM睡眠的第Ⅲ、Ⅳ期，多见于男孩，病因尚不明确，可能与遗传、性格和神经失调有关系。患者的临床表现往往随着年龄的增长而逐渐消失，提示本病可能与中枢神经发育不成熟有关。此外，情绪焦虑、家庭或学校中的矛盾与冲突、学习紧张等与睡行症发生也有一定的关系。

（六）梦魇

梦魇是指睡眠时从噩梦中惊醒，醒后能生动地回忆起噩梦的内容，并心有余悸的睡眠行为障碍。表现为睡眠中出现噩梦，如梦到猛兽追赶，或从高处落下而突然惊醒。醒后有短暂的情绪紧张、焦虑，身体不能转动，呼吸、心跳加快，面色苍白或出冷汗，全身肌肉松弛等，刚醒时对梦中景象尚有回忆。本病常发生于REM睡眠，多在夜间睡眠的后半段发作。常由于白天受到惊吓，睡前过度兴奋，室内空气污浊，被褥过厚，胸前或四肢受压，呼吸不畅，晚餐过饱引起胃部膨胀感等所致。长期服用抑制REM睡眠的镇静催眠药者突然停药后出现REM睡眠反跳，亦可导致梦魇发生。梦魇一般不会带来严重的后果，无需特殊治疗即可自愈。若存在环境或躯体因素时，应改善环境和消除不良因素。

（七）夜间遗尿

夜间遗尿指5岁或以上儿童睡眠状态时发生的不自主漏尿。常发生于NREM睡眠的第Ⅳ期，与大脑未发育完全有关，睡前饮水过多或者过度兴奋也可诱发。其发病机制十分复杂，涉及睡眠觉醒功能障碍、夜间多尿、膀胱功能异常、家族遗传等多种因素。其中，睡眠觉醒功能障碍是夜间遗尿最重要的发病机制，患儿在进入睡眠状态后，膀胱充盈所产生的神经冲动不能唤醒患儿，导致患儿在非清醒的睡眠状态下排尿。而夜间抗利尿激素分泌不足导致的夜间尿量增多和膀胱功能性容量减少是促发夜间遗尿的重要病因。儿童夜间遗尿虽不会对患儿造成急性伤害，但长期夜间遗尿常会给患儿及其家庭带来较大的疾病负担和心理压力，对其生活质量及身心成长造成严重不利影响。

（八）其他因素

1. 饮食　过饱或空腹均会使人不易入睡，某些食物及饮料的摄入也会影响睡眠状况，含有L-色氨酸较多的食物，如肉类、乳制品和豆类能促进睡眠。少量饮酒能促进放松，缩短入睡时间，但大量饮酒会抑制脑干维持睡眠的功能，干扰睡眠结构，使睡眠变浅。浓茶、咖啡中含有咖啡因，饮用后使人兴奋，难以入睡，在睡前4～5小时应避免饮用。

2. 运动　晚上进行轻、中度运动有助于增加睡眠。对一般人而言，适量的运动，能够促进大脑分泌抑制兴奋的物质，促进睡眠，迅速缓解疲劳。但临睡前过量的运动所带来的疲劳，将导致大脑过度兴奋，不利于提高睡眠质量。

3. 个人生活习惯　睡前的一些生活习惯，如洗热水澡、喝牛奶、阅读书报、听音乐等均有助于睡眠。而睡前任何种类的身心强烈刺激，如看恐怖电影或听恐怖故事、剧烈地活动、过度兴奋、悲伤等也会影响睡眠。

四、促进休息和睡眠的护理措施

患者入院后，由于疾病带来的身心压力及环境和生活习惯的改变，会引起睡眠形态的紊乱，出现睡眠时间和睡眠质量的改变，严重影响休息，不利于疾病的康复。护理人员应认真收集患者有关睡眠的资料，了解患者的睡眠习惯和睡眠形态，仔细分析存在及可能影响患者睡眠的因素，采取相应的护理措施，以增进患者休息与睡眠的质量，促进疾病的康复。

（一）创造良好的睡眠环境

调整病室的温度、湿度至适宜的程度。睡前开窗通风，保证空气的清新，及时清理病室中的呕吐物和排泄物，避免异味对患者睡眠的影响。保持病区的安静、整洁，控制噪声和不良刺激，将夜间可能出现的噪声，如器械碰撞声、开关门声、走路声、电话铃声、监护仪器报警声等降低到最低限度。夜间应尽量熄灯或使用地灯、床头灯，避免光线照射而影响睡眠。为患者提供清洁、干燥的卧具，舒适的枕头、被服，必要时为患者更换床单。合理安排治疗、护理活动，常规的护理工作应安排在白天，如为必须在夜间采取的护理措施，操作的时间应相对集中，并将活动间隔90分钟（一个正常睡眠周期所需时间为90分钟），尽量减少对患者睡眠的影响。

（二）做好晚间护理

在睡前协助患者洗漱、排便、更衣、整理床单元等，帮助患者采取舒适的卧位。满足患者基本的卫生、排泄等生理需要，有效止痛，及时解除患者身体的不适，帮助患者采取正确的睡眠姿势，妥善安置导管、引流管及牵引、固定等特殊治疗措施，就寝前做好晚间护理，以增进舒适，利于患者自然入睡。

指导患者根据人体生物节律性调整作息时间，白天适当活动，避免在非睡眠时间卧床，形成规律的就寝时间，避免熬夜。睡前可以进食少量易消化的食物或热饮料，防止饥饿影响睡眠，但应避免饮用咖啡、浓茶、可乐及含酒精的刺激性饮料，或摄入大量不易消化的食物。

在不影响疾病治疗、护理的前提下，尽可能满足患者就寝前的一些常规习惯，如允许阅读、收听广播（使用耳机）、提供温热饮料、协助沐浴或泡脚等，维持患者的原有生活规律以促进睡眠，提高睡眠质量。

（三）疏解患者的心理压力

护士应多与患者沟通交流，及时发现影响患者休息与睡眠的心理和社会因素，通过鼓励倾诉、正确指导，如听舒缓的音乐或进行渐进性肌肉放松训练，消除患者紧张、焦虑、恐惧等心理压力，恢复平静、稳定的情绪状态，避免情绪大起大落及过度兴奋，帮助患者建立对治疗的信心。这些心理措施对提高休息与睡眠的质量亦具有重要作用。

（四）合理使用药物

护士应注意观察患者日常服用的药物是否影响睡眠，如有影响睡眠的药物应报告医生，根据情况予以调整。护士应掌握镇静催眠药的种类、使用方法、药效及不良反应，并注意观察患者在服药期间的睡眠情况及身心反应。目前常用的镇静催眠药有下列几类。

1. 苯二氮䓬类　第二代镇静催眠药，主要有地西泮（安定）、硝西泮、艾司唑仑（舒乐安定）、咪达唑仑等，是目前临床最常用的镇静、催眠、抗焦虑药，由于其安全范围较大，副作用较小，被广泛地应用于失眠症的临床治疗。但长期服用可产生耐受性和依赖性，停药后易导致戒断症状，如失眠、焦虑、兴奋、出汗、震颤及反弹性失眠，因此不宜长期服用。服用该类药物的过程中，不宜饮酒或同时服用中枢抑制药，以免加重中枢抑制，引起过度嗜睡或呼吸困难。

2. 新型非苯二氮䓬类　包括唑吡坦（思诺思）、扎来普隆、佐匹克隆，为新一代的镇静催眠药。此类药物治疗失眠安全、有效，药物半衰期短，次日残余效应被最大程度地降低，一般不产生日间困倦，产生药物依赖的风险较传统苯二氮䓬类药物低。

3. 巴比妥类　如苯巴比妥（鲁米那）、戊巴比妥、异戊巴比妥等，此类药物通过抑制网状结构上行激活系统，使大脑皮质兴奋性降低，从而达到镇静、催眠的作用。巴比妥类药物的安全范围窄，耐受性及成瘾性强，临床上已极少用于镇静催眠。

4. 其他　褪黑素受体激动剂可用于治疗以入睡困难为主诉的失眠及昼夜节律失调性睡眠障碍。该药不会产生药物依赖性和戒断症状，可作为不能耐受前述催眠药物患者及已经发生药物依赖患者的替代治疗。10%水合氯醛溶液口服或直肠给药，临床上主要用于顽固性失眠或使用其他催眠药效果不佳的患者。水合氯醛具有强烈的黏膜刺激性，口服时与水或食物同服可以避免胃部不适，直肠炎或结肠炎的患者不可直肠给药。

（五）做好睡眠失调患者的相应护理

1. 失眠者　轻症失眠患者通过加强以上护理措施，常能收到较好的效果。严重失眠患者往往需要使用特殊技术（如安慰剂、心理暗示、催眠术），必要时辅以镇静催眠药物治疗。使用镇静催眠药物时，应避免长时间连续用药，防止产生药物依赖性和抗药性而使情况更糟。镇静催眠药物治疗的同时可结合其他促进睡眠的技术，帮助患者重建良好的睡眠形态。关注失眠患者睡眠状况，日常监测，每个月进行1次疗效评估，判断失眠的症状是否消失或好转，生活、学习和工作是否恢复正常等，还可根据失眠持续时间的长短推断失眠症状的减轻或加重。

2. 睡眠过多者　指导其控制饮食，减轻体重，增加有益身心健康的趣味活动，并限制其睡眠的时间。

3. 睡眠呼吸暂停者　指导患者采取正确的睡眠姿势，避免压迫，保持呼吸道通畅，并在夜间加强观察，随时消除呼吸道的梗阻。

4. 发作性睡眠者　通常选用药物治疗，如安非他明和苯哌啶醋酸甲酯都可抑制REM睡眠，从而起到治疗效果。指导患者学会自我保护，注意发作前兆，减少意外发生，告诫患者禁止从事高空、驾车等高危工作，避免发生意外。

5. 睡行症者　采取各种防护措施，将室内危险物品移开，锁门，避免发生意外及损伤。

6. 遗尿者　限制患者晚间饮水，并在入睡前督促其排尿。

第3节　活　动

　案例5-2

患者，男，37岁，误服有机磷农药，经洗胃及药物治疗3周后，急性中毒症状消失，出现肢体无力、抬腿困难、跛行、垂足、垂腕、肢体疼痛、肢体感觉异常如痛觉减退等运动障碍及感觉障碍。查体：神清语明，脑神经检查正常，四肢远端肌力2级，下肢肌肉轻度萎缩，双侧膝反射减弱，病理征阳性。如果你是责任护士，请完成以下任务：

1. 请分析该患者肌肉萎缩的原因是什么？

2. 如何为患者提供正确的活动指导？

活动是人的基本需要之一，对维持人的生命和健康十分重要。患者因疾病或其他原因导致活动障碍，不仅会影响机体各系统的生理功能，导致身体出现压力性损伤、关节僵硬、关节挛缩、肌张力下降、肌肉萎缩、便秘等并发症；活动能力丧失或肢体残缺时会导致患者自我形象的紊乱、与社会隔离、生理功能丧失及敏感、自卑、抑郁等心理问题，从而影响患者的生活质量和疾病康复。护士掌握活动的基本方法，从满足患者身心发展需要和疾病康复的角度，协助患者进行适当的活动，可以促进患者早日康复。

一、活动的意义

活动能维持机体良好的生理功能和身体状态，也能使心理处于最佳水平，具有全面、整体的效果。活动具有多方面的重要意义。

1. 增强心肺功能 活动和锻炼可使心肌更加强壮，提高心肌泵血能力，促进血液循环，增加肺活量，提高机体氧合能力。

2. 保持良好的肌张力 运动使肌肉更加结实和强健，运动系统的强度和耐力增强，还有利于保持健美的体型。

3. 保持关节灵活性 活动可增加关节和韧带的弹性及韧性，使关节更加灵活，全身活动的协调性增强。

4. 增加骨密度 活动可以促进成骨细胞的成骨过程，使机体增加对钙离子的储存和保留，从而有助于增加骨密度，减少和预防发生骨质疏松。

5. 预防便秘 活动可以促进胃肠蠕动，促进消化，有助于预防腹胀和便秘。

6. 改善睡眠 适时、适度的运动，可以促进入睡，改善睡眠质量，并能减慢老化过程，预防慢性疾病的发生。

7. 降低紧张度 活动可以使人缓解心理压力，有益于身心放松，有助于调节身心健康。

二、活动受限的原因

活动受限是指身体的活动能力或任何一部位的活动由于某些原因而受到限制。其常见原因有以下几方面。

1. 疼痛 疾病、外伤或手术引起的疼痛会限制患者的活动。患者为避免或减轻疼痛而主动或被动地限制活动，长时间维持某一种体位或姿势，导致活动能力下降或丧失。

2. 运动、神经系统结构改变或功能受损 肢体的先天畸形、残疾、疾病、损伤造成的骨折、关节肿胀、关节变形、肌肉萎缩，均可直接或间接导致机体活动障碍。神经系统功能受损可造成暂时的或永久的运动功能障碍，如脑血管意外、脊髓损伤造成的中枢神经功能损伤，导致受损神经支配的身体出现运动障碍。

3. 营养状态改变 严重营养不良、疲乏无力、缺氧的患者，因不能提供身体活动所需的能量而活动受限。此外，过度肥胖的患者也会出现身体活动受限。

4. 精神心理因素 情绪会影响患者活动，如沮丧、悲哀等不良情绪会引起活动能力下降。严重抑郁患者、木僵等精神疾病患者，在思维异常的同时伴有活动能力下降，机体活动量明显减少，甚至自主活动停止。

5. 治疗、护理措施的执行 为治疗某些疾病而采取的治疗、护理措施可能使患者的活动能力和活动范围受到限制。如为防止躁动的患者出现意外，须对其加以约束；骨科患者在牵引或使用石膏绷带过程中，会限制其活动范围甚至需要制动。另外，心肌梗死早期、脑出血、先兆流产的患者需要绝对卧床休息。

三、活动受限对机体的影响

活动受限对机体各系统的生理功能产生广泛影响，并且可能引发患者社会心理方面的问题。

1. 对心血管系统的影响

（1）直立性低血压 是指患者从卧位到坐位或直立位时，或长时间站立出现的血压突然下降超过20mmHg，并伴有头昏、头晕、视物模糊、乏力、恶心等表现。护理时应加强防范，特别是久卧后第一次起床的患者，护理人员应给予扶持，先助其缓慢坐起，适应片刻后再逐渐下床，循序渐进，注意安全，防止跌倒或坠床。

（2）深静脉血栓形成　是指血液在深静脉内不正常凝结引起的静脉回流障碍性疾病，多发生于下肢。主要表现为患肢的突然肿胀、疼痛、软组织张力增高，活动后加重，抬高患肢症状可减轻，静脉血栓部位常有压痛。多见于长期卧床、肢体制动、大手术或创伤后的患者。血栓脱落形成栓子，随血流运行，若栓塞于肺部血管，将导致肺动脉栓塞。因此，对大手术后或慢性疾病需长期卧床者，应鼓励患者在床上进行下肢的活动。术后能起床者尽可能早期下床活动，促使小腿肌肉活动，增加下肢静脉回流。

2. 对呼吸系统的影响

（1）限制有效通气　活动减少使机体代谢需求降低，尤其是平卧时腹腔脏器增加横膈的压力，使胸腔变小，肺部扩张受限，导致呼吸浅表。而肺底部长期处于充血、淤血状态，使得有效通气减少，影响氧气的正常交换。

（2）影响呼吸道分泌物的排出　长期卧床患者呼吸道内分泌物排出困难而不断积聚，干扰了气道内纤毛排除异物的功能。再加上患者体质虚弱、无力咳嗽排痰，局部和全身抵抗力低下，因此，妨碍肺部有效通气且易并发坠积性肺炎。

因此对长期卧床的患者要定时翻身、拍背，保持呼吸道通畅和肺正常的通气功能，避免坠积性肺炎的发生。

3. 对消化系统的影响

（1）食欲下降　活动减少会引起消化液分泌减少，患者出现食欲下降，摄入的营养物质减少，胃肠消化吸收功能减退，导致营养不良。

（2）便秘　长期卧床或活动减少还会使肠蠕动减慢，加之患者摄入的水分和纤维素减少，导致腹胀、便秘等问题。便秘可因腹肌和提肛肌无力而进一步加重，使排便更加困难，严重时出现粪便嵌塞。

4. 对肌肉骨骼系统的影响

（1）肌张力减弱、肌肉萎缩　活动减少，使肌肉供血减少，肌蛋白丢失，导致肌纤维变短及弹性下降，肌肉发生萎缩。

（2）骨质疏松、骨骼变形　当机体活动完全受限，造骨细胞缺乏刺激，停止造骨活动，但破骨细胞仍然继续其功能，造骨和破骨功能失衡，骨质内的钙磷流失，导致骨质疏松，造成病理性骨折等。

（3）关节僵硬、挛缩、变形　卧床时，为了舒适往往采取屈曲位，没有维持关节的功能位置，使关节僵硬、挛缩、变形，出现垂足、垂腕、髋关节外旋及关节活动范围缩小。

5. 对泌尿系统的影响

（1）排尿困难、尿潴留　正常情况下，当处于站姿或坐姿时，会阴部肌肉放松，利于排尿。平卧时，由于排尿姿势的改变，患者可能出现排尿困难，若长期存在，膀胱膨胀造成逼尿肌过度伸展，机体对膀胱胀满的感觉性变差，形成尿潴留。

（2）泌尿系结石和感染　由于机体活动量减少，尿液中的钙磷浓度增加，亦同时伴有尿潴留，容易形成泌尿道结石。此外，不能正常排尿对泌尿道的冲洗作用减少，大量细菌繁殖，致病菌可由尿道口进入上行到膀胱、输尿管和肾，造成泌尿道的感染。

6. 对皮肤的影响　长期卧床或者躯体移动障碍可以使局部皮肤持续受压，循环障碍及抵抗力下降，皮肤易于受损甚至发生压力性损伤。

7. 对心理状态和社会功能的影响　持续的活动受限，常使患者出现焦虑、抑郁、愤怒、挫折感等不良情绪，有些制动患者容易出现情绪波动。部分患者由于活动受限，社会交往机会减少，正常的社会支持系统被剥夺，会导致自尊改变和自我认同障碍，并面临经济困难。

四、患者活动能力的评估

适当的活动有益于身心健康，而过度的活动反而可能造成机体损伤，不利于疾病康复。因此，在协助活动前，应对患者的关节功能状况、肌力程度和机体活动能力进行重点评估，此外，还须注意患者的活动型态及影响活动的因素。

1. 评估关节功能状况　机体若要正常活动，还须具有良好的关节功能。在评估关节的功能状况时，通过主动运动（患者自己移动关节）和被动运动（护士协助患者移动关节），观察关节的活动范围有无受限，是否有关节变形、僵硬，活动时关节有无声响或疼痛、不适等症状。

2. 评估肌肉的坚实度与力量　机体活动需要具有健康的骨骼组织和良好的肌力。肌力是指肌肉的收缩力量。在正常肌张力的情况下，触摸肌肉有坚实感。当肌张力减弱时，触诊肌肉松软。通过机体收缩特定肌肉群的能力可以判断肌力程度，一般分为0～5级。

0级　完全瘫痪、肌力完全丧失。

1级　可见肌肉轻微收缩但无肢体运动。

2级　可移动位置但不能抬起。

3级　肢体能抬离床面但不能对抗阻力。

4级　能做对抗阻力的运动，但肌力减弱。

5级　肌力正常。

3. 评估机体活动能力　观察患者穿衣、梳头、洗漱、行走、如厕等日常活动情况，然后对其完成情况进行综合评价。机体的活动功能可分为0～4度。

0度　完全能独立，可自由活动。

1度　需要使用设备或器械，如拐杖、轮椅。

2度　需要他人的帮助、监护和教育。

3度　既需要有人帮助，也需要设备和器械。

4度　完全不能独立，不能参加活动。

4. 评估活动型态　了解患者活动类型、活动量及活动后机体的反应，如下床行走的时间和距离、活动后是否有呼吸困难或心率加快、活动停止3分钟后心率改变是否恢复、血压有无异常改变等，判断活动程度与整个机体的状况是否相适应。

5. 评估活动受限的因素　包括年龄、性别、生理、病情等方面对患者活动状况现存的和可能的影响。年龄是决定机体对活动的需要及耐受程度的重要因素之一，性别使运动方式及运动强度产生差别，文化程度和职业分析可以帮助护士制订适合患者的活动计划。活动会增加机体对氧的需要量，使机体出现心率及呼吸加快、血压升高，给呼吸和循环系统带来压力和负担，因此，应根据心肺功能确定活动量及活动方式。评估疾病的性质和严重程度有助于合理安排患者的活动量及活动方式，同时也有利于患者的康复。如骨折、截瘫、昏迷等患者的活动完全受限，应采取由护士协助为主的被动运动方式；如果为慢性病或在疾病的恢复期，病情对活动的影响较小，护士应鼓励患者坚持进行主动运动。

6. 评估社会心理状况　患者的心理状况会影响其对活动的积极性与完成度。如果患者情绪低落、焦虑，对活动缺乏热情，不愿配合活动时，会影响活动的进行及预期的效果。因此，帮助患者保持情绪的愉快，对治疗的信心及对活动的兴趣，有助于活动的进行。此外，患者家属的态度和行为也会影响患者的心理状态，因此，护士还应告知家属给予患者充分的理解和支持，帮助患者建立广泛的社会支持系统，提高参与活动的积极性，共同完成护理计划。

五、协助患者活动的护理措施

活动的方式有很多，根据患者的具体情况，遵循循序渐进的原则，采取主动或被动活动的方式，使关节和肌肉得到最大范围的锻炼，最大程度上地恢复患者的活动能力。

（一）协助患者保持脊柱的正常生理弯曲和各关节的功能位置

长期卧床的患者，由于缺乏活动，或长时间采取不适当的被动体位或强迫体位，会影响脊柱、关节及肌肉组织的功能，患者可能出现局部疼痛、肌肉僵硬等症状。因此，若病情允许，应经常变换体位，同时保持身体各关节处于最佳功能位置，防止关节变形、关节挛缩，保持肌肉和关节的功能。此外，长期卧床的患者，应注意在其颈部和腰部以软枕支托，以维持脊柱的正常生理性弯曲。

（二）协助患者完成日常生活活动

协助患者翻身、改变体位、床上移动及坐起，并给予清洁、饮食、排泄等生活方面的照料。对于康复阶段能够下床的患者，应尽量鼓励并支持患者下床活动；对于意识清醒、四肢和躯干运动功能正常的卧床患者，护士应采取床边指导、适当扶助的方式帮助其在床上进行活动，并最大限度地发挥患者的主观能动性；若患者昏迷或四肢完全不能活动，护士应为患者进行按摩或被动活动，以预防并发症。

（三）指导和协助患者进行肌力训练

1. 目的 增强肌力及肌肉耐力，防止失用性肌萎缩，增强关节周围肌力以提高关节稳定性。

2. 方法 练习时应根据患者的病情、现有肌力等级选择合适的肌力训练方法，常用的方法如下。

（1）等长运动（isometric exercise） 指肌肉张力增加而肌肉长度基本不变的练习，即肌肉收缩时不发生肌纤维的缩短。因不伴关节的明显活动，故又称为静力练习。等长运动有利于增加或维持固有的肌肉张力，防止肌萎缩，促进静脉回流。等长运动时关节角度不变，肌肉张力大幅增高，可同时增强训练角度附近20°范围内的肌力。由于不引起关节活动，常用于肢体被固定、关节活动明显受限或者关节损伤、积液、炎症时应用。

（2）等张运动（isotonic exercise） 指肌肉收缩，肌肉张力不变，肌肉长度改变的运动，可带动关节和肢体的移动，故又称为动力练习。等张练习的优点是肌肉运动符合大多数日常活动的肌肉运动方式，同时有利于改善肌肉的神经控制。常用于可活动肢体的锻炼，防止关节僵硬和肌肉挛缩。

3. 注意事项

（1）运动的效果与运动者的主观努力密切相关，应使患者充分理解、合作并使其掌握运动的要领；帮助患者认识运动与疾病康复的关系，使患者能够积极配合练习，达到运动的目的。

（2）肌力训练前必须进行肌力测试，并据此选择肌力训练方法。

（3）运动前后应做充分准备及放松运动，避免出现肌肉损伤。

（4）严格掌握运动的量与频率，以肌肉达到适度疲劳而不出现明显疼痛为原则。每次运动后使肌肉达到适度疲劳，并有适当的间歇让肌肉得到放松和复原。

（5）运动不应引起明显的疼痛，疼痛常为损伤的信号，且反射性地引起前角细胞的损伤，妨碍肌肉收缩，无法取得运动效果。如锻炼中出现严重疼痛、不适，或伴有血压、脉搏、心率、呼吸、意识、情绪等方面的变化，应及时停止锻炼，并报告医生给予必要的处理。

（6）注意心血管的异常反应，如肌肉等长收缩引起的升压反应及心血管负荷的增加，因此患者有轻度高血压、冠心病或其他心血管病变时慎用肌力训练，有较严重心血管疾病的患者忌做肌力训练。

（7）健康教育。向患者及家属介绍活动的重要性、活动方式、强度及注意事项。调动患者和家属的积极性，配合并参与到康复活动计划中来，促进身体更好地康复。

（四）协助患者进行全范围关节运动

关节活动度（range of motion，ROM）又称关节活动范围，是指关节活动时可达到的最大运动弧度，对此关节进行屈曲和伸展的运动，是维持关节可动性、防止关节挛缩和粘连形成的有效锻炼方法，可分为主动性ROM和被动性ROM。

主动性ROM是指患者可以独立开始并完成全范围关节运动，躯体可移动的患者可采用主动性ROM练习。主动性ROM须遵循以下几个原则。①顺序性：患者的动作要有一定的顺序，且动作可以划分为具体步骤。②正确性：患者在运动之初，护理人员须在一旁指导，以及时纠正不正确的动作。③适度性：患者的动作应以身体能承受为原则，每次运动完成后要适当休息。

被动性ROM是指患者依靠护理人员才能开始并完成全范围关节运动。当患者无法自己主动活动关节时，可在他人、机械或者健侧肢体的帮助下进行被动ROM。被动性ROM运动须遵循以下几个原则。①知晓性：运动前须向患者做好解释工作，让患者知道运动的目的、作用、方法等。②保护性：运动过程中注意保护患者，注意固定近端关节，支持远端关节，以运动时不产生疼痛为原则。③节力性：运用节力原则，减少疲劳感。

下面主要介绍被动性ROM练习的具体方法。

1. 目的　维持关节活动度，预防关节僵硬、粘连和挛缩，促进血液循环，有利于关节营养的供给，修复丧失的关节功能，维持肌张力。

2. 操作方法

（1）运动前帮助患者更换宽松、舒适的衣服，协助患者采取自然放松姿势，使活动肢体置于舒适自然的体位。

（2）操作者面向患者，并尽量靠近患者。

（3）根据各关节的活动形式和范围，依次对患者的颈、肩、肘、腕、手指及髋、膝、踝、趾关节做屈曲、伸展、内收、外展、内旋、外旋等关节活动练习（图5-2、图5-3）。活动关节时操作者的手做环状或支架支撑关节远端的肢体（图5-4）。人体各关节活动范围见表5-2。

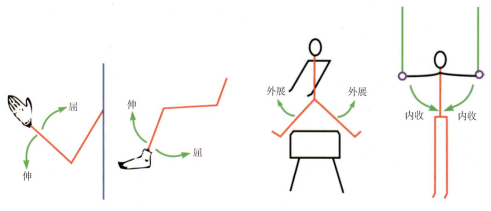

图5-2　屈曲和伸展　　　　　　　　　　图5-3　内收和外展

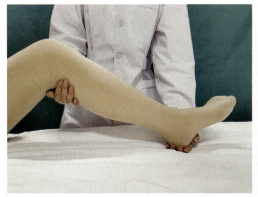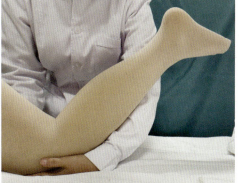

图5-4　手做环状或支架来支托腿部

表5-2 各关节活动形式和范围

关节名称	活动方式	活动范围正常值	关节名称	活动方式	活动范围正常值
颈椎	前屈	35°	肘关节	屈曲	150°
	后伸	35°		过伸	10°
	左右侧屈	30°	前臂	旋前	90°
肩关节	屈曲	180°		旋后	90°
	后伸	45°	髋关节	屈曲	125°
	内旋	90°		伸展	15°
	外旋	90°		内旋	45°
	外展	180°		外旋	45°
腕关节	掌屈	90°		外展	45°
	背伸	70°		内收	20°
	尺偏	30°	踝关节	背屈	20°
	桡偏	25°		跖屈	45°
膝关节	屈曲	135°		内翻	30°
	过伸	10°		外翻	30°
腰椎	前屈	90°			
	后伸	20°			
	左右侧屈	30°			

（4）每个关节每次应缓慢、有节律地做5～10次完整的练习，每天训练1～2次，每次20～30分钟。

（5）注意观察患者的反应，当患者出现疼痛、疲劳、痉挛或抵抗反应时，应停止操作。

（6）活动结束后，测量生命体征，协助患者采取舒适的卧位，整理床单元。

（7）及时、准确地记录每日活动的项目、次数、时间及关节活动度的变化，以便制订下一步的活动计划。

3. 注意事项

（1）一般患者卧床2周就会产生重要肌肉群和关节囊、关节韧带的挛缩和畸形。因此，要早期进行关节活动度的训练。开始可由医务人员完全协助或部分协助完成，随后逐渐过渡到患者能独立完成。被动性ROM练习可通过为患者进行清洁护理、翻身和变换卧位时完成，既节省时间，又可随时观察患者的病情变化。

（2）运动前应全面评估患者，根据训练目标和患者的功能水平制订运动计划。

（3）在运动过程中，动作宜缓慢、柔和，避免过度、过快活动关节，造成损伤。若患者出现异常情况及时报告医生，给予处理。

（4）对骨折、肌腱断裂、关节脱位的患者进行ROM练习时，为避免再次出现损伤，不宜过早开始练习，并且应在医生的指导下完成；对有心脏病的患者，在ROM练习时应特别注意观察患者有无胸痛、血压、心律、心率等方面的变化，避免因剧烈活动诱发心脏病的发作。

（5）护士应向患者及家属介绍关节活动的重要性，鼓励患者积极配合锻炼，并最终达到由被动转变为主动的运动方式。

自测题

A₁/A₂型题

1. 休息的形式中最重要的是（　　）
   A. 躺下　　　　　　B. 听音乐
   C. 睡眠　　　　　　D. 运动
   E. 闭目养神

2. 梦游和遗尿常发生于睡眠时相的哪一期（　　）
   A. NREM睡眠第Ⅰ期　　B. NREM睡眠第Ⅱ期
   C. NREM睡眠第Ⅲ期　　D. NREM睡眠第Ⅳ期
   E. REM睡眠

3. 下列哪项不是范围关节运动练习的目的（　　）
   A. 保持皮肤完整性　　B. 维持关节活动度
   C. 促进血液循环　　　D. 恢复关节功能
   E. 维持肌张力

4. 患者，女，30岁。近2日夜间睡眠时出现噩梦，因而呼叫呻吟，情绪紧张，面色苍白，情绪紧张。该患者在睡眠过程中出现了什么情况（　　）
   A. 梦魇　　　　　　B. 梦游症
   C. 睡眠剥夺　　　　D. 失眠
   E. 睡惊症

5. 患者，男，58岁。向护士反映病室人员嘈杂，夜间难以入睡。该护士最恰当的护理措施是（　　）
   A. 提供安眠药，促进患者入睡
   B. 做好心理护理，帮助患者适应环境
   C. 把护理及治疗集中在白天进行
   D. 把监护仪报警音调到最低
   E. 做好其他患者的宣教工作，保持病室安静

6. 患者，女，50岁。脑梗死。患者住院期间偏瘫、失语症状已经得到改善，日常生活如穿衣、下床、如厕等可自理，但需要使用拐杖等辅助器械。该患者的机体活动功能属于（　　）
   A. 0级　　　　　　B. 1级
   C. 2级　　　　　　D. 3级
   E. 4级

A₃/A₄型题

（7～9题共用题干）

患者，男，60岁。因脑出血导致脑卒中后遗症，左侧肢体偏瘫。现患者左侧上肢可见肌肉轻微收缩但无肢体活动。

7. 患者的肌力评估属于（　　）
   A. 0级　　　　　　B. 1级
   C. 2级　　　　　　D. 3级
   E. 4级

8. 为了防止肌萎缩和关节功能退化，患者最宜进行哪项练习（　　）
   A. 握力练习　　　　B. 等长练习
   C. 等张练习　　　　D. 下床活动
   E. 全范围关节运动练习

9. 在运动的过程中下列哪项是错误的（　　）
   A. 运动前要对患者的情况进行全面评估
   B. 随时观察患者对活动的反应及耐受性
   C. 以护士主动协助为主，患者被动接受为辅
   D. 运动时保持病室环境适宜
   E. 运动后及时准确记录运动情况

（吴俊晓）

第**6**章
舒适与安全

第1节 概 述

舒适与安全是人类的基本需要，涉及个体的生理、心理、精神及社会等各个方面。个体在健康状态良好时可以通过自身调节来满足其对舒适的需要。但在疾病状态下，生理上的不适和安全感的缺失，会造成患者长期处于不舒适的状态，影响患者康复，甚至导致病情加重。因此，护理人员在护理过程中，应通过密切观察，发现和分析影响患者舒适与安全的各种因素，提供正确的指导和有效的护理措施，满足患者舒适与安全的需要。

一、概 念

（一）舒适

舒适（comfort）是一种自我感觉，是个体身心处于轻松、自在、满意、没有焦虑、没有疼痛的健康和安宁的状态。舒适包括生理舒适、心理舒适、精神舒适和社会舒适。它们相互联系，互为因果，只有这四个方面同时得到满足，个体才能感到舒适。舒适程度可分为若干等级，最高水平的舒适表现为个体情绪稳定、精力充沛、心情舒畅，感到安全和完全放松，一切生理、心理需要都能得到满足。

（二）不舒适

不舒适是指个体生理、心理需求不能全部满足或周围环境有不良刺激、身心负荷过重的一种自我感觉。通常表现为烦躁不安、紧张、失眠、精神不振、乏力、心情郁闷、疼痛等。疼痛通常是不舒适中最为严重的表现形式。

舒适与不舒适之间没有明确的界限，个体每时每刻都处于两者之间连线的某一点，并不断变化着。舒适与不舒适是一种主观感受，受多种因素影响，所以，护理人员在临床工作中，应多观察、多倾听，全面收集患者的资料，用动态的观点评估患者，促进患者舒适。

二、影响舒适的因素

 案例 6-1

患者，男，47岁。因车祸伤收治某医院骨科治疗，患者右下肢骨折，行动不便。

问题：1. 该患者不舒适的原因的有哪些？

2. 护理人员应如何采取护理措施促进患者舒适？

（一）身体因素

1. 疾病的影响 疾病本身和诊断、治疗疾病的手段都会影响患者的舒适程度，如疾病造成的疼痛、头晕、恶心、呕吐、麻木、发热、呼吸困难、肌肉紧张等，以及留置导尿管、各种引流管、24小时心电监护仪等的使用，均会给患者造成不适。

2. 体位不当 因疾病或治疗需要导致患者活动受限，不能随意改变体位、下床活动、局部肢体需保持制动等。或由于疾病造成的强迫体位，造成关节的过度屈曲、伸张，使局部肌肉、关节疲劳、麻木、疼痛等，均能引起机体不舒适。

3. 保护具或矫形器械使用不当 约束带捆绑过紧、时间过长，骨折部位的石膏、夹板绷带过紧等使局部组织受压，引起不适。

4. 个人卫生不良 长期卧床、极度虚弱和昏迷的患者，自理能力降低，又缺乏照顾时，个人卫生状况差，常伴有口腔异味、汗臭、皮肤污垢、瘙痒等均可引起不适。

（二）心理社会因素

1. 恐惧与焦虑 担心疾病造成的伤害，基本生理、心理需求得不到满足，担心治疗效果，恐惧死亡；疾病对家庭、经济、工作等的影响均会加重患者的思想负担。这些往往会使患者出现坐卧不安、心率加速、烦躁、失眠等表现。

2. 角色改变 个体由普通的社会角色变换为患者角色时，可出现角色缺如、角色冲突、角色恐惧等，不能适应角色转变，从而造成患者不能积极配合治疗，影响病情的转归。例如，患病的母亲希望提前出院回家照顾孩子等。

3. 社会环境改变 新住院患者对医院环境、医护人员和病友等不熟悉，往往出现不适应和缺乏安全感；同时，患者住院期间的起居和生活习惯发生了巨大改变，从而形成压迫感，产生不舒适。

4. 人际关系的改变 医护人员缺乏沟通技巧，对患者照顾与关心不够；医疗护理操作时造成其身体过分暴露；疾病导致隔离；被亲朋好友、医护人员忽视等，均可使患者感到不被关心与尊重，甚至是自尊心受到损害等。

（三）物理环境因素

病室内的温湿度、光线、气味、噪声、墙壁颜色等不适宜，可影响患者的情绪，从而引起不适，如病室温度过高或过低、病室内长期不通风导致的异味重、病友痛苦的呻吟和表情、病室内探视者过多等。

三、护 理 原 则

（一）预防为主，去除诱因

身体、心理、社会和环境方面的因素可以单一地或者同时地导致患者不舒适，针对这些因素，护理人员应提前做好预防，如保持病室的安全舒适、帮助新入院患者尽快熟悉环境、对患者态度亲切、加强生活护理、关心患者的心理状态等。

（二）加强观察，采取措施

有语言障碍、文化差异大、重症或昏迷的患者，往往不会诉说，这就需要护理人员仔细观察患者的非语言表现，如面部表情、姿势、活动能力、饮食、睡眠、皮肤颜色、脉搏、呼吸、大小便、有无异味等，通过这些方面可以帮助判断患者的舒适程度，采取有效的针对性措施解除患者的不舒适。

（三）加强沟通，心理支持

护士与患者、家属建立相互信任的关系是顺利实施护理的必要条件，也是给予心理支持的基础。心理社会因素是造成患者不舒适的三大因素之一，护理人员可以通过耐心地倾听、有效地沟通、温柔地安抚等措施，使患者宣泄内心的焦虑与恐惧，教会患者调节情绪，正确积极地面对疾病等。

<h1 style="text-align:center">第2节　卧位与舒适</h1>

案例 6-2

患者，男，40岁，急性阑尾炎合并穿孔。急诊在硬膜外麻醉下行阑尾切除术，术中顺利，术后患者血压稳定，随即将患者送回病房。

问题：1. 患者回病房后，病房护士应该为患者取什么体位？
　　　2. 术后患者为减轻疼痛，可采取什么体位？

卧位是指患者休息和为适应医疗及护理需要所采取的卧床姿势。正确的卧位不仅使诊疗护理工作顺利进行，还能使患者感到舒适，得到休息；不正确的卧位不仅会使患者感到不适，还会损伤肌肉、神经、皮肤。维持适当的卧位，既可以使患者感觉舒适，还可以预防长期卧床导致的并发症。

一、舒适卧位的基本要求

1. 卧床姿势　应尽量符合人体力学的要求，扩大支撑面，降低重心，体重平均分布于身体的各个部位，关节维持于功能位。

2. 更换卧位　应至少每2小时变换一次体位，加强受压部位皮肤护理，预防因长期卧床导致的压力性损伤、坠积性肺炎等并发症。

3. 适当活动　无禁忌证的情况下，患者每天均应进行全范围关节运动练习，防止脊柱及关节的变形、挛缩等。

4. 保护隐私　当患者卧位或护理人员对其进行各项护理操作时，均应注意保护患者隐私，根据需要适当地遮盖患者身体，促进患者身心健康。

二、卧位的分类

1. 根据卧位的自主性分类　可分为主动卧位、被动卧位和被迫卧位。

（1）主动卧位　患者自己采取的最舒适、最随意的卧位，如轻症患者，身体活动自如，可随意改变体位。见于轻症患者、术前及恢复期患者。

（2）被动卧位　患者自身没有能力变换体位，躺在被他人安置的卧位，如昏迷、瘫痪、极度衰弱的患者。

（3）被迫卧位　患者意识清楚，有能力变换自己的卧位，但为了减轻疾病所致的痛苦或因治疗所需而被迫采取某种卧位。如急性腹膜炎的患者，为减轻腹痛而采取屈膝仰卧位，胃镜检查时采用的左侧卧位。

2. 根据卧位的平衡性分类　可分为稳定性卧位和不稳定性卧位。卧位的平衡性与人体的重量、支撑面成正比，与重心高度成反比。

（1）稳定性卧位　重心低，支撑面大，平衡稳定，患者感到舒适、轻松。

（2）不稳定性卧位　重心高，支撑面小，难以保持平衡。患者感到不舒适、肌肉紧张、易疲劳，应尽量避免。

三、常用卧位

（一）仰卧位

1. 去枕仰卧位

（1）适用范围　①昏迷或全身麻醉未清醒的患者。采用去枕仰卧位，头偏向一侧，可防止呕吐物误入气管而引起窒息或肺部并发症。②椎管内麻醉后6～8小时或脊髓腔穿刺后的患者。采用去枕仰卧位，可预防颅内压减低引起的头痛。

（2）姿势　患者去枕仰卧，头偏向一侧，两臂放于身体两侧，双腿伸直，将枕头横立置于床头（图6-1）。

2. 中凹卧位

（1）适用范围　休克患者。抬高头胸部，使膈肌下降，有利于保持气道通畅，从而改善缺氧症状；抬高下肢，有利于静脉血回流，增加回心血量和心输出量，从而缓解休克症状。

（2）姿势　抬高头胸部10°～20°，抬高下肢20°～30°（图6-2）。

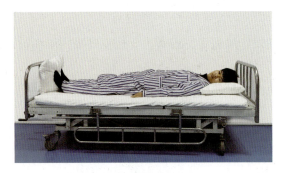

图6-1　去枕仰卧位

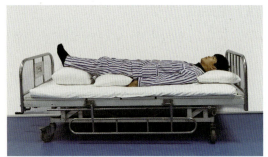

图6-2　中凹卧位

3. 屈膝仰卧位

（1）适用范围　腹部检查或接受导尿、会阴冲洗等。此卧位有利于放松腹肌，暴露操作部位。

（2）姿势　患者仰卧，头下垫一枕头，两臂放于身体两侧，双腿屈曲，两膝盖稍向外分开（图6-3）。

（二）侧卧位

1. 适用范围　灌肠、直肠指检，配合胃镜、肠镜检查；变换体位、预防压力性损伤；臀部肌内注射（上腿伸直，下腿弯曲）等。

2. 姿势　患者侧卧，两臂屈肘，位于上方的手放于胸前，位于下方的手放于枕旁，下腿稍伸直，上腿弯曲，必要时两膝之间、背后、胸腹前可放置一软枕（图6-4）。患者处于该卧位时，身体与床面接触范围大，支撑面广，稳定性强。

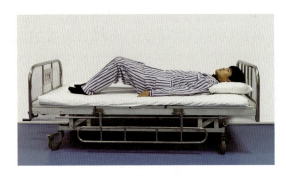

图6-3　屈膝仰卧位

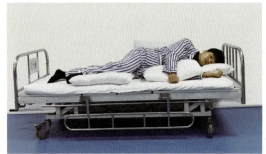

图6-4　侧卧位

（三）半坐卧位

1. 适用范围　①某些面部及颈部手术后患者，采取半坐卧位可减少局部出血。②胸部创伤或心肺疾病等引起呼吸困难的患者。采取半坐卧位，由于重力作用，部分血液滞留于下肢和盆腔，回心血量减少，从而减轻肺淤血和心脏负担；同时可使膈肌位置下降，胸腔容量扩大，减轻腹腔内脏器对心肺的压力，肺活量增加，有利于气体交换，使呼吸困难的症状得到改善。③腹腔、盆腔手术后或有炎症的患者。采取半坐卧位，可使腹肌松弛，减轻腹部手术后患者伤口缝线处的张力，从而减轻疼痛。还可使腹腔渗出液流入盆腔，防止感染向上蔓延引起膈下脓肿，便于引流。此外，盆腔腹膜抗感染性较强而吸收较弱，半坐卧位可有助于局限炎症扩散，防止毒素吸收，减轻中毒反应。④疾病恢复期体质虚弱的患者，采取半坐卧位，使患者逐渐适应体位改变，有利于向站、立位过渡。

2. 姿势 患者卧床上，以髋关节为轴心，上半身抬高与床呈30°～50°，再摇起膝下支架。放平时，先摇平膝下支架，再摇平床头支架。若无摇床可在床头垫褥下放一靠背架，将患者上半身抬高，下肢屈膝，用中单包裹膝枕垫在膝下将两端带子固定于床两侧，以免患者下滑，放平时应先放平下肢，再放平床头（图6-5）。

（四）端坐位

1. 适用范围 心包积液、心力衰竭、支气管哮喘发作的患者，患者由于极度呼吸困难而被迫日夜端坐。

2. 姿势 在半坐卧位的基础上，用床头支架或靠背架抬高床头70°～80°，使患者端坐在床上，身体稍向前倾，膝下支架抬高15°～20°。休息时，床上放一小桌，桌上垫软枕，患者可伏桌休息，必要时加床挡（图6-6）。

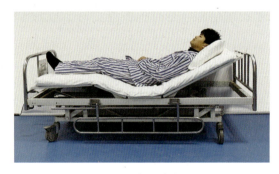

图6-5 半坐卧位

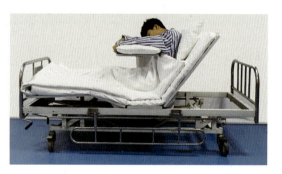

图6-6 端坐位

（五）俯卧位

1. 适用范围 ①不能平卧或侧卧的患者，如脊椎手术后，腰、背、臀部有伤口。②配合某些检查的患者，如腰背部检查或配合胰、胆管造影检查时。③胃肠胀气导致的腹痛时，采取俯卧位，使腹腔容积增大，可缓解胃肠胀气所致的腹痛。

2. 姿势 患者俯卧，头转向一侧，两臂屈曲，放于头的两侧，两腿伸直，胸下、髋部及踝部各放一软枕（图6-7）。气管切开、颈部受伤、醉酒未清醒、呼吸困难者不宜使用。男性患者应用"丁"字带支托阴囊处，减少压迫。

（六）头低足高位

1. 适用范围 ①引流出某些分泌物或体液。如肺部分泌物引流，使痰易于咳出；十二指肠引流术，有利于胆汁引流。②利用人体重力作为反牵引力，如跟骨、胫骨结节牵引。③妊娠时胎膜早破防止脐带脱垂。

2. 姿势 患者仰卧，头侧向一侧，将枕头横立于床头，以防碰伤头部，床尾用支托物垫高15～30cm（图6-8），使用电动床时不需支托物垫高即可调节整张床面的倾斜度。不宜长时间使用，颅高压患者禁用。

（七）头高足低位

1. 适用范围 ①用作反牵引力，如用于颈椎骨折患者做颅骨牵引时。②减轻颅内压，预防脑水肿，可用于颅脑手术后的患者。

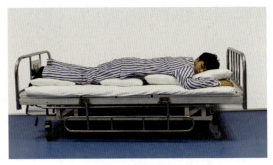

图6-7 俯卧位

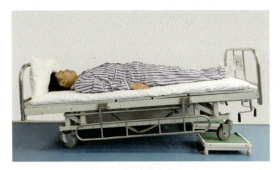

图6-8 头低足高位

2. 姿势 患者仰卧，床头用支托物垫高15～30cm或视病情而定，床尾横置一枕头（图6-9），使用电动床时不需支托物垫高即可调节整张床面的倾斜度。

（八）膝胸卧位

1. 适用范围 ①肛门、直肠、乙状结肠镜检查及治疗。②矫正胎位不正或子宫后倾，促进产后子宫复原。

2. 姿势 患者跪姿，两小腿平放床上，大腿与床面垂直，两腿稍分开，胸及膝部紧贴床面，腹部悬空，臀部抬起，头转向一侧，两臂屈放于头的两侧（图6-10）。有心、肾疾病的孕妇禁用，用于矫正胎位时，每次不应超过15分钟，并注意观察胎动。

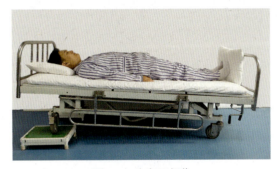

图6-9 头高足低位

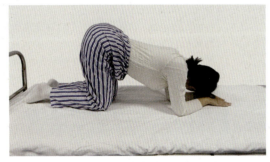

图6-10 膝胸卧位

（九）截石位

1. 适用范围 ①会阴、肛门部位的检查、治疗或手术，如膀胱镜、妇产科检查及阴道灌洗等。②产妇分娩。

2. 姿势 患者仰卧于检查台上，两腿分开放在支腿架上（支腿架上需放软垫），臀部齐床边，两手放在胸部或身体两侧（图6-11）。操作中应保护患者隐私，注意保暖。

四、变换卧位的方法

更换卧位对于长期卧床的患者意义重大，可以预防长期卧床导致的并发症，如压力性损伤、坠积性肺炎、便秘、肌萎缩等；也可以方便某些护理、检查、治疗操作的实施，如更换床单、臀部肌内注射、灌肠等。

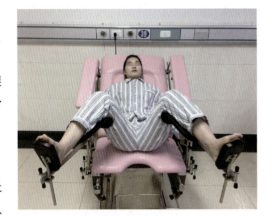

图6-11 截石位

（一）协助患者翻身侧卧法

【目的】

1. 预防压力性损伤、坠积性肺炎等并发症，促进患者舒适。

2.满足护理、检查和治疗的需要，如灌肠、更换床单、背部皮肤护理等。

【评估】

患者的病情、年龄、体重、皮肤、手术部位、引流管路、心理状态和合作程度等。

【计划】

1.护士准备 视患者情况决定护士人数和翻身方法，洗手。向患者及家属解释翻身侧卧的目的、方法及配合要点。

2.患者准备 了解翻身侧卧的目的、过程和注意事项，情绪稳定。

3.用物准备 枕头、大单或翻身单，必要时准备屏风。

4.环境准备 环境整洁、安静，温度适宜，光线充足，必要时进行遮挡。

【实施】 见表6-1。

表6-1 协助患者翻身侧卧法

操作流程	操作步骤	要点与说明
1.核对解释	核对患者床号、姓名，向患者及家属解释操作目的、操作要点及配合方法，必要时拉起对侧床栏	取得患者配合，建立安全感
2.安置导管	将与患者连接的导管及输液装置等放置妥当	翻身时，先检查导管是否脱落、扭曲、移位，防止受压或者折叠，保持导管通畅
3.安置患者	协助患者仰卧，两肘屈曲，将两手放于腹部，必要时放平床头	适用于体重较轻的患者
4.协助翻身	一人协助患者翻身侧卧法（图6-12）： （1）将枕头移向近侧，将患者的肩部、臀部抬起移向近侧，然后将患者的双下肢移向近侧并屈曲 （2）护士一手托肩，一手扶膝，轻轻将患者翻向对侧，背向护士 二人协助患者翻身侧卧法（图6-13）： （1）甲、乙两个护士站在床的同一侧，将枕头移向近侧，甲护士托住患者颈肩部和腰部，乙护士托住患者臀部和腘窝处，两人同时抬起患者将其移向近侧 （2）护士两人分别托扶患者的颈肩部、腰部和臀部和腘窝处，轻轻将患者翻向对侧	移动患者时，应使患者尽量靠近护士，缩短阻力臂以便省力 适用于体重较重的患者 动作协调，保护患者
5.检查安置	观察受压部位皮肤，确认无压力性损伤发生，安置患者肢体各关节处于功能位置，各种管道保持通畅，并在患者背部、胸前及两膝间垫上软枕	扩大支撑面，增加患者舒适度
6.洗手记录	清洗双手，记录翻身时间和皮肤状况	及时记录，做好交接班

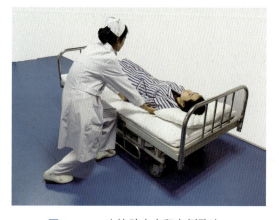 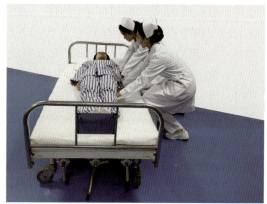

图6-12 一人协助患者翻身侧卧法　　　图6-13 二人协助患者翻身侧卧法

【评价】

1.操作熟练、配合默契。

2.患者感到舒适。

（二）协助患者移向床头法

【目的】

1. 协助滑向床尾而不能自行移动的患者移向床头，使之恢复舒适体位。

2. 满足患者身心需求。

【评估】

1. 护士衣帽整洁，洗手，核对医嘱与治疗单。

2. 患者的病情、年龄、体重、皮肤、手术部位、引流管路、心理状态和合作程度等。向患者及家属解释移向床头的目的、方法及配合要点。

【计划】

1. 患者准备　了解移向床头的目的、过程和注意事项，情绪稳定。

2. 护士准备　视患者情况决定护士人数，洗手。

3. 用物准备　必要时准备屏风。

4. 环境准备　环境整洁、安静，温度适宜，光线充足，必要时进行遮挡。

【实施】　见表6-2。

表6-2　协助患者移向床头法

操作流程	操作步骤	要点与说明
1. 核对解释	核对患者床号、姓名，向患者及家属解释操作目的、操作要点及配合方法	取得患者配合，建立安全感
2. 放平床头	根据患者病情放平床头支架，将软枕横立于床头	防止撞伤头部
3. 安置导管	将与患者连接的导管及输液装置等放置妥当，将盖被叠放于床尾或一侧	保持导管通畅，防止脱落、扭曲、移位、受压、折叠等
4. 安置患者	协助患者仰卧屈膝	
5. 移动患者	一人协助患者移向床头法（图6-14）： 护士一手托住患者肩背部，一手托住臀部助力，同时嘱患者双手握住床头栏杆，双脚蹬床面，挺身上移至床头	适用于体重较轻、能配合的患者
	二人协助患者移向床头法： 两名护士分别站于病床两侧，交叉托住患者的颈肩部和臀部，同时用力抬起患者移向床头；或两名护士站在床的同一侧，一人托住患者颈肩部及腰部，另一人托住患者臀部及腘窝处，两人同时抬起患者移向床头	适用于体重较重、不能配合的患者
6. 整理归位	将枕头放回，协助患者取舒适卧位，整理床单元，洗手	动作协调，保护患者

【评价】

1. 操作熟练、配合默契。

2. 患者感到舒适。

【注意事项】

1. 遵循节力、安全原则，及时固定床脚刹车，拉床栏，防止患者坠床。

2. 操作时动作应轻稳，协调一致，不可拖拉患者，保护局部皮肤，密切观察病情变化，有异常及时通知医师并处理。如发现皮肤发红或破损时应及时处理，酌情增加翻身次数，同时记录于翻身卡上，并做好交接班。

3. 操作中注意为患者保暖，保护患者隐私。

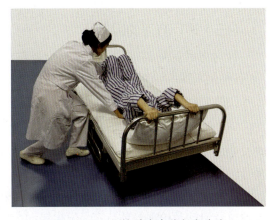

图6-14　一人协助患者移向床头法

4. 对有各种导管或输液装置者，应先将导管安置妥当后仔细检查，保持导管通畅。手术后患者翻身时，应先检查敷料是否干燥、有无脱落，如分泌物浸湿敷料，应先更换敷料并固定妥当后再翻身，翻身后注意伤口不可受压。

5. 颅脑手术者在翻身时要注意，头部不可剧烈翻动，应取健侧卧位或平卧位，以免引起脑疝，压迫脑干，导致患者死亡。

6. 颈椎或颅骨牵引者，翻身时不可放松牵引，应使头、颈、躯干保持在同一水平位翻动。同时，翻身后注意牵引方向、位置及牵引力是否正确。

7. 石膏固定者，应注意翻身后患处位置及局部肢体的血运情况，防止受压。

第3节　患者安全的护理

一、影响安全的因素

（一）患者因素

1.感觉功能　任何一种感觉障碍均会妨碍个体辨别周围环境中存在的或潜在的危险因素而使其易受到伤害。如白内障患者因视物不清，易发生撞伤、跌倒等意外。

2.年龄　会影响个体对周围环境的感知和理解能力，因而也影响个体采取相应的自我保护行为。

3.健康状况　如疾病可致个体身体虚弱、行动受限而发生跌伤，严重时影响人的意识，使之失去自我保护能力而更易受伤。

（二）护理人员因素

1. 护理专业知识和临床技能水平　在对患者的病情进行观察时，护士的评判性思维是否准确、能否及早发现异常病情变化、是否及时报告与处理等直接影响患者的安全与预后。

2. 承担工作任务的数量及难易程度　护理人员配置能否满足工作及岗位需求，包括人员配置数量及配置人员是否具备岗位胜任力两个方面。若护士专业素质未达到护理岗位的能力要求，就有可能因行为不当或过失，造成患者身心受到伤害。

3. 对患者关心程度及责任心　良好的职业素质及高度的责任心有利于患者康复及治疗。相反，若护士工作责任心差，不认真落实查对制度及操作规程，在诊疗及护理规程中容易发生差错及事故，给患者造成伤害或不良影响。

4. 护患沟通因素　如语言不通，在病情评估、治疗及护理环节中会出现沟通不畅、查对失误等差错隐患。

（三）诊疗方面的因素

针对患者病情而采取的一系列检查与治疗是帮助患者康复的医疗手段。但一些特殊的诊疗手段（如各种侵入性的诊断检查与治疗、外科手术等）可能造成皮肤的损伤及潜在感染。

（四）其他因素

1. 医院的仪器设备　医院各种仪器和设备的故障、数据误差、直接损害等也是影响患者安全的因素。如应急事件管理不良，停电时间过久可能会导致除颤仪、呼吸机等不能正常使用而影响对患者的抢救。

2. 信息失误或缺失　纸质病历、医嘱在转抄时因手工书写字迹不清、标识不当或关键信息遗漏等，导致执行治疗及护理等环节容易发生错误。

3.物品管理 护理用品、设备、仪器等未固定位置放置或存储杂乱，紧急情况下护士费力、费时地寻找所需物品而花费时间，影响治疗及抢救工作的顺利进行。

二、患者安全的护理

（一）机械性损伤及其预防

比较常见的机械性损伤有跌倒、撞伤等。护士应在日常护理工作中采取合理措施，避免此类损伤的发生。如保持医院地面整洁、干燥，移走活动区域中不需要的器械及其他杂物，可有效避免患者行走时的跌倒和撞伤。长期卧床的患者第一次下床活动时，可用辅助器具或扶助行走，以维持身体的平衡稳定。躁动不安、神志不清、年老体弱或偏瘫患者及婴幼儿易发生坠床意外，可使用床挡或其他保护具加以保护。对因疾病而虚弱的患者，应将常用物品放于其容易拿取的地方，避免患者在移动、拿取物品时跌倒。病室的走廊、浴室、厕所要设置扶手，供走路不稳的患者使用。浴室和厕所还应设置呼叫系统，以便患者寻求援助。在医院精神科病室，对剪刀等锐利器具或其他具有危险性的器械应妥善保管，避免出现自伤或伤人的意外事故。

（二）温度性损伤及其预防

温度性损伤包括热和冷造成的损伤。常见的温度性损伤有热水瓶、热水袋造成的烫伤；冰袋、制冷袋所致的冻伤；氧气、乙醚等易燃易爆的液化气体所导致的烧伤；各类电器如烤灯、高频电刀等所致灼伤等。因此，护士在应用相关冷、热治疗时，应严格按照操作规程执行，注意观察患者的皮肤状况，提醒患者及时反映不适；对易燃易爆品妥善保管，熟悉防火措施及灭火装置的使用；对医院内电路及各种电器经常检查，及时维修，确保用电安全。此外，要对患者及家属进行安全知识宣传和教育，如告知医院内不得吸烟，提供安全用电的日常知识等，可有效避免因患者及家属疏忽而导致的一些意外事故。

（三）化学性损伤及其预防

药物使用不当或错用是导致化学性损伤的主要原因。护士应严格遵守药物管理制度，执行药物治疗时，一定要核对无误，同时主动为患者及家属讲解安全用药的有关知识。

（四）生物性损伤及其预防

生物性损伤包括微生物及昆虫对人体的伤害。病原微生物侵入人体后会引发各种疾病，而患者抵抗力的下降，发生感染后将直接威胁患者安全。护士应严格执行消毒隔离制度，严格遵守无菌操作原则，防止医院感染的发生。

（五）心理性损伤及其预防

心理性损伤主要源自患者对疾病的认识、态度及医护人员对患者的行为、态度等。护士应以规范的护理行为取得患者的信任，建立良好的护患关系，同时注意对患者进行有关疾病知识的健康教育，引导患者对疾病采取正确乐观的态度，协助患者与周围人群建立和谐的人际关系，维护患者的心理健康。

（六）医源性损伤及其预防

医源性损伤是指由于医务人员言谈及行为上的不慎造成患者心理或生理上的损伤。医院应加强医务人员的素质教育，让其具备良好的服务态度和专业技术水平，并制订相关的防范措施，杜绝医源性损伤的发生。

三、保护具的应用

案例 6-3

　　患者，女，35 岁，因农药中毒被家人紧急送入医院。患者烦躁不安、躁动，不能配合治疗。为保证患者安全及治疗工作的顺利进行，用保护具约束患者。
　　问题：1. 保护具适用于哪些患者？
　　　　　2. 保护具有几种？其适用范围有哪些？应用时有哪些注意事项？

　　保护具是用来限制患者身体某部位的活动，以达到维护患者安全与治疗效果的各种器具。

（一）保护具的适用范围

　　1. 儿科患者　尤其是 6 岁以下的患儿，认知及自我保护能力欠缺，所以容易发生坠床、烫伤、跌倒、撞伤等意外或不配合治疗的行为。

　　2. 坠床高危患者　如躁动不安的患者、全身麻醉未清醒患者、意识不清患者及老年人等。

　　3. 皮肤瘙痒患者　包括全身或局部瘙痒难忍的患者。

　　4. 某些术后患者　如失明患者、超声乳化白内障吸除术后患者。

　　5. 精神疾病患者　如狂躁症患者或有自我伤害倾向的患者。

　　6. 长期卧床患者　昏迷患者、危重患者、极度消瘦、虚弱及易发生压力性损伤者。

（二）保护具的使用原则

　　1. 知情同意原则　使用保护具前应向患者及家属说明使用保护具的原因、目的及使用方法。

　　2. 短期使用原则　约束器具只可短期使用，且使用时必须保持患者的肢体关节处于功能位，同时保证患者的舒适与安全。

　　3. 随时评价原则　使用过程中，应观察约束部位皮肤有无破损、血液循环有无障碍、患者的心理状况等。根据实际情况定时放松约束带，并做好记录。

　　4. 记录原则　记录使用保护具的原因、时间、目的，每次观察结果及解除约束的时间。

（三）常用保护具的使用方法

　　1. 床挡　主要用于预防患者坠床。

　　（1）多功能床挡　平时插于床尾，使用时插入两侧床沿。必要时可将床挡取下垫于患者背部，以进行胸外心脏按压术。

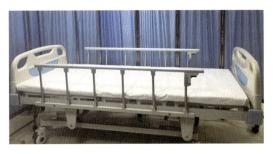

图 6-15　半自动床挡

　　（2）半自动床挡（图 6-15）　平时插于两侧床沿，可按需升降。电动床可用控制器控制起落床挡。

　　（3）木杆床挡　使用时将床挡稳妥固定于两侧床边。床挡中间为活动门，操作时将门打开，平时关闭。

　　2. 约束带　用于保护躁动患者，限制身体或肢体活动，防止患者自伤或坠床。

　　（1）宽绷带　常用于固定手腕及踝部。使用时，先用棉垫包裹手腕部或踝部，再用宽绷带打成双套结（图 6-16），套在棉垫外，稍拉紧，确保肢体不脱出，松紧以能插入一指，不影响血液循环为宜。然后将绷带系于床沿。

　　（2）肩部约束带　用于固定肩部，限制患者坐起。肩部约束带用宽布制成，宽 8cm，长 120cm，一端制成袖筒（图 6-17）。使用时，将袖筒套于患者两侧肩部，腋窝衬棉垫。两袖筒上的细带在胸前打结固定，将两条较宽的长带系于床头（图 6-18）。

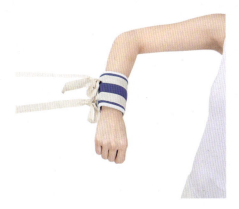
图6-16 双套结图

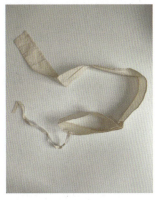
图6-17 肩部约束带

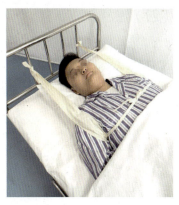
图6-18 肩部约束带固定法

（3）膝部约束带 用于固定膝部，限制患者下肢活动。膝部约束带用宽布制成，宽10cm，长250cm，宽带中部相距15cm分别钉两条双头带（图6-19）。使用时，两膝之间衬棉垫，将约束带横放于两膝上，两头带各缚住一侧膝关节，然后将宽带两端系于床沿（图6-20）。亦可用大单进行固定。

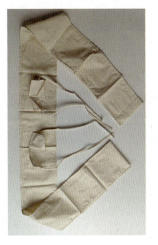
图6-19 膝部约束带

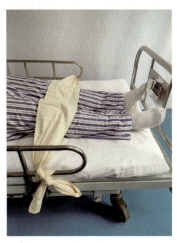
图6-20 膝部约束带固定法

（4）尼龙搭扣约束带 用于固定手腕、上臂、踝部、膝部。操作简便、安全，便于洗涤和消毒。约束带由宽布和尼龙搭扣制成（图6-21）。使用时，将约束带置于关节处，被约束部位衬棉垫，松紧适宜，对合约束带上的尼龙搭扣后将带子系于床沿。

3. 支被架 主要用于肢体瘫痪患者，防止盖被压迫肢体而造成不舒适或足下垂等，也可用于烧伤患者采用暴露疗法需保暖时（图6-22）。使用时，将支被架罩于防止受压的部位上方，盖好盖被。

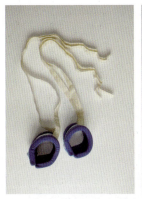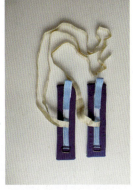
图6-21 尼龙搭扣约束带

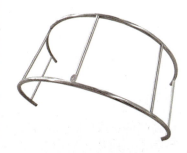
图6-22 支被架

（四）注意事项

1. 严格掌握保护具应用的适应证，维护患者的自尊。使用前应向患者及家属说明保护具使用的目的、操作要点及注意事项。

2. 保护具只能短期使用。用时须注意患者的卧位，保持肢体及关节处于功能位，并协助患者定时更换体位。

3. 使用时，约束带下须垫衬垫，固定松紧要适宜，并定时松解，每2小时松解一次。注意观察受约束部位的末梢循环情况，每15～30分钟观察一次，发现异常及时放松约束带。必要时进行局部按摩，促进血液循环。

4. 记录使用保护具的原因、部位、开始时间、每次观察的结果、相应的护理措施及解除约束的时间。

四、助行辅助器的应用

辅助器是为患者提供身体平衡与身体支持物的器材，是维护患者安全的护理措施之一。

（一）适用范围

辅助器主要用于辅助身体残障或因疾病、高龄而行动不便者活动，以保障患者安全。

（二）使用方法

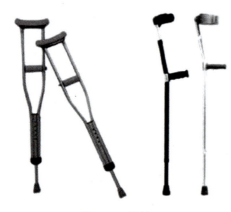

图6-23　拐杖

1. 拐杖（图6-23）　选择适合的拐杖长度（身高减去40cm）和宽橡胶杖底面。双肩放松身体挺直站立，腋窝与拐杖顶垫间相距2～3cm，拐杖底端应侧离足15～20cm。握紧把手时，手肘应可以弯曲。走路的方法：两点式：同时出右拐和左脚，然后出左拐和右脚。三点式：两拐杖和患肢同时伸出，再伸出健肢。四点式：为最安全的步法。先出右拐杖，而后左脚跟上，接着出左拐杖，右脚再跟上。跳跃法：先将两侧拐杖向前，再将身体跳跃至两拐杖中间处。

2. 手杖（图6-24）　手杖长度的选择需符合以下原则：肘部在负重时能稍微弯曲；手柄适于抓握，弯曲部与髋部同高，手握手柄时感觉舒适。

3. 助行器　一般用铝合金材料制成，是一种四边形的金属框架，自身轻，可将患者保护其中，有些还带脚轮（图6-25）。其支撑面积大，稳定性好，适用于上肢健康、下肢功能较差的患者。

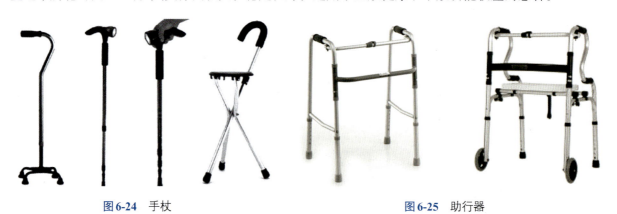

图6-24　手杖　　　　　　　　　　　　　　　　图6-25　助行器

（三）注意事项

1. 使用辅助器具的患者应意识清楚，手臂、肩部或背部应无伤痛，活动不受限制，以免影响手臂的支撑力。

2. 使用辅助器具时,应保持地面干燥,无可移动的障碍物;患者应穿安全防滑的平底鞋,鞋子要合脚;衣服要宽松合身。

3. 为患者选择合适的辅助器具,以免引起神经、关节及肌肉的损伤。

4. 经常检查手杖和拐杖底端橡胶垫的固定情况及凹槽的吸力与摩擦力;拧紧拐杖和手杖的螺钉,以保证应用中的安全。

自 测 题

A₁/A₂型题

1. 颅内手术后患者,头部翻转过剧可引起(　　　)
   A. 脑疝　　　　　B. 休克　　　　　C. 脑出血
   D. 脑栓塞　　　　E. 脑干损伤

2. 防止患者坠床的最佳措施是(　　　)
   A. 约束带固定肩部　　　　B. 约束带固定膝部
   C. 床挡　　　　　　　　　D. 约束带固定踝部
   E. 约束带固定腕部

3. 全麻未清醒的患者采用去枕仰卧位的目的是(　　　)
   A. 预防脑压过低
   B. 防止呼吸道并发症
   C. 有利于大脑的血液循环
   D. 减轻脑膜刺激征
   E. 减轻脑淤血

4. 在各种卧位中,下列哪项是错误的(　　　)
   A. 中凹卧位时应抬高患者头胸部大约30°,抬高下肢约20°
   B. 半卧位时,应抬高床头支架呈30°～50°
   C. 端坐位时,应抬高床头支架呈70°～80°
   D. 头高足低位时,床头脚应垫高15～30cm
   E. 头低足高位时,床尾脚应垫高15～30cm

5. 张女士,妊娠36周,因阴道持续性流液1小时而就诊。肛查时羊水不断从阴道流出,诊断为胎膜早破。应立即安置的体位是(　　　)
   A. 平卧位　　　　　　B. 头低足高位
   C. 头高足低位　　　　D. 截石位
   E. 膝胸卧位

6. 孙女士,40岁,发热、咳嗽,左侧胸痛,患者多采取左侧卧位休息,自诉此卧位时胸部疼痛减轻,呼吸稍通畅。此时卧位性质属于(　　　)
   A. 主动卧位　　B. 被动卧位　　C. 被迫卧位
   D. 习惯卧位　　E. 特异卧位

7. 王某,男,34岁,无痛性血尿2周,疑为膀胱癌,做膀胱镜检查。应协助其采用的体位为(　　　)
   A. 仰卧位　　B. 侧卧位　　C. 半坐卧位
   D. 截石位　　E. 膝胸卧位

8. 一位实习护士为一昏迷患者翻身侧卧,其操作不正确的是(　　　)
   A. 将患者两手放于腹部,两腿屈曲
   B. 先将患者双下肢移向护士一侧床沿,再将患者肩部外移
   C. 一手扶肩,一手扶膝,轻推患者转向对侧
   D. 在患者背部、胸前及两膝间放置软枕
   E. 翻身时应充分保证患者安全

A₃/A₄型题

(9～12题共用题干)

患者李某,体重75kg,因急性阑尾炎合并穿孔,急诊在硬膜外麻醉下行阑尾炎切除术,术后用平车送患者回病室。

9. 患者回病室后应采取什么体位(　　　)
   A. 屈膝仰卧位4小时　　B. 去枕仰卧位6小时
   C. 中凹卧位6小时　　　D. 侧卧位4小时
   E. 俯卧位

10. 患者术后第二天晨体温38℃,并主诉伤口疼痛难忍,应采取何种体位(　　　)
   A. 仰卧屈膝位　　　　　B. 头高足低位
   C. 右侧卧位　　　　　　D. 半坐卧位
   E. 中凹卧位

11. 如何达到患者体位稳定和舒适(　　　)
   A. 抬起床头30°～50°,膝下支架抬起15°
   B. 胸前放枕,支起上身,防后倾
   C. 背部放支托,防向一侧倾倒
   D. 足下置软枕,防止身体下滑
   E. 抬高床头20°～30°

12. 所置体位患者难以接受,你应如何解释并进行健康指导(　　　)
   A. 此体位可减少局部出血,有利于伤口愈合
   B. 此体位防止炎症扩散和毒素吸收,可减轻疼痛
   C. 此体位有利于减少回心血量,促进血液循环
   D. 此体位有利于扩大腹腔容量,防止炎症扩散
   E. 此体位有利于减少腹压,利于伤口愈合

(杨　娟)

第 **7** 章
患者的清洁护理

保持良好的清洁卫生是人类的基本生理需要之一，也是确保个体舒适、健康及安全的重要保证。不良的机体清洁卫生状态会对个体的生理和心理产生负面影响，甚至诱发各种感染和并发症。为了使患者在住院期间保持身心的最佳状态，护士应及时评估患者的清洁卫生状况，并根据患者的自理能力、清洁卫生需求及个人习惯协助患者进行清洁护理，抑制微生物繁殖，促进全身的血液循环，确保患者清洁、舒适，预防感染和并发症的发生。患者的清洁卫生包括口腔护理、头发护理、皮肤护理及晨晚间护理。

第 1 节 口腔护理

案例 7-1

患者，女，85 岁。既往高血压病史 20 年，因脑出血收入院。患者目前昏迷状态，生命体征尚平稳。

问题： 1. 目前患者的主要护理问题有哪些？
2. 护士应如何为患者做好口腔护理？
3. 口腔护理过程中，应注意哪些问题？

口腔清洁卫生对保持患者的健康十分重要，良好的口腔清洁卫生可以促进机体的健康和舒适。因口腔不洁造成的口腔局部炎症、溃疡等问题会导致食欲下降，造成局部疼痛甚至引发全身性疾病；牙齿破损、缺失或不洁会影响自尊与自我形象；口腔异味会给社会交往带来消极影响。

口腔护理是临床护理工作的重要环节。护士应认真评估患者的口腔卫生状况，指导患者掌握正确的口腔清洁技术，维持良好的口腔卫生状况。良好的口腔护理可以保持患者的口腔清洁，预防感染，促进口腔正常功能的恢复。对于机体衰弱、存在功能障碍的患者，护士需要根据其病情及自理能力，协助患者完成口腔护理。

一、评　估

口腔评估的目的是了解患者的口腔状况及平时的卫生习惯，确定其现存的或潜在的口腔健康问题，为制订护理计划、采取恰当的护理措施提供可靠依据，减少口腔疾病的发生。

1. 口腔清洁卫生　口腔卫生状况的评估包括牙齿、牙龈、舌、口唇、口腔黏膜、腭部、口腔气味等。此外，还要评估患者的口腔清洁习惯，如刷牙、漱口及清洁义齿的方法、次数与清洁程度。正常人的口唇红润，牙齿整齐，牙龈无出血肿痛，舌苔薄、颜色正常，口腔黏膜光洁、完整、呈粉红色，口腔无异味。

2. 自理能力　评估患者完成口腔清洁的自理能力，分析和判断患者是否存在自理缺陷及自理缺陷表现在哪些方面，以此为依据制订协助其完成口腔清洁活动的护理方案。

3. 口腔卫生保健知识的了解程度　评估患者对保持口腔卫生重要性的认识程度、预防口腔疾病相关知识的了解程度。例如，有无良好的刷牙习惯、刷牙方法是否正确、牙膏和牙刷的选取是否正确、牙线的正确使用方法、漱口水的正确选择和使用等。

4. 特殊口腔问题 评估患者是否存在特殊口腔问题。日常佩戴义齿者，取下义齿前应观察义齿佩戴是否正确，松紧是否适宜，说话时是否容易滑下；取下义齿后应观察义齿内套有无牙结石、牙菌斑及食物残渣等，并检查义齿表面有无破损、裂痕和变形。如患者口腔治疗、手术等戴有特殊装置或管道，应注意评估佩戴状况及对口腔功能造成的影响。

二、口腔的清洁护理

（一）口腔卫生指导

指导患者养成良好的口腔卫生习惯，定时检查患者口腔卫生情况，提高口腔保健水平。对患者口腔卫生给予如下指导。

1. 正确选择和使用口腔清洁用具 牙刷是清洁口腔的必备工具，选择时应根据患者的年龄、口腔情况选择大小合适、刷毛软硬合适、表面光滑的牙刷。牙膏根据患者的年龄、口腔情况进行选择。儿童有专用牙膏，药物牙膏具有抑菌、消炎、脱敏防龋齿的作用，含氟牙膏有固齿的作用。

2. 采用正确的刷牙方法 刷牙可以清除食物残渣，减少牙齿表面与牙龈边缘的牙菌斑，有助于减少口腔环境中的致病因素，增强组织抗病能力。刷牙通常于晨起和睡前进行，每次餐后也建议刷牙。刷牙方法包括颤动法、竖刷法、巴氏刷牙法。①颤动法：是将牙刷放于牙齿和牙龈沟上，使刷毛与牙齿呈45°角，以快速环形来回颤动刷洗，每次刷2～3颗牙，刷完一个部位再刷相邻部位，前排牙齿的内面可用牙刷毛面的前端环绕刷洗，咬合面可用牙刷刷毛与牙齿平行环绕刷洗。②竖刷法：是将牙刷刷毛末端置于牙龈和牙冠交界处，沿牙齿方向轻微加压，并沿牙缝纵向刷洗。③巴氏刷牙法：将牙刷毛面轻轻放于牙齿及牙龈沟上，刷毛与牙齿呈45°角，轻微加压使刷毛部分进入龈沟，部分置于牙龈缘上。2～3颗牙为一组，以短距离（约为2mm）水平颤动牙刷4～6次。再将牙刷向牙冠方向转动，轻刷唇舌面。每次刷牙时间不少于3分钟。

需要注意的是，避免采用横刷法，此法可损害牙体与牙周组织。刷完牙齿后，再由内向外刷洗舌面，以清除食物碎屑和减少致病菌。每次刷牙时间应不少于3分钟。

3. 正确使用牙线 牙线可以清除牙齿间隙食物残渣及牙菌斑，预防牙周病。建议每日使用牙线剔牙2次，餐后立即进行效果更佳。尼龙线、丝线及涤纶线均可作牙线材料，具体操作方法是将牙线两端分别缠于双手示指或中指或使用一次性牙线，用拉锯式轻轻将牙线越过相邻牙接触点，压入牙缝，然后用力弹出，每个牙缝反复数次即可。使用牙线后，需漱口以清除口腔内的碎屑。操作中注意对牙齿侧面施加压力时，施力要轻柔，切忌将牙线猛力下压而损伤牙龈。

（二）义齿的清洁护理

正确佩戴义齿可以促进牙齿缺失者增强咀嚼功能、维护良好的外观形象。使用活动性义齿者，为了增强咀嚼功能及保持良好的口腔外形，应在白天佩戴，晚间取下，减少对牙床的压力。卸下的义齿用牙刷刷洗各面，用清水冲洗干净，于患者漱口后再戴上。暂时不用的义齿，应浸泡于清水中保存，每日更换1次清水；不能将义齿浸泡在热水或酒精等消毒溶液中，以免义齿变色、变形和老化。

（三）特殊口腔护理

临床上对昏迷、危重、高热、禁食、鼻饲、大手术后、大剂量化疗和放疗、口腔疾病等自理能力缺陷的患者实施特殊口腔护理。一般应每日给予特殊口腔护理2～3次，若病情需要可酌情增加次数。

【目的】

1. 预防并发症 保持口腔清洁、湿润，促进舒适，预防口腔感染等并发症。

2. 维持口腔正常功能 去除口腔异味，防止口臭、增进食欲，保持口腔正常功能。

3. 协助诊断 观察口腔黏膜、舌苔的变化及有无特殊口腔气味，协助诊断。

【评估】

1. 患者的病情、意识状态、自理能力、心理状态及合作程度。

2. 患者的口腔情况

（1）口唇　颜色、湿润度，有无干裂、出血、疱疹等。

（2）牙齿　是否齐全，有无义齿、龋齿、牙垢。

（3）牙龈　颜色，有无溃疡、水肿、萎缩、出血、脓液等。

（4）口腔黏膜　颜色、完整性，有无溃疡、出血、疱疹、脓液等。

（5）舌　颜色、湿润度，有无溃疡、肿胀，齿痕，舌苔颜色、薄厚、量等。

（6）腭部　悬雍垂、扁桃体的颜色，有无肿胀、异常分泌物等。

（7）气味　有无异常或特征性气味，如烂苹果气味、氨臭味、肝臭味、大蒜样臭味等。

3. 患者的知识及口腔卫生习惯。

【计划】

1. 护士准备　衣帽整洁，修剪指甲，洗手，戴口罩。

2. 患者准备　了解口腔护理的目的、方法、注意事项、配合要点。

3. 用物准备

（1）治疗车上层　医嘱执行单、免洗手消毒剂、口腔护理包（内有治疗碗、棉球、弯盘、弯止血钳1把、镊子1把、压舌板1个）、水杯、吸水管、漱口溶液（应根据患者口腔pH与药物药理作用选择，见表7-1）、棉签、液体石蜡或唇膏、手电筒、治疗巾。必要时备口腔外用药及开口器。

（2）治疗车下层　生活垃圾桶、医用垃圾桶。

表7-1　常用漱口溶液的选择

名称	使用情况	适宜pH
0.9%氯化钠溶液	清洁口腔，预防感染	中性
1%~3% 过氧化氢溶液	防腐、防臭，用于口腔有溃疡、坏死组织者	偏酸性
0.02%呋喃西林溶液	清洁口腔，广谱抗菌	中性
朵贝氏液（复方硼砂溶液）	除口臭、抑菌	中性
1%~4%碳酸氢钠溶液	用于真菌感染、改变细菌生长环境	偏酸性
2%~3%硼酸溶液	酸性防腐剂，抑制细菌生长	偏碱性
0.1%醋酸溶液	用于铜绿假单胞菌感染	偏碱性

4. 环境准备　清洁、安静、舒适、光线适中、温湿度适宜、空气清新，必要时遮挡。

【实施】　见表7-2。

表7-2　特殊口腔护理

操作流程	操作步骤	要点说明
1. 核对解释	备齐用物，携至患者床旁，核对并做好解释	核对患者床号、姓名、腕带
2. 安置卧位	取侧卧位或仰卧位，将头偏向护士一侧	体位根据病情而定
3. 铺巾置盘	将治疗巾铺于患者颌下，置弯盘于患者口角旁	
4. 观察口腔	湿润口唇，嘱患者张口，护士一手持手电筒，一手用压舌板轻轻撑开颊部，观察口腔情况。昏迷或牙关紧闭者用开口器协助张口	观察口腔有无出血、溃疡、特殊气味；开口器应从磨牙处放入，不可使用暴力；有活动性义齿者，取下义齿浸于冷水中
5. 协助漱口	协助患者吸水管吸水漱口	昏迷患者禁忌漱口

续表

操作流程	操作步骤	要点说明
6. 口腔擦洗	（1）嘱患者咬合上、下牙，用压舌板轻轻撑开左侧颊部，纵向擦洗牙齿左外侧面，由磨牙洗向切牙。同法擦洗牙齿右外侧面	棉球不宜过湿，以不滴水为宜；用棉球包裹住钳尖，避免钳尖损伤牙龈或口腔黏膜；一个棉球擦洗一个部位，不可重复使用
	（2）嘱患者张口，依次擦洗左上内侧面、左上咬合面、左下内侧面、左下咬合面。同法擦洗右侧牙齿	
	（3）擦洗舌面、舌下、硬腭	
	（4）擦洗完毕，再次清点棉球数量	防止棉球遗留口腔
7. 协助漱口	协助患者漱口，擦净口唇	昏迷患者禁忌漱口；有义齿者，协助患者佩戴义齿
8. 观察涂药	再次评估观察口腔，涂药于患处，润唇	
9. 整理记录	（1）撤去治疗巾，协助患者取舒适卧位	保持患者舒适
	（2）整理床单元，清理用物	
	（3）洗手，记录	记录执行时间

【评价】

1. 护士操作规范，动作轻柔，未损伤患者口腔黏膜及牙龈。

2. 患者口唇湿润，口腔清洁、舒适，口腔无异味；口腔内无溃疡和感染，牙龈无出血，未发生误吸、窒息。

3. 护患沟通有效，患者能配合操作，患者熟知口腔清洁方面的知识和技能。

【注意事项】

1. 擦洗时动作要轻柔，特别是对凝血功能较差的患者，以免损伤口腔黏膜和牙龈。

2. 昏迷患者禁忌漱口，需用开口器者应从磨牙处放入，对牙关紧闭的患者不可暴力强行打开口腔；擦洗时棉球不宜过湿，以防溶液吸入呼吸道；每次用止血钳夹紧1个棉球，操作前后应清点棉球数量，防止遗留在口腔。

3. 对长期应用抗生素者，应观察其口腔黏膜有无真菌感染。

4. 传染病患者用物须按消毒隔离原则处理。

5. 有活动性义齿应先取下，用牙刷刷洗义齿各面，用冷水冲洗干净，待患者漱口后戴上。

6. 做好健康教育。向患者及家属解释口腔护理的过程、配合方法及注意事项。告知患者在操作过程中，如感不适立刻向护士说明，防止意外发生。

第2节 头发护理

案例 7-2

患者，女，85岁。既往高血压病史20年，1周前因脑出血收入院。患者目前神志清楚，生命体征平稳，右侧肢体偏瘫，主诉头皮痒。

问题：1. 护士应如何为患者做好头发护理？

2. 头发护理过程中，应注意哪些问题？

头部是人体皮脂腺分布最多的部位，长时间不清洗会散发难闻气味，还可导致脱发和其他严重的头皮疾病如毛囊炎症，滋生头虱、蚧。定期清洁头发和护理头发，可有效清除头皮屑及污垢，保持良好个人形象，还可以促进头部血液循环，预防感染。多数患者可自行完成头发的清洁护理，但患病或身体衰弱个体无法进行日常的头发清洁时，护士应帮助或协助患者进行头发护理。

一、评　估

1. 头发和头皮的卫生状况　健康的头发浓密适度、有光泽、分布均匀、清洁无头屑。评估时应注意观察头发的密度、颜色、分布、长度、脆性与韧性、干湿度、卫生情况等，着重观察头发有无光泽、发质是否粗糙、尾端有无分叉及有无虱、虮，头皮是否清洁，有无瘙痒、抓痕、擦伤等情况。

2. 患者的病情、生活自理能力情况　评估患者的病情变化、治疗情况、有无肢体活动障碍，判断患者是否能进行颈部活动，是否妨碍清洁头发，是否具有自行梳发和进行头发清洁的能力。为其制订护理计划、采取恰当护理措施提供可靠依据，从而减少头皮疾病的发生。

3. 头发护理的健康知识　评估患者及其家属对头发清洁知识的了解程度，包括梳发、头皮按摩、洗发的方法及其护理工具的选择等。

二、头发的清洁护理

（一）床上梳发

对于长期卧床、肌肉张力降低、关节活动受限、共济失调、生活不能自理的患者，护士应协助其床上梳发，每天1~2次。

【目的】

1. 去除脱落的头发和头皮屑，促进患者整洁、舒适、美观。

2. 按摩头皮，促进血液循环，促进头发的生长和代谢。

3. 维持患者良好的外观，增强自信，维护其自尊，建立良好护患关系。

【评估】

1. 患者病情、自理能力、梳发习惯、个人卫生习惯、心理状态及合作程度。

2. 患者头皮及头发状况。评估头皮是否有抓痕、擦伤及皮疹等情况，有无头皮屑，是否瘙痒；头发的分布、长度、颜色、韧性和脆性、清洁情况、有无光泽、尾端是否有分叉。

【计划】

1. 护士准备　着装整洁、洗手、戴口罩。

2. 患者准备　明确操作目的，了解操作过程，取舒适的体位，能配合操作。

3. 用物准备　治疗巾、梳子、30%乙醇、纸袋，免洗手消毒剂，必要时备发夹或橡皮圈，生活垃圾桶、医用垃圾桶。

4. 环境准备　宽敞、舒适、整洁、安全。

【实施】　见表7-3。

表7-3　床上梳发

操作流程	操作步骤	要点说明
1.核对解释	（1）备齐用物，携用物至患者床旁，核对患者并做好解释	确认患者，便于操作
	（2）向患者和家属解释操作配合和注意事项	
2.安置卧位、铺巾		体位可根据病情而定
▲坐位	协助患者坐起，铺治疗巾于患者肩上	
▲卧位	治疗巾铺于枕头上，协助患者将头转向背向护士一侧	

续表

操作流程	操作步骤	要点说明
3. 梳发	（1）将头发从中间梳向两边，一手握住一股头发，一手持梳，先梳发梢，再从发根梳至发梢。若头发打结，可取一股头发缠绕于示指，由发梢开始梳理，梳顺后再逐渐向上梳至发根，避免强行拉扯患者头发，根据患者卧位和喜好再小心梳顺，帮助梳理辫子或扎成束	禁止拉扯、拽患者头发，以免引起疼痛；若头发打结，可用30%乙醇湿润
	（2）同法梳理对侧	
4. 整理记录	清理用物，洗手，记录	传染病患者按照消毒隔离原则处理污物

【评价】

1. 患者感到清洁、舒适、自尊心得到保护。

2. 护士操作方法正确，动作轻柔，患者无不适。

3. 护患沟通良好，患者获得护理头发的知识和技能。

【注意事项】

1. 梳发时尊重患者喜好、习惯梳理头发。

2. 梳发时可用指腹按摩头皮，促进头部血液循环。

3. 如果发现患者有头虱应立即进行灭虱处理，防止传播。

4. 做好健康教育。向患者及家属解释床上梳发的过程，告知患者在操作过程中，如感不适立刻向护士说明。

（二）床上洗发

洗头能增进舒适感，保持头发健康。洗头频率以头发不油腻、不干燥为度，护士应结合患者的健康状况、日常习惯、头发的卫生状况决定洗发的方法和次数。床上洗发适用于自理能力不足而不能自行洗发的患者，协助患者洗发能增进患者的舒适感。长期卧床的患者，应每周洗发1次。

【目的】

1. 去除头发污垢和头皮屑，保持头发清爽、顺滑、无异味，促进患者舒适。

2. 按摩头皮，促进头部血液循环，促进头发生长和代谢。

3. 维护患者自尊，建立良好的护患关系。

【评估】

1. 患者年龄、病情、自理能力、洗发习惯、个人卫生。

2. 患者心理状况及合作程度。

3. 局部头皮及头发健康情况，观察头皮有无损伤、瘙痒，有无头虱或虮卵等。

【计划】

1. 护士准备 着装整洁、洗手、戴口罩。

2. 患者准备 明确操作目的，了解操作过程，取舒适的体位，能配合操作。

3. 用物准备 一次性治疗巾、小橡胶单、眼罩或纱布、安全别针、不脱脂棉球2个、弯盘、纸袋、水壶内盛热水（水温略高于体温，以不超过40℃为宜）、电吹风、免洗手消毒剂。洗头盆、搪瓷杯、橡胶管、小毛巾，污水桶、生活垃圾桶。如用洗头车洗头时，应安装好各部件备用。

4. 环境准备 环境宽敞、明亮，调节室温，关好门窗，必要时使用屏风。

【实施】 见表7-4。

表7-4 床上洗发

操作流程	操作步骤	要点说明
1. 核对解释	（1）备齐用物，携用物至患者床旁，核对患者	确认患者，便于操作
	（2）向患者和家属解释操作配合和注意事项	取得患者信任、理解和配合
	（3）移开床旁桌、椅	
2. 松开衣领铺巾	松开患者衣领向内反折，将毛巾围于颈部，用安全别针固定，将小橡胶单和大毛巾垫于枕上，移枕至肩下	保护患者衣领不被沾湿；保护床单元不受潮
3. 安置体位		确保患者颈部舒适
▲洗头盆	协助患者取仰卧位，肩下垫枕，头部置于洗头盆内（图7-1）	
▲洗头车	协助患者取仰卧位，斜角躺卧，头部置于洗头车的接水盆内，在颈托上垫上小毛巾，安置好患者	
4. 保护眼耳	用不脱脂棉球塞两耳，眼罩或纱布遮盖双眼	防止水流入眼内和耳内
5. 清洗头发	（1）松开头发，梳顺，试水温，患者确认合适后，用热水充分湿润头发	清醒的患者可以确定水温
	（2）倒适量的洗发液于手掌中，双手搓揉出泡沫后，均匀涂遍全头发，由发际抹向头顶，再用指腹按摩头皮	按摩头皮促进血液循环，按摩力度适中，用指腹按摩，不能用指尖搔抓
	（3）用热水冲洗头发，反复搓揉，直到洗净为止	颈部毛巾潮湿及时更换
6. 擦拭头发	解下患者颈部毛巾包住头发，轻轻擦拭	患者脱落的头发要卷到袋中；湿发要及时擦拭，防止受凉
7. 撤洗头器	除去眼罩及耳内棉球，协助患者进行面部清洁，涂抹面霜	确保患者舒适整洁
8. 吹发、梳理发型	（1）一手托住患者颈部，另一手撤去洗头器，将枕头、橡胶单、浴巾一并从肩上移至床头正中，协助患者卧于床正中的枕上	尊重患者习惯
	（2）解下患者头上包裹的毛巾，再用大毛巾轻轻擦拭头发后，用电吹风吹干头发，梳顺头发，整理发型	吹干防止受凉
	（3）将脱落的头发收集整理置纸袋中，投入垃圾桶	
9. 整理记录	（1）撤去枕头上的橡胶单和大毛巾	
	（2）协助患者取舒适的体位，整理床单元	
	（3）洗手，记录	记录执行时间和患者情况

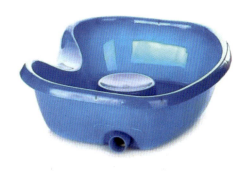

图 7-1　洗头盆

【评价】

1. 护患沟通良好，清醒患者能主动配合操作。

2. 护士操作规范，动作轻柔，患者衣服、床单元未受潮，水未溅入眼、耳内。

3. 患者感觉舒适、无拉扯头发，无疼痛感，无疲劳感，心情愉快。

【注意事项】

1. 洗发过程中注意密切观察患者的病情变化，如发现面色、脉搏、呼吸有异常，应立即停止操作。

2. 注意调节水温与室温，注意保暖。

3. 身体虚弱患者不宜床上洗发。

4. 做好健康教育。向患者及家属解释床上洗发的过程、配合方法及注意事项。告知患者在操作过程中，如感不适立刻向护士说明，防止意外发生。

第3节 皮肤护理

> **案例 7-3**
>
> 患者，女，85岁。既往高血压病史20年，1周前因脑出血收入院。患者目前神志清楚，生命体征平稳，右侧肢体偏瘫。护士今晨查房发现患者骶尾部有一面积约为3cm×2cm的破溃，创面有黄色渗出液。
>
> **问题：** 1. 该患者出现了什么情况？
>
> 2. 应如何对患者的破溃进行护理？
>
> 3. 康复后，应如何做好皮肤的清洁护理和此类问题的预防？

一、评　　估

患者的皮肤状况可以反映机体的健康状况。健康的皮肤温暖、光滑、不干燥、不油腻，对冷、热及触摸等感觉良好，无发红、破损、肿块和其他疾病征象。护士在评估患者皮肤时，应仔细检查皮肤的颜色、温湿度、弹性及有无皮疹、出血点、紫癜、水肿和瘢痕等皮肤异常情况。

二、皮肤清洁护理

（一）皮肤清洁卫生指导

1. 清洁方法　清洁皮肤可清除积聚于皮肤上的油脂、汗液，促进血液循环，使人感到清新、放松，焕发精神，改善外表和增进自尊。护士需要指导患者采用合理的皮肤清洁方法。

沐浴频率应根据体力活动强度、是否出汗、个人习惯及季节和环境变化特点适当调整。老年人因代谢活动低下和皮肤干燥，沐浴频率不宜过频。护士可以根据患者活动能力、健康状况等来决定患者沐浴的范围、方法和需要协助的程度。对活动受限的患者可采用床上擦浴。空腹、饱食、酒后及长时间体力或脑力活动后可造成脑供血不足甚至引发低血糖，不宜马上沐浴。传染病患者应根据病情、病种按隔离原则进行沐浴。

护士协助患者沐浴时应遵循以下原则：①提供私密空间。关闭门或拉上沐浴区周围的隔帘。为患者擦浴时，只暴露正在擦洗的部位。②保证安全。沐浴区域配备防滑地面、扶手等安全设施。在离开患者的床单元及病室时，安放好床栏，将呼叫器放于患者易取的部位。③注意保暖。关闭门窗，避免空气对流，控制室温。沐浴中尽量减少患者肢体的暴露，避免着凉。④提高患者自理能力。鼓励患者尽可能多地参与沐浴过程，患者需要时再给予协助。⑤预测患者需求。提前将换洗的清洁衣服和卫生用品置于患者床边或浴室内。

2. 清洁用品　护士应根据患者皮肤的状况、清洁用品的性质、个人喜好选择清洁用品。清洁用品包括沐浴液、浴皂、浴盐、啫喱等，沐浴液、啫喱适合中、干性皮肤；浴皂、浴盐适合偏油性皮肤。

（二）淋浴和盆浴

病情较轻、能够自行完成沐浴的患者可采用淋浴或盆浴。护士根据患者年龄、需要、病情、自理能力协助患者选择沐浴方式、频率、时间并给予适当协助。

【目的】

1. 去除污垢，保持清洁，促进患者舒适。

2. 促进血液循环，增强皮肤排泄功能，预防感染和压力性损伤等并发症。

3. 促进患者身体放松，增加活动，满足其身心需要。

4. 促进护患沟通交流，增进护患关系。

【评估】

1. 患者年龄、病情、独立完成沐浴的能力、局部皮肤情况、卫生习惯。

2. 患者心理状况及合作程度。

【计划】

1. 护士准备 衣帽整洁，剪短指甲，洗手，戴口罩。

2. 患者准备 理解操作目的，了解操作注意事项，主动或被协助完成沐浴过程。

3. 用物准备 浴巾、沐浴露或香皂、洗发水、小毛巾2条、清洁衣裤、拖鞋（防滑）、梳子。必要时备生活垃圾桶、医用垃圾桶。

4. 环境准备 调室温至22℃以上，浴室内有呼叫铃、扶手，地面、浴盆内防滑处理。

【实施】 见表7-5。

表7-5　淋浴和盆浴

操作流程	操作步骤	要点说明
1. 核对解释	备齐用物，携至患者床旁，核对并做好解释	核对患者床号、姓名、腕带
2. 备物指导	（1）检查浴盆及浴室清洁情况，关闭门窗，放置防滑垫；协助患者准备洗浴用品，置于易取处	浴室勿闩门，门外悬挂"沐浴中"指示牌
	（2）协助患者进入浴室，嘱患者穿好浴衣和拖鞋、扶好安全把手；指导患者调节冷热水开关、使用呼叫器，交代注意事项	防止患者出现跌倒、受凉、烫伤等意外伤害事件
3. 沐浴中评估	（1）注意患者沐浴时间，时间过久者防止发生意外	防止病情变化、晕倒、滑倒
	（2）定时评估患者沐浴情况	不能独立完成者需要护士协助
	（3）呼叫铃响时，先询问再敲门再进入浴室	保护患者隐私
4. 整理记录	（1）协助患者整理沐浴用物、衣物	
	（2）协助患者回病室，取舒适卧位	
	（3）取下指示牌	

【评价】

1. 患者沐浴后感觉清洁、舒适，心情愉快无意外发生。

2. 护士协助患者沐浴，确保患者安全。

3. 护患沟通良好，患者获得了有关皮肤护理方面的知识。

【注意事项】

1. 进食1小时后进行沐浴，以免影响消化功能。

2. 水温不宜过热，室温不宜过高，时间不宜过长。若患者发生晕厥，应立即将患者抬出、平卧、保暖，并配合医生共同处理。

3. 妊娠7个月以上的孕妇禁用盆浴。创伤、衰弱、患心脏病需要卧床休息的患者，均不宜沐浴或盆浴。传染病患者根据病种按隔离原则进行沐浴。

4. 盆浴浸泡时间不超过10分钟，避免因浸泡时间过久引起疲倦。

5. 做好健康教育。向患者及家属解释淋浴和盆浴注意事项。告知患者在沐浴过程中，如感不适立刻向护士说明，防止意外发生。

（三）床上擦浴

床上擦浴适用于病情较重、长期卧床、活动受限（使用石膏、骨牵引等）和生活不能自理而导致无法自行沐浴的患者。

【目的】

1. 去除污垢，保持清洁，促进患者舒适。
2. 促进血液循环，增强皮肤排泄功能，预防感染和压力性损伤等并发症。
3. 促进患者身体放松，增加活动，满足其身心需要。
4. 促进护患沟通交流，增进护患关系。
5. 观察患者情况，活动肢体，防止肌肉挛缩和关节僵硬等并发症发生。

【评估】

1. 患者年龄、病情、独立完成沐浴的能力、局部皮肤情况、伤口及引流管情况、卫生习惯。
2. 患者心理状况及合作程度。

【计划】

1. 护士准备 衣帽整洁，剪短指甲，洗手，戴口罩。

2. 患者准备 理解操作目的，知晓操作配合方法，主动配合操作。按需给予便器。

3. 用物准备 备脸盆，水桶2只（一只盛热水，另一只盛污水）；清洁衣裤、清洁被服、大毛巾、浴巾、浴毯、香皂、小剪刀、梳子、爽身粉、小毛巾2条、50%乙醇。必要时备便器、便器布。

4. 环境准备 调节室温至24℃以上，关闭门窗，拉上床帘或用屏风遮挡。

【实施】 见表7-6。

表7-6 床上擦浴

操作流程	操作步骤	要点说明
1. 核对解释	备齐用物，携至患者床旁，核对并做好解释	核对患者床号、姓名、腕带
2. 安置体位	（1）关闭门窗，屏风遮挡	注意保暖，保护患者隐私
	（2）协助患者取舒适体位并靠近护士	确保患者舒适，便于操作
	（3）根据病情放平床头和床尾支架，松开盖被，移至床尾；浴毯遮盖患者	
	（4）将脸盆放于床旁桌上，倒入适量温水	按季节和个人习惯调节水温
3. 擦洗面颈	（1）将微湿润热小毛巾包在手上呈手套状（图7-2），浸入水中浸湿	
	（2）擦洗眼部：由内眦向外眦，同法擦洗另一侧	使用毛巾不同部位
	（3）擦洗脸、颈部：擦洗顺序为前额、颊部、鼻翼、下颌、耳后、颈部	注意擦净耳郭、耳后及颈部皮肤皱褶处
4. 擦洗上肢、双手	（1）协助患者脱下上衣。先脱近侧，后脱远侧；肢体有外伤或活动障碍者先脱健侧，后脱患侧	先脱健侧以便于操作，避免患侧关节过度活动
	（2）用浴毯遮盖身体，在近侧上肢下面铺上大毛巾	减少暴露，保护患者隐私
	（3）移去近侧上肢浴毯，纵向铺于患者上肢下面	
	（4）用涂浴皂的湿毛巾，由近心端向远心端擦洗患者上肢，直至腋窝；用清水擦净，浴巾擦干；协助患者洗净手并擦干，酌情修剪指甲	擦洗力度适度，以能够促进皮肤血液循环为宜；注意洗净腋窝等皮肤皱褶处
	（5）移至对侧，同法擦洗对侧上肢	
5. 擦洗胸腹	（1）将浴巾盖于患者的胸腹部	根据需要更换清洁用水；减少暴露，保护患者隐私；必要时，可将乳房抬起擦洗皱褶处皮肤；注意洗净脐部和腹股沟的皮肤皱褶
	（2）一手掀起浴巾，另一手包裹湿毛巾擦洗胸部；擦洗女性患者乳房时应环形用力，擦净乳房下皮肤皱褶处；彻底擦干胸部皮肤	
	（3）一手掀起浴巾，另一手包裹湿毛巾擦洗腹部；彻底擦干腹部皮肤	
6. 擦洗背部	（1）协助患者翻身侧卧，背向护士	保暖，减少不必要暴露
	（2）浴毯盖于患者肩部和腿部	
	（3）依次擦后颈、背部、臀部	注意洗净臀部和肛门部位皮肤皱褶
	（4）背部按摩，预防压力性损伤	
	（5）换上清洁上衣，协助患者平卧。先穿远侧，后穿近侧，先穿患肢，后穿健肢	

续表

操作流程	操作步骤	要点说明
7. 擦洗下肢、双足	（1）协助患者脱裤，铺浴巾于患者腿下，浴毯遮盖会阴部 （2）由远心端到近心端，依次擦洗踝部、膝关节、大腿，洗净后彻底擦干 （3）同法擦洗另一侧	减少暴露，保护患者隐私 促进静脉回流
8. 浸泡双足	（1）协助患者屈膝，置橡胶单、浴巾、足浴盆于患者足下，逐一浸泡，洗净、擦干双脚 （2）根据情况修剪趾甲	换水、换盆、换毛巾
9. 清洗会阴	（1）铺浴巾于患者臀下 （2）协助或指导患者清洗会阴 （3）为患者换上清洁的裤子	换水、换盆、换毛巾 女患者由前向后清洗
10. 整理记录	（1）协助患者舒适卧位，为患者梳头 （2）整理床单元，按需要更换床单 （3）整理用物，洗手、记录	维护患者个人形象 为患者提供清洁环境 记录执行时间及患者反应

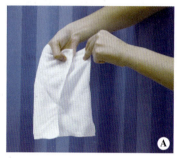 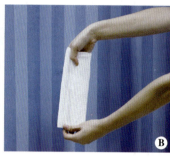 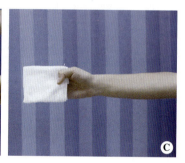

图 7-2　包毛巾法

【评价】

1. 护患沟通有效，患者主动配合。

2. 护士操作规范，动作轻柔、敏捷、协调。避免弄湿床单元。操作过程中有异常情况能及时处理，确保患者安全。

3. 患者感觉舒适，清爽，身心愉快，无不良反应，对操作满意。

【注意事项】

1. 擦浴过程中，遵循节力原则，两脚分开，降低身体重心。

2. 减少翻动次数，动作轻柔、敏捷。15～30分钟内完成擦浴。

3. 控制室温，随时调节水温防止受凉，注意保暖及遮挡，减少身体不必要的暴露，注意保护患者自尊和隐私。

4. 注意观察病情变化及全身皮肤情况，如出现寒战、面色苍白等变化，应立即停止擦洗，并给予适当处理。

5. 擦浴时注意伤口和引流管，避免伤口受压，引流管脱落、打折和扭曲。

6. 做好健康教育。向患者及家属解释床上擦浴的过程、配合方法及注意事项。告知患者在操作过程中，如感不适立刻向护士说明，防止意外发生。

三、会阴部护理

会阴部护理包括清洁会阴及其周围皮肤。会阴部因其特殊的生理结构及温暖、潮湿、通气较差、阴毛较密等特点，易导致微生物滋生及繁殖。会阴部清洁护理对预防感染及增进患者舒适十分必要。有自理能力的患者可自行完成会阴部护理；对于自理能力受限的患者，特别是生殖系统及泌尿系统炎症、大小便失禁、留置导尿、产后及会阴部术后患者，护士应为其进行会阴部护理。

【目的】

1.去除异味，促进舒适，预防和减少感染。

2.为导尿术、留取中段尿和会阴部手术做准备。

3.保持会阴部清洁，促进伤口愈合。

【评估】

1.患者年龄、病情、自理能力、会阴部清洁程度、皮肤黏膜情况、伤口及引流管情况。

2.患者心理状况及合作程度。

【计划】

1.护士准备　衣帽整洁，剪短指甲，洗手，戴口罩。

2.患者准备　理解操作目的，知晓操作配合方法，主动配合操作。按需给予便器。

3.用物准备　清洁棉球、纱布、无菌溶液、大量杯、镊子、一次性手套、橡胶单、中单、毛巾、浴巾、浴毯、卫生纸、手消毒剂和水壶（内盛温水）、便器。

4.环境准备　病室安静、整洁，关闭门窗，拉上床帘或用屏风遮挡。

【实施】　见表7-7。

表7-7　会阴部护理

操作流程	操作步骤	要点说明
1.核对解释	携用物至患者床旁向患者及家属解释	核对患者无误，取得信任配合；解释操作要点及注意事项
2.安置体位	（1）关闭门窗，屏风遮挡	注意保暖，保护患者隐私
	（2）协助患者脱去对侧裤腿，盖在近侧，对侧裤腿用盖被遮盖	确保患者舒适，便于操作
	（3）协助患者取屈膝仰卧位，双腿外展	
	（4）置橡胶单、中单于患者臀下	
3.准备擦洗用物	（1）便器内放温水，毛巾置于便器内，备卫生纸	按季节和个人习惯调节水温
	（2）戴一次性手套	预防交叉感染
4.擦洗会阴		
▲男性	（1）大腿内侧1/3：由外向内擦洗至阴囊边缘	擦洗顺序为先对侧后近侧
	（2）阴茎头部：轻轻提起阴茎，手持纱布将包皮后推露出冠状沟，由尿道口向外环形擦洗阴茎头部。更换毛巾，反复擦洗，直至擦净	擦洗方向为从污染最小部位至污染最大部位，防止细菌向尿道口传播
	（3）阴茎体部：沿阴茎体由上向下擦洗，特别注意阴茎下皮肤	力量柔和适度，避免过度刺激
	（4）擦洗阴囊及阴囊下皮肤皱褶处	皮肤皱褶处容易有分泌物蓄积
▲女性	（1）大腿内侧：由外向内擦洗至大阴唇边缘	擦洗顺序为由上到下，由对侧至近侧
	（2）阴阜	每擦一处，更换毛巾不同部位
	（3）阴唇部位	注意皮肤皱褶处
	（4）尿道口和阴道口：分开阴唇，暴露尿道口和阴道口。由上到下从会阴部向肛门方向轻轻擦洗各个部位	减少致病菌向尿道口传播
	（5）置便盆于患者臀下	为女性进行会阴冲洗
	（6）冲洗会阴：一手持装有温水的大量杯，一手持夹有棉球的镊子，由会阴部至肛门部，边冲水边擦洗会阴部并擦干	女性月经期或留置导尿时，可用棉球清洁
	（7）撤去便器	

续表

操作流程	操作步骤	要点说明
5. 擦洗肛周肛门	（1）协助患者取侧卧位	便于护理肛门部位
	（2）擦洗肛周及肛门部位	注意肛门部位的皮肤情况
	（3）大小便失禁者，可在肛门及会阴部位涂凡士林或氧化锌软膏	保护皮肤
6. 整理记录	（1）脱手套，撤除橡胶单、中单	
	（2）协助患者穿好衣裤，取舒适卧位	促进患者舒适
	（3）整理床单元	
	（4）洗手、记录	

【评价】

1. 护患沟通有效，患者主动配合。

2. 护士操作规范，动作轻柔、敏捷、协调。

3. 患者感觉舒适，清爽，身心愉快，无不良反应，对操作满意。

【注意事项】

1. 会阴擦洗时，每擦洗一处需要变换毛巾部位。如用棉球擦洗，每擦洗一处更换一个棉球。

2. 擦洗时，从污染最小部位至污染最大部位清洁，避免交叉感染。

3. 会阴部或直肠手术后，应使用无菌棉球擦净手术部位及会阴部周围。

4. 操作中注意保暖，减少暴露，保护患者隐私。

5. 留置导尿管者，由尿道口处向远端依次用消毒棉球擦洗。

6. 女性患者月经期宜采用会阴冲洗。

7. 做好健康教育。向患者及家属解释会阴部护理的过程、配合方法及注意事项。告知患者在操作过程中，如感不适立刻向护士说明，防止意外发生。

四、压力性损伤的预防与护理

（一）压力性损伤的概念

压力性损伤又称压力性溃疡，是指身体局部组织长期受压，血液循环障碍，局部组织持续缺血、缺氧、营养不良，导致皮肤失去正常功能而引起的局限性组织溃烂和坏死。

压力性损伤本身不是原发疾病，而是由于某些疾病发生后患者没有得到很好的护理而造成的损伤。压力性损伤一旦发生，不仅给患者带来痛苦，加重病情，严重时还可继发感染引起败血症而危及生命。预防压力性损伤是临床护理工作的重要任务，护士需要加强对卧床患者的护理，预防和杜绝压力性损伤的发生。

（二）压力性损伤形成的原因

1. 力学因素　当持续性的垂直压力超过毛细血管压时，局部组织会发生缺血、缺氧、损伤。产生压力性损伤的主要力学因素是压力、摩擦力、剪切力。卧床或坐位的患者长时间不改变体位，局部组织受压过久会出现血液循环障碍，通常是2～3种力联合作用的结果（图7-3）。

（1）压力　是指局部组织遭受的垂直压力，是引起压力性损伤的最主要原因。单位面积承受的压力越大，组织发生压力性损伤所需的时间就越短。研究提示，若外界施于局部组织的压强超过终末毛细血管压的2倍，持续1～2小时，即可阻断毛细血管对组织的灌流，引起组织缺

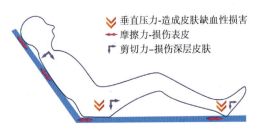

垂直压力-造成皮肤缺血性损害
摩擦力-损伤表皮
剪切力-损伤深层皮肤

图7-3　产生压力性损伤的力学因素

氧；若持续受压2小时以上，就可引起组织不可逆的损害，从而发生压力性损伤。

（2）摩擦力 是指相互接触的两物体，在接触面上产生的阻碍相对运动的力。当患者卧床、变换体位、坐轮椅时，皮肤随时都可以受到床单或轮椅垫表面的逆行阻力摩擦，导致皮肤擦伤。一旦受到汗液、尿液、粪便等的潮湿刺激，擦伤的皮肤更易发生压力性损伤。此外，床单皱褶、床单上碎屑等也可导致皮肤受损。

（3）剪切力 是由两层组织相邻表面间的滑行而产生的进行性的相对移位的一种力。它是压力和摩擦力共同作用的结果，与体位密切相关。例如，患者靠坐在轮椅上，身体会向下滑，与髋骨紧邻的组织会随骨骼向下移动，但皮肤与椅面间存在摩擦力，皮肤和皮下组织无法移动，加上皮肤垂直方向的压力，导致剪切力的产生。此时，组织血管拉长、扭曲、断裂，形成血栓和真皮损害，进而发生深部坏死。

2. 理化因素刺激 汗液、大小便失禁、伤口分泌物增多、引流渗出液的刺激可使皮肤的酸碱度改变，皮肤组织极易受损。皮肤潮湿有利于微生物滋生，使皮肤变软，耐受性降低。

3. 医疗器械使用不当 因医疗器械，如吸氧面罩、呼吸机、气管切开导管、心电监护、各种约束装置及矫正器使用不当，可在器械使用部位产生压力、造成局部皮肤和黏膜温湿度改变，进而发生不同程度的压力性损伤。例如，使用石膏、绷带、夹板、牵引装置、约束带时，衬垫不当，松紧不适宜，因医疗器械固定而使接触部位皮肤和黏膜破损隐秘而难以被及时发现，致使局部血液循环受阻，从而发生压力性损伤。

4. 营养状况或水肿 营养状况是导致压力性损伤形成的重要因素。长期营养不良，可导致肌肉萎缩、皮下脂肪变薄，皮肤与骨骼间填充组织减少；机体脱水时皮肤弹性变差，在压力或摩擦力的作用下容易变形，增加压力性损伤发生的危险。水肿皮肤由于弹性、顺应性下降，更容易受损伤，同时组织水肿使毛细血管与细胞间距离增加，组织细胞运送氧和代谢产物的速度减慢，皮肤出现营养不良，容易发生压力性损伤。

5. 机体活动和（或）感觉障碍 活动障碍多由手术麻醉、制动、神经损伤造成，自主活动能力减退后丧失使局部组织长期受压，血液循环障碍而发生压力性损伤。感觉障碍可造成机体对伤害刺激反应障碍，保护性反射变迟钝，长期受压后局部组织坏死而导致压力性损伤。

6. 年龄 老年人的皮肤松弛、干燥、缺乏弹性，皮下脂肪萎缩、变薄，皮肤抵抗力下降，对外部环境反应迟钝，血流速度下降且血管脆性增加，导致皮肤易损性增加。

7. 体温升高 体温升高时，机体新陈代谢率增高，组织细胞对氧的需求量增加。如果局部组织受压，会使已有的组织缺氧更加严重。因此，伴有高热的患者若存在组织受压的情况，压力性损伤的发生率会升高。

8. 急性应激 急性应激会增加机体对压力的敏感性，导致压力性损伤发生率增高。另外，急性应激引起体内代谢紊乱，应激激素释放，中枢神经系统和神经内分泌传导系统发生紊乱，破坏机体内环境的稳定性，引发压力性损伤。

（三）压力性损伤的好发部位

压力性损伤好发于经常受压和无肌肉包裹或肌层较薄、缺乏脂肪组织保护的骨隆突处。压力性损伤的发生与体位有着密切的关系，体位不同，受压点不同，好发部位也不同（图7-4）。

1. 仰卧位 好发于枕骨粗隆、肩胛部、肘部、脊椎体隆突处、骶尾部、足跟及足趾。

2. 侧卧位 好发于耳郭、肩峰、肋部、肘部、髋部、膝关节的内外侧及内外踝等。

3. 俯卧位 好发于面颊和耳郭、肩峰、女性乳房、男性生殖器及肋缘突出处、髂嵴、膝部、足趾部等。

4. 坐位 好发于坐骨结节。

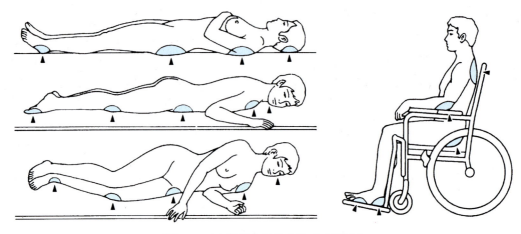

图 7-4 压力性损伤好发部位（▲所示）

（四）压力性损伤的危险因素和高危人群的评估

早评估、早发现、早预防是降低压力性损伤发生率的关键，护士需要充分认识发生压力性损伤的危险因素，有效评估护理对象发生压力性损伤的风险及确定易患部位，从而为压力性损伤高危人群制订并采取个体化预防措施。

1. 危险因素　评估时可以使用压力性损伤风险评估工具，通过评分方式对发生压力性损伤的危险因素进行定性和定量的综合分析，以判断患者发生压力性损伤的危险程度，降低压力性损伤预防护理工作的盲目性和被动性，提高预防压力性损伤的有效性和护理质量。临床上常用的压力性损伤风险评估工具有布雷登（Braden）压疮危险因素预测量表（表7-8）和 Norton 压力性损伤风险因素评估量表等。护士应用压力性损伤风险评估工具时，需要根据患者的实际情况进行动态评估，及时修正措施，实施重点预防。

表 7-8　Braden 压疮危险因素预测量表

项目	分值			
	1	2	3	4
感觉：对压力相关不适的感受能力	完全受限	非常受限	轻度受限	未受限
潮湿：皮肤暴露于潮湿环境的程度	持续潮湿	潮湿	有时潮湿	很少潮湿
活动力：身体活动程度	限制卧床	坐位	偶尔行走	经常行走
移动力：改变和控制体位的能力	完全无法移动	严重受限	轻度受限	未受限
营养：日常食物摄取状态	非常差	可能缺乏	充足	丰富
摩擦力和剪切力	有问题	有潜在问题	无明显问题	—

注：得分范围为6～23分。评分≤18分，提示患者有发生压力性损伤的危险，建议采取预防措施。

2. 高危人群　压力性损伤发生的高危人群有：①神经系统疾病患者；②脊髓损伤者；③老年患者；④身体衰弱、营养不良患者；⑤肥胖患者；⑥水肿患者；⑦疼痛患者；⑧发热患者；⑨使用医疗器械者；⑩手术患者（持续手术时间＞2小时）。对上述高危人群应加强压力性损伤预防和管理。

（五）压力性损伤的预防

控制压力性损伤发生的关键是预防，预防的关键是祛除病因，对危重、长期卧床等易发生压力性损伤的患者，护士应经常观察受压部位皮肤情况，以有效的护理措施预防和杜绝压力性损伤的发生。护士在工作中应做到"七勤"：勤观察、勤翻身、勤擦洗、勤按摩、勤更换、勤整理、勤交班。

1. 避免局部组织长期受压

（1）经常更换卧位 鼓励和协助卧床患者经常更换体位是预防压力性损伤最有效的方法，它可以使骨隆突部位交替受压。患者变换体位后，需要合理选择体位装置进行局部减压。利用支撑用具协助患者采取30°倾斜侧卧位（右侧卧位、仰卧位、左侧卧位交替进行）的躺卧姿势，可尽量减轻骨隆突部位受压，病情可耐受者还可以交替增加应用俯卧位，但应注意避免90°侧卧位或半坐卧位等使压力加大的躺卧姿势。翻身的间隔时间根据病情及受压处皮肤情况而定，至少每2小时翻身1次，每次翻身后应观察皮肤有无水肿、发冷或发红。如果骨隆突处皮肤出现压红，应避免局部继续受压并增加翻身次数。建立床头翻身记录卡（表7-9），以保证翻身的正确性和不间断，还可以使用电动翻转床帮助患者更换卧位。

表7-9 翻身记录卡			
姓名：		床号：	
日期/时间	卧位	皮肤情况及备注	执行者

（2）保护骨隆突处和支持身体空隙处 患者体位安置妥当后，可以在骨隆突处或易受压部位垫海绵垫、水褥、气垫褥、羊皮垫等，或在身体空隙处垫软枕、海绵垫等使支撑身体重量的面积增大，从而降低骨隆突处皮肤所受压强；羊皮垫具有抵抗剪切力及高度吸收水蒸气的性能，适用于长期卧床患者；对易受压部位还可以采用支被架抬高被毯，以避免局部受压，但不宜使用可引起溃疡的圈状垫，如棉圈和橡胶气圈。

（3）避免摩擦力和剪切力 在给患者翻身或搬运患者时，应将患者的身体抬离床面，避免拖、拉、拽等动作。对于长期卧床的患者，采取有效的体位和措施，防止身体下滑，以减少剪切力的发生。不可使用破损的便器，以免擦伤皮肤。

（4）预防医疗器械相关压力性损伤 ①合理选择、正确使用医疗器械：选择医疗器械时避免压力和剪切力所致的损伤，使用时佩戴合适，松紧度适宜，避免过度受压，在不造成额外压力的情况下防止脱落。②定期评估皮肤：每天检查医疗器械下方及周围皮肤至少2次，观察有无损伤，并注意保持皮肤的清洁干燥。对于高危人群（如水肿患者）酌情增加皮肤评估的次数。③采取压力再分布措施：调整体位、交替使用或重新放置医疗器械，使医疗器械所致的压力再分布。例如，对使用石膏、绷带、夹板等固定的患者，衬垫应平整、柔软、松紧适度、位置合适，尤其要注意骨隆突处的衬垫，应注意观察局部皮肤和肢端皮肤颜色的变化，认真听取患者的主诉，一旦发现石膏绷带凹凸不平或过紧，应立即通知医生重新再调整。④使用预防性敷料：在医疗设备（如无创呼吸机的面罩）下方使用预防性敷料，以减少与医疗设备相关的压力性伤害。

2. 避免理化因素的刺激

（1）保持皮肤清洁、干燥 对大小便失禁、出汗及分泌物多的患者，应及时洗净擦干。清洁皮肤时采用温水或中性溶液清洁患者皮肤，避免使用碱性肥皂、含乙醇用品，以免引起皮肤干燥或残留碱性残余物而刺激皮肤。擦洗动作应轻柔，不可用力过度，防止皮肤损伤。待清洁皮肤、干燥后，适当使用润肤品保持皮肤湿润。对易出汗部位如腋窝、腘窝及腹股沟等处皮肤，应及时擦干汗液。对排泄失禁者，应及时擦洗皮肤，并根据患者皮肤情况采取隔离防护措施，如局部使用皮肤保护剂、水胶体敷料或伤口保护膜等，保护局部皮肤免受刺激。

（2）保持床单及被褥清洁、干燥、无碎屑，严禁让患者直接卧于橡胶单或塑料布上。对排泄失禁患者，应及时更换床单、衣物，以减少对皮肤的刺激和损伤，可使用高吸收性尿失禁产品以保护皮肤。

3. 促进血液循环

（1）关节活动练习　是指根据每一特定关节可活动的范围来对此关节进行屈曲和伸展的运动，是维持关节可动性的有效锻炼方法。对长期卧床或活动障碍的患者，每日应进行主动或被动的全范围关节运动，以维持关节的活动性和肌肉的张力，促进肢体的血液循环。

（2）定期为患者温水擦浴　清洁皮肤，还可以刺激皮肤血液循环。需要注意水温不宜过高，以免损伤皮肤。

（3）局部受压部位适当按摩　包括手法按摩、电动按摩器按摩。

1）手法按摩：①局部按摩：蘸少许50%乙醇，以手掌大鱼际、小鱼际部分紧贴皮肤，压力均匀地做向心方向按摩，由轻至重，再由重至轻，每次按摩3～5分钟。已经发红的皮肤软组织和骨隆突处禁忌按摩。②全背按摩：协助患者采取俯卧位或侧卧位，暴露背部，先用温水，再将50%乙醇或润滑剂倒入手掌进行按摩。按摩者位于患者右侧，用双手手掌的大鱼际和小鱼际，从患者骶尾部开始，以环形动作沿脊椎两侧边缘向上按摩，力量要足够刺激肌肉组织，至肩后部时手法稍轻，环形向下至腰部、臀部、尾骨，如此反复有节奏地按摩数次。再用拇指指腹由骶尾部开始沿脊柱按至第7颈椎处。

2）电动按摩器按摩：电动按摩器依靠电磁作用，使治疗器的头端震动来代替手法按摩。使用时手持按摩器，根据不同部位来选择合适的按摩头，紧贴患者皮肤进行按摩。因受压而出现反应性充血的皮肤组织已受到损伤，实施按摩可造成深部组织损伤，故此期不主张按摩。

4. 改善机体营养状况

营养不良既可导致压力性损伤，又可影响压力性损伤的愈合。蛋白质是机体组织修复所必需的物质，维生素A、维生素C、维生素B_1、维生素B_5、锌也可以促进伤口的愈合。在病情许可的情况下，应给予患者高蛋白、高热量、高维生素饮食和适当补充硫酸锌。对不能进食的患者，可使用鼻饲或静脉营养。水肿的患者应限制水和盐的摄入，脱水患者应及时补充水和电解质。

5. 鼓励患者活动

在病情许可的情况下，尽量避免给患者使用约束带和镇静剂，协助患者进行肢体功能练习，鼓励患者尽早离床活动，预防压力性损伤的发生。

6. 健康教育

帮助患者及其家属有效地参与预防压力性损伤的工作，应确保患者和家属的知情权，使其了解自身的皮肤状态及压力性损伤的危害，指导其掌握预防压力性损伤的知识和技能，包括引起压力性损伤的原因、压力性损伤形成的危险因素、好发部位、临床表现、减压装置的选择、翻身技巧和皮肤清洁技巧等，鼓励患者及家属有效地协助或独立采取措施预防压力性损伤。

随着压力性损伤研究和临床应用的不断深入，目前出现了控制微环境、使用预防性敷料、使用纺织面料、采用肌肉电刺激等新兴疗法。需要指出的是，并非所有的压力性损伤均可预防。某些患者由于特殊的病情使压力性损伤的发生在所难免，如严重营养不良的恶病质患者，软组织过度消耗失去了保护作用，损伤后自身修复困难，难以预防压力性损伤。此外，某些疾病限制翻身，也难以预防压力性损伤。

（六）压力性损伤的病理分期和临床表现

压力性损伤的发生是渐进性的过程，依据病理、发展过程和严重程度，可分为四期。

1. 淤血红润期（Ⅰ期）

此期为压力性损伤初期，局部皮肤出现暂时性血液循环障碍，表现为红、肿、热、痛或麻木，解除压力30分钟后，皮肤颜色仍不能恢复正常。此期皮肤完整性尚未被破坏，为可逆性改变，如果及时去除诱因并加强预防措施，可阻止压力性损伤的发展。

2. 炎性浸润期（Ⅱ期）

红肿部位继续受压，血液循环得不到改善，静脉回流受阻，局部静脉淤血，皮肤的表皮层、真皮层之间或二者均发生损伤或坏死。主要表现为受压部位呈紫红色，皮下产生硬结，常有水疱，极易破溃，水疱破溃后表皮脱落显露潮湿、红润创面，患者伴有疼痛感。此期若及时解除受压，改善血液循环，清洁创面，仍可以防止压力性损伤进一步发展。

3. 浅度溃疡期（Ⅲ期）　全层皮肤破坏，损伤可达皮下组织和深层组织，但肌肉、肌腱和骨骼尚未暴露。主要表现为表皮水疱逐渐扩大、破溃，真皮创面有黄色渗出液，感染后表面有脓液流出，浅层组织坏死，形成溃疡。疼痛感加重。

4. 坏死溃疡期（Ⅳ期）　为压力性损伤严重期。主要表现为坏死组织侵入真皮下层或肌肉层，感染向周围及深部组织扩展，可深达骨骼。坏死组织发黑，脓性分泌物增多，有臭味，严重者细菌及毒素侵入血液循环，可引起脓毒败血症，造成全身感染，甚至危及患者生命。

（七）压力性损伤的治疗和护理

尽管预防压力性损伤的措施是十分有效的，但是某些高危个体仍然可能发生压力性损伤。患者、家属和医护人员应相互沟通，共同制订治疗和护理压力性损伤的方案。治疗压力性损伤采用以局部治疗为主，全身治疗为辅的综合性治疗措施。

1. 全身治疗　积极治疗原发病，补充营养，进行全身抗感染治疗等。良好的营养是创面愈合的重要条件，应给予平衡饮食，增加蛋白质、维生素及微量元素的摄入。对长期不愈的压力性损伤，可静脉滴注复方氨基酸溶液。低蛋白血症患者可静脉输入血浆或人血清蛋白；不能进食者采用全胃肠外营养治疗，以满足机体的代谢需要。此外，遵医嘱给予抗感染治疗，预防败血症发生。同时加强心理护理，消除不良心境，促进身体早日康复。

2. 各期压力性损伤的治疗与护理　评估、测量并记录压力性损伤的部位、大小（长、宽、深），创面组织的形态、渗出液、有无潜行或窦道，伤口边缘及周围皮肤状况等，动态监测压力性损伤的进展，根据压力性损伤分期的不同和伤口情况采取针对性的治疗和护理。

（1）淤血红润期　此期护理的重点是祛除致病因素，防止局部继续受压，增加翻身次数，避免摩擦、潮湿等刺激，保持局部清洁、干燥，改善全身营养状况。

（2）炎性浸润期　此期护理的重点是保护皮肤，避免感染。除继续加强预防压力性损伤的各项措施外，应对出现水疱的皮肤进行处理。①对未破的小水疱可用无菌纱布包扎，并减少摩擦，防止破裂，促进其自行吸收。②大水疱应先消毒局部皮肤，再用无菌注射器抽出疱内液体（不可剪去表皮），表面涂以消毒剂，并用无菌敷料包扎。③如水疱已破溃，应消毒创面及其周围皮肤，再用无菌敷料包扎。

（3）浅度溃疡期　此期的护理重点是清洁创面，消除坏死组织，处理伤口渗液，促进肉芽组织生长，并预防和控制感染。根据伤口类型选择伤口清洗液。创面无感染时可用生理盐水冲洗；创面有感染时可根据创面细菌培养及药物敏感试验结果选用合适冲洗液，如0.02%呋喃西林溶液、3%过氧化氢溶液。进行创面清创处理时，应根据患者的病情及耐受性、局部伤口坏死组织情况和血液循环情况选择清创方式，如外科清创、机械性清创、自溶性清创、化学性清创、生物性清创等。清创期间应注意观察伤口渗出液量、组织类型和面积的动态变化。根据渗出液的特点，选择适当的湿性敷料，确定换药频率。局部创面还可采用药物治疗，如碘伏、胰岛素、碱性成纤维细胞生长因子等，或采用清热解毒、活血化瘀、去腐生肌的中草药治疗。

（4）坏死溃疡期　此期的护理重点是祛腐生新。在继续加强浅度溃疡期的治疗和护理措施的基础上，采取清创术清除焦痂和腐肉，处理伤口潜行和窦道，以减少无效腔，并保护暴露的骨骼、肌腱和肌肉。对深达骨质、保守治疗不佳或久治不愈的压力性损伤，可采取外科手术治疗，如植皮修补缺损、皮瓣移植术等。对无法判断的压力性损伤和怀疑深层组织损伤的压力性损伤需进一步全面评估，采取必要的清创措施，根据组织损伤程度选择相应的护理方法。

3. 其他方法　高压氧疗、直流电药物离子导入、超声波疗法、激光治疗、外敷用药和全身用药等治疗方法的应用正在探讨中。上述方法治疗压力性损伤无效时，可考虑用手术清除坏死组织、植皮等，促进伤口愈合。术后注意避免伤口受压，防止伤口感染。

第4节　晨晚间护理

案例7-4

患者，女，85岁。既往高血压病史20年，1周前因脑出血收入院。患者目前神志清楚，生命体征平稳，右侧肢体偏瘫。护士今晨为患者做晨护时发现床单上有污渍。

问题：1. 护士应如何为该患者进行晨晚间护理？

2. 护士应如何为该患者整理和更换床单以促进舒适？

危重、昏迷、高热、瘫痪、大手术后或年老体弱等自理能力受限的患者，需要护士根据需要提供晨晚间护理，满足患者的身心需要，促进舒适、休息与睡眠，促进其早日康复。

一、晨间护理

晨间护理一般在晨间诊疗工作前完成。对于能离床活动、病情较轻患者，鼓励其自行完成，增强疾病康复的信心；对于病情较重、不能离床活动的患者，护士应协助其完成。

（一）目的

1. 促进患者清洁、舒适，预防压力性损伤及坠积性肺炎等并发症的发生。

2. 保持病床和病室整洁、美观，空气清新。

3. 观察和了解患者病情，为诊断、治疗和调整护理计划提供依据。

4. 进行健康教育和卫生指导，增进护患关系，满足患者身心需要。

（二）内容

1. 根据患者病情和自理能力，协助患者排便、洗漱及进食等。

2. 根据患者病情合理摆放体位，协助翻身并检查全身有无受压变红，尤其是压力性损伤好发部位，进行背部及受压骨隆突处皮肤的按摩。

3. 采用湿式扫床法清洁并整理床单元，加铺一次性中单，需要时更换被服。

4. 进行晨间交流，询问患者夜间睡眠、疼痛、活动能力等情况。

5. 协助患者翻身叩背，鼓励其咳嗽，避免呼吸道分泌物坠积，痰液黏稠，不易咳出。必要时做雾化吸入、吸痰。

6. 检查患者各引流管情况，保证通畅、固定稳妥、无折叠、无受压，观察引流液，排放集尿袋中尿液。

7. 整理病室，适当开窗通风，保持病室内空气清新。

二、晚间护理

晚间护理应于每晚患者睡觉前完成。

（一）目的

1. 保持病室安静、清洁、舒适，创造良好的睡眠环境，促进患者入睡。

2. 了解夜间病情变化，满足患者身心需要。

3. 预防压力性损伤等并发症的发生。

（二）内容

1. 根据患者病情和自理能力，协助患者刷牙或进行口腔护理，洗脸、洗手、擦洗背部，用热水泡脚，女性患者给予会阴部护理。

2. 检查身体受压部位皮肤情况，观察有无早期压力性损伤迹象，按摩背部及骨隆突部位。长期卧床生活不能自理者定时协助其翻身。

3. 检查引流管有无打折、扭曲或受压，妥善固定并保持引流通畅。

4. 整理床单元，协助患者就寝前排尿。有坠床风险的患者，升起床栏，保证患者睡眠安全。

5. 创造良好的睡眠环境。

（1）为患者创造安静、舒适的环境。如保持病室安静，无异味，注意床铺平整，棉被厚薄适宜，枕头高低适中；注意调节室内温度和光线，在通风换气后酌情关门窗、放下窗帘、关大灯、开地灯等；查房时应做到"四轻"：走路轻、说话轻、操作轻、开关门轻。

（2）减少疾病带给患者的痛苦与不适。如疼痛时酌情给予镇痛剂；因绷带和各种导管造成睡眠障碍时，应予重新调整；解除由于咳嗽、气喘、腹胀、尿潴留等带来的不适；因姿势不当影响睡眠时，可帮助改变卧位。

（3）指导患者养成良好的睡眠习惯。如临睡前不能吃得过饱、饮水不能过多、不喝浓茶与咖啡、不要过度兴奋；入睡前用热水泡脚、喝一杯热牛奶可帮助入睡。

（4）解除患者的心理压力。若患者是因为担忧、焦虑、顾虑等心理因素影响睡眠时，应给予疏导、安慰。

（5）患者入睡后护士应加强巡视，了解患者睡眠情况及病情变化。

三、卧有患者床的整理及更换床单法

卧有患者床的整理及更换床单法适用于昏迷、高热、瘫痪、大手术后或年老体弱等病情较重、长期卧床、活动受限、生活不能自理的患者。

【目的】

1. 保持病室整洁、舒适、美观。

2. 预防压力性损伤等并发症的发生。

【评估】

1. 患者的病情与治疗情况、心理状态、躯体活动能力及合作程度。

2. 患者皮肤情况及有无留置各种引流管。

3. 床单元的清洁程度。

【计划】

1. 护士准备　衣帽整洁，洗手，戴口罩。

2. 用物准备　大单、一次性中单、被套、枕套、床刷及套（一次性）或微湿的扫床巾，污衣袋，需要时备清洁衣裤和便器（上盖便器巾）。

3. 环境准备　病室清洁，患者未进行治疗或进餐，关好门窗，按需要调节室温，屏风遮挡。

【实施】

1. 卧有患者床整理床单法　见表7-10。

表7-10　卧有患者床整理床单法

操作流程	操作步骤	要点说明
1. 核对解释	备齐用物，携至患者床旁，核对并做好解释	核对患者床号、姓名、腕带
2. 移开桌椅	（1）如病情许可，放平床头及床尾支架	放平床时，速度应缓慢
	（2）移开床旁桌、床旁椅	
3. 松被翻身	（1）松开床尾盖被	留置有引流管者，需妥善固定
	（2）移枕头至对侧，协助患者翻身至对侧	

续表

操作流程	操作步骤	要点说明
4. 松单扫床	（1）松开近侧中单、大单	
	（2）床刷扫净中单后搭于患者身上，再由床头至床尾扫净大单上的渣屑	扫净渣屑，促进舒适
	（3）依次将大单、中单逐层拉平铺好	注意中线对齐，床单平整
	（4）协助患者翻身侧卧于铺好的一侧，转至对侧按照相同方法整理，最后协助患者平卧	留置有引流管者，需妥善固定
5. 整理盖被	整理盖被，被尾内折与床尾齐	注意观察病情
6. 整理枕套	取下枕头拍松，放入患者头下	
7. 整理用物	（1）摇起床上支架，协助患者取舒适卧位，必要时拉起床挡	摇起支架时速度不宜太快
	（2）移回床旁桌椅	
	（3）清理用物，整理床单元	

2. 卧有患者床更换床单法　见表7-11。

表7-11　卧有患者床更换床单法

操作流程	操作步骤	要点说明
1. 核对解释	备齐用物，携至患者床旁，核对并做好解释	核对患者床号、姓名、腕带
2. 移开桌椅	（1）如病情许可，放平床头及床尾支架	放平床时，速度应缓慢
	（2）移开床旁桌、床旁椅	
	（3）松开床尾盖被	
3. 更换床单		
	（1）卷各层污单：移枕头至对侧，协助患者翻身至对侧；松开近侧一次性中单、大单，向内折叠卷入患者身下，从床头至床尾扫净床褥上的碎屑	留置有引流管者，需妥善固定
	（2）铺清洁各单：将清洁大单的中线和床的中线对齐，将对侧一半大单向内折叠卷入患者身下，铺好近侧大单；同法铺好近侧一次性中单	注意中线对齐，床单平整
▲侧卧更换床单法	（3）安置卧位：移枕于近侧，助患者侧卧于铺好的一侧	动作轻稳，注意安全，避免出现坠床和管路滑脱等意外事件
	（4）撤污单：护士转至对侧，松开各单，将污一次性中单、大单由床头卷至床尾，与污中单一并放入污衣袋内	污床单及中单向内卷起，污面勿接触垫褥
	（5）铺清洁各单：扫净床上碎屑，依次将清洁大单、一次性中单拉平铺好，协助患者平卧	促进患者舒适
	（1）撤床头污单：松开床尾盖被，一手托起患者头部，另一手迅速将枕头取出，放于床尾椅上。松开各单，将床头大单、一次性中单一起横卷成筒状至患者肩下	留置有引流管者，需妥善固定
	（2）铺床头清洁大单：将清洁大单横卷成筒状铺在床头，中线和床中线对齐，铺好床头大单，然后抬起患者上半身将污大单、中单一起卷至患者臀下，同时将清洁大单随之拉平至臀部	抬起患者时，高度合适，动作平稳注意中线，铺平各单
▲平卧更换床单法	（3）撤床尾污单：放下患者上半身，抬起其臀部，迅速撤去污大单、中单，放入污衣袋内（或车下层）	
	（4）铺床尾清洁大单：将清洁大单拉至床尾，展平铺好	
	（5）铺一次性中单：先铺好一侧中单，另一半塞于患者身下，转至床对侧，将一次性中单拉出展平铺好，协助患者平卧	

续表

操作流程	操作步骤	要点说明
4.更换被套	（1）解开污被套尾端系带，将棉胎在污被套内竖折三折"S"形折于床尾，放于椅上	动作迅速，防止患者受凉
	（2）将清洁被套正面向外铺在床上，用"S"形套被套的方法套好被套	
	（3）嘱患者用双手握住盖被上缘，不能配合者将盖被上缘压在枕下	
	（4）撤出污被套放入污衣袋，将盖被拉平叠成被筒，尾端齐床尾向内折	
5.更换枕套	从患者头下取出枕头，撤去污枕套，换清洁枕套	靠近患者，运用节力原理
6.整理	（1）摇起床上支架，协助患者取舒适卧位，必要时拉起床挡	摇起支架时速度不宜太快
	（2）移回床旁桌椅	
	（3）清理用物，整理床单元	

【评价】

1. 患者感觉清洁、舒适、身心愉快。

2. 护士动作轻柔，手法熟练、节力，护患沟通有效。

3. 床单元平整、干燥、无碎屑。

【注意事项】

1. 护士应遵循节力原则，两人操作时注意动作协调一致。

2. 动作要轻稳、敏捷，保证患者安全、舒适，防止患者坠床或引流管脱落。

3. 操作时观察病情变化，与患者沟通，出现异常立即停止操作，采取相应措施。

4. 床单、被套、枕套等应每周更换1～2次，如被血液及体液等污染应立即更换。

5. 病床应采用湿式清扫，做到"一床一巾一消毒"，防止交叉感染。

6. 做好健康教育。向患者及家属解释整体及更换床单元的过程、配合方法及注意事项。告知患者在操作过程中，如感不适立刻向护士说明，防止意外发生。

自 测 题

A₁/A₂型题

1. 特殊口腔护理的适应证不包括（　　）

　A. 高热　　　　　　　B. 禁食

　C. 鼻饲　　　　　　　D. 昏迷

　E. 腹泻

2. 为昏迷患者进行口腔护理时，不需准备的用物是（　　）

　A. 手电筒　　　　　　B. 血管钳

　C. 开口器　　　　　　D. 棉球

　E. 吸水管

3. 患者，女，32岁。因剖宫产后卧床多日造成长发打结且黏结成团，护士欲湿润其头发，宜选用（　　）

　A. 清水　　　　　　　B. 油剂

　C. 百部酊　　　　　　D. 生理盐水

　E. 30%乙醇

4. 患者，女，85岁。护士为患者进行床上洗发时，适宜的水温是（　　）

　A. 50～55℃　　　　　B. 35～39℃

　C. 30～35℃　　　　　D. 40～45℃

　E. 45～50℃

5. 洗发过程中，患者突感心慌、气急、面色苍白、出冷汗，护士应立即采取的措施是（　　）

　A. 边洗发边通知医生

　B. 请家属协助完成洗发

　C. 加快动作速度完成洗发

　D. 停止操作，让患者平卧

　E. 鼓励患者坚持

6. 下列患者不适宜进行盆浴的是（　　）

　A. 小儿　　　　　　　B. 老年患者

　C. 传染病患者　　　　D. 妊娠7个月以上孕妇

　E. 精神病患者

7. 压力性损伤发生的原因不包括（　　）

　A. 局部组织长期受压

B. 使用石膏绷带衬垫不当

C. 全身营养缺乏

D. 局部皮肤经常受排泄物刺激

E. 肌肉软弱萎缩

8. 患者，男，30岁。患者双下肢瘫痪。护士于6时40分为其翻身，检查见全身皮肤状况良好，该患者下一次的翻身时间是（　　）

A. 8时40分　　　　B. 9时40分

C. 10时40分　　　D. 9时10分

E. 10时10分

9. 护士为患者进行按摩时应用50%乙醇，其目的是（　　）

A. 消毒皮肤　　　　B. 促进血液循环

C. 润滑皮肤　　　　D. 去除污垢

E. 降低局部温度

10. 关于压力性损伤炎性浸润期的护理措施，不正确的是（　　）

A. 增加翻身次数

B. 保护皮肤，避免感染

C. 未破的小水疱可用无菌纱布包扎

D. 大水疱直接用注射器抽出水疱内液体

E. 破溃的水疱应消毒创面及其周围皮肤，然后用无菌敷料包扎

11. 患者，女，80岁。脑卒中左侧肢体偏瘫，为患者进行晨间护理的最佳顺序为（　　）

A. 扫床—用便器—口腔护理—皮肤护理

B. 用便器—皮肤护理—扫床—口腔护理

C. 用便器—口腔护理—皮肤护理—扫床

D. 口腔护理—用便器—皮肤护理—扫床

E. 皮肤护理—口腔护理—用便器—扫床

12. 护士为一级护理患者行晨、晚间护理的适宜时间分别是（　　）

A. 诊疗开始前，晚饭后

B. 诊疗开始后，晚饭前

C. 诊疗开始后，晚饭后

D. 诊疗开始前，下午4时后

E. 诊疗间隙中进行，临睡前

A₃/A₄型题

（13、14题共用题干）

患者，男，45岁。因肺炎入院，入院1周后口腔颊部黏膜出现破溃，创面有白色糊状物，用棉签拭去附着物后创面有轻微出血。

13. 为该患者进行口腔护理，应选择的漱口液是（　　）

A. 1%～3%过氧化氢

B. 0.9%氯化钠

C. 0.02%呋喃西林

D. 1%～4%碳酸氢钠

E. 0.1%醋酸

14. 该患者有活动性义齿，正确的做法是先清洁，然后（　　）

A. 放入冷水中　　　B. 放入热水中

C. 放入过氧化氢中　D. 放入碘伏中

E. 放入乙醇中

（15、16题共用题干）

患者，女，80岁。因脑出血致右侧肢体偏瘫入院。住院1个月以后，护士发现其骶尾部皮肤发红，并伴有肿胀、热感、麻木，但皮肤并未破溃。

15. 该患者骶尾部的压力性损伤属于哪一期（　　）

A. 淤血红润期　　　B. 炎性浸润期

C. 浅度溃疡期　　　D. 深度溃疡期

E. 坏死溃疡期

16. 针对该患者的情况，护士应采取的主要措施是（　　）

A. 增加翻身的次数　B. 保持床铺平整

C. 局部皮肤按摩　　D. 改善全身营养状况

E. 无菌纱布包扎

（17、18题共用题干）

患者，男，50岁。因颅脑外伤收入院。患者深昏迷状态，皮肤轻度水肿，护士发现其骶尾部皮肤紫红色，有皮下硬结，并有小水疱。

17. 该患者骶尾部的压力性损伤属于哪一期（　　）

A. 淤血红润期　　　B. 炎性浸润期

C. 浅度溃疡期　　　D. 深度溃疡期

E. 坏死溃疡期

18. 正确的措施是（　　）

A. 剪去表皮消毒后贴新鲜蛋膜

B. 涂厚层滑石粉包扎

C. 用生理盐水冲洗创面

D. 剪去表皮消毒后用无菌纱布包扎

E. 消毒皮肤抽出水疱内液体后再消毒包扎

（李　慧）

生命体征（vital sign）是体温、脉搏、呼吸和血压的总称，是衡量机体健康状况的可靠指标。它们在健康状况下相对稳定，在正常范围内稍有波动并彼此关联。在疾病状况下生命体征变化较为明显，可以用来判断病情轻重和危急程度，有利于帮助了解疾病的发生、发展及转归，为预防、诊疗、护理工作提供可靠依据。

案例 8-1

李某，52 岁。因"近日外出淋雨后受凉，发热、咳嗽、右侧胸痛 3d"入院。查体：T 39.7℃，P 116 次 / 分，R 28 次 / 分，BP 75/55mmHg，患者轻度发绀，右肩胛下呼吸音减弱，心尖部可闻及二级收缩期吹风样杂音。护士小张为该患者的责任护士，她密切观察患者生命体征的变化，及时给患者监测体温、脉搏、呼吸、血压，并采取相应的物理降温。

问题：1. 患者的生命体征发生了哪些异常？
      2. 为患者测量生命体征时应注意什么？
      3. 针对患者的情况，护士可以提供哪些护理措施？

第 1 节　体温的观察及护理

机体体温包括体核温度和体表温度。体温（body temperature）又称体核温度，是身体内部胸腔、腹腔和中枢神经的温度，其特点是相对稳定、比皮肤温度高；体表温度（shell temperature）又称皮肤温度，一般低于体核温度，易受环境温度和衣着情况的影响而发生变化。护士应及时了解体温变化特点，及时评估患者的体温状况，制订相应的护理计划并展开有效的护理，有效地改善患者的体温状况、促进患者康复。

一、正常体温及生理变化

（一）体温的形成

体温由糖、脂肪、蛋白质三大营养物质氧化分解产生。三大营养物质在体内氧化时释放能量，其 50% 以上的能量能迅速转化为热能，来维持体温并不断地散发到体外；其余不足 50% 的能量储存于三磷酸腺苷（adenosine triphosphate，ATP）内供机体利用，最终仍转化为热能散发到体外。

（二）产热与散热

1. 产热过程　人体产热是机体新陈代谢的过程，主要产热部位是肝脏和骨骼肌，以化学方式产热，有食物氧化、骨骼肌运动、甲状腺素分泌增多、交感神经兴奋等多种方式。

2. 散热过程　人体散热最主要的部位是皮肤，呼吸、排泄也能散发部分热量，主要以辐射、传导、对流、蒸发四种物理方式散热。

（1）辐射（radiation）　指热由一个物体表面传至另一个与它不接触的物体表面的一种散热方式，它是人体安静状态下处于温度较低环境时主要的散热方式。影响机体辐射散热量的因素有皮肤与外界环境的温度差、机体有效辐射面积等，机体辐射出的热量与辐射面积成正比。

（2）传导（conduction） 指机体的热量直接传给同它接触的温度较低物体的一种散热方式，传导散热量与物体接触面积、温度大小及导热性有关。利用传导散热的原理，临床常使用冰袋、冰帽、冷湿敷等为高热患者进行物理降温。

（3）对流（convection） 是传导散热的一种特殊形式，指通过气体或液体的流动来交换热量的一种散热方式，对流散热量与气体或液体流动速度、温差大小成正比。

（4）蒸发（evaporation） 指水分由液态转变为气态，同时带走大量热量的一种散热方式。蒸发散热有不感蒸发（不显性发汗）和发汗两种形式。临床常采用乙醇拭浴对高热患者降温，就是通过乙醇的蒸发带走热量从而达到降温目的。

当外界温度低于人体皮肤温度时，机体大部分热量可以通过辐射、传导、对流等形式散热，当环境温度等于或高于人体皮肤温度时，蒸发是主要的散热方式。

（三）体温的调节

体温的调节包括自主性（生理性）体温调节及行为性体温调节两种方式。自主性体温调节受下丘脑体温调节中枢控制，是机体在接受内外环境温度刺激下，通过一系列生理反应来调节机体的产热和散热，使体温保持相对恒定的一种体温调节方式。行为性体温调节是通过机体在不同环境中的姿势和行为改变而达到调节体温目的，如寒冷天气添加衣服、搓手跺脚等，都是人类有意识的行为活动。因此，行为性体温调节是以自主性体温调节为基础的，是对自主性体温调节的补充。

（四）体温的生理性变化

1. 正常体温 指一定的温度范围（表8-1），并不是指某一具体的数值。临床上常以口腔、腋窝、直肠的温度代表体温，其中口腔温度（口温）、腋窝温度（腋温）的测量较方便，使用更为常见，而直肠温度（肛温）最接近人体深部温度，但测量方法欠直观。温度可用摄氏温度（℃）和华氏温度（℉）来表示，其换算公式为

$$℃ =（℉ -32）\times 5/9$$
$$℉ = ℃ \times 9/5+32$$

表8-1 体温平均值及正常范围

部位	平均温度	正常范围
口温	37.0℃（98.6℉）	36.3～37.2℃（97.3～99.0℉）
腋温	36.5℃（97.7℉）	36.0～37.0℃（96.8～98.6℉）
肛温	37.5℃（99.5℉）	36.5～37.7℃（97.7～99.9℉）

2. 生理变化 在昼夜、年龄、性别、活动、药物等因素影响下，体温会在一定范围内出现生理性波动，这种波动范围较小，一般不会超过0.5～1.0℃。

（1）昼夜因素 正常成人的体温具有昼夜节律，呈周期性波动，一般清晨2～6时体温最低，午后1～6时体温最高，这种周期性变化与下丘脑的生物钟功能有关，是由内在生物节律决定的。

（2）年龄因素 由于各年龄阶段的基础代谢率不同，体温也不同。新生儿尤其早产儿，因体温调节中枢尚未发育完善，体温易受环境温度的影响而随之发生波动；儿童、青少年新陈代谢旺盛体温略高于成年人；老年人由于代谢率降低，体温略低于成年人。

（3）性别因素 成年女性比成年男性的体温平均高0.3℃，可能与女性皮下脂肪层较厚，散热减少导致体温略高有关。女性的基础体温随月经周期呈规律性变化，排卵前体温较低，排卵日体温最低，排卵后体温升高，这与体内孕激素水平周期性变化有关，孕激素有升高体温的作用，因此临床上可通

过女性体温监测来了解排卵情况。

（4）活动因素　肌肉剧烈运动时骨骼肌紧张并强烈收缩，产热增加而使体温上升。因此患者应在安静状态下测量体温。

（5）药物因素　麻醉药物影响传入路径的活动，抑制体温调节中枢并能扩张血管而增加散热、降低机体对寒冷环境的适应能力。因此手术患者在术中、术后应注意保暖。

（6）其他因素　环境温度、情绪变化、进食等都会对体温有影响，测量体温时应尽量排除这些因素。

二、异常体温的观察及护理

（一）体温过高

1. 定义　体温过高（hyperthermia）指致热原作用于体温调节中枢，或体温调节中枢功能障碍等原因，使机体散热减少而产热增加，导致体温超过正常范围。一般而言，当腋温超过37.0℃或口温超过37.3℃，24h体温波动在1℃以上可称为发热。

2. 原因　发热是临床常见的症状，引起发热的原因大致分为两类，包括感染性发热和非感染性发热。

（1）感染性发热　较常见，主要由各种病原体感染而引起。

（2）非感染性发热　是由病原体以外的各种物质引起，如体温调节中枢功能失调引起的中枢性发热、变态反应性发热、无菌性坏死物质的吸收热等。

3. 发热程度判断（以口温为例）

（1）低热　37.3～38.0℃。

（2）中等热　38.1～39.0℃。

（3）高热　39.1～41.0℃。

（4）超高热　41.0℃及以上。

人体最高的耐受温度为40.6～41.4℃，当肛温持续升高达到41.0℃时，可引起永久性的脑损伤；高热持续在42.0℃以上2～4h可导致休克及严重并发症；体温高达43.0℃则很少存活。因此对超高热患者应加强观察，并积极采取相应的护理措施。

4. 发热过程及表现

（1）体温上升期　此期特点是产热大于散热。患者主要表现为皮肤苍白、干燥无汗、畏寒、疲乏不适，有时伴有寒战。体温上升包括骤升和渐升两种方式。骤升是指体温突然升高，在数小时内体温迅速升至高峰，见于肺炎球菌性肺炎、疟疾等；渐升是指体温逐渐升高，在数日内达到高峰，常见于伤寒等。

（2）高热持续期　此期特点是产热和散热在较高水平上趋于平衡。患者主要表现为面色潮红、皮肤灼热、口唇及皮肤干燥、呼吸脉搏加快、头痛头晕、食欲下降、全身不适、软弱无力等。

（3）退热期　此期特点是散热大于产热，体温恢复至正常水平。患者主要表现为大量出汗、皮肤潮湿。体温下降主要有骤退和渐退两种方式。骤退是指体温在数小时内快速降至正常，见于肺炎球菌性肺炎、疟疾等。体温骤退时由于大量出汗，体液大量丧失，易出现血压下降、脉搏细速、四肢厥冷等虚脱或休克表现；渐退是指体温在数天内逐渐降至正常，常见于伤寒等。

5. 常见热型　将不同时间测得的体温数值记录于体温单上并连接成体温曲线，这种曲线的形态称热型。常见热型有以下四种。

（1）稽留热（continued fever）　体温持续在39.0～40.0℃，达数天或数周，24h内体温波动范围不超过1.0℃（图8-1）。常见于伤寒、肺炎球菌性肺炎等。

（2）弛张热（remittent fever）　体温在39.0℃以上，24h内温差达1.0℃以上，最低体温仍高于正常水平（图8-2）。常见于败血症、风湿热、化脓性疾病等。

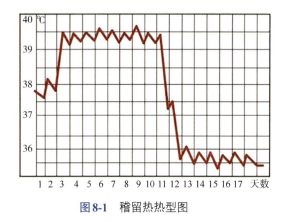

图 8-1 稽留热热型图

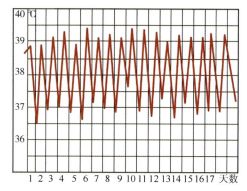

图 8-2 弛张热热型图

（3）间歇热（intermittent fever） 体温骤然升高至39.0℃甚至39℃以上，持续数小时或更长时间，然后下降至正常或正常以下，经过一个间歇后又升高，反复发作，即高热与正常体温交替出现（图8-3）。常见于疟疾。

（4）不规则热（irregular fever） 发热无一定规律，且持续时间不确定（图8-4）。常见于流行性感冒、癌性发热等。

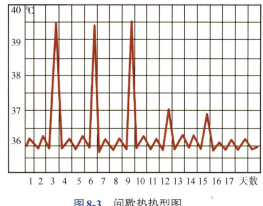

图 8-3 间歇热热型图

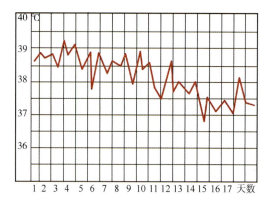

图 8-4 不规则热热型图

6. 护理措施

（1）降温护理 可选用物理降温或药物降温，一般首选物理降温，物理降温有局部冷疗和全身冷疗法。体温超过39.0℃，可用局部冷疗，采用冷毛巾、冰袋等，通过传导方式散热；体温超过39.5℃时，选用全身冷疗，可采用乙醇拭浴、温水拭浴方式，达到降温目的（具体要求见"冷热疗法"章节）。药物降温是通过降低体温调节中枢的兴奋性及血管扩张、出汗等方式促进散热，而达到降温的目的。降温措施实施30分钟后应测量体温，并做好记录和交班。

（2）密切病情观察 ①定时测量体温，一般每日测量4次，高热时应每4小时测量1次，体温降至正常3天后改为每日测量1～2次。注意观察发热类型、程度及经过。②观察患者面色、脉搏、呼吸等变化，发现异常应及时通知医生。③观察有无伴随症状，是否出现寒战，淋巴结肿大，出血，肝、脾大，结膜充血，单纯疱疹，关节肿痛及意识障碍等伴随症状。④观察发热的原因或者诱因是否消除。⑤观察治疗效果，比较治疗前后身体症状及实验室检查结果。

（3）促进休息 高热者需要卧床休息，低热者可酌情减少活动。适当休息可减少能量的消耗，有利于机体康复。并为患者提供温度适宜、环境安静、空气流通等舒适的休养环境。

（4）合理补充营养 给予高热量、高蛋白、高维生素、易消化的流质或半流质食物，鼓励少食多餐，以补充能量的消耗，提高机体的抵抗力。在机体允许的情况下可以鼓励患者多饮水，每日3000ml

为宜，以补充高热消耗的大量水分，并促进体内毒素和代谢产物的排出。

（5）增进舒适　①口腔护理，发热时由于唾液分泌减少，口腔黏膜干燥，且抵抗力下降，容易导致病原体生长、繁殖，出现口腔感染。因此应在患者晨起、餐后、睡前协助漱口，保持口腔清洁。②皮肤护理，退热期患者往往大量出汗，应及时更换衣服和床单，防止受凉，保持皮肤的清洁干燥。长期高热的卧床患者，应协助更换卧位，防止压力性损伤、肺炎等并发症的发生。

（6）心理护理　护士应尽量解除高热给患者带来的身心不适，护理中应经常探视，耐心解答疾病相关问题，尽量满足患者的合理需要，缓解紧张、焦虑情绪。

（二）体温过低

1. 定义　体温过低（hypothermia）指体温低于正常范围。

2. 原因

（1）散热过多　长时间暴露在低温环境中，使机体散热过多、过快；或某些因素使血管过度扩张，从而导致热量散失。

（2）产热减少　重度营养不良、极度衰竭，使机体产热减少。

（3）体温调节中枢受损　中枢神经系统功能不良，如颅脑外伤、脊髓损伤；药物因素导致中毒反应，如麻醉剂、镇静剂；重症疾病影响，如败血症、大出血等。

3. 体温过低程度判断

（1）轻度　32.1～35.0℃。

（2）中度　30.0～32.0℃。

（3）重度　≤30.0℃，瞳孔散大，对光反射消失。

（4）致死温度　23.0～25.0℃。

4. 临床表现　寒战，血压下降，呼吸、心跳减慢，皮肤苍白冰冷，躁动不安，意识障碍甚至出现昏迷。

5. 护理措施

（1）环境温度　适当提高环境温度，维持室温在22.0～24.0℃。

（2）保暖措施　给予毛毯、棉被、电热毯、热水袋，添加衣服，防止体热散失。给予热饮，提高机体温度，但是对老人、小儿及昏迷患者保暖时要注意防止烫伤。

（3）加强监测　观察生命体征，持续监测体温的变化，至少每小时测量一次，直至体温恢复至正常且稳定。同时注意呼吸、脉搏、血压的变化。

（4）病因治疗　去除引起体温过低的原因，使体温恢复正常。

（5）积极指导　教会患者避免导致体温过低的因素，如营养不良、衣服穿着过少、供暖设施不足、某些疾病等。

三、体温测量的工具

（一）体温计的种类及构造

1. 水银体温计　是最常用的体温计，由装有汞的真空毛细玻璃管制成。玻璃管一端为汞槽，受热后汞会膨胀沿毛细玻璃管上升，上升的高度与受热程度成正比；在毛细玻璃管和储汞槽之间有一凹陷，可防止遇冷时汞柱下降。

体温计的刻度在35.0～42.0℃，每小格为0.1℃，在0.5℃与1.0℃的刻度处有较长的线标记，便于辨认体温的度数。此种体温计分为口表、肛表、腋表三种（图8-5），口表与腋表的储汞槽细长，肛表储汞槽粗短；口表与肛表的毛细玻璃管呈三棱柱状，而腋表毛细玻璃管呈扁平状。

2. 电子体温计　主要是通过电子感温器测量体温，直接由数字显示测得的温度，测温准确且灵敏度高。使用时只需要将探头插入一次性塑料护套中后将其置于测温部位，当电子体温计发出蜂鸣音持续3秒后，即可读取所显示的体温值。根据患者年龄不同可采用笔式、奶嘴式（图8-6）两种不同的电子体温计。

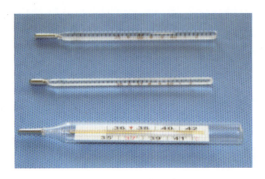

图8-5　水银体温计

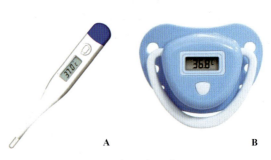

图8-6　电子体温计

A.笔式电子体温计；B.奶嘴式电子体温计

3. 红外体温计　红外体温计的测温原理是利用红外透镜组成光学系统，使被测目标辐射的红外线汇集在灵敏度高的红外探测器上，再对探测器输出的电信号放大、处理、校准成被测目标的温度值。红外体温计能快速测温，具有非接触性、减少交叉感染的优点；但受体表下血液循环和周围环境导热状况的影响较大。耳道深部温度接近人体深部温度，局部受干扰因素少，因此红外耳温计较准确（图8-7）。也可适当选用体表测温仪，如红外额温计（图8-8）。

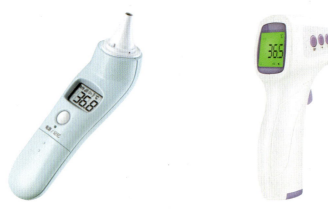

图8-7　红外耳温计　　　　　　　图8-8　红外额温计

（二）水银体温计的检查与消毒

1. 体温计的检查　定期对使用的体温计进行检查，以确保测量体温的准确性。具体方法：将全部体温计水银柱甩至35.0℃以下，同一时间放入已测好的40.0℃以下的水中，3分钟后取出检视，凡误差在0.2℃以上、水银柱自动下降、玻璃管有裂缝的体温计都不能再使用。

2. 体温计的消毒　常见体温计消毒剂有70%乙醇、1%过氧乙酸等。具体方法：水银体温计使用后，全部浸泡于消毒容器内，5分钟后取出，用冷开水冲洗后，将体温计的水银柱甩至35℃以下，再放入另一盛有消毒剂容器内浸泡30分钟后取出，用冷开水冲洗，擦干后存放于清洁的容器内备用。口温表、腋温表、肛温表应分别消毒、清洗与存放。消毒剂和冷开水须每日更换，盛放的容器应每周消毒1次。

四、体温测量的方法

【目的】

1. 判断体温有无异常。

2. 动态监测体温变化，分析热型及伴随症状。

3. 协助诊断，为疾病的预防、治疗、康复、护理提供依据。

【评估】

1. 应视患者年龄、病情、意识、治疗等情况，选择适合的测温方法。

2. 患者在30分钟内有无影响体温的因素存在，如活动、情绪波动、进食等。

3. 患者的心理状态、合作程度。

【计划】

1. 护士准备　着装整洁，修剪指甲、洗手，戴口罩。

2. 患者准备　测温前30分钟内无运动、进食、冷热饮、冷热敷、洗澡、坐浴、灌肠等活动；体位舒适，情绪稳定。

3. 用物准备　治疗盘内备已消毒的体温计（检查水银柱是否在35.0℃以下）、弯盘（内垫纱布）、秒表、记录本、笔。如测肛温需要另备润滑油、消毒剂纱布、棉签、卫生纸。

4. 环境准备　病室整洁、安静、安全。

【实施】　见表8-2。

表8-2　体温测量技术

操作流程	操作步骤	要点与说明
1. 核对解释	备齐用物至床旁，核对患者床号、姓名、腕带	确认患者，取得合作
2. 安置体位	根据测温方法安置患者于舒适体位	若是肛温测量，可采取侧卧位、俯卧位、屈膝仰卧位，暴露肛门
3. 测量体温		根据患者病情、年龄、意识状态等选择测量方法
▲口温测量法		适用于意识清楚能配合的患者
	（1）嘱患者张口，将体温计汞端斜放于舌下热窝（图8-9）处	舌下热窝位于舌系带的两侧，是口腔中温度最高的部位
	（2）嘱患者紧闭口唇，用鼻呼吸	避免体温计被咬破，造成损伤
	（3）测量3分钟	此时可测量脉搏、呼吸
▲肛温测量法		测温准确但不方便，用于婴幼儿、昏迷、精神异常者
	（1）润滑体温计汞端	用肥皂液或油剂润滑，便于插入，避免损伤肛门和直肠黏膜
	（2）插入肛门3～4cm，婴儿插入1.25cm，幼儿插入2.5cm	为婴幼儿、意识不清患者测温时，应守护在旁
	（3）测量3分钟	
▲腋温测量法		测量方法安全，用于婴儿或其他无法测量口温者
	（1）擦干患者腋窝汗液	腋下有汗导致散热增加，影响准确性
	（2）体温计汞端放于腋窝处紧贴皮肤，嘱患者屈臂过胸夹紧体温计	形成人工体腔，保证准确性
	（3）测量10分钟	需要较长时间才能使腋下人工体腔内的温度接近机体内部温度
▲远红外测量法	以红外额温计为例	安全可靠、节省时间
	（1）移开额部头发，擦净额部汗液	确保准确性
	（2）保持体温计与额头之间距离5cm左右，尽可能使红色光点停留在头发与眉毛之间的额头中心部位，按下测温键，停留片刻等待体温数值显示	避免头发与眉毛的影响，以满足测定面积的需要
4. 取表读数	取出体温计，用消毒纱布擦拭；眼睛平视体温计水银端读数，评估体温是否正常	远红外测温直接读数 体温异常应及时处理
5. 安置患者	整理患者床单元，协助患者取舒适体位	若是测量肛温，肛表取出后应用卫生纸擦拭患者肛门处遗留的润滑剂及污物
6. 消毒	体温计消毒	备用
7. 记录	洗手后绘制体温单或将数值录入电脑信息系统	绘制或录入体温数值时，要注明测量部位

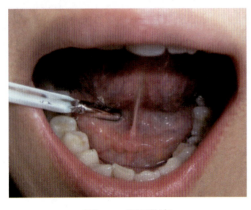

图8-9　舌下热窝

1. 患者安全，无损伤及不适。

2. 护士测量方法正确，测量结果准确，符合病情变化特点。

3. 护士与患者或家属沟通有效，得到理解与配合。

【注意事项】

1. 根据患者病情合理选择测量体温的方法，其中不宜测量口温的有精神异常、口腔疾患、婴幼儿、昏迷、口鼻手术、张口呼吸的患者；不宜测量肛温的有直肠、肛门疾病患者及手术、腹泻、心肌梗死患者；不宜测量腋温的有腋下有创伤、手术或炎症，腋下出汗较多，肩关节受伤或消瘦夹不紧体温计的患者。

2. 患者有进食、饮水或面颊部热敷、吸烟、坐浴或灌肠、腋窝局部冷热敷等情况时，应间隔30分钟后再测量相应部位的体温。

3. 测量口温时应叮嘱患者勿用牙咬体温计，如不慎咬破体温计应立即清除玻璃碎屑，以免损伤唇、舌、口腔、食管、胃肠道黏膜；再口服蛋清液或牛奶以延缓汞的吸收；患者病情允许时可进食粗纤维食物，以加速汞的排出。

4. 婴幼儿、危重患者及躁动患者测量体温时应有专人守护，以防止发生意外。

5. 如发现所测体温与病情不相符时，应在床旁重新监测，必要时测量肛温做对照复查。

6. 严格体温计的清洁消毒工作，防止交叉感染。

7. 做好健康教育，向患者及家属解释体温监测的重要性以及测温过程中的注意事项，学会正确测量与评估方法，保证结果的准确性。

第2节　脉搏的观察及护理

由于心脏节律性收缩与舒张，动脉内的压力也发生周期性变化，这种周期性的压力变化，可使动脉血管出现有节律的起伏搏动，这种搏动称为动脉脉搏，简称脉搏（pulse）。

一、正常脉搏及其生理性变化

（一）脉搏的产生

心脏收缩时左心室将血射入主动脉，主动脉内压力骤然升高，动脉管壁随之扩张；心脏舒张时动脉管壁弹性回缩。大动脉管壁随着心脏的节律性舒缩，而出现周期性的起伏搏动即形成了脉搏。脉搏是左心室舒缩及主动脉搏动的延续，通过测量脉搏可了解心率、心律、心输出量、动脉的可扩张性和外周阻力状态。

（二）正常脉搏及生理变化

1. 脉率（pulse rate） 指每分钟脉搏搏动的次数。正常成人在安静状态下脉率为60～100次/分，受多种因素的影响脉率在一定范围内出现波动。正常情况下脉率与心率是一致的，当脉率微弱到难以测定时应测心率。

（1）年龄　新生儿、幼儿的脉率较快，随着年龄的增长而逐渐减慢，老年人的脉率轻度加快（表8-3）。

年龄组	平均脉率（次/分）	年龄组	平均脉率（次/分）	
出生～1个月	120	12～14岁	男85	女90
1～12个月	120	14～16岁	男80	女85
1～3岁	100	16～18岁	男75	女80
3～6岁	100	18～65岁	72	
6～12岁	90	65岁以上	75	

表8-3 各年龄组的平均脉率

（2）性别 成年同龄女性脉率比男性稍快，平均脉率相差5次/分。

（3）体型 身材细高者常比矮壮者的脉率慢。因体表面积越大，脉搏越慢。

（4）活动与情绪 休息、睡眠时脉率减慢，而运动、兴奋、焦虑、恐惧、愤怒等可使脉率增快。

（5）其他 进食、饮浓茶及咖啡、应用兴奋剂等可使脉率增快；而禁食、使用镇静剂及洋地黄类药物时可使脉率减慢。

2. 脉律（pulse rhythm） 指脉搏的节律性。正常脉律均匀规则，间隔时间相等。但小儿、青少年和部分成年人可出现脉率随呼吸改变，即吸气时增快，呼气时减慢，称为窦性心律不齐，一般无临床意义。

3. 脉搏强弱 指血流冲击血管壁强度的大小，正常情况下每搏强弱相同。脉搏的强弱取决于心搏量、脉压及外周血管阻力的大小，也与动脉管壁的弹性有关。

4. 动脉管壁情况 正常动脉管壁光滑、柔软、有一定弹性。动脉硬化时管壁变硬，失去弹性呈条索状。

二、异常脉搏的观察及护理

（一）异常脉搏的观察

1. 脉率异常

（1）心动过速（tachycardia） 成人在安静状态下脉率超过100次/分，称为心动过速（速脉）。一般体温每升高1.0℃，成人脉率增加10次/分，儿童则增加15次/分。常见于高热、甲状腺功能亢进、贫血、休克、疼痛、心肌炎等。

（2）心动过缓（bradycardia） 成人在安静状态下脉率低于60次/分，称为心动过缓（缓脉）。正常人可有生理性心动过缓，如运动员可出现生理性心动过缓。异常情况下常见于颅内压增高、房室传导阻滞、甲状腺功能减退或服用药物（如洋地黄）中毒等。

2. 节律异常

（1）间歇脉（intermittent pulse） 一系列正常规则的脉搏中出现一次提前而较弱的脉搏（期前收缩），其后有一较正常间隔延长的间歇（代偿间歇），称为间歇脉。例如，每隔一个或两个正常搏动后出现一次期前收缩时，前者称为二联律，后者称为三联律。常见于各种器质性心脏病或洋地黄中毒等，正常人在过度劳累、精神兴奋、体位改变时偶尔也可出现。其发生机制主要是由心脏异位起搏点过早发出冲动而引起心脏收缩提早出现。

（2）脉搏短绌（pulse deficit） 单位时间内脉率小于心率，称为脉搏短绌。主要特点为触诊时脉搏细速，极不规则；听诊时心律完全不规则、心率快慢不一、心音强弱不等。其发生机制是由于心肌收缩力强弱不等，有些心输出量少的搏动可产生心音，但不能引起周围血管的搏动，导致脉率低于心率。常见于心房纤颤。

3. 强弱异常

（1）洪脉（surging pulse） 指当心输出量增加，外周动脉阻力较小，动脉充盈度和脉压较大时，脉搏搏动强大。常见于高热、甲状腺功能亢进、主动脉瓣关闭不全等。

（2）细脉（thready pulse）或丝脉 指当心输出量减少，外周动脉阻力较大，动脉充盈度降低，脉搏细弱无力，扪之如细丝，称细脉。常见于心功能不全、大出血、休克、主动脉瓣狭窄等。

（3）交替脉（alternating pulse） 指节律正常而强弱交替出现的脉搏。主要由于心室收缩时强弱交替出现而引起，为心肌损害的一种表现。常见于高血压心脏病、冠状动脉粥样硬化性心脏病等。

（4）水冲脉（water-hammer pulse） 脉搏骤起骤落而急促有力。主要由收缩压偏高，舒张压偏低使脉压增大所致。检查时可将患者手臂抬高过头，检查者用手紧握其手腕掌面，能感受到急促有力的冲动。常见于主动脉瓣关闭不全、甲状腺功能亢进等。

（5）奇脉（paradoxical pulse） 平静吸气时脉搏明显减弱或消失的现象，称为奇脉。发生机制是左心室搏出量减少，是心包填塞的重要体征之一。常见于心包积液、缩窄性心包炎。

4. 动脉壁异常 用手指压迫动脉，正常时远端动脉不能触及，若能触及则提示动脉出现硬化。动脉硬化早期触及动脉壁弹性消失呈条索状，严重时动脉壁硬且有迂曲及结节状，有如按琴弦之感。

（二）异常脉搏的护理

1. 病情观察 观察脉搏的频率、节律、强弱及动脉壁的情况，遵医嘱给药，观察药物疗效及不良反应。对装有起搏器的患者，还应做好相应的护理。

2. 休息与活动 嘱患者增加卧床休息的时间，适当活动，减少心肌耗氧量，必要时给予氧气吸入。

3. 急救准备 准备抗心律失常药物，保证除颤仪处于完好状态。

4. 心理护理 提供针对性心理护理，稳定情绪，以减轻或消除患者紧张、恐惧心理。

5. 健康指导 指导患者饮食。要清淡易消化，戒烟戒酒；善于控制情绪；勿用力排便；教会患者和家属自我监测脉搏的方法，学会自我护理。

三、脉搏的测量

凡身体浅表且靠近骨骼的大动脉均可作为测量脉搏的部位。临床上最常选择的诊脉部位是桡动脉，其次是颞动脉、颈动脉、肱动脉、腘动脉、足背动脉、胫后动脉及股动脉等（图8-10）。

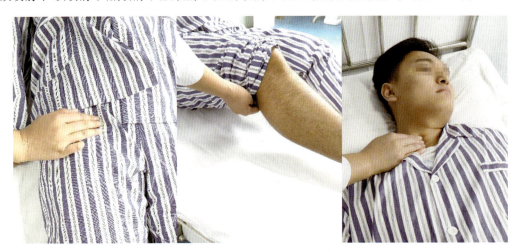

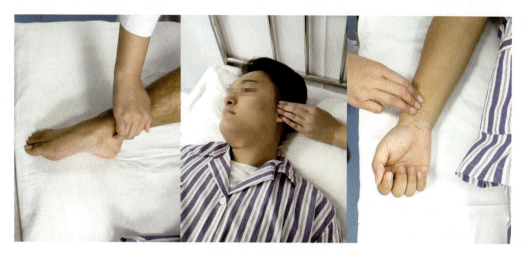

图8-10 常用诊脉部位

【目的】

1.判断脉搏有无异常。

2.动态监测脉搏变化，间接了解心脏状况。

3.协助诊断，为疾病诊断、治疗及护理提供依据。

【评估】

1.患者年龄、病情、治疗等情况，肢体有无偏瘫及功能障碍。

2.患者在30分钟内有无影响脉搏的因素存在，如剧烈运动、紧张、恐惧、哭闹等。

3.患者的心理状态、合作程度。

【计划】

1.护士准备 着装整洁，修剪指甲、洗手、戴口罩。

2.患者准备 测量脉搏前30分钟内无剧烈运动，无紧张、恐惧情绪及哭闹现象，体位舒适，情绪稳定。

3.用物准备 秒表、记录本、笔，必要时备听诊器。

4.环境准备 病室整洁、安静、安全。

【实施】 见表8-4。

表8-4 脉搏测量技术（以桡动脉为例）

操作流程	操作步骤	要点与说明
1.核对解释	备齐用物至床旁，核对患者床号、姓名、腕带	确认患者，取得合作
2.安置体位	患者取卧位或坐位，手臂放于舒适位置，手腕伸展、放松	患者舒适，便于操作
3.测量脉搏	护士以示指、中指、环指指腹按压桡动脉处	力量适中，以能清楚触及脉搏为宜
4.计数	正常脉搏测30秒，测得数值乘以2；危重患者或脉搏异常者应测量1分钟；脉搏短绌时由两名护士同时测量，一人听心率，一人测脉率，由听心率者发出"开始"或"停止"口令，计时1分钟（图8-11）	注意脉律、脉搏强弱、动脉管壁弹性等情况；心脏听诊部位可选择左锁骨中线内侧第5肋间处；一般计数单位：次/分；脉搏短绌计数单位：心率/脉率（次/分）
5.安置患者	整理患者床单元，协助患者取舒适体位	
6.记录	洗手后绘制体温单上的脉搏数值或将数值录入电脑信息系统	绘制或录入脉搏数值时，要注明测量部位

【评价】

1.患者安全，无损伤及其他不适。

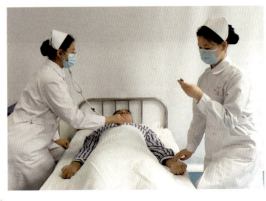

图 8-11　绌脉测量法

2. 护士测量方法正确，测量结果准确。

3. 护士与患者或家属沟通有效，得到理解与配合。

【注意事项】

1. 测脉率时，应同时注意脉搏节律、强弱、动脉壁的弹性等情况；不可用拇指诊脉，因拇指动脉搏动容易与患者的脉搏相混淆。

2. 患者如有剧烈运动、紧张、恐惧、哭闹等状况，应让其安静休息20～30分钟后再测量脉搏。

3. 为偏瘫患者测脉搏时应选择健侧肢体。

4. 如脉搏细弱难以触诊时，可测心尖搏动1分钟。

5. 做好健康教育。向患者及家属解释脉搏监测的重要性及正确的测量方法，并指导其对脉搏进行动态观察；教会自我护理方法，提高患者对脉搏的评估能力。

第 3 节　呼吸的观察及护理

机体在新陈代谢过程中，需要不断地从外界环境中摄取氧气并把机体产生的二氧化碳排出体外，这种机体与环境之间进行气体交换的过程称为呼吸（respiration）。

一、正常呼吸及其生理性变化

（一）呼吸过程

外呼吸、气体运输和内呼吸三个相互关联的环节组成呼吸的全过程（图 8-12）。

1. 外呼吸（肺呼吸）　外界环境与血液之间在肺部进行的气体交换，包括肺通气与肺换气两个过程。交换的方式是通过分压差扩散，使静脉血变成动脉血，肺循环毛细血管的血液不断从肺泡中获得氧，排出二氧化碳。

2. 气体运输　通过血液循环将氧由肺运送到组织细胞，同时将二氧化碳从组织细胞运送到肺。

3. 内呼吸（组织呼吸）　血液与组织细胞之间的气体交换，使动脉血变成静脉血，体循环毛细血管的血液不断从组织中获得二氧化碳放出氧气。

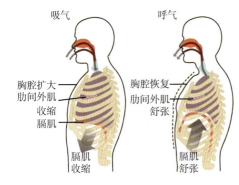

图 8-12　呼吸过程

（二）呼吸运动的调节

呼吸运动是一种节律性活动，受呼吸中枢调节，由呼吸器官和辅助呼吸肌协同完成，具有随意性和自主性。

1. 呼吸中枢　产生呼吸节律和调节呼吸运动的神经细胞群，分布于大脑皮层、间脑、脑桥、延髓和脊髓等部位。延髓和脑桥是产生基本呼吸节律性的部位，大脑皮质可以随意控制呼吸运动。

2. 呼吸的反射性调节

（1）肺牵张反射　由肺的扩张或缩小所引起的吸气抑制或兴奋。其生理意义是控制吸气和呼气的频率和深度，维持正常的呼吸节律。

（2）呼吸肌本体感受性反射　呼吸肌本体感受器在受到牵张刺激时，可反射性引起受牵拉的同一肌肉收缩。呼吸肌负荷增加时发挥更大的作用,呼吸运动也相应地增强。

（3）防御性呼吸反射 包括咳嗽反射和喷嚏反射。此反射能排除呼吸道内有害刺激物和异物,对机体有保护作用。

3. 呼吸的化学性调节 H^+ 对呼吸的调节是通过中枢及外周化学感受器两条途径实现的。H^+ 升高时,呼吸加深加快,肺通气增加;H^+ 降低,呼吸受到抑制。$PaCO_2$ 对呼吸的调节同 H^+。PaO_2 降低时,呼吸加深加快,肺通气增加,PaO_2 是通过外周化学感受器对呼吸运动进行调节。

（三）正常呼吸及生理变化

1. 正常呼吸 正常成人在安静状态下呼吸频率为16～20次/分,节律规则,呼吸频率与脉率的比约为1:4,呼吸运动均匀无声不费力。男性、儿童以腹式呼吸为主,女性以胸式呼吸为主。

2. 生理变化

（1）年龄 年龄越小,呼吸频率越快,如新生儿的呼吸约为44次/分。

（2）性别 同年龄的成年女性呼吸频率比男性稍快。

（3）运动 运动时机体代谢增高、呼吸加深加快,休息和睡眠呼吸减慢减弱。

（4）情绪 强烈的情绪变化刺激呼吸中枢,可引起呼吸加快或屏气,如紧张、愤怒、恐惧、悲伤、害怕等状况。

（5）血压 血压大幅度变动时,可反射性地影响呼吸。例如,血压升高,呼吸减慢;血压降低,呼吸加快加深。

（6）其他 环境温度升高、海拔增高等均会使呼吸加深加快。

二、异常呼吸的观察及护理

（一）异常呼吸的观察

1. 频率异常

（1）呼吸过速（tachypnea）:也称气促,成人呼吸频率超过24次/分称为呼吸过速（图8-13）。常见于疼痛、发热、甲状腺功能亢进等。一般体温每升高1.0℃,呼吸频率增加3～4次/分。

（2）呼吸过缓（bradypnea） 成人呼吸频率低于12次/分称为呼吸过缓。常见于颅内压增高、巴比妥类药物中毒等。

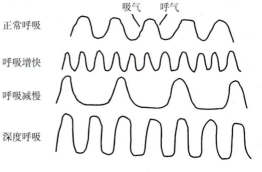

图8-13 正常呼吸与异常呼吸

2. 深度异常

（1）深度呼吸 又称库斯莫尔呼吸（Kussmaul breathing）,表现为深大而规则的呼吸。常见于尿毒症引起的代谢性酸中毒、糖尿病酮症酸中毒等。

（2）浅快呼吸 表现为浅表而不规则的呼吸,有时呈叹息样。常见于呼吸肌麻痹、某些肺与胸膜疾病,也可见于濒死患者。

3. 节律异常

（1）潮式呼吸 又称陈-施呼吸（Cheyne-Stokes breathing）,患者呼吸由浅慢逐渐变为深快,再由深快逐渐转为浅慢,然后经过一段时间的呼吸暂停（5～30秒）,又开始重复以上的周期性变化,如此周而复始,其形态如潮水起伏（图8-14）。潮式呼吸的周期可长达30～120秒。产生机制主要是呼吸中枢的兴奋性减弱或严重缺氧时,血中正常浓度的 CO_2 不能通过化学感受器引起呼吸中枢兴奋,使呼吸逐渐减弱以致暂停;当呼吸暂停时体内 CO_2 蓄积,$PaCO_2$ 逐渐增高达一定浓度后,通过化学感受器反射性刺激呼吸中枢再次引发呼吸运动;随着呼吸的进行,积聚的 CO_2 排出体外,呼吸中枢又失去了有效的刺激，呼吸又再次减弱，进而暂停形成周期性变化。常见于中枢神经系统疾病，如脑炎、脑膜炎、颅内压增高、巴比妥类药物中毒等。

（2）间停呼吸 又称比奥呼吸（Biot breathing），即呼吸和呼吸暂停现象交替出现。患者有规律地呼吸几次后，突然停止呼吸，间隔一段时间后又开始呼吸，如此反复交替（图8-15）。其产生机制与潮式呼吸相同，但比潮式呼吸更严重，预后更不良，常于临终前发生。

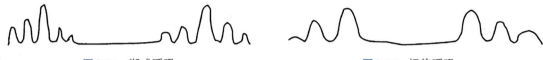

图8-14 潮式呼吸　　　　图8-15 间停呼吸

4. 音响异常

（1）蝉鸣样呼吸 表现为吸气时产生一种类似蝉鸣样高调的音响，多由于声带附近堵塞，使空气进入气道困难而引起。常见于喉头水肿、喉头异物等。

（2）鼾声呼吸 由于气管或支气管内有较多的分泌物积聚，使呼吸时发出一种粗大的鼾声。常见于昏迷患者。

5. 形式异常

（1）胸式呼吸减弱，腹式呼吸增强 由于肺、胸膜或胸壁疾病，如肺炎、胸膜炎、胸壁外伤、肋骨骨折、肋神经痛等，使胸部运动受限，胸式呼吸减弱，腹式呼吸增强。

（2）腹式呼吸减弱，胸式呼吸增强 当腹腔内压力增高，膈肌下降受限如腹膜炎、大量腹水、肝脾极度肿大、腹腔内巨大肿瘤等，造成腹式呼吸减弱，胸式呼吸增强。

6. 呼吸困难（dyspnea）
指呼吸频率、节律和深浅度的异常，主要是由气体交换不足，机体缺氧所致。患者自觉空气不足，呼吸费力，出现发绀、鼻翼扇动、端坐呼吸，辅助呼吸肌参与呼吸活动。

（1）吸气性呼吸困难 特点是患者吸气困难，吸气时间显著延长，有明显的三凹征（胸骨上窝、锁骨上窝、肋间隙凹陷）。由于上呼吸道部分梗阻，气体不能顺利进入肺部，吸气时呼吸肌收缩，肺内负压极度增高所致。常见于喉头水肿、气管异物、气道阻塞等。

（2）呼气性呼吸困难 特点是患者呼气极度费力，呼气时间延长，由下呼吸道部分梗阻，气流呼出不畅所致。常见于支气管哮喘、阻塞性肺气肿等。

（3）混合性呼吸困难 特点是吸气、呼气均感觉费力，呼吸频率增加。由广泛性肺部病变使呼吸面积减少，影响换气功能所致。常见于重症肺炎、广泛性肺纤维化、大面积肺不张、大量胸腔积液等。

（二）异常呼吸的护理

1. 加强观察 观察呼吸的频率、节律、深度、声音有无异常；有无咳嗽、咳痰、咯血、发绀、呼吸困难及胸痛等表现。观察药物的疗效和不良反应。

2. 提供舒适环境 调节室内温度、湿度，保持空气清新，有利于患者放松和休息。

3. 保持呼吸道通畅 及时清除呼吸道分泌物，必要时给予吸痰。

4. 氧气疗法 酌情给予氧气吸入，必要时可用呼吸机辅助呼吸。

5. 提供营养和水分 选择易于咀嚼和吞咽的食物，注意患者对水分的需要。指导患者进餐不宜过饱，避免产气食物，以免膈肌上抬影响呼吸。

6. 心理护理 根据患者反应，通过有针对性的心理护理，消除患者的恐惧与不安，使其情绪稳定，有安全感，主动配合治疗及护理。

7. 健康教育 戒烟限酒，养成规律的生活习惯；教会患者缩唇呼吸、腹式呼吸等呼吸训练的方法。

三、呼吸的测量

【目的】

1. 判断呼吸有无异常。

2. 动态监测呼吸的变化，以了解患者呼吸功能情况。

3. 协助诊断，为预防、治疗、康复、护理提供依据。

【评估】

1. 了解患者年龄、病情、治疗等情况。

2. 患者在30分钟内有无影响因素存在，如剧烈运动、情绪激动、进食等。

【计划】

1. 护士准备 着装整洁，修剪指甲、洗手，戴口罩。

2. 用物准备 秒表，记录本，笔，必要时准备少许棉花。

3. 患者准备 患者体位舒适，情绪稳定；保持自然呼吸状态。

4. 环境准备 安静舒适，光线明亮，温湿度合适。

【实施】 见表8-5。

表8-5 呼吸测量技术

操作流程	操作步骤	要点与说明
1. 核对解释	备齐用物至床旁，核对患者床号、姓名、腕带	确认患者，但避免引起患者紧张
2. 安置体位	患者取舒适体位	使患者舒适、放松
3. 测量呼吸	护士测量脉搏后仍然保持诊脉姿势，观察患者胸部或腹部的起伏（一起一伏为一次呼吸）（图8-16）	女性以胸式呼吸为主；男性和儿童以腹式呼吸为主；同时观察呼吸深度、节律、声音、形态及有无呼吸困难
4. 计数	正常测30秒，测得数值乘以2；异常呼吸或婴幼儿应测1分钟	一般计数单位：次/分
5. 安置患者	整理患者床单元，协助患者取舒适体位	
6. 记录	洗手后将呼吸数值记录在体温单上或录到电脑信息系统	

【评价】 护士测量方法正确，测量结果准确。患者无异常反应。

【注意事项】

1. 测呼吸前如有剧烈运动、情绪激动等，应休息30分钟后再测量。

2. 呼吸受意识控制，测量呼吸前不必向患者解释，防止患者察觉后出现紧张，从而影响测量的准确性。

3. 危重患者呼吸微弱，可用少许棉花放于患者鼻孔前，观察棉花被吹动的次数，计时1分钟。

4. 做好健康教育。向患者及家属解释呼吸监测的重要性及正确的测量方法，并指导其对呼吸进行动态观察；教会自我护理方法，提高患者对呼吸的评估能力。

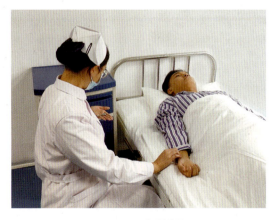

图8-16 呼吸测量

第4节 血压的观察及护理

血压（blood pressure，BP）指血液在血管内流动时对血管壁的侧压力，一般是指动脉血压，通常指的是上臂测得的肱动脉血压。收缩压与舒张压之差称为脉压（pulse pressure）。在一个心动周期中，动脉血压的平均值称为平均动脉压（mean arterial pressure），平均动脉压简略估算方法为：平均动脉压≈舒张压+1/3脉压。

一、正常血压及其生理性变化

（一）血压的形成

产生动脉血压的前提条件是心血管系统内有足够的血液充盈，而充盈程度取决于血量与循环系统容量之间的关系。心脏射血及外周阻力也是血压形成的基本因素。大动脉弹性对血压的形成也起着重要作用。在外周阻力存在的情况下，心室收缩所释放的能量约1/3以动能的形式推动血液在血管内流动，其余2/3暂时以势能的形式储存在主动脉和大动脉内，形成对血管壁的侧压力，导致血管扩张，形成较高的收缩压。在心室舒张期，主动脉和大动脉管壁发生弹性回缩，将一部分储存的势能转变为动能，推动血液继续流动，同时维持一定高度的舒张压。

（二）影响血压的因素

1. 每搏输出量　在心率和外周阻力不变时，如果每搏输出量增大，心缩期射入主动脉的血量增多，管壁承受的压力也随之增加，收缩压明显升高。由于主动脉和大动脉被扩张，心舒期弹性回缩力也增大，血液向外周流速加快，至心舒末期时大动脉的血量增加并不多，舒张压虽有所升高，但程度不大，因而脉压增大。反之，每搏输出量减少，收缩压降低，脉压减小。因此，收缩压的高低主要反映每搏心输出量的多少。

2. 心率　每搏输出量和外周阻力不变时，心率加快，则心舒期缩短，在心舒期内流向外周的血量减少，而主动脉内存留的血量增多，故舒张压明显升高。动脉血压升高可使血流速度加快，因此心缩期内仍有较多的血液从主动脉流向外周，故收缩压升高的程度相对较小，脉压也就减小。因此，心率主要影响舒张压。

3. 外周阻力　在心输出量不变而外周阻力增大时，心舒期内血液向外周流动的速度减慢，心舒末期存留于主动脉中的血量增多，舒张压明显升高。当心缩期，由于动脉血压升高使血流速度加快，致收缩压升高不如舒张压明显，脉压减小。反之，当外周阻力减小时舒张压的降低比收缩压的降低较为明显，脉压增大。因此，舒张压的高低可以反映外周阻力的大小。外周阻力的大小受阻力血管（小动脉和微动脉）口径和血液黏稠度的影响，若阻力血管口径变小，血液黏滞增加，外周阻力则增大。

4. 主动脉和大动脉的弹性　大动脉管壁的弹性对血压起缓冲作用。但随着年龄的增长，血管中的胶原纤维增生，血管壁弹性降低，使血管的可扩张性减小，收缩压增高，舒张压降低，脉压增大。

5. 循环血量和血管容量比例　正常情况下，循环血量和血管容积相适应，才能使血管足够充盈，产生一定的体循环充盈压。若循环血量减少或血管容积增大，则会造成血压下降。

（三）正常血压及生理性变化

1. 正常血压的范围　正常成人安静状态下血压范围为收缩压90～139mmHg，舒张压60～89mmHg，脉压30～40mmHg。

血压以毫米汞柱（mmHg）或千帕（kPa）为计量单位，换算公式为1kPa=7.5mmHg；1mmHg=0.133kPa。

2. 生理变化　正常人血压一般保持在相对的恒定状态，可在一定范围内出现波动。在生理情况下，很多因素都可影响血压的变化，其中多以收缩压改变为主。常见影响血压的因素如下。

（1）年龄因素　血压随着年龄的增长而增高，收缩压的增高比舒张压增高较为显著（表8-6）。

表8-6 各年龄组的平均血压

年龄组	平均血压mmHg（kPa）	年龄组	平均血压mmHg（kPa）
1个月	84/54（10.6/6.1）	14～17岁	120/70（16/9.3）
1岁	95/65（12.6/8.6）	成年人	120/80（16/10.6）
6岁	105/65（14/8.7）	老年人	140～160/80～90
10～13岁	110/65（14/8.7）		（18.6～21.3/10.6～12）

（2）性别因素　女性在更年期前血压稍低于男性，更年期后血压升高，差别较小。

（3）昼夜和睡眠　血压呈明显昼夜波动。大多数人的血压凌晨2～3时最低，上午6～10时及下午4～8时各有一个高峰，晚上8时后血压呈缓慢下降趋势，表现为"双峰双谷"，这一现象称动脉血压的日节律。老年人动脉血压的日高夜低现象更为显著，有明显的低谷与高峰。睡眠不佳血压也可略有升高。

（4）温度　寒冷环境下末梢血管收缩，血压略升高；高温环境下皮肤血管扩张，血压可略下降。

（5）体型　高大、肥胖者血压较高。

（6）体位　立位血压高于坐位血压，坐位血压高于卧位血压，这与重力引起的代偿机制有关。长期卧床或使用某些降压药物的患者，若由卧位改为立位时可能会出现直立性低血压（收缩压明显下降20mmHg以上），患者可出现头晕、昏厥的表现。

（7）身体部位　正常情况下，一般右上肢血压比左上肢高10～20mmHg，这与左右肱动脉的解剖位置有关。下肢血压比上肢高20～40mmHg，这与股动脉的管径较肱动脉粗、血流量大有关。

（8）其他　情绪激动、剧烈运动、兴奋、紧张、恐惧、吸烟等可使血压升高。饮酒、摄盐过多、药物等因素对血压也有一定影响。

二、异常血压的观察及护理

（一）异常血压的观察

1. 高血压（hypertension）　指在未使用降压药物的情况下，18岁以上成年人收缩压≥140mmHg和（或）舒张压≥90mmHg。根据引起高血压的原因不同，可将高血压分为原发性高血压与继发性高血压两大类。95%的高血压患者病因不明，为原发性高血压，约5%的高血压患者血压升高是某种疾病的一种临床表现，为继发性高血压。由于高血压患病率高，且常引起心、脑、肾等重要脏器的损害，是医学界重点防治的疾病之一。根据《中国高血压基层诊疗指南（2019）》血压分级见表8-7。

表8-7 《中国高血压基层诊疗指南（2019）》血压分级

类别	收缩压（mmHg）		舒张压（mmHg）
正常血压	<120	和	<80
正常高值血压	120～139	和（或）	80～89
高血压	≥140	和（或）	≥90
1级高血压	140～159	和（或）	90～99
2级高血压	160～179	和（或）	100～109
3级高血压	≥180	和（或）	≥110
单纯收缩期高血压	≥140	和	<90

注：若患者收缩压与舒张压属于不同级别时，则以较高的分级为准；1mmHg=0.133kPa。

2. 低血压（hypotension）　成人收缩压低于90mmHg，舒张压低于60mmHg称为低血压。当血压低于正常范围时患者有明显的血容量不足的表现，如脉搏细速、头晕、心悸等。常见于大量失血、休克、急性心力衰竭等。

3. 脉压变化

（1）脉压增大　脉压大于40mmHg为脉压增大。常见于主动脉硬化、主动脉瓣关闭不全、动静脉瘘、甲状腺功能亢进等。

（2）脉压减小　脉压小于30mmHg为脉压减小。常见于心包积液、缩窄性心包炎、主动脉瓣狭窄、末梢循环衰竭等。

（二）异常血压的护理

1. 监测血压　根据病情加强血压监测，判断血压有无异常，及时了解血压变化情况，同时注意患者有无其他伴随症状。

2. 合理饮食　选择易消化、低盐、低脂、低胆固醇、高维生素、高纤维素的饮食，避免辛辣刺激性食物。高血压患者应减少钠盐的摄入，逐步降至WHO推荐的每人每日6g食盐的要求。

3. 合理休息　保持病室环境安静、舒适，温湿度适宜；患者血压较高时，应指导其卧床休息，按医嘱定时给予降压药物；如血压过低，应迅速安置平卧位，针对病因给予紧急处理。

4. 心理护理　有针对性地进行心理指导，消除患者的紧张、恐惧心理，积极配合治疗与护理。

5. 坚持运动　积极参加力所能及的体力劳动和适当的体育运动，以改善血液循环，增强心血管功能。例如，步行、快走、慢跑、游泳、气功、太极拳等，应注意量力而行，循序渐进。

6. 健康指导　指导患者形成良好的生活方式，如戒烟限酒、生活规律、情绪稳定；学会监测血压及发生紧急情况的处理方法。

三、血压的测量

血压测量的方法有直接测量法和间接测量法，直接测量法是一种创伤性检查，即经皮穿刺将导管由周围动脉送到主动脉，导管末端连接测压系统，自动显示血压数值，测量结果精确、可靠。间接测量法简便易行，是目前广泛应用的方法。

血压计是依据血液通过狭窄的血管管道形成涡流时发出响声的原理而设计的。血压值是以血压和大气压做比较，用血压高于大气压的数值来表示血压的高度。

（一）血压计的种类及构造

1. 血压计的种类　常用的血压计有汞柱式（台式和立式）血压计、表式血压计（弹簧式）及电子血压计三种。

2. 血压计的构造　主要由三部分组成。

（1）加压气球、阀门（调节空气压力）。

（2）袖带　为长方形扁平橡胶袋，外层有布套。通常袖带的橡胶袋长24cm、宽12cm。下肢袖带长约135cm，比上肢袖带宽2cm。橡胶带上有两根橡胶管，一根与加压气球相连，另一根与压力表相接。

（3）血压计

1）汞柱式血压计：由玻璃管、标尺、水银槽三部分组成。在血压计盒内面固定一根玻璃管，管面上有双刻度，为0～300mmHg，每一小格相当于2mmHg，玻璃管上端以金属帽与大气相通，玻璃管下端和汞槽（内装有水银）相通（图8-17）。汞柱式血压计的优点是测得的数值准确可靠，缺点是笨重、玻璃管部分易破碎、水银溢出容易造成污染。

2）表式血压计：又称弹簧式血压计、压力表式血压计或无液血压计。外形呈圆盘状，正面盘上标有刻度，盘中央有一指针提示血压数值（图8-18）。其优点是携带方便，缺点是欠准确，应定期与汞柱式血压计校验。

3）电子血压计：袖带内装有换能器，可自动采样微电脑控制数字运算、自动放气程序。数秒钟内可测得收缩压、舒张压、脉搏数值（图8-19）。优点是操作方便，排除噪音干扰等造成的误差，缺点是准确性较差。

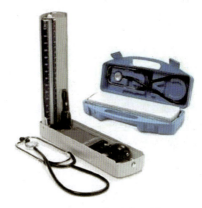
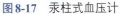
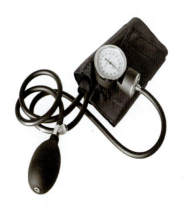
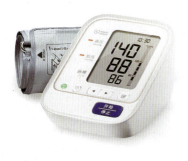

图8-17　汞柱式血压计　　　　图8-18　表式血压计　　　　图8-19　电子血压计

（二）血压测量方法

【目的】

1. 判断血压有无异常。

2. 动态监测血压变化，间接了解循环系统的功能状况。

3. 协助诊断，为治疗与护理提供重要依据。

【评估】

1. 患者年龄、病情、治疗等情况，有无偏瘫及功能障碍。

2. 患者在30分钟内有无影响测量血压准确性的因素，如剧烈运动、情绪激动、进食等。

3. 患者的心理状态、合作程度。

【计划】

1. 护士准备　着装整洁，修剪指甲、洗手，戴口罩。

2. 患者准备　了解血压测量的目的和方法，愿意合作。体位舒适，情绪稳定。测量前如有吸烟、运动和情绪变化，应休息20～30分钟后再测量。

3. 用物准备　血压计、听诊器、记录本、笔。

4. 环境准备　整洁、安静、光线充足。

【实施】　见表8-8。

表8-8　血压测量技术

操作流程	操作步骤	要点与说明
1. 核对解释	备齐用物至床旁，核对患者床号、姓名、腕带	确认患者，取得合作
2. 测量血压		测量血压前，患者应至少坐位安静5分钟，30分钟内禁止吸烟或饮咖啡，排空膀胱

续表

操作流程	操作步骤	要点与说明
▲上肢血压测量（肱动脉）	（1）安置体位：患者取坐位或仰卧位。坐位时肱动脉平第4肋软骨，仰卧位时平腋中线	使被测肢体的肱动脉与心脏位于同一水平
	（2）选择肢体：一般选择右上臂。卷袖（必要时脱袖）露出上臂，肘部伸直，掌心向上，自然放置	袖口不宜过紧，以免阻断血流，影响测得的血压值
	（3）开血压计：打开垂直放妥，打开水银槽开关	血压计"0"点应与肱动脉、心脏在同一水平
	（4）缠袖带：驱尽袖带内空气，将其平整地缠于上臂中部，袖带下缘距离肘窝2～3cm，松紧以能放入一手指为宜	袖带的松、紧会影响测量结果
	（5）置听诊器：将听诊器胸件置于肱动脉搏动最明显处，一手稍加固定，另一手握加压气球，关闭加压气球的阀门（图8-20）	不可将胸件塞于袖带下，以免局部受压较大和听诊时出现干扰声
	（6）充气加压：充气至动脉搏动音消失后再升高20～30mmHg	充气不可过快过猛，以免水银溢出和患者不适
	（7）放气判断：缓慢放气，以4mmHg/s速度为宜，双眼平视汞柱所指水银刻度，同时注意动脉搏动音的变化。当听到第一声搏动音，此时水银柱对应的刻度即为收缩压；随后搏动逐渐减弱，当搏动音突然减弱或消失，此时水银柱所对应刻度即为舒张压	视线与水银柱弯月面保持同一水平；第一声搏动音出现表示袖带内压力已降至与心脏收缩压相等，血流能通过受阻的肱动脉；WHO规定，以动脉搏动音消失作为判断舒张压的标准
▲下肢血压测量（腘动脉）	（1）安置体位：患者取仰卧、俯卧、侧卧	
	（2）选择肢体：挽起一侧裤腿，露出大腿部	必要时脱一侧裤子，以免影响血流，影响血压测量的准确性
	（3）缠袖带：将袖带缠于大腿下部，其下缘距腘窝3～5cm，松紧以能放入一手指为宜，将听诊器胸件置于腘动脉搏动最明显处，一手稍加固定，另一手握加压气球，关闭加压气球的阀门	袖带松紧适宜
	（4）其余操作同上肢肱动脉测量法	
▲臂式电子血压计测量	（1）安置体位：患者取仰卧位或坐位	使被测肢体的肱动脉与心脏位于同一水平
	（2）选择肢体：一般选择右上臂。卷袖（必要时脱袖）露出上臂，肘部伸直放于床面或屈肘放于桌面，掌心向上	袖口不宜过紧，以免阻断血流，影响测得的血压值
	（3）缠袖带：同上肢肱动脉测量法	
	（4）开始测量：按下"开始"键，充气加压开始测量，显示屏会自动显示血压测量结果	测量过程中不可挪动身体位置或说话等，以免影响测量结果
3.整理血压计	测量结束，驱尽袖带内余气，整理袖带，关闭开关	水银血压计需要右倾45° 使水银全部流回槽内，才可关闭水银槽开关，盖上盒盖，平稳放置
4.安置患者	整理患者床单元，协助患者穿衣（穿裤），安置舒适体位	
5.记录	洗手后将血压值记录在体温单上或录入到电脑信息系统	绘制或录入血压值时，要注明测量部位 血压记录格式：收缩压/舒张压mmHg，当变音与消失音之间有差异时，两个读数均应记录：收缩压/变音/消失音mmHg，如：115/70/65mmHg

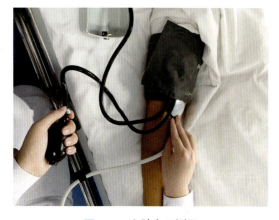

图8-20 上肢血压测量

【评价】

1. 患者安全，无损伤及其他不适。

2. 护士测量方法正确，测量结果准确。

3. 护士与患者或家属沟通有效，得到理解与配合。

【注意事项】

1. 测量前应检查血压计和听诊器是否符合要求，袖带的宽窄是否合适，水银是否充足，玻璃管有无裂缝，玻璃管上端是否与大气相通，橡胶管和加压气球有无老化、漏气等。

2. 对需要持续观察血压者，应做到"四定"，即定时间、定部位、定体位、定血压计，有助于测定的准确性和对照的可比性。

3. 发现血压听不清或有异常时应重新测量，注意使汞柱降至"0"点，患者休息片刻后再测，必要时进行双侧对照。

4. 注意测压装置（血压计、听诊器）、测量者、受检者、测量环境等因素引起血压测量的误差，以保证测量血压的准确性。

5. 对血压测量的要求应相隔1～2分钟重复测量，取2次读数的平均值记录。如果收缩压或舒张压的2次读数相差5mmHg以上，应再次测量，取3次读数的平均值记录。首诊时要测量两上臂血压，以后通常测量较高读数一侧的上臂血压。

6. 排除影响血压的因素　①袖带过窄，可使测得的血压值偏高；袖带过宽、橡胶管过长、水银量不足等，可使测得的血压值偏低。②被测手臂位置低于心脏、吸烟、进食、运动、膀胱充盈等，可使测得的血压值偏高；被测手臂位置高于心脏，可使测得的血压值偏低。③袖带缠得过松、测量者视线低于汞柱凹面，可使测得的血压值偏高；反之，测得的血压值偏低。④放气速度太慢，引起静脉充血，可使测得的舒张压偏高；放气速度太快，可导致来不及听到正确血压读数。

7. 做好健康教育。向患者及家属解释血压监测的重要性及正确的测量方法，并指导其对血压进行动态观察；教会自我护理方法，提高患者对血压的评估能力；教会高血压患者正确判断用药效果，采用正确的方式控制血压，提高自我保健能力。

第 5 节　疼痛患者的护理

 案例 8-2

患者，女性，65岁，诊断为"肺癌晚期"入院。入院后患者诉胸痛难忍，咳嗽频繁并有气喘，患者入院后喜欢独处，沉默寡言，不愿与人交流。

问题：1. 护士如何评估患者的疼痛程度？

2. 护理人员应如何采取护理措施为患者减轻疼痛？

3. 护士应向患者和家属进行哪些健康教育？

一、概　述

疼痛是患者最痛苦的主观感受，是普遍存在的临床症状或疾病，位列体温、脉搏、呼吸、血压之后，称为第5生命体征。个体疼痛时会出现精神心理、生理和行为方面的改变，甚至会给患者带来严重的后果。因此，护理人员必须掌握疼痛的相关理论知识，采取有效的措施帮助患者减轻和缓解疼痛。

（一）疼痛的概念

疼痛（pain）是一种令人不快的感觉和情绪上的感受，伴随着现有的或潜在的组织损伤。疼痛有双重含义，痛觉和痛反应。痛觉是个体的主观知觉体验，而痛反应是机体对疼痛刺激所产生的生理、病理变化和心理变化。疼痛是机体对有害刺激的一种保护性防御反应，具有保护和防御功能。

（二）疼痛的发生机制

疼痛的发生机制是非常复杂的，至今没有某种学说能够全面合理地对其进行解释。有研究认为，痛觉感受器是位于皮肤和其他组织内的游离神经末梢，当机体受到各种伤害性刺激并达到一定程度时，可引起受损部位的组织释放某些致痛物质，如组胺、缓激肽、5-羟色胺、乙酰胆碱、H^+、K^+、前列腺素等，这些物质作用于痛觉感受器，产生痛觉冲动，并迅速沿传入神经传导至脊髓，通过脊髓丘脑束和脊髓网状束上行，传至丘脑，投射到大脑皮质的一定部位而引起疼痛。

因为身体各部位的痛觉感受器分布密度不同,所以身体各部位对于疼痛刺激的反应和敏感度也有差异。角膜、牙髓的痛觉感受器分布最为密集,皮肤次之,肌层内脏最少。

随着科学的不断发展,对疼痛发生机制的认识不断充实和完善,新学说不断创立,对疼痛本质的认识逐步深入。

(三)疼痛的原因及影响因素

1. 疼痛的原因

(1)温度刺激 体表接触过高或过低的温度,可导致灼伤和冻伤,受损的组织释放组胺等内源性致痛物质,刺激神经末梢导致疼痛。

(2)化学刺激 化学物质如强酸、强碱,可直接刺激神经末梢,导致疼痛。化学灼伤还可使受损组织细胞释放内源性致痛物质,使疼痛加剧。

(3)机械损伤 对组织施加强烈的机械刺激,如切割、挤压、碰撞、身体组织受牵拉、肌肉强烈收缩等,均可使局部组织受损,导致疼痛。

(4)病理改变 疾病造成的体内某些管腔堵塞,组织缺血、缺氧,空腔脏器过度扩张,平滑肌痉挛或过度收缩,局部炎性浸润等均可引起疼痛。

(5)心理因素 疼痛分类中的心理性疼痛,表现为无明确的病变和组织损害而患者感到有顽固性疼痛,并受精神因素影响,心理状态不佳,如情绪紧张、愤怒、悲痛、恐惧等都能引起局部血管收缩或扩张而导致疼痛。此外,疲劳、睡眠不足、用脑过度等可导致功能性头痛。

2. 疼痛的影响因素 个体对疼痛的感受和耐受力存在很大差异,不同个体对同样强度疼痛刺激所表现出的反应不同。个体所能感觉到的最小疼痛称为疼痛阈。个体所能忍受的最大疼痛强度和持续时间称为疼痛耐受力。

(1)年龄 不同年龄的人对疼痛的敏感程度不同。一般来说年龄越小的婴幼儿和年龄越大的老年人,其对疼痛的敏感程度越低,成人的对疼痛的敏感程度最高。

(2)文化背景 宗教信仰、文化教养、人生观、价值观都会影响个体对疼痛的反应和表达。例如,在推崇勇敢和忍耐精神的文化氛围中,个体往往更能忍受疼痛。护理人员应该理解、尊重个人的文化信仰。

(3)个人经历 包括个体的疼痛经验、对疼痛的态度及对疼痛的理解。疼痛经验是个体自身对刺激体验所获得的感受。他人的疼痛经历也对人有一定的作用。

(4)态度与行为 积极的态度与行为可减轻患者对疼痛的感知,提升治疗效果。焦虑、抑郁、愤怒的情绪,过分依赖外界帮助、不善于表达的行为,以及个体对疼痛的反应过度,如持续性的肌肉紧张、过激行为都可能会导致疼痛的加剧。

(5)社会支持 当患者经历疼痛时,家属或亲人陪伴、鼓励和赞扬,可减少其孤独感和恐惧感,从而减轻疼痛。

(6)医源性因素 注射、输液等治疗护理措施都有可能使患者产生疼痛的感觉。护理人员操作时应轻柔、熟练,体现人文关怀,尽量满足患者的生理和心理需求。

二、护理评估

个体对疼痛的感受差异性很大,影响因素也较多,且对疼痛的描述方法也不尽相同。因此,一旦确定患者存在疼痛或预测疼痛将会发生时,护士应细心观察,查明原因,进行全面的个体化评估。

(一)评估内容

1. 疼痛的部位 了解疼痛发生的部位,是否明确而固定,是局限于某一部位还是逐渐或突然扩大到很大范围。

2. 疼痛的时间 疼痛是间歇性还是持续性的,持续时间,有无周期性或规律性。6个月以内可缓

解的疼痛为急性疼痛；持续6个月以上的疼痛为慢性疼痛，慢性疼痛常表现为持续性、顽固性和反复发作性。

3. 疼痛的性质 可分为刺痛、灼痛、钝痛、触痛、酸痛、压痛、胀痛、剧痛、隐痛、绞痛和锐痛等。

4. 疼痛的程度 可分为轻度、中度和重度疼痛。可用疼痛评估工具判定患者疼痛的程度，WHO将疼痛程度分为四级。

0级：无痛。

1级（轻度疼痛）：有疼痛感但不严重，可忍受，睡眠不受影响。

2级（中度疼痛）：疼痛明显、不能忍受，睡眠受干扰，要求用镇痛药。

3级（重度疼痛）：疼痛剧烈、不能忍受，睡眠严重受干扰，需要用镇痛药。

5. 疼痛的表达方式 通过观察患者的面部表情、身体动作，可以观察到患者对疼痛的感受、疼痛的程度及部位等。儿童常用哭泣、面部表情和身体动作表达疼痛，成人多用语言描述。

6. 影响疼痛的因素 了解哪些因素可引起、加重或减轻疼痛，如温度、运动、姿势等。

7. 疼痛对个体的影响 疼痛是否伴随有呕吐、便秘、头晕、发热、虚脱等症状，是否影响睡眠、食欲、活动等，是否导致患者出现愤怒、抑郁等情绪改变。

（二）评估方法

1. 询问病史 认真听取患者主诉，让患者用自己的语言来描述疼痛，切不可根据自己对疼痛的理解和体验来主观判断患者疼痛的程度。

2. 观察和体格检查 注意观察患者疼痛时的生理、行为和情绪反应，检查疼痛的部位是否局限于某一特定区域，是否有牵涉痛。患者剧烈疼痛时，是否有面色苍白、出汗、皱眉、咬唇等痛苦表情，是否有呻吟、哭闹、烦躁或在床上辗转不安、无法入睡等，这些都是评估疼痛的客观指标。

3. 阅读和回顾 既往病史了解患者以往疼痛的规律及使用止痛药物的情况。

4. 使用疼痛评估工具 用评分法测量疼痛程度，比询问患者对疼痛的感受更为客观。根据患者的年龄和认知水平选择合适的评估工具。常用的评估工具如下。

（1）文字描述评定法（verbal descriptor scale，VDS） 是将疼痛测量尺与口述描绘评分法相结合构成，把一条直线等分成5段，每个点均有相应的描述疼痛程度的文字，请患者按照自身疼痛程度选择相应的关键词（图8-21）。但准确地选择描绘疼痛强度的词汇是困难的，需要医护人员对描述疼痛程度的文字加以解释和描述，并正确对待患者的情绪因素，再进行评价。

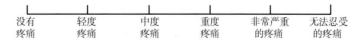

| 没有 | 轻度 | 中度 | 重度 | 非常严重 | 无法忍受 |
| 疼痛 | 疼痛 | 疼痛 | 疼痛 | 的疼痛 | 的疼痛 |

图8-21 文字描述评定法

（2）视觉模拟评分法（visual analogue scale，VAS） 在白纸上画一10cm的粗直线，一端为无疼痛，另一端为难以忍受的剧烈疼痛，患者根据自己感受到的疼痛程度，在直线上的某一点上表达出来，然后使用直尺测量从起点到患者确定点的直线距离，用测量到的数字表达疼痛的强度（图8-22）。对于急性疼痛的患者、儿童、老年人及表达能力丧失者尤为适用。

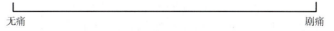

无痛   剧痛

图8-22 视觉模拟评分法

（3）数字评分法（numeric rating scale，NRS） 是视觉模拟评分法的一种数字直观的表达方法，用数字0～10表示疼痛的程度（图8-23），0表示无痛，10分表示剧痛，数字越大疼痛越严重。患者易于理解和表达，但其灵敏性和准确性有所降低。

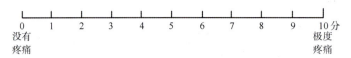

图8-23 数字评分法

（4）面部表情疼痛评定法（face pain scale，FPS） 由一组表达不同疼痛程度的脸谱组成，适用于3～12岁儿童疼痛强度。从笑到哭六张不同的面部表情，最左边的脸表示无疼痛，越往右表示疼痛越严重，直至最右边的脸表示极度疼痛。请患者指出能反映他/她疼痛的那张面部表情图（图8-24）。

图8-24 面部表情疼痛评定法

三、护理措施

缓解疼痛是医学的重要目标之一，也是患者最希望通过医疗护理工作解决的问题。尤其对于慢性疼痛患者，有效地控制疼痛能很大程度地满足其舒适的需要，从而提高生活质量。以最小的不良反应缓解最大限度的疼痛，是疼痛管理的目标，而有效的护理措施是实现疼痛管理目标的重要保证。

（一）减少或去除导致疼痛的原因，促进患者舒适

首先应尽量减少或消除导致疼痛的原因，避免引起疼痛的诱因，通过有效的护理措施促进患者的舒适。例如，剖腹产手术后，患者会因咳嗽、呼吸引起伤口疼痛，术前应教会患者其深呼吸和有效咳嗽的方法，术后应提供舒适整洁的床单元、良好室内环境，帮助患者使用腹带，协助患者在按压伤口后，进行深呼吸和咳痰。

（二）合理运用缓解或解除疼痛的方法

1. 药物止痛 是缓解疼痛最基本、最常用的方法。目前常用止痛药可以分为阿片类镇痛药、非阿片类镇痛药和其他辅助药物。护士应掌握止痛药物的药理学知识，包括适应证、途径、剂量、时间，用药后及时评价用药效果和不良反应等。了解患者的病情和治疗情况，密切观察病情和患者疼痛的发作规律等。

常见的镇痛药的给药途径有口服、肌内注射、舌下给药、直肠给药和经皮肤给药。口服给药是首选途径；急性疼痛时的临时给药及癌症患者爆发痛时，多选择肌内注射法；舌下给药用于爆发痛的处理，不适合慢性疼痛按时给药长期治疗的需要；直肠给药适合无法口服的患者或患儿；经皮肤给药是不能口服的一种选择。

三阶梯镇痛疗法对于癌性疼痛的药物治疗，目前临床上普遍采用WHO推荐的三阶梯镇痛疗法。其目的是逐渐升级，合理应用镇痛剂来缓解疼痛。其基本原则：口服给药、按时给药、按阶梯给药、个体化给药、注意具体细节、关注危险因素。具体方法：

（1）第一阶梯 针对轻度疼痛的患者，选用非阿片类镇痛药、解热镇痛药和抗炎药，如阿司匹林、对乙酰氨基酚、布洛芬、吲哚美辛等，主要给药途径是口服。

（2）第二阶梯 针对中度疼痛的患者，选用弱阿片类镇痛药，如可待因、右旋丙氧酚、氧可酮、曲马多等加非阿片类镇痛药，酌情加用辅助药。除了可待因可以口服或肌内注射外，其他均为口服。

（3）第三阶梯 针对重度和剧烈癌痛的患者，选用阿片类镇痛药，如吗啡、美沙酮、氧吗啡等，

加非阿片类镇痛药，酌情加用辅助药。吗啡和美沙酮均可以口服或肌内注射，氧吗啡采用口服给药。

加用辅助药物的目的是减少镇痛药的用量和减轻用药不良反应，常用安定类和抗抑郁类药物。在患者使用药物镇痛时，护士应密切观察有无用药后不良反应，并及时协助处理和帮助缓解不良反应。

2. 患者自控镇痛泵的应用　患者自控镇痛泵（patient controlled analgesia，PCA）在患者疼痛时，由计算机控制的微量泵主动向体内注射设定剂量药物，符合按需镇痛的原则，减少了医务人员的操作和患者的痛苦。

3. 物理止痛　物理止痛法包括电疗法、光疗法（红外线、紫外线、激光、可见光）、超声波疗法、冷热疗法等。

4. 中医止痛　中医上常用中药止痛、针灸止痛（针法、灸法）、刮痧止痛和推拿止痛。

（三）心理护理

1. 给予心理支持　紧张、焦虑、恐惧等不良情绪可加重疼痛的程度，而稳定的情绪、良好的心境、放松的精神，可以增强机体对疼痛的耐受性。护理人员应关怀、安慰和鼓励患者，与其建立良好的护患关系。必要时帮助患者获得治疗并提供相关信息，教会患者应对技巧以缓解疼痛。

2. 转移注意力和放松练习　鼓励患者参加唱歌、聊天、玩游戏、看电视等活动；聆听优美、舒缓的音乐；有节律地环形按摩疼痛部位或身体某一部位；有节律地深呼吸；集中注意力想象自己置身于一个意境或一处风景中，均能起到松弛、减轻焦虑、抑郁和疼痛的作用。

3. 心理疗法　心理性成分对疼痛性质、程度和反应及镇痛效果均会产生影响，因此通过心理疗法缓解疼痛是有重要意义的。疼痛常用的心理治疗方法，包括安慰剂治疗、暗示疗法、催眠疗法、松弛疗法与生物反馈疗法、认知疗法、行为疗法、认知行为疗法、群组心理治疗等。

（四）健康教育

根据患者实际情况，制订个性化健康教育内容。一般应包括疼痛的机制、疼痛的原因及影响因素、减轻或解除疼痛的各种技巧等。

自 测 题

A₁/A₂型题

1. 适宜口腔测量体温的是（　　　）

  A. 腹泻患儿　　　　　B. 支气管哮喘发作时

  C. 昏迷者　　　　　　D. 痔疮手术后

  E. 精神患者

2. 发热时，体温上升期不可能出现的是（　　　）

  A. 畏寒　　　　　　　B. 皮肤苍白

  C. 出冷汗　　　　　　D. 体温上升

  E. 体内产热大于散热

3. 关于体温计的检测，不正确的选项是（　　　）

  A. 所有体温计的水银柱甩至35℃以下

  B. 同一时间放入40℃的温水中

  C. 3分钟后取出检视

  D. 读数相差0.3℃以上的体温计取出不再使用

  E. 水银柱自动下降的体温计取出不再使用

4. 为患者测量呼吸时，护士的手仍保持诊脉姿势是为了（　　　）

  A. 表示对患者的关心　　B. 为了看表计时

  C. 测脉搏估计呼吸频率　D. 转移患者的注意力

  E. 将脉率与呼吸频率对照

5. 谭某，女，77岁。近期血压不稳定，为进一步进行疾病诊断需要监测血压。测量血压时，对影响血压值的条件应加以限定，下述所限定的条件中不必要的是（　　　）

  A. 定体位　　　　　　B. 定部位

  C. 定时间　　　　　　D. 定血压计

  E. 定听诊器

A₃/A₄型题

（6、7题共用题干）

患者，男，32岁，因"车祸导致多处外伤合并上肢骨折"入院。在测量口温时误将水银体温计咬破了。

6. 护士首先应采取的措施是（　　　）

  A. 检查体温计破损的程度

  B. 了解咬破体温计的原因

  C. 清除口腔内玻璃碎屑

D. 让患者喝500ml牛奶

E. 给予自动洗胃机洗胃

7. 为了促进水银的排出，护士可给患者什么饮食（　　　）

　　A. 高纤维素饮食　　　　B. 弱酸性饮食

　　C. 高脂饮食　　　　　　D. 弱碱饮食

　　E. 软食

（8～10题共题干）

　　患者，男，60岁，因"心房纤颤"入院。护士在做入院评估时发现患者心率126次/分，脉率110次/分。

8. 此患者脉搏的特点是（　　　）

　　A. 期前收缩　　　　　　B. 间歇脉

　　C. 水冲脉　　　　　　　D. 脉搏短绌

　　E. 丝脉

9. 为这类患者测量心率、脉率的正确方法是（　　　）

　　A. 先测心率，后测脉率

　　B. 先测脉率，后测心率

　　C. 一人测心率，另一人测脉率、同时测1分钟

　　D. 一人测心率、脉率，另一人报告医师

　　E. 一人发口令，另一人测心率、脉率

10. 对这类患者脉率的正确记录方式是（　　　）

　　A. 心率/脉率/分钟　　　B. 脉率/心率/分钟

　　C. 心率/脉率/30秒　　　D. 脉率/心率/秒

　　E. 心率/脉率/秒

（11～13题共题干）

　　罗女士，58岁。近日多次出现头晕，蹲下后突然站起感到眼前发黑，留院观察。

11. 护士为患者测量血压时，血压计袖带下缘距肘窝（　　　）

　　A. 1～1.5cm　　　　　　B. 2～3mm

　　C. 1～1.5mm　　　　　　D. 2～3cm

　　E. 4～5cm

12. 测量血压的方法不正确的是（　　　）

　　A. 测量前患者休息片刻

　　B. 袖带松紧以能放入1指为宜

　　C. 袖带下缘应距肘窝2～3cm

　　D. 听诊器胸件置于肘横纹下2cm处

　　E. 放气以每秒4mmHg的速度使汞柱缓慢下降

13. 在测血压的过程中，发现血压的搏动音听不清时，应重新测量，错误的方法是（　　　）

　　A. 将袖带内气体驱尽

　　B. 使汞柱降至"0"点

　　C. 稍等片刻，再测第二次

　　D. 一般连测2～3次

　　E. 取其最高值

（唐　艳）

第1节 概 述

 案例 9-1 —————

　　患者，男性，35 岁。下午和朋友打篮球时不慎左踝关节扭伤，踝关节出现肿胀和疼痛，刘某自行用冰袋进行冰敷。

　　问题：1. 刘某的做法正确吗？

　　　　　　2. 如果是错误的，正确的应该怎样做？如果是正确的，这样做的目的是什么？

一、冷热疗法的目的

（一）冷疗法的目的

1. 减轻局部充血和出血　冷疗可使毛细血管收缩，局部血流减少，从而减轻局部组织充血；冷疗还可使血流速度减慢，血液黏稠度增加，以促进血液凝固而控制出血。适用于鼻出血、扁桃体摘除术后和局部软组织损伤的初期患者等。

2. 减轻疼痛　冷疗可抑制细胞的活动，降低神经末梢的敏感性从而减轻疼痛；同时，冷疗使血管收缩，血管壁的通透性降低，渗出减少，从而可减轻由于局部组织充血、肿胀、压迫神经末梢而引起的疼痛。适用于急性损伤初期、牙痛、烫伤等患者。

3. 控制炎症扩散　冷疗可使局部血管收缩，血流速度减慢，血流减少，细菌的活力和细胞的新陈代谢降低，从而限制炎症的扩散。适用于炎症早期患者。

4. 降温　冷疗直接和皮肤接触，通过传导与蒸发的物理作用，使体温降低。适用于高热、中暑患者的降温；还可用于脑外伤、脑缺氧的患者，通过局部或全身降温，减少脑细胞需氧量，从而利于脑细胞功能的恢复。

（二）热疗法的目的

1. 促进浅表炎症的消散和局限　热疗可使局部血管扩张，血流速度加快，有利于组织中毒素的排出；同时，改善血液循环，加快新陈代谢和增强白细胞的吞噬功能。因而在炎症早期，热疗可促进炎性渗出物吸收消散；炎症后期热疗，可促进白细胞释放蛋白溶解酶，溶解坏死组织，使炎症局限。

2. 减轻深部组织的充血　温热作用可使局部血管扩张，全身循环血量重新分布，减轻该处深部组织的充血。

3. 减轻疼痛　热疗能降低痛觉神经的兴奋性，改善血液循环，加速致痛物质的排出，减轻炎性水肿，解除局部神经末梢的压力，使肌肉、肌腱和韧带等组织松弛，从而缓解疼痛。适用于胃肠痉挛、肾绞痛等患者。

4. 保暖　热疗可使局部血管扩张，促进血液循环，使患者感到温暖舒适。适用于危重、小儿、年老体弱及末梢循环不良患者的保暖。

二、冷热疗法的禁忌

（一）冷疗法的禁忌

1. 组织损伤、破裂　冷疗可使局部毛细血管收缩，血流循环不良，增加组织损伤，影响伤口愈合。尤其是大范围组织损伤应禁止冷疗。

2. 血液循环障碍　冷疗可加重微循环障碍，导致局部组织缺血缺氧而变性坏死。大面积组织受损、休克、全身微循环障碍、水肿、动脉硬化等患者不宜冷疗，若使用冷疗，可能会导致血管进一步收缩，加重血液循环障碍，导致局部组织缺血缺氧变性坏死。

3. 慢性炎症或深部化脓病灶　冷疗可使局部血管收缩，血流量减少，妨碍炎症吸收。

4. 对冷过敏者　对冷过敏者用冷后可出现皮疹、关节疼痛、肌肉痉挛等现象。

5. 慎用冷疗者　昏迷、年老体弱、婴幼儿、感觉异常、心脏病、早产儿等患者应慎用冷疗。

6. 下列部位禁用冷疗

（1）枕后、耳郭、阴囊处　冷疗易引起冻伤。

（2）心前区　冷疗易引起反射性心率减慢、心房纤颤及心室纤颤等状况。

（3）腹部　冷疗易引起腹痛、腹泻。

（4）足底　冷疗会使末梢血管收缩而影响散热或引起一过性冠状动脉收缩。

（二）热疗法的禁忌

1. 未明确诊断的急腹症　对原因不明的急性腹痛患者进行热疗，虽能缓解疼痛但容易掩盖病情真相，从而贻误诊断和治疗，还会有引发腹膜炎的危险。

2. 软组织损伤或扭伤早期　凡扭伤、挫伤后48小时内禁忌用热疗，如果局部热疗会使局部血管扩张，促进血液循环，加重皮下出血、肿胀及疼痛。

3. 各种脏器内出血、出血性疾病　热疗可扩张局部血管，增加脏器的血流量和血管的通透性从而加重出血。血液凝固障碍的患者，热疗会增加其出血倾向。

4. 面部危险三角区感染　该处血管丰富且与颅内海绵窦相通，热疗会使该处血管扩张，血流量增多，导致细菌及毒素进入血液循环，促进炎症扩散，易造成颅内感染和败血症。

5. 组织损伤、破裂　冷疗可使局部毛细血管收缩，导致血液循环不良，增加组织损伤，影响伤口愈合。尤其是大范围组织损伤应禁止。

6. 恶性肿瘤者　热疗可使血管扩张，血流量增加，有助于细胞的生长及新陈代谢；恶性肿瘤部位使用热疗，可加速肿瘤细胞的生长、转移和扩散，从而加重病情。

7. 金属移植物　治疗部位有金属移植物者禁忌用热疗。因为金属是热的良好导体，在此处热疗易造成患者烫伤。

8. 心、肝、肾功能不全者　大面积使用热疗法，会使得皮肤血管扩张，减少内脏器官的血液供应，进而导致病情加重。

9. 其他　感觉功能损伤、意识不清、婴幼儿、老年人慎用，防止烫伤。

三、冷热疗法的效应

冷热疗法会使局部或全身的机体产生反应，主要包括生理效应和继发效应两大效应。

（一）生理效应

应用冷热疗法时，机体会产生不同的生理效应。冷热疗法的生理效应见表9-1。

表9-1 冷热疗法生理效应

生理效应	热疗	冷疗
细胞代谢率	增加	降低
血管扩张/收缩	扩张	收缩
毛细血管通透性	增加	降低
需氧量	增加	减少
血液黏稠度	降低	增加
血液流动速度	增快	减慢
淋巴流动速度	增快	减慢
结缔组织伸展性	增强	减弱
神经传导速度	增快	减慢
体温	升高	降低

（二）继发效应

继发效应（secondary effect）是在一定治疗时间内，机体用冷或用热超过一定时间，产生与生理效应相反作用的现象称为继发效应。例如，热疗可使血管扩张，持续用热30～45分钟后，血管则收缩；但持续用冷30～60分钟后，则会出现小动脉血管扩张，这是机体避免长时间用冷或用热对组织的造成损伤而出现的一种防御反应。因此，冷、热疗法应有适当的治疗时间，以20～30分钟为宜，如需要长时间使用，中间必须间隔1小时，让组织有一个复原过程，防止产生继发效应而减弱原有的生理效应。

四、冷热疗法效果的影响因素

（一）冷疗效果的影响因素

1. 方式 冷疗方式不同，效果也不同。冷疗分为干冷和湿冷两种，因水比空气传导性能好，渗透力强，所以湿冷疗法比干冷疗法的效果好。在临床应用湿冷疗法时，温度应比干冷疗法高。

2. 部位 人体皮肤的厚薄分布不均，较薄的部位或经常不暴露的部位对冷的敏感性强于皮肤较厚的部位，冷疗效果也较好。同时，血液循环良好的部位可增强冷疗应用的效果。所以，在临床上将冰袋、冰囊放置在高热患者的颈部、腋下、腹股沟等体表大血管流经处以达到物理降温的作用。此外，冷感受器比热感受器浅表且数量多，故浅层皮肤对冷较敏感。

3. 面积 冷疗的效果与体表面积大小有关。应用面积大，机体反应较强；反之，则反应较弱。但要注意用冷面积越大，患者的耐受性越差，将会引起全身反应。

4. 时间 冷疗效应在一定时间内随着时间的延长而增强，以达到最大的治疗效果。但时间过长则会产生继发效应而抵消治疗效应，甚至还会导致不良反应，如皮肤苍白、冻伤等；同时用冷时间越长，机体对冷的耐受性越强，敏感性越低。

5. 温度 冷疗的温度与机体治疗前体表的温度相差越大，机体对冷刺激的反应越强；反之，则越小。同时，冷疗效应也受环境温度影响，如在冷环境中冷疗，效果则会增强，而在温度较高环境中冷疗则效果会降低。

6. 个体差异 不同年龄、性别、身体状况、居住习惯等个体因素使机体对冷疗的反应不同。婴幼儿体温调节中枢发育未完全；老年人体温调节功能减退，所以他们对冷刺激反应的敏感性降低。女性对冷刺激较男性敏感。昏迷、血液循环障碍、血管硬化、感觉迟钝等患者，对冷的敏感性降低，冷疗时要慎重，以防冻伤的发生。

（二）热疗效果的影响因素

1. 方式 热疗方式不同，效果也不同。热疗分为干热和湿热两种，因水比空气导热性能强，渗透力大，所以湿热比干热效果好。在使用湿热疗法时，水温须比干热疗法低。

2. 部位 皮肤薄或经常不暴露的部位对用冷比用热更为敏感。血流较丰富、血液循环良好的部位可增强热疗的效果。

3. 面积 热疗面积的大小和反应的强弱有关。应用面积大，机体反应较强；反之，机体反应则较弱。但要注意热疗面积越大，患者的耐受性越差，所以在使用大面积热疗时应密切观察患者的反应。

4. 时间 持续用热时间的长短对身体有直接影响。时间过长则会产生继发效应而抵消治疗效应，甚至导致不良反应的发生，如疼痛、麻木、烫伤等。

5. 温度 热疗的温度与体表的温度相差越大，机体对热刺激的反应越强；反之，则反应越弱。同时，环境温度也直接影响着热疗效果。若室温过低，散热快，则热疗效果降低。

6. 个体差异 不同年龄、性别、身体状况、居住习惯等个体因素使机体对热疗的反应不同。老年人体温调节功能减弱，对热刺激的敏感性降低；小儿体温调节功能未发育完全，对热刺激的感觉比较迟钝；女性对热刺激较男性敏感；长期居住在热带环境的居民比一般人对热的耐受性要高许多；虚弱、意识不清、昏迷、感觉迟钝、麻痹或血液循环受阻者对热刺激的敏感性降低。故在对这些患者进行热疗时应特别注意用热温度，以防烫伤。

第2节　冷热疗法的应用

案例 9-2

患者，男性，28 岁。因"肺炎链球菌肺炎"收住院，住院期间患者面色潮红而灼热，呼吸急促，R 28 次 / 分，P 130 次 / 分，T 39.9℃，值班的王护士为患者进行乙醇拭浴降温。

问题：1. 乙醇拭浴的目的是什么？

2. 为该患者拭浴时需要注意哪些问题？

一、冷疗法的应用

（一）冰袋（冰囊）的使用

【目的】 降温、止血、消肿、缓解局部疼痛。

【评估】

1. 患者的年龄、病情、体温、意识、治疗情况、活动能力等。

2. 患者冷疗部位组织状况，如颜色、温度、有无硬结、淤血、感觉障碍等。

3. 患者对冷疗的心理反应及配合程度。

【计划】

1. 护士准备 衣帽整洁、修剪指甲、洗手、戴口罩。

2. 患者准备 理解冷疗意义，知道冷疗的目的、方法、注意事项、配合要点；体位舒适，愿意配合。

3. 用物准备 冰袋、冰囊（图9-1），布套，毛巾，帆布袋（或木箱），冰块，木槌，盆及冷水，勺，手消毒剂，酌情备屏风。

4. 环境准备 环境整洁，调节室温，酌情关闭门窗，如需暴露患者可用屏风或床帘遮挡。

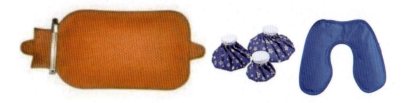

图9-1 冰袋、冰囊

【实施】 见表9-2。

表9-2 冰袋（冰囊）的使用

操作流程	操作步骤	要点与说明
1. 准备冰袋	（1）将冰装入帆布袋，木槌敲碎成小块，放入盆内用水冲去棱角	冰块棱角会引起患者不适及损害冰袋
	（2）将小冰块装入冰袋内1/2～2/3满，并排尽袋内空气，夹紧袋口	空气会加速冰块融化，降低冷疗效果
	（3）擦干冰袋，倒提检查有无漏水，然后套上布套	套布套避免冰块与患者皮肤直接接触，以防冻伤
2. 核对解释	携用物至床边，核对患者姓名、床号、腕带，并向患者或家属做好解释，取得患者及家属同意	确认患者
3. 放置冰袋	将冰袋置于冷敷部位（高热患者将冰袋置于前额、颈部两侧、腋窝、腹股沟等大血管分布处）；扁桃体摘除术后将冰囊置于颈前颌下，以预防出血	冰袋置于前额时，应将冰袋悬吊于支架上，以减轻局部压力，要确保冰袋与前额皮肤保持接触
4. 置冰时间	根据不同的目的，掌握使用时间：用于治疗不超过30分钟；用于降温，30分钟后复测体温，体温39℃以下时取下冰袋	不可在置冰侧的腋窝下复测体温，以免测量结果不准确。发现皮肤发绀、有麻木感应立即停止使用
5. 严密观察	观察冷疗的效果及反应	如局部皮肤出现冻伤或血液循环障碍，应立即停止操作
6. 整理记录	协助患者取舒适卧位，整理用物，洗手，记录用冷部位皮肤情况、时间、效果、患者的反应等	倒空冰袋内的水，倒挂晾干，吹入少量气体，夹紧袋口备用；布套放污衣袋内送洗

【评价】

1. 无漏水，患者被褥及衣服干燥。

2. 患者舒适，无冻伤，达到冷疗目的。

3. 护士操作熟练，能与患者或家属进行有效沟通。

【注意事项】

1. 随时观察冰袋有无漏水、冰块是否融化，以及时更换。

2. 注意观察冷湿敷部位皮肤及血液循环状况，如出现皮肤苍白、发绀、麻木等情况，应立即停止冷湿敷。

3. 高热降温使用30分钟后应测体温，并做好记录，当体温降至39℃以下，可取下冰袋。

4. 冷疗时间不能超过30分钟，如需要长时间使用，每次应间隔1小时以上方可重复使用。

5. 做好健康教育。向患者及家属解释使用冰袋的重要性以及使用过程中的注意事项，注意观察患者皮肤情况，如有异常应及时告知医护人员。

（二）冰帽的使用

【目的】 头部降温，防治脑水肿，降低脑细胞的代谢，减少其耗氧量，提高脑细胞对缺氧的耐受性，降低脑细胞损害。

【评估】

1. 患者的年龄、病情、体温、意识、治疗情况、活动能力等。

2. 患者冷疗部位组织状况，如颜色、温度、有无硬结、淤血、感觉障碍等。

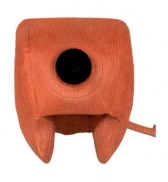

图9-2 冰帽

3. 患者对冷疗的心理反应及合作程度。

【计划】

1. 护士准备　衣帽整洁、修剪指甲、洗手、戴口罩。

2. 患者准备　了解冰帽的使用目的、方法、注意事项、配合要点；体位舒适，愿意配合。

3. 用物准备　冰帽（图9-2）、帆布袋、冰块、木槌、盆、勺、水桶、肛表、海绵、不脱脂棉球、小枕、凡士林纱布，酌情备屏风。

4. 环境准备　环境整洁，调节室温，酌情关闭门窗，如需暴露患者可用屏风或床帘遮挡。

【实施】　见表9-3。

表9-3　冰帽的使用

操作流程	操作步骤	要点与说明
1. 准备冰帽	（1）将冰装入帆布袋，木槌敲碎成小块，放入盆内用水冲去棱角	冰块棱角会引起患者不适及损害冰袋
	（2）将小冰块装入冰帽内1/2～2/3满，并排尽袋内空气，拧紧冰帽口	空气会加速冰块融化，降低冷疗效果
	（3）擦干冰帽，检查有无漏水	套布套避免冰块与患者皮肤直接接触，以防冻伤
2. 核对解释	携用物至床边，核对患者姓名、床号、腕带，并向患者做好解释，取得患者及家属同意	确认患者
3. 放置冰帽	将患者头部置于冰帽中，后颈部、双耳耳郭垫海绵垫；小枕垫于肩下；排水管放于水桶内	小枕利于保持呼吸通畅；使用冰槽者将不脱脂棉球塞入患者耳内，将凡士林纱布覆盖双眼
4. 严密监测	观察冷疗的效果及反应，每30分钟复测一次体温，肛温不可低于30℃	注意观察皮肤颜色、心率，以防心室颤动、心房颤动等情况
5. 整理记录	整理用物方法同冰袋，记录用冷部位皮肤情况、时间、效果、患者的反应等	

【评价】

1. 患者头部血液循环良好、无冻伤，达到冷疗目的。

2. 患者感觉舒适、安全。

3. 护士操作熟练，能与患者或家属进行有效沟通。

【注意事项】

1. 观察头部皮肤变化，防止患者耳郭出现发绀、麻木及冻伤等现象。

2. 密切观察患者体温、心率变化，每半小时测量生命体征一次，肛温不可低于30℃。

3. 冷疗时间不能超过30分钟，如需要长时间使用，每次应间隔1小时以上方可重复使用。

4. 做好健康教育，向患者及家属解释使用冰帽的重要性以及使用过程中的注意事项，注意观察患者头部、后颈部、耳郭的皮肤情况，如有异常应及时告知医护人员。

（三）冷湿敷法

【目的】　降温、止血、消肿、消炎、扭伤早期止痛。

【评估】

1. 患者的年龄、病情、体温、意识、治疗情况、活动能力等。

2. 患者冷疗部位组织状况，如颜色、温度、有无硬结、淤血、感觉障碍等。

3. 患者对冷疗的心理反应及合作程度。

【计划】

1. 护士准备　衣帽整洁、修剪指甲、洗手、戴口罩。

2. 患者准备 了解冷湿敷的使用目的、方法、注意事项、配合要点；体位舒适，愿意配合。

3. 用物准备 治疗盘内备弯盘、纱布、敷布2块、长钳子2把、一次性治疗巾、毛巾、凡士林、棉签；治疗盘外备小盆（盛放冰水），手消毒剂，酌情备屏风。

4. 环境准备 环境整洁，调节室温，酌情关闭门窗，如需暴露患者可用屏风或床帘遮挡。

【实施】 见表9-4。

表9-4 冷湿敷法

操作流程	操作步骤	要点与说明
1. 准备用物	按医嘱备齐用物	
2. 核对解释	携用物至床边，核对患者姓名、床号、腕带，并向患者做好解释，取得患者及家属同意	确认患者
3. 冷敷	（1）指导协助患者取适当卧位，并在湿敷部位下垫一次性治疗巾，湿敷部位涂凡士林后盖一层纱布	防止床单受潮；凡士林面积应大于受敷面积
	（2）将敷布浸泡在冰水盆中，双手各持一把长钳将浸在冰水中的敷布拧至半干，抖开敷于患处	
4. 时间	每3～5分钟更换一次敷布，一般冷湿敷时间以15～20分钟为宜	确保冷敷效果，防止继发效应发生
5. 严密观察	观察冷湿敷的效果及反应	如局部皮肤异常，应立即停止操作
6. 整理记录	（1）用冷结束后，撤掉用物，擦去凡士林，擦干冷敷部位，协助患者躺卧舒适，整理床单元	
	（2）清理用物，洗手，记录用冷部位皮肤情况、时间、效果、患者的反应等	

【评价】

1. 护士能严格执行操作规程，用冷时间正确，无并发症发生。

2. 患者感到舒适，高热或疼痛等症状得到改善，无继发反应发生。

3. 护士操作熟练，能与患者或家属进行有效沟通。

【注意事项】

1. 敷布须浸透，拧至不滴水为宜。

2. 冷湿敷过程中，检查湿敷效果，及时更换敷布；注意观察局部皮肤变化及患者的全身反应。

3. 如冷湿敷部位为开放性伤口，应按无菌技术处理伤口。

4. 高热降温时，则冷湿敷后30分钟进行体温测量，并做好记录。

5. 做好健康教育。向患者及家属解释冷湿敷的重要性以及使用过程中的注意事项，注意观察患者冷湿敷部位的皮肤情况，如有异常应及时告知医护人员。

（四）温水拭浴

【目的】 为高热患者降温。

【评估】

1. 患者的年龄、病情、体温、意识、治疗情况、活动能力等。

2. 患者冷疗部位组织状况，如颜色、温度、有无硬结、淤血、感觉障碍等。

3. 患者对冷疗的心理反应及合作程度。

【计划】

1. 护士准备 衣帽整洁、修剪指甲、洗手、戴口罩。

2. 患者准备 了解温水拭浴的目的、方法、注意事项、配合要点；体位舒适，愿意配合。

3. 用物准备 盆内盛32～34℃温水2/3满、大毛巾、小毛巾、热水袋及套、冰袋及套、清洁衣裤、便器、屏风、手消毒剂，酌情备屏风。

4. 环境准备 环境整洁，调节室温，酌情关闭门窗，如需暴露患者可用屏风或床帘遮挡。

【实施】 见表9-5。

表9-5 温水拭浴

操作流程	操作步骤	要点与说明
1. 核对解释	携用物至床边，核对患者姓名、床号、腕带，并向患者做好解释，取得患者及家属同意	确认患者，取得合作
2. 患者准备	松开床尾盖被，协助患者脱去衣裤；将冰袋置于头部，热水袋置于足底	拭浴是全身用冷，需要注意保护患者隐私；头部放置冰袋助降温，足底放置热水袋是为了促进足底血管扩张以利于散热
3. 拭浴方法	（1）暴露患者一侧上肢，大毛巾垫于拭浴部位下，小毛巾浸入温水中，拧至半干，缠于手上成手套状进行擦拭	擦拭时应先擦拭近侧再擦拭对侧
	（2）双上肢（取仰卧位）： 颈外侧→肩→上臂外侧→前臂外侧→手背 侧胸→腋窝→上臂内侧→前臂内侧→手掌 同法擦拭另一侧上肢	
	（3）腰背部（取侧卧位）： 颈下肩部→背部腰→臀部 时间为3分钟，结束后为患者穿衣	
	（4）双下肢（取仰卧位）： 髂骨→大腿外侧→足背 腹股沟→大腿内侧→内踝 股下→腘窝→足跟 时间为3分钟，大毛巾擦干 同法擦拭另一侧下肢。为患者穿裤	腹股沟、腘窝等大血管处多擦拭片刻，促进散热 整个拭浴过程应该控制在20分钟内
4. 严密观察	观察患者局部皮肤、拭浴效果、患者反应。如患者有异常，应及时停止拭浴，并进行相应处理	禁止擦拭胸前区、腹部、足底
5. 整理记录	（1）拭浴完毕，取下热水袋，根据患者需要更换干净衣裤，并使患者躺卧舒适，整理床单元	
	（2）清洁、消毒、整理用物	
	（3）30分钟后测量体温，若体温降至39℃以下，即可取下头部冰袋	
	（4）洗手，记录拭浴的部位、时间、效果及反应	

【评价】

1. 护士操作熟练，拭浴过程不超过20分钟，患者未发生不良反应。
2. 能进行有效地护患沟通，满足患者身心需要，得到患者和家属的理解与配合。
3. 半小时后测量体温，体温有所下降，患者感觉舒适、安全。

【注意事项】

1. 擦至腋窝、肘窝、手心、腹股沟、腘窝处稍用力并延长擦拭时间，以促进散热。
2. 禁忌擦拭胸前区、腹部、后颈部、足底部位以免引起不良反应。
3. 拭浴过程中注意观察皮肤情况及患者反应，如出现面色苍白、寒战、呼吸异常时，应立即停止擦拭并通知医生。
4. 拭浴时以轻拍方式进行，避免摩擦生热；同时注意整个拭浴过程不宜超过20分钟。拭浴过程中注意保护患者隐私。

5. 做好健康教育。向患者及家属解释温水拭浴的重要性以及使用过程中的注意事项，向患者及家属说明使用温水拭浴应达到的治疗效果。

（五）乙醇拭浴

乙醇是一种极易挥发性液体，通过刺激皮肤血管扩张达到较强的散热效果。但因血液病患者用乙醇拭浴会导致或加重出血，新生儿及婴幼儿用乙醇拭浴易造成中毒甚至导致昏迷和死亡，因此血液病患者和新生儿、婴幼儿禁止使用乙醇拭浴。乙醇过敏者也禁用乙醇拭浴法。

拭浴时，乙醇的浓度为25%～35%，温度为30℃，其余用物、操作步骤及注意事项均与温水拭浴相同。

二、热疗法的应用

（一）热水袋的使用

【目的】 保暖、解痉、镇痛。

【评估】

1. 患者的年龄、病情、意识、治疗情况、活动能力等。

2. 患者热疗部位皮肤状况，如颜色、温度、有无硬结、淤血、感觉障碍等。

3. 患者的心理反应及合作程度。

【计划】

1. 护士准备 衣帽整齐，修剪指甲，洗手，戴口罩。

2. 患者准备 了解热水袋使用的目的、方法、注意事项、配合要点；患者应体位舒适，愿意配合。

3. 用物准备 热水袋（图9-3）及布套、水温计、热水、毛巾、盛水容器、手消毒剂，酌情备屏风。

4. 环境准备 环境整洁，调节室温，酌情关闭门窗，如需暴露患者可用屏风或床帘遮挡。

【实施】 见表9-6。

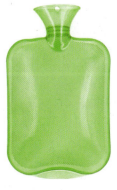

图9-3 热水袋

表9-6 热水袋的使用

操作流程	操作步骤	要点与说明
1. 备热水袋	检查热水袋有无破损、漏气，塞子是否配套	确认热水袋能正常使用
2. 调温灌水	（1）调节水温至60～70℃。昏迷、老年、婴幼儿、感觉迟钝、循环不良等患者，水温应低于50℃	防烫伤
	（2）热水袋套外应再包一块大毛巾，避免与患者皮肤直接接触，防止烫伤	
3. 排气拧盖	（1）一手持袋口边缘，边灌热水边缓慢提高袋口，以免水溅出	热水灌得过满会使热水袋膨胀变硬，降低其对身体的顺应度，影响患者使用的舒适度
	（2）将热水灌至热水袋的1/2～2/3满，再缓缓放平，排尽袋内空气并拧紧塞子	空气过多会影响热的传导
4. 擦干装套	擦干热水袋后倒提并轻轻挤压检查是否漏水，无漏水后放入布套内	避免热水袋与患者皮肤直接接触，防止烫伤患者
5. 核对解释	携用物至床边，核对患者姓名、床号、腕带，并向患者做好解释，取得患者或家属同意	确认患者
6. 置袋计时	热水袋放置到所需部位，使用时间不超过30分钟	以防继发性效应影响治疗效果
7. 整理记录	（1）撤掉热水袋，安置患者	
	（2）热水袋倒空、倒挂，晾干，吹入少量空气后旋紧塞子归位；布套清洁后晾干备用	防止热水袋内面粘连
	（3）洗手，记录用热部位、时间、效果、反应	

【评价】

1. 护患沟通有效，患者及家属了解热水袋使用的目的、方法、配合要点及注意事项，能够积极配合。

2. 护士操作熟练，用热时间正确，患者局部皮肤无烫伤发生。

3. 患者症状得到改善，局部皮肤无烫伤，舒适度增高，无不良反应发生。

【注意事项】

1. 使用热水袋过程中要加强巡视，检查热水袋有无破损，以防漏水；观察患者局部皮肤情况，如有潮红、疼痛等立即停止使用，并在局部涂凡士林，以保护皮肤。

2. 若使用目的为保暖，护士要严格交接班，并及时更换热水。

3. 昏迷、小儿、老年人、麻醉未清醒、末梢循环不良等患者使用热水袋，其布套外应再包一块大毛巾，避免患者感觉功能差而发生烫伤。

4. 用于热敷炎症部位时，热水袋灌水至1/3满即可，避免压力过大引起疼痛。

5. 做好健康教育。向患者及家属解释热水袋使用的重要性以及使用过程中的注意事项，向患者及家属说明使用热水袋应达到的治疗效果；使用过程中注意观察患者皮肤情况，如有异常，应立即撤下热水袋，并及时告知医护人员。

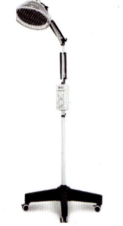

图9-4 红外线灯

（二）红外线灯及烤灯的使用

【目的】 消炎、解痉、镇痛，促进创面干燥结痂和保护肉芽组织生长。

【评估】

1. 患者的年龄、病情、意识、治疗情况、活动能力等。

2. 患者热疗部位皮肤状况，如颜色、温度、有无硬结、淤血、感觉障碍等。

3. 患者的心理反应及合作程度。

【计划】

1. 护士准备 衣帽整齐，修剪指甲，洗手，戴口罩。

2. 患者准备 了解烤灯使用的目的、方法、注意事项、配合要点；体位舒适，愿意配合。

3. 用物准备 红外线灯或鹅颈灯（图9-4）、手消毒剂，必要时备有色眼镜或湿纱布，酌情备屏风。

4. 环境准备 环境整洁，调节室温，酌情关闭门窗，如需暴露患者可用屏风或床帘遮挡。

【实施】 见表9-7。

表9-7 红外线灯及烤灯的使用

操作流程	操作步骤	要点与说明
1. 评估准备	根据需要选用不同功率的灯泡，检查红外线灯性能，确认烤灯可正常使用	胸、腹、腰、背部选用500～1000W；手、足部选用250W（鹅颈灯时选用40～60W）
2. 核对解释	携用物至床边，核对患者姓名、床号、腕带，并向患者做好解释，取得患者或家属同意	确认患者
3. 安置体位	协助患者取舒适体位，暴露治疗部位，必要时屏风遮挡患者	覆盖患者身体其他部位以保暖，同时保护患者隐私
4. 放置烤灯	（1）将灯头移至治疗部位的斜上方或侧方，如有保护罩的灯头可垂直照射	照射面部及前胸部，用湿纱布遮盖患者眼睛或让患者戴有色眼镜
	（2）灯距一般为30～50cm，以患者感觉温热为宜（用手试温）	若过热、心慌、头晕应调整灯距或停止
	（3）每次照射时间为20～30分钟，注意保护局部	

续表

操作流程	操作步骤	要点与说明
5.严密观察	每隔5分钟观察治疗效果及反应	皮肤出现均匀桃红色斑为合适剂量，不需要特殊处理；如果皮肤出现紫红色斑需要立即停止照射并涂凡士林保护皮肤
6.整理记录	（1）照射完毕，关闭电源，移开烤灯。协助患者穿好衣物，取舒适位，整理床单元	
	（2）洗手，记录照射部位、时间、距离、效果与皮肤状况的改变等	

【评价】

1.护患沟通有效，患者及家属了解烤灯的使用目的、方法、配合要点及注意事项，能够积极配合。

2.护士操作熟练，用热时间正确，患者局部皮肤无烫伤发生。

3.患者舒适安全，无过热心慌、头晕等不适，照射患者颈部、面部、胸前等部位时，患者眼睛未受伤害。无不良反应发生。

【注意事项】

1.面颈部及前胸部照射应保护患者眼睛，可用湿纱布遮盖眼部或戴有色眼镜。

2.照射过程中应使患者保持舒适、稳定的体位，随时观察患者有无过热、头晕、心慌等情况以及局部皮肤有无异常反应，如果出现应立即停止操作并报告医生。

3.照射过程和照射之后要注意保暖防止受凉，照射结束后嘱患者休息15分钟方可离开治疗室以防感冒。

4.意识不清、局部感觉障碍、血液循环障碍以及瘢痕者使用烤灯时，需要有专人在旁看护，治疗时应加大灯距，避免烫伤。

5.做好健康教育。向患者及家属解释红外线灯及烤灯使用的重要性以及使用过程中的注意事项，向患者及家属说明使用红外线灯及烤灯应达到的治疗效果；使用过程中注意观察患者皮肤情况，如有异常应及时告知医护人员。

（三）热湿敷法

【目的】 消炎、消肿、解痉、镇痛。

【评估】

1.患者的年龄、病情、意识、治疗情况、活动能力等。

2.患者热疗部位皮肤状况，如颜色、温度、有无硬结、淤血、感觉障碍等。

3.患者的心理反应及合作程度。

【计划】

1.护士准备 衣帽整齐，修剪指甲，洗手，戴口罩。

2.患者准备 了解热湿敷使用的目的、方法、注意事项、配合要点；体位舒适，愿意配合。

3.用物准备 纱布、敷布2块、长钳子2把、一次性治疗巾、一次性棉垫或大毛巾、水温计、凡士林、棉签、手消毒剂，酌情备屏风。

4.环境准备 环境整洁，调节室温，酌情关闭门窗，如需要暴露患者可用屏风或床帘遮挡。

【实施】 见表9-8。

表9-8 热湿敷法

操作流程	操作步骤	要点与说明
1.核对患者	携用物至床边，核对患者姓名、床号、腕带，并向患者做好解释，取得患者或家属同意。必要时用屏风遮挡	若患处是开放性伤口，操作用物均为无菌

续表

操作流程	操作步骤	要点与说明
2.暴露部位	指导、协助患者取适当卧位，暴露受敷部位，在其下垫一次性治疗巾，受敷部位涂凡士林后盖一层纱布	盖纱布能预防凡士林粘在敷布上面，凡士林面积应大于受敷面积
3.局部湿敷	（1）将敷布放入热水盆中，水温一般为50～60℃	保湿、保温，因为湿热穿透性强，热敷效果好
	（2）用长钳将浸在热水中的敷布拧至半干（不滴水为宜），抖开敷布，折叠后敷于患处，依次盖上棉垫	
4.更换敷布	敷布每3～5分钟更换一次，热敷时间一般以15～20分钟为宜	防止烫伤，防止继发效应
5.严密观察	观察局部皮肤情况及患者的反应及热敷效果	
6.结束整理	结束后撤去用物，揭开纱布，擦去凡士林，拭干热敷部位，协助患者取舒适卧位，整理床单元，清理用物	不可使用摩擦方法擦干热敷处，以防皮肤出现破损
7.洗手记录	洗手，并记录热敷部位、时间、效果、反应	

【评价】

1. 护患沟通有效，患者及家属了解烤灯的使用目的、方法、配合要点及注意事项，能够积极配合。

2. 及时听取患者的热敷反应，患者无不适感觉，无烫伤，无感染发生。检查敷布的温度及患者皮肤颜色，及时更换敷布。

【注意事项】

1. 注意观察局部皮肤变化及患者反应，防止烫伤。

2. 如热敷部位为开放性伤口，应按无菌操作进行，热敷后，按外科换药方法处理伤口。

3. 如进行面部热湿敷，热敷后30分钟方可外出，以防感冒。

4. 热敷过程中随时与患者交流，了解患者感受及需要并给予及时处理。

5. 若患者热敷时，热敷部位对压力无禁忌，可将热水袋放于敷布上，然后再盖上大毛巾，用以保持温度。

6. 做好健康教育。向患者及家属解释热湿敷的重要性以及使用过程中的注意事项，使用过程中注意观察患者皮肤情况，如有异常应及时告知医护人员。

（四）热水坐浴法

【目的】 会阴、肛门、外生殖器疾病和手术后，减轻或消除局部组织充血、炎症、水肿和疼痛，使局部清洁、舒适。

【评估】

1. 患者的年龄、病情、意识、治疗情况、活动能力等。

2. 患者热疗部位皮肤状况，如颜色、温度、有无硬结、淤血、感觉障碍等。

3. 患者的心理反应及合作程度。

【计划】

1. 护士准备 衣帽整齐，修剪指甲，洗手，戴口罩。

2. 患者准备 了解热水坐浴的目的、方法、注意事项、配合要点；体位舒适，愿意配合。

3. 用物准备 坐浴椅（图9-5）、消毒坐浴盆（图9-6）、坐浴溶液（遵医嘱配制）、热水、水温计、浴巾、无菌纱布、屏风、手消毒剂等，必要时备换药用物。

4. 环境准备 环境整洁，调节室温，酌情关闭门窗，必要时用屏风或床帘遮挡。

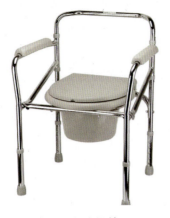

图9-5 坐浴椅

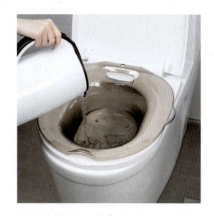

图9-6 消毒坐浴盆

【实施】 见表9-9。

表9-9 热水坐浴法

操作流程	操作步骤	要点与说明
1. 核对患者	携用物至床边，核对患者姓名、床号、腕带，并向患者做好解释，取得患者或家属同意，屏风或床帘遮挡	确认患者，若有伤口，坐浴盆和药液均应为无菌维护患者隐私
2. 配坐浴液	将坐浴溶液倒入盆内至1/2满，水温调至40～45℃	注意水温，防止烫伤患者
3. 协助坐浴	（1）协助患者将其裤子脱至膝部，先用纱布蘸拭，使臀部皮肤适应水温后再坐入盆中	臀部应完全浸入水中
	（2）注意保暖，腿部用大毛巾遮盖，随时调节水温。添加热水时嘱患者偏离浴盆，防止烫伤，坐浴时间一般15～20分钟	
4. 严密观察	坐浴过程中要注意观察患者面色、脉搏、呼吸有无异常	坐浴时回心血量减少，易引起头晕、乏力、心慌
5. 整理记录	（1）坐浴结束后用纱布擦干臀部，撤去屏风或拉开床帘，协助患者穿裤，取舒适卧位，整理床单元	有伤口者坐浴完毕按照换药法处理
	（2）物品按规定消毒处理后备用	
	（3）洗手，并记录坐浴时间、药液、效果及患者反应	

【评价】

1. 护患沟通有效，患者及家属了解热水坐浴目的、方法、配合要点及注意事项，能够积极配合。

2. 护士操作熟练，能及时听取患者对热水坐浴的反应，患者无不适感觉，局部炎症或疼痛减轻。

3. 检查热水坐浴的温度及患者皮肤颜色，随时调节水温，无烫伤。

【注意事项】

1. 坐浴前，应先嘱患者排尿及排便，坐浴中热水会刺激肛门、会阴部，易出现排尿、排便反射。

2. 坐浴过程中，应注意患者安全，随时观察患者面色和脉搏，如出现面色苍白、乏力、头晕、脉搏增快等，应立即停止坐浴。

3. 若会阴、肛门部位有伤口，应备无菌浴盆和溶液，坐浴后按换药法处理伤口。

4. 女患者月经期、妊娠后期、产后2周内、阴道出血和盆腔急性炎症均不宜坐浴，以免引起感染。

5. 冬天注意室温和保暖，以避免患者受凉。

6. 做好健康教育。向患者及家属解释热水坐浴的重要性以及使用过程中的注意事项，为患者及家属说明使用热水坐浴应达到的治疗效果；使用过程中注意观察患者皮肤情况，如有异常应及时告知医护人员。

（五）温水浸泡法

【目的】 常用于消炎、镇痛、清洁、消毒伤口。

【评估】

1. 患者的年龄、病情、意识、治疗情况、活动能力等。

2. 患者热疗部位皮肤状况，如颜色、温度、有无硬结、淤血、感觉障碍等。

3. 患者的心理反应及合作程度。

【计划】

1. 护士准备 衣帽整齐，修剪指甲，洗手，戴口罩。

2. 患者准备 了解温水浸泡的目的、方法、注意事项、配合要点；体位舒适，愿意配合。

3. 用物准备 浸泡盆、浸泡药液（遵医嘱）、热水、水温计、浴巾、长镊子、无菌纱布、屏风、手消毒剂等，必要时备换药用物。

4. 环境准备 环境整洁，调节室温，酌情关闭门窗，必要时使用屏风或床帘遮挡。

【实施】 见表9-10。

表9-10　温水浸泡法

操作流程	操作步骤	要点与说明
1. 核对患者	携用物至床边，核对患者姓名、床号、腕带，并向患者做好解释，取得患者或家属同意，屏风或床帘遮挡	确认患者，若有伤口，坐浴盆和药液均应为无菌维护患者隐私
2. 配制溶液	将溶液倒入盆内至1/2满，水温调至43～46℃	注意水温，防止烫伤患者
3. 协助浸泡	（1）协助患者将其患肢慢慢放入浸泡盆内	臀部应完全浸入水中
	（2）有开放性伤口者持无菌长镊夹取无菌纱布轻擦创面	
	（3）注意保暖，随时调节水温。添加热水时嘱患者偏离浴盆，防止烫伤，浸泡时间一般30分钟	
4. 严密观察	浸泡过程中要注意观察患者面色、脉搏、呼吸有无异常	浸泡时回心血量减少，易引起头晕、乏力、心慌
5. 整理记录	（1）浸泡结束后用纱布擦干臀部，撤去屏风或拉开床帘，协助患者穿裤，取舒适卧位，整理床单元	有伤口者坐浴完毕按照换药法处理
	（2）物品按规定消毒处理后备用	
	（3）洗手，并记录坐浴时间、药液、效果及患者反应	

【评价】

1. 护患沟通有效，患者及家属了解温水浸泡目的、方法、配合要点及注意事项，能够积极配合。

2. 护士操作熟练，能及时听取患者对温水浸泡的反应，患者无不适感觉，局部炎症或疼痛减轻。

3. 检查温水浸泡的温度及患者皮肤颜色，随时调节水温，无烫伤。

【注意事项】

1. 有伤口的患者应按无菌操作进行，浸泡后，按外科换药方法处理伤口。

2. 浸泡过程中，应注意患者安全，随时观察患者皮肤情况，如出现疼痛、发红等，应立即停止浸泡并及时进行处理。

3. 浸泡过程中，应注意随时添加热水，维持浸泡所需的温度。

4. 做好健康教育。向患者及家属解释温水浸泡的重要性以及使用过程中的注意事项，使用过程中注意观察患者皮肤情况，如有异常应及时告知医护人员。

自测题

A₁/A₂型题

1. 面部危险三角区感染时禁用热疗的目的是（　　　）
   A. 加重患者疼痛
   B. 引起局部出血
   C. 掩盖患者病情
   D. 造成面部烫伤
   E. 导致颅内感染

2. 冷疗减轻疼痛的作用机制是（　　　）
   A. 降低了神经末梢的敏感性
   B. 降低痛觉神经的兴奋性
   C. 降低细胞的新陈代谢
   D. 降低了细菌活力
   E. 减慢血液速度

3. 禁忌用冷的部位不包括（　　　）
   A. 耳郭
   B. 心前区
   C. 腹部
   D. 足底
   E. 腹股沟

4. 炎症早期用热的主要目的是（　　　）
   A. 使血管扩张充血
   B. 降低神经兴奋性
   C. 解除肌肉痉挛
   D. 促进渗出物吸收
   E. 溶解坏死组织

5. 扁桃体摘除术后采用冷疗法的目的是（　　　）
   A. 减轻疼痛
   B. 减轻深部组织充血
   C. 限制炎症的扩散
   D. 减轻局部出血
   E. 降低体温

6. 热水坐浴的禁忌证是（　　　）
   A. 痔疮手术后
   B. 肛门部充血
   C. 外阴部炎症
   D. 肛裂感染
   E. 妊娠末期痔疮疼痛

7. 张某，女性，66岁。因经常便后出血，经检查患有痔疮，行痔疮手术。术后医嘱热水坐浴。以下热水坐浴措施中，错误的是（　　　）
   A. 浴盆和溶液应无菌
   B. 操作前需要排空膀胱
   C. 水温控制在50℃左右
   D. 坐浴后更换敷料
   E. 坐浴时间15～20分钟

8. 患者，女性，38岁。扁桃体摘除术后，护士为其使用冰囊颈部冷敷，以下操作方法错误的是（　　　）
   A. 用水冲去冰块棱角

   B. 冰块应装满冰袋后，排气并拧紧盖子
   C. 使用中如冰块融化，需要重新更换
   D. 冰袋放入套中后才能使用
   E. 冷敷时间不宜超30分钟

9. 患者，男性，18岁。鼻唇沟处有一疖，表现为红肿热痛。前来就诊时护士告诉其禁用热，其原因是（　　　）
   A. 加重局部疼痛
   B. 加重局部功能障碍
   C. 掩盖病情
   D. 防止出血
   E. 防止颅内感染

10. 刘某，女性，70岁。主诉畏寒，需要热水袋保暖，护士为其灌热水袋，下列哪项操作方法不正确（　　　）
    A. 调节水温为60～70℃
    B. 将热水灌入袋中1/2～2/3满
    C. 放平热水袋排尽空气
    D. 拧紧塞子，擦干
    E. 倒提热水袋轻挤，检查是否漏水

11. 某肺炎球菌性肺炎患者，口温40℃，脉搏120次/分，口唇干燥，下列护理措施哪项不妥（　　　）
    A. 卧床休息
    B. 测体温每4小时一次
    C. 鼓励饮水
    D. 冰袋置于头顶、足底处
    E. 每日口腔护理2～3次

A₃/A₄型题

（12、13题共用题干）

贾某，女性，30岁。因分娩需要，对会阴部进行侧切，现切口局部出现红、肿、热、痛。给予局部红外线灯照射。

12. 在照射过程中，发现局部皮肤出现紫红色，应采取的措施是（　　　）
    A. 换用低功率灯头
    B. 抬高照射部位
    C. 改用湿热敷
    D. 立即停止，局部涂凡士林
    E. 局部纱布覆盖

13. 照射完，需要嘱患者休息15分钟后再离开治疗室，目的是（　　　）
    A. 观察疗效
    B. 预防感冒
    C. 防止晕倒
    D. 减轻疼痛
    E. 促进炎症局限

（肖　婷）

第10章
饮食与营养

营养指人体消化、吸收、利用食物或营养物质的过程，也是人类从外界获取食物满足自身生理需要的过程，包括摄取、消化、吸收和体内利用等。饮食是指各种食物经过搭配和烹调加工组成不同类型的膳食供人体摄入，以满足机体的生理需要。

饮食与营养和健康与疾病有非常重要的关系。饮食与营养是维持机体正常的生理功能及生长发育、新陈代谢等生命活动的基本条件。均衡合理的饮食不但能满足人的生理需求，而且也是协助临床诊断、治疗，促进疾病康复的有效手段。因此，护士应具备饮食与营养的知识，正确评估患者的营养状况和需要，指导患者选用合理饮食，采用有效技术满足患者的饮食与营养需要。

第1节　医院饮食

医院饮食可分为三大类：基本饮食、治疗饮食和试验饮食，分别适应不同病情的需要。

一、基本饮食

基本饮食（basic diet）包括普通饮食、软质饮食、半流质饮食和流质饮食四种（表10-1）。

表10-1　医院基本饮食

类别	适用范围	饮食原则	用法	参考食物
普通饮食	病情较轻或恢复期的患者；消化功能正常；体温正常；无饮食限制	营养平衡，美观可口、易消化、无刺激性的一般食物；与健康人饮食相似	每日3餐，各餐按比例分配；每日总热量应达9.20～10.88MJ（2200～2600kcal），蛋白质70～90g/d，脂肪60～70g/d，碳水化合物450g/d左右	一般食物都可采用
软质饮食	消化不良，吸收功能差，咀嚼不便者；低热、消化道术后恢复期的患者	营养平衡，易消化、易咀嚼，食物碎、烂、软；少油炸、少油腻、少粗纤维及强烈刺激性调料	每日3～4餐，总热能为9.20～10.04MJ（2200～2400kcal），蛋白质60～80g/d	软饭、面条、切碎煮熟的菜、肉等
半流质饮食	中等发热；体弱；口腔及消化道疾病；手术后患者	食物呈半流质状；无刺激性；易咀嚼吞咽和消化；纤维素少，营养丰富；少食多餐；胃肠功能紊乱者禁用含纤维素或易引起胀气的食物如芹菜、萝卜、生水果	每日5～6餐；每日总热能为6.28～8.37MJ（1500～2000kcal），蛋白质50～70g/d	面条、羹、菜泥、菜末、粥、蒸鸡蛋、豆腐等
流质饮食	口腔疾患、各种大手术后；急性消化道疾患；高热；病情危重、全身衰竭患者	食物呈液状，易吞咽、易消化，无刺激性。所含热量与营养素不足，只能短期使用；通常辅以肠外营养以补充热能和营养	每日6～7餐，每2～3小时一次，每次200～300ml；每日总热能为3.5～5.0MJ（836～1195kcal），蛋白质40～50g/d	乳类、豆浆、米汤、稀藕粉、肉汁、菜汁、果汁等

二、治疗饮食

治疗饮食（therapeutical diet）是指根据疾病治疗的需要在基本饮食的基础上，适当调整总热能和某种营养素，以达到治疗或辅助治疗目的的一类饮食（表10-2）。

表10-2 医院治疗饮食

饮食种类	适用范围	饮食原则和用法
高热量饮食	热能消耗较高的患者，如结核病、大面积烧伤、甲状腺功能亢进、体重不足及产妇等	在基本饮食的基础上加餐2次，如牛奶、豆浆、鸡蛋、蛋糕、水果、巧克力及甜食等。总能量为12.55MJ/d（3000kcal/d）
高蛋白饮食	慢性消耗性疾病，如结核、恶性肿瘤、营养不良、贫血、大面积烧伤、甲状腺功能亢进、低蛋白血症、孕妇、哺乳期的妇女等	在基本饮食的基础上增加富含优质蛋白质的食物，如肉类、鱼类、蛋类、乳类、豆类等。蛋白质供给量为1.5～2.0g/（kg·d），每日总量不超过120g/d，总能量为10.46～12.55MJ/d（2500～3000kcal/d）
低蛋白饮食	限制蛋白质摄入的患者，如急性肾炎、尿毒症、肝性脑病等	成人饮食中蛋白质的摄入量<40g/d，视病情可减少至20～30g/d；肾功能不全的患者应多摄入动物性蛋白，忌用豆制品；而肝性脑病的患者应以植物蛋白为主
低脂肪饮食	肝、胆、胰疾病，高脂血症、动脉硬化、冠心病、肥胖症及腹泻等患者	限制动物脂肪的摄入，食物宜清淡、少油，禁用肥肉、蛋黄、奶油、动物脑。高脂血症、动脉硬化者不必限制植物油（椰子油除外）。成人脂肪量<50g/d，肝胆胰疾病者<40g/d
低胆固醇饮食	高胆固醇血症、高脂血症、动脉硬化、冠心病、高血压等患者	限制高胆固醇食物，如动物内脏、脑、鱼子、蛋黄、肥肉和动物油等，胆固醇的摄入量<300mg/d
低盐饮食	用于心脏病、急慢性肾炎、肝硬化腹水、高血压、各种原因所致水钠潴留的患者	成人食盐摄入量在<2g/d（含钠0.8g），但不包括食物内自然存在的氯化钠。禁食腌制食品，如咸菜、皮蛋、火腿、香肠、咸肉、虾米等
无盐低钠饮食	同低盐饮食，但水肿较重者除外	无盐饮食，除食物内自然含钠量外，烹调时不放食盐；低钠饮食，除无盐外，还需要控制摄入食物中自然存在的含钠量（<0.5g/d），两者均禁用腌制食物。对需要无盐或低钠者，还应禁用含钠多的食物和药物，如含碱食品（油条、挂面、汽水等）和碳酸氢钠等药物，烹调时可采用增加糖、醋、无盐酱油、少钠酱油等调味
高纤维素饮食	便秘、肥胖、高脂血症、糖尿病等患者	选择含纤维素多的食物，如韭菜、芹菜、粗粮、豆类、竹笋、香蕉、菠菜等，成人食物纤维素量>30g/d
少渣饮食	伤寒、痢疾、腹泻、肠炎、食管胃底静脉曲张、咽喉部及消化道手术的患者	少食用含纤维素多的食物，如韭菜、芹菜、粗粮、豆类等，不食用坚硬带碎骨的食物

三、试验饮食

试验饮食（test diet）是指在特定的时间内，通过对饮食内容的调整来协助诊断疾病和确保实验室检查结果正确性的一种饮食（表10-3）。

表10-3 试验饮食

饮食种类	适用范围	饮食原则及用法
潜血试验饮食	用于大便隐血试验的准备，以协助诊断有无消化道出血	试验前3天起禁止食用易造成潜血试验假阳性结果的食物，如肉类、肝类、动物血、含铁丰富的药物或食物、绿色蔬菜等。可进食牛奶、豆制品、土豆、白菜、米饭、面条、馒头等。第4天开始留取粪便做潜血试验
胆囊造影饮食	用于需要行造影检查有无胆囊、胆管、肝胆管疾病患者	检查前1天中午进食高脂肪餐，以刺激胆囊收缩和排空；晚餐进食无脂肪、低蛋白、高碳水化合物的清淡饮食；晚餐后服造影剂，服药后禁食、禁水、禁烟至次日上午。检查当日早晨禁食；第一次摄X线片后，如胆囊显影良好，进食高脂肪餐（如油煎荷包蛋2个或高脂肪的方便餐，脂肪含量为25～50g）；半小时后第二次摄X线片观察

第2节 一般饮食护理

评估患者的营养状况，结合疾病的特点，护士可以为患者制订有针对性的营养计划，并根据计划对患者进行饮食护理，可帮助患者摄入足量、合理的营养素，促进患者康复。

一、患者营养状况的评估

（一）影响因素的评估

影响饮食和营养的因素主要有生理因素、心理因素、病理因素、环境因素及社会因素五种。了解这些影响因素，便于护理人员根据护理对象的具体情况，制订可行的饮食护理计划。

1. 生理因素

（1）年龄　不同的年龄，对食物选择、需求和饮食自理能力不同。婴幼儿生长发育快，需要高蛋白、高维生素、高矿物质及高热量的饮食；母乳喂养的婴儿还需要补充维生素D、维生素K、铁等营养素。老年人新陈代谢慢，每日所需的热量减少，但对钙的需求较成年人增加。婴幼儿及老年人的饮食自理能力也较一般人低，在进行饮食调配时应加以注意，如老年人咀嚼及消化功能减退，应供给一些柔软易于消化的食物。

（2）身高和体重　一般情况下，体格健壮、高大的人对营养需要量较高。

（3）活动量　各种活动是能量代谢的主要因素。日常活动量大的个体对热能和营养素的需求较大。

（4）特殊生理状况　妊娠期和哺乳期妇女对营养的需求显著增加，同时饮食习惯也有改变。妊娠期妇女摄入营养素的比例应均衡，增加蛋白质、铁、碘和叶酸的摄入量，在妊娠期后3个月尤其要增加钙的摄入量。

2. 病理因素

（1）疾病影响　许多疾病可影响患者的食欲、食物的摄取及食物在体内的消化、吸收和代谢。口腔、胃肠道疾病可影响食物的摄取、消化和吸收；发热、烧伤、甲状腺功能亢进或慢性消耗性疾病时，机体对热量的需求增加；伤口愈合或感染期间，机体对蛋白质的需求较大；若疾病引起患者味觉、嗅觉异常，可影响其食欲，导致营养素摄入不足。疾病所带来的疼痛以及焦虑、悲哀等不良情绪均会使患者感到食欲减退。

（2）药物治疗　药物对饮食的影响是多方面的，某些药物可增进食欲，如盐酸赛庚啶、酮替芬、类固醇类药物等；有的药物可降低食欲，如非肠溶性红霉素、盐酸哌甲酯等；某些药物可影响营养素的吸收，如长期服用苯妥英钠可干扰叶酸和维生素C的吸收；有的药物可影响营养素的排泄，如异烟肼使维生素B_6排泄增加。有的药物可杀灭肠道内正常菌群，减少维生素的来源，如磺胺类药物可使维生素B及维生素K在肠道内的合成发生障碍。

（3）食物过敏　如有些人对牛奶、海产品等过敏，食入后易发生腹泻、哮喘等过敏性反应，影响了营养的摄入和吸收。

3. 心理因素　
情绪好坏对饮食也有影响，不良的情绪如焦虑、抑郁、痛苦等会使机体的食欲减退，进食量减少甚至厌食；愉快的情绪增进食欲。

4. 社会因素

（1）经济状况　直接影响人们对食物的购买力，从而影响其营养状况。经济条件好，能满足人们对食物的各种需求，但应注意避免营养过剩，应警惕肥胖、心血管疾病的发生；经济条件差，会影响饮食的质量，容易导致营养不良。

（2）饮食习惯　受多种因素的影响，如对营养知识的了解、家庭饮食习惯、地域、民族文化习俗等。在不同地域、民族、社会文化背景、宗教信仰、地理位置及生活方式的影响下，每个人都有自己特有的饮食习惯，从而影响人体对食物的摄入和对营养的吸收，有时甚至导致疾病的发生。例如，我国素有"东酸西辣、南甜北咸"的饮食特色，东北居民冬天喜食腌制的酸菜，其中含有较多亚硝酸铵类物质，易导致消化系统肿瘤；随着生活节奏的加快，高效率、快节奏的生活方式使得现代人更多地接受快餐、速食食品，从而导致营养不平衡；长期大量饮酒不仅可使食欲减退，产生营养不良甚至可以刺激胃肠功能紊乱，导致消化道疾患。

（3）饮食环境 进食时周围的环境、食具的洁净、食物的色香味等都可以影响人们的饮食。

（4）营养知识 均衡饮食和营养的摄入需要患者正确理解和掌握营养知识，否则会造成不同程度的营养失调。

（二）营养状况评估

1. 用餐情况 应注意评估患者用餐的时间、频次、方式和规律等。

2. 摄食种类及摄入量 食物种类繁多，其所含的营养素也不同，评估时应注意摄入食物的种类、数量及相互比例是否适宜，是否易被人体消化吸收。

3. 食欲 应注意评估患者进食时的状态，判断食欲有无改变，若有改变，注意分析原因。

4. 其他 应注意评估患者是否服用药物、补品并注意其种类、剂量、服入时间，有无食物过敏史、特殊喜好，有无咀嚼不便、口腔疾患等可影响其饮食状况的因素。

（三）身体状况的评估

1. 体格检查 可通过对患者外貌、毛发、面色、皮肤、肌肉、骨骼、指甲等方面的观察初步评估患者的营养状况（表10-4）。

表10-4 不同营养状况的身体征象

观察项目	营养良好	营养不良
外貌	发育良好、精神状态佳、有活力	消瘦、发育不良、缺乏兴趣、疲劳、倦怠
皮肤	有光泽、弹性好	干燥、无光泽、弹性差、肤色过淡或过深
毛发	浓密、有光泽	干燥、缺乏自然光泽、稀疏、易掉落
指甲	粉色、坚实、光滑	易断裂、粗糙、无光泽
口唇	饱满、柔润、无裂口	肿胀、口角干裂、发炎
肌肉和骨骼	皮下脂肪丰满、肌肉结实有弹性、骨骼无畸形	皮下脂肪薄、肌肉松弛无力、肋间隙和锁骨上窝凹陷、肩胛骨和髂骨突出

2. 人体测量 通过量化身体成分的变化，了解患者身体发育状况，进而了解其营养状况。人体测量内容包括身高、体重、头围、胸围、小腿围、上臂围以及一些特殊部位的皮褶厚度。其中最常用的是身高、体重、上臂围、皮褶厚度。

（1）身高及体重 是综合反映生长发育和营养状况的最重要指标。在评估营养状况时，将测得的身高、体重值与人体正常值进行比较。一般通过计算所测得的体重与标准体重的差值除以标准体重所得百分数，公式为

$$[（实测体重-标准体重）\div 标准体重]\times 100\%$$

百分数在标准体重的±10%之内为正常范围；增加10%～20%为过重，超过20%为肥胖；减少10%～20%为消瘦，低于20%为明显消瘦。

我国常用的标准体重计算公式为Broca公式的改良式：

男性：标准体重（kg）=身高（cm）-105

女性：标准体重（kg）=身高（cm）-105-2.5

近年来，还采用体重指数（body mass index，BMI），即体重（kg）/[身高（m）]^{2}的值来衡量体重是否正常。按照WHO的标准，体重指数≥25为超重，≥30为肥胖，<18.5为消瘦。亚洲标准为：≥23为超重，≥25为肥胖。中国标准为：≥24为超重，≥28为肥胖。

（2）上臂围 即测量上臂中点位置的周长，可反映肌红蛋白储存和消瘦程度，我国男性上臂围平均为27.5cm。测量值>标准值90%为营养正常，80%～90%为轻度营养不良，60%～80%为中度营养不良，<60%为严重营养不良。

（3）皮褶厚度　又称皮下脂肪厚度。通过测量皮褶厚度来了解体内脂肪存积情况，对判断消瘦与肥胖有重要意义。WHO推荐的常用测量部位为：肱三头肌，即左上臂背侧中点上2cm处；肩胛下部，即左肩胛下角下方2cm处；腹部，即距脐左侧1cm处。其中，肱三头肌皮褶厚度最常用，其标准值是：男性12.5mm，女性16.5mm。将所测数据与同年龄的正常值相比较，较正常值少35%～40%为重度消瘦，25%～34%为中度消瘦，24%以下为轻度消瘦。

二、患者一般饮食护理

（一）病区的饮食管理

1. 入院后的饮食通知　患者入院后，由病区医生开出饮食医嘱，确定患者所需饮食的种类，护士填写入院饮食通知单，送交营养室，并填写在病区的饮食单上，同时在患者的床尾或床头注上相应的标记，作为分发饮食和交接班的依据。

2. 更改或停止饮食通知　因病情需要更改患者饮食时，或因手术要求禁食者，由医生开出医嘱，护士按医嘱填写"饮食更改通知单"或"饮食停止通知单"，送交营养室，由营养室及时变更处理。

3. 治疗饮食　应用治疗饮食的患者，原则上不得食用自备食物。

4. 健康教育　护士应根据患者入院确定的饮食种类，对患者进行健康教育，说明进食此类饮食的意义，介绍医院饮食管理方法与要求，以取得患者的配合，保证饮食计划顺利执行。

（二）患者进食前的护理

1. 饮食教育　由于饮食习惯不同、缺乏营养知识，入院的患者可能对医院的饮食不理解，甚至难以接受。护士应根据所需的饮食种类和特点，对患者进行解释和指导，说明进食的目的和意义，尽量取得患者的理解和配合，使患者愿意配合饮食计划并参与饮食计划的制订。

2. 环境准备　舒适的进餐环境可以使人心情愉悦，增进食欲。患者在室内进餐时应保持室内环境清洁，去除一切不良气味及不良视觉印象；光线充足，温湿度适宜，暂停一切非紧急的治疗和护理工作，去除一切对食欲有影响的因素；同病室如有危重患者，应用屏风遮挡；鼓励同病室患者一起就餐或鼓励患者在病区餐厅集体就餐。

3. 饮食准备　根据医生医嘱和患者的病情，制订饮食计划。在编制食谱和烹饪制备时要考虑食物的色、香、味，做到多样化，尽量用一些患者易于接受的食物替代限制的食物，使用替代的调味品或调料，以促进患者的食欲，使患者适应饮食习惯的改变，利于食物的消化和吸收。

4. 患者准备　协助患者洗手、漱口，必要时进行口腔护理；解除易造成患者食欲减退的症状，同时减轻患者的心理压力；确定患者是否需要大小便，协助患者去卫生间或提供便器；协助患者采取舒适的就餐姿势，必要时备餐巾。

（三）患者进食时的护理

1. 及时分发食物。护士洗净双手，根据饮食单的饮食要求，协助配餐员及时将订制的热饭、热菜准确无误地分发给每一位患者，要将食物放于患者方便拿取的位置。

2. 鼓励患者自行进食。对不能自行进餐者，应根据患者的饮食习惯耐心喂食，每次喂食的量、喂食速度及食物温度应根据患者的饮食要求而定，不可催促或强迫患者进食，避免患者出现呛咳。进流质饮食者，可用吸管吸吮，但应注意温度适宜，防止烫伤。昏迷患者可采用鼻饲等方法。

3. 对双目失明或双眼被遮盖的患者，除应遵守上述要求外，还应告知患者食物的内容以增加其进食的兴趣。若患者要求自己进食，可按时钟平面图放置食物，一般6点钟放饭、12点钟放汤，3点钟和9点钟放菜（图10-1），并告知患者方向、食物名称，以便于患者按顺序摄取食物。

4. 对禁食或限量饮食的患者应告知原因，以取得患者的配合，并在床头（尾）卡上标记，做好交接班。若患者因限制饮水而感觉口干，可用湿棉球湿润口唇或滴水湿润口腔黏膜。

5. 加强巡视，观察患者进食情况，鼓励患者进食。检查治疗饮食、试验饮食的实施和落实情况，并适时地给予督促。随时征求患者对饮食制作的意见，并及时向营养室反映。对家属或访客带来的食物，需要经护士检查，符合治疗护理原则的方可食用，必要时协助加热。

6. 及时处理患者在进食过程中出现的特殊问题

（1）恶心 患者在进食中若出现恶心，应鼓励患者深呼吸，并暂时停止进食。

（2）呕吐 若患者出现呕吐，应立即协助患者头偏向一侧，

图 10-1 失明患者食物摆放位置平面图

尽快清除呕吐物，防止呕吐物进入气管，及时更换被污染的被服等，开窗通风，去除室内不良的气味；协助患者漱口，不能漱口者可给予特殊口腔护理，以去除口腔异味；询问患者是否愿意继续进食，对不愿继续进食者，可帮助其保存好剩余的食物，待其愿意进食时给予。同时，护理人员应观察呕吐物的性质、颜色、量和气味等并做好记录。

（3）呛咳 告知患者在进食过程中应细嚼慢咽，不要边进食边讲话，以免发生呛咳。若患者发生呛咳，应立即帮助患者拍背，使异物尽快排出，防止发生窒息。

7. 进食期间护士帮助患者逐步纠正不良的饮食习惯及违反饮食护理原则的行为。

（四）患者进食后的护理

1. 及时撤去餐具，清理食物残渣，整理好床单元，督促和协助患者饭后洗手、漱口或为患者进行口腔护理，以保持用餐后的清洁和舒适。

2. 根据需要做好记录，如进食的种类、数量、患者进食过程中和进食后的反应等，以评价患者的进食是否达到营养需求。

3. 对暂时需要禁食或需要推迟进食的患者做好交接班工作。

第3节 特殊饮食护理

案例 10-1

患者，男性，48 岁。因"车祸脑外伤"入院，现处于昏迷状态，高热，患者既往有高血压、糖尿病病史。

问题：1. 该患者可以采用何种饮食方式？

2. 你作为责任护士，应如何实施该操作？

一、鼻 饲 法

鼻饲法（nasogastric gavage）是将导管经鼻腔插入胃肠道，从管内输注流质食物、水分和药物，以维持患者营养和治疗需要的技术。

【目的】 供给食物和药物，满足患者营养和治疗的需要，促进康复。适用于以下几种患者。

1. 不能经口进食者，如昏迷、口腔疾患、口腔手术后的患者；上消化道肿瘤引起吞咽困难患者。

2. 不能张口的患者如破伤风患者。

3. 早产儿及病情危重或晚期肿瘤的患者。

4. 拒绝进食的患者。

【评估】

1. 患者病情、意识状态、活动能力。

2.患者的心理状态与合作程度。

3.患者鼻腔局部情况，如鼻黏膜是否肿胀、是否有炎症，有无鼻中隔偏曲、鼻息肉等。

4.有无插管经历和相关知识。

【计划】

1.护士准备　衣帽整洁，洗手、戴口罩。

2.用物准备

（1）治疗车上层备　①无菌鼻饲包（治疗碗、弯盘、压舌板、血管钳或镊子、纱布、治疗巾）、治疗盘、胃管、50ml注入器、手套、棉签、胶布、夹子或橡胶圈、听诊器、手电筒、液状石蜡、水温计、适量温开水、流质饮食200ml（38～40℃）。②拔管时备：治疗盘、弯盘、纱布、松节油、棉签、手套等。③手消毒剂。

（2）治疗车下层备　医用垃圾桶、生活垃圾桶、锐器盒。

3.患者准备　理解操作、愿意合作、有安全感、体位舒适，如戴眼镜或有活动的义齿者应取下，妥善放置。

4.环境准备　病室光线充足、安静整洁、无异味，必要时用屏风遮挡。

【实施】　见表10-5。

表10-5　鼻饲技术

操作流程	操作步骤	要点与说明
1.核对解释	备齐用物，携至床边，辨识患者，向患者及家属解释鼻饲法的目的、过程及操作过程中的配合方法	确认患者，取得合作 消除疑虑和不安全感，缓解紧张情绪
2.安置体位	取下活动义齿，协助患者采取半坐位或坐位，无法坐起者取右侧卧位，适当抬高床头。昏迷患者取去枕平卧位，头向后仰	防止义齿脱落、误咽 半坐卧位可减轻插管时的不适，利于胃管插入 右侧卧位可借解剖位置使胃管易于插入 头向后仰有利于昏迷患者胃管插入
3.铺治疗巾	颌下铺治疗巾，弯盘置于可取用处	
4.清洁鼻腔	用湿棉签清洁一侧鼻腔，准备胶布	鼻腔通畅，利于插管
5.围巾查管	打开鼻饲包，戴无菌手套，将治疗巾围于患者颌下。用注射器向胃管内注入空气以检查胃管通畅	戴无菌手套为防止手污染胃管 注入少量空气检查胃管是否通畅
6.测量长度	检查胃管是否通畅，测量插管长度（图10-2），并做标记	测量方法：成人前额发际至剑突的距离或由鼻尖经耳垂再到剑突的距离，45～55cm。小儿眉间至剑突与脐中点的距离。若需要经胃管注入刺激性药物，可将胃管向深部插入10cm
7.润滑胃管	用石蜡油润滑胃管前段（15～20cm）	减少插管时的阻力
8.插入胃管	（1）一手持纱布托住胃管，另一手持镊子夹住胃管头端，沿选定侧鼻腔轻轻插入鼻孔 （2）当插至咽部时（10～15cm），嘱患者做吞咽动作，当患者吞咽时，顺势将胃管推进，直至预定长度（图10-3） （3）插管过程中，若患者出现恶心、呕吐，可暂停插入，嘱患者做深呼吸，分散其注意力，缓解紧张情绪，缓解后再插入 （4）若插入不畅，嘱患者张口，检查胃管是否盘在口中，若有应回抽一段，再小心插入 （5）若患者出现剧烈呛咳、呼吸困难、发绀等，表示误入气管，应立即拔出，休息片刻后再重新插入 （6）昏迷患者当胃管插入15cm时，左手将患者头部托起，使下颌靠近胸骨柄，缓缓插至预定长度。下颌靠近胸骨柄，可增大咽部通道的弧度，从而提高插管的成功率（图10-4）	插入动作应轻稳，避免镊子与患者黏膜接触，以免损伤鼻腔黏膜 吞咽动作便于胃管迅速插入食管，护士可让患者随"咽"的口令边咽边插，必要时，可让患者饮少量温开水 深呼吸可缓解紧张 插管不畅时查看口腔，了解胃管是否盘曲在口腔内，若有盘曲应回抽一段，再小心插入 下颌靠近胸骨柄，可增加咽后壁的弧度，提高插管成功率

续表

操作流程	操作步骤	要点与说明
9. 验证胃管	在胃内确定胃管在胃内的方法有三种（图10-5）： （1）接注射器回抽有胃液抽出 （2）将听诊器置于胃部，用注射器快速注入10ml空气，在胃部能听到气过水声 （3）将胃管末端放入水杯中无气泡逸出	有胃液抽出 能听到气过水声 无气泡逸出
10. 固定胃管	证实胃管在胃内后，用胶布固定胃管于鼻翼及面颊部	防止胃管滑出或移动
11. 灌注	（1）注射器连接胃管末端，先回抽，见有胃液抽出，再注入少量温开水以润滑胃管 （2）缓慢灌注流质饮食或药液，药物应研碎溶解后灌入 （3）鼻饲完毕后，再次注入少量温开水以冲洗胃管，避免鼻饲液存积管腔中变质，引起肠胃炎	温开水可润滑胃管，防止鼻饲液附着于管壁 注入过程中应询问患者感受以调节注入速度防止不适应 每次抽吸鼻饲液后应反折胃管末端，避免注入空气导致腹胀 冲净胃管，避免鼻饲液存积管腔中 变质引起胃肠炎或堵塞管腔
12. 封管固定	将胃管末端反折，用纱布包好，再用橡皮圈或用夹子夹紧，妥善固定在上衣一侧肩部或枕旁	防止液体反流 防止胃管脱落
13. 做好标识	管路标识注明管道名称、插管日期和时间、操作者姓名、插管长度	
14. 整理记录	协助患者取舒适卧位，最好维持原体位20～30分钟，整理床单元。脱手套，整理用物，冲洗注射器，放于治疗盘内备用。洗手，记录插管时间、患者反应、鼻饲液种类和量	维持原卧位可防止呕吐 鼻饲用物应每日更换、消毒 记录插管时间、患者的反应、鼻饲液的种类量等
15. 拔管		用于停止鼻饲或长期鼻饲需要更换胃管时
（1）核对解释	备齐用物，携至床边，辨识患者并做好解释。将治疗巾铺于患者颌下，将弯盘置于患者口角旁，揭去胶布，反折胃管末端	取得患者合作，使患者精神放松 反折胃管末端以免拔管时液体反流
（2）拔除胃管	戴无菌手套，用纱布包裹近鼻孔处的胃管，嘱患者深呼吸，在患者呼气时拔管。边拔边用纱布擦胃管，到咽喉处快速拔出，将胃管放入弯盘中，撤去弯盘	至咽喉处时快速拔出，以免管内残留的液体滴入气管
（3）清洁整理	清洁患者口腔、鼻腔及面部，擦去胶布痕迹，协助患者漱口，取舒适卧位，整理床单元，整理用物	可用松节油擦净胶布痕迹，再用乙醇擦除松节油 使患者感觉舒适
（4）洗手记录	洗手，记录拔管时间和患者反应	记录拔管时间和患者反应
16. 用物处置	将用过的物品送到处置室，放到各规定的地方	

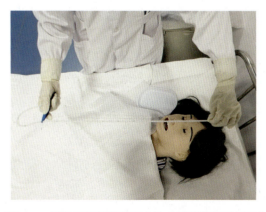

图10-2　测量胃管插管长度方法（前额发际至剑突）

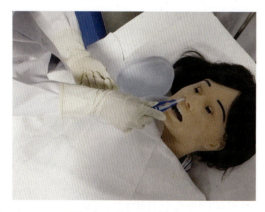

图10-3　胃管插入方法

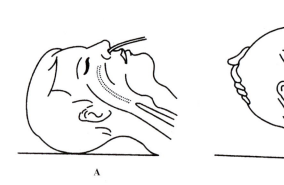

图10-4 昏迷患者胃管插入方法

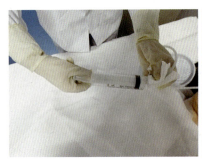 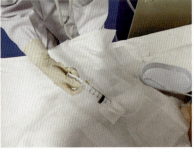 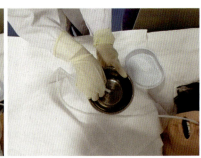

图10-5 验证胃管在胃内的三种方法

【评价】

1. 患者通过鼻饲获取需要的营养、水分和药物。

2. 护士操作熟练、规范，动作轻柔，关爱、体贴患者。

3. 护患沟通有效，患者理解操作的目的，能积极配合，插管过程顺利。

【注意事项】

1. 插胃管会给患者带来较大的心理压力，操作前护士必须和患者及家属进行沟通，使患者及家属理解操作的必要性和安全性，减轻紧张焦虑情绪。

2. 插管时动作要轻柔，避免损伤食管黏膜，尤其是通过食管三个狭窄部位（环状软骨水平处、平气管分叉处、食管通过膈肌处）时，尤应轻慢。

3. 插胃管至10～15cm（咽喉部）时，若为清醒患者，嘱其做吞咽动作；若为昏迷患者，则用左手将其头部托起，使下颌靠近胸骨柄，以利插管。

4. 插入胃管过程中若患者出现剧烈恶心、呕吐，可暂停插入，嘱患者深呼吸；若患者出现呛咳、呼吸困难、发绀等，表明胃管误入气管，应立即拔出，休息片刻后再重新插入；若插入不畅时先检查口腔，了解胃管是否盘在口咽部，或将胃管拔出少许，再缓慢插入。

5. 每次鼻饲前应证实胃管在胃内且通畅，并用少量温水冲管后再进行喂食，每次鼻饲量不超过200ml，间隔时间不少于2小时，鼻饲完毕后再次注入少量温开水，防止鼻饲液凝结。

6. 鼻饲液温度应保持在38～40℃，避免过冷或过热；新鲜果汁与奶液应分别注入，防止产生凝块；药片应研碎溶解后再注入。注入鼻饲液的速度不宜过快或过慢，以免引起患者不适。

7. 长期鼻饲者应每日进行口腔护理2次，并定期更换胃管，普通胃管每周更换一次，硅胶胃管每月更换一次。更换胃管时应于当晚最后一次灌食后拔出，次晨再从另一侧鼻孔插入胃管。

8. 食管胃底静脉曲张、食管梗阻、食管癌的患者禁用鼻饲法。

9. 健康教育

（1）对健康知识缺乏的患者和家属，告知鼻饲法的必要性、实施方法和注意事项，告知患者在插管过程中的配合要点，使患者更好地配合治疗和护理。

（2）鼻饲后患者要维持原卧位20～30分钟，不能翻动患者，以免引起呕吐。

二、要素饮食

要素饮食（elemental diet）又称元素饮食，是一种人工合成的化学精制饮食，营养素齐全、由无渣小分子物质组成的水溶性营养合成剂，还有人体所需要的易于吸收的全部营养素。其特点是营养价值高，营养成分明确、全面、平衡，不含纤维素，不需要消化即可直接被小肠吸收。干粉制剂还具有携带方便、易保存等优点。用于临床营养治疗，可提高危重患者的能量及氨基酸等营养素的摄入，促进伤口愈合，改善患者营养状况，以达到辅助治疗的目的。

（一）适应证与禁忌证

1. 适应证

（1）超高代谢状态患者，如严重烧伤及创伤、严重化脓性感染、多发性骨折等。

（2）某些手术前准备或术后需要营养支持的患者。

（3）肠炎及其他腹泻、消化道瘘、慢性胰腺功能不全及短肠综合征等消化和吸收不良的患者。

（4）肿瘤或其他消耗性疾病引起的慢性营养不良患者。

（5）其他，如脑外伤、免疫功能低下患者。

2. 禁忌证 3个月内婴儿，消化道出血病患者，糖尿病患者慎用，胃切除术后患者大量使用要素饮食可引起倾倒综合征，应慎用。

（二）使用方法

要素饮食可经口服、分次注入、间歇滴入、连续滴注、鼻饲、经胃或空肠造瘘管滴入等方式摄入。

1. 口服法 口服剂量由50ml/次，逐渐增加至100ml/次，依病情可6～10次/日，因口味欠佳，患者常不易耐受，故可加入适量调味剂，如果汁、菜汁、肉汤等，开始浓度不宜过高，量也不宜太大，温度在37℃左右。

2. 分次注入 将配制好的要素饮食或现成制品用注射器通过鼻胃管注入，4～6次/日，250～400ml/次。此法优点是操作方便，费用低廉。缺点是较易引起恶心、呕吐、腹胀、腹泻等消化道症状。

3. 间歇滴入 将配制好的要素饮食或现成制品放入输液瓶内，经输注管缓慢注入，4～6次/日，400～500ml/次，每次输注持续时间为30～60分钟，此法不适反应少，大多数患者能耐受。

4. 连续滴注 装置与间歇滴注同，在12～24小时持续滴入，或用输液泵恒定滴速，浓度开始以5%为宜，逐渐调到20%～25%；速度开始以40～60ml/h为宜，逐渐调到120ml/h，最快不宜超过150ml/h，多用于经空肠造瘘的危重患者。

（三）使用的注意事项

1. 根据患者的具体病情，配制合适的要素饮食浓度和剂量。一般原则是由低、少、慢开始，逐步增加，待患者耐受后，再稳定配餐标准、用量和速度。

2. 配制要素饮食，应严格执行无菌操作，所有配制用具均需要消毒灭菌。配制好的溶液应放在4℃的冰箱中保存，并在24小时内用完，防止放置时间过长，被细菌污染而变质。

3. 要素饮食的口服温度一般为37℃，鼻饲、经造瘘口注入的温度为41～42℃。

4. 要素饮食滴注前后应用温开水冲净管腔，以防食物积滞在管腔中而腐败变质。

5. 滴注过程中应经常巡视观察患者，如出现恶心、呕吐、腹胀、腹泻等症状，应及时查明原因并进行相应处理。

6. 停用要素饮食须逐渐减量，防止骤停引起低血糖反应。

7. 应用要素饮食期间，定期检查血糖、肝功能、肾功能等指标，做好营养评估。

8.要密切观察病情变化及疗效，并做详细记录。

自 测 题

A₁/A₂型题

1.患者，男性，78岁。因"呼吸道疾病"入院，有数颗牙齿缺失，宜采用（　　）

A.半流质饮食　　　　B.软质饮食

C.普通饮食　　　　　D.流质饮食

E.要素饮食

2.患者，男性，62岁。胃大部切除术后行空肠造瘘。该患者饮食应采取（　　）

A.低脂肪饮食　　　　B.流质饮食

C.半流质饮食　　　　D.要素饮食

E.少渣饮食

3.为昏迷患者插胃管，当胃管插至15cm时，要将患者头部托起，其目的是（　　）

A.避免患者恶心

B.避免损伤食道黏膜

C.减轻患者痛苦

D.加大咽喉部通道的弧度

E.使喉部肌肉松弛，便于插入

4.潜血试验膳食是指试验前禁用含铁的食物，其时间为（　　）

A.1天　　　　　　　B.2天

C.3天　　　　　　　D.4天

E.5天

5.患者，男性，52岁。护士叮嘱其禁止食用肉类、肝类、含铁丰富的药物、大量绿色蔬菜，判断患者将行的试验饮食是（　　）

A.吸碘试验饮食　　　B.隐血试验饮食

C.尿浓缩试验饮食　　D.肌酐试验饮食

E.胆囊造影饮食

6.患者，女性，30岁。低热3月余，咳嗽、盗汗，消瘦，入院诊断为肺结核，为配合治疗应给予（　　）

A.高热量、高脂肪饮食

B.高热量、高蛋白饮食

C.高热量、低脂肪饮食

D.低脂肪、高蛋白饮食

E.高脂肪、高蛋白饮食

7.患者，女性，25岁。诊断为厌食症。患者病情危重，极度消瘦，需要插胃管补充营养。判断胃管是否在胃内的最佳方法是（　　）

A.用注射器抽出胃内容物

B.用注射器向胃内注入10ml空气听气过水声

C.用注射器向胃内注入10ml药液听气过水声

D.让患者晃动身体，感觉胃内有无异物

E.将胃管末端放入水中，观察有无气泡逸出

8.患者，女性，74岁。因"胆囊炎胆石症"入院，查体：体温38℃，脉搏90次/分，呼吸21次/分，血压180/100mmHg。应给予（　　）

A.低蛋白、低脂肪饮食

B.低盐、低脂肪饮食

C.低盐、低蛋白饮食

D.高蛋白、低脂肪饮食

E.高蛋白、低盐饮食

9.长期鼻饲者，定期更换普通胃管的时间是（　　）

A.1天　　　　　　　B.3天

C.7天　　　　　　　D.10天

E.14天

10.胆囊造影前一日晚餐应给予（　　）

A.高脂肪、高蛋白饮食

B.高热量、高蛋白饮食

C.高热量、低蛋白饮食

D.无脂肪、低蛋白饮食

E.低蛋白、低糖饮食

11.属于医院基本饮食的是（　　）

A.低盐饮食　　　　　B.软质饮食

C.高热量饮食　　　　D.高蛋白饮食

E.糖尿病饮食

12.患者，男性，45岁。患急性肾炎，眼睑及面部水肿，该患者每日饮食中应控制（　　）

A.钠盐量不超过0.5g　B.钠盐量不超过2g

C.钠盐量不超过4g　　D.钠盐量不超过5g

E.钠盐量不超过6g

13.患者，女性，56岁。诊断为胰头癌，行胰头十二指肠切除术，术后出现高血糖。经一段时间治疗后患者拟于明日出院，正确的饮食指导原则是（　　）

A.低脂，低糖，低蛋白

B.高脂，低糖，高蛋白

C.高脂，低糖，低蛋白

D.低脂，高糖，高维生素

E.低脂，低糖，高维生素

（刘　霞）

排泄是人体将新陈代谢的产物排出体外的生理过程，是人体的基本生理需要之一，也是维持生命的必要条件之一。人体排泄代谢产物的途径有消化道、泌尿道、呼吸道及皮肤，其中消化道和泌尿道是主要的排泄途径。许多因素可以间接或直接影响机体的排泄活动和形态，导致患者排尿、排便功能障碍，护士应掌握与排泄相关的护理知识和技术，帮助指导患者维持正常的排泄功能，让其获得最佳的舒适和健康状态。

第1节　排尿护理

机体通过排尿活动将代谢产物排出体外，维持着内环境的稳定。当排尿活动异常时，代谢产物在体内堆积，会引发一系列的症状和体征，给患者带来生理和心理上的不良反应，甚至产生严重后果，影响患者的身心健康。

一、排尿的评估

（一）正常尿液及排尿

1. 尿量及次数　尿量是反映肾脏功能的重要指标之一。正常成人一般白天排尿3～5次，夜间0～1次，每次尿量200～400ml，每小时尿量25～30ml，24h尿量1000～2000ml。当膀胱内尿液充盈达到400ml左右时，机体便会产生尿意。机体的尿量和排尿次数受多方面因素的影响。

2. 颜色　正常新鲜尿液呈淡黄色或深黄色，因为尿液中含有尿胆原和尿色素。当尿液浓缩时，或人体进食某些食物或药物时，如进食大量胡萝卜或口服核黄素时，尿液呈深黄色。

3. 气味　正常新鲜尿液没有明显的氨臭味，其气味来自其中的挥发性酸。当尿液久置后，因尿素分解产生氨，故出现氨臭味。

4. 透明度　正常新鲜尿液澄清透明，放置后可受温度及pH变化引起核蛋白、黏蛋白、上皮细胞及盐类凝结而产生沉淀出现混浊。

5. 酸碱度　正常尿液呈弱酸性，pH为4.5～7.5，平均为6。人体进食情况可影响尿液的pH。例如，进食大量蔬菜时，尿液可呈碱性，而进食大量肉类时，尿液可呈酸性。

6. 比重　尿液比重的高低主要取决于肾脏的浓缩功能。正常情况下，尿液的比重波动于1.015～1.025，一般尿液比重和尿量成反比。

（二）异常尿液及排尿

1. 尿量及次数异常

（1）多尿（polyuria）　是指24小时尿量超过2500ml。正常情况下，饮用大量液体、使用利尿剂及妊娠时可以出现尿量增多。病理情况下由机体内分泌代谢障碍或肾小管浓缩功能不全引起，见于尿崩症、糖尿病、急性肾功能不全多尿期的患者。

（2）少尿（oliguria）　是指24小时尿量少于400ml或每小时尿量少于17ml。见于摄入液体过少、发热及休克时机体血容量不足或心力衰竭、肝衰竭及肾衰竭的患者。

（3）无尿（anuria） 又称尿闭，是指24小时尿量少于100ml或12小时内没有尿液产生。见于严重休克、急性肾衰竭、药物中毒等患者。由循环血容量严重不足、肾小球滤过率明显降低引起。

2. 颜色异常

（1）血尿 是指尿液中含有红细胞。红细胞含量的多少影响血尿颜色的深浅，当1L尿液中红细胞含量超过1ml时，肉眼可见尿液呈淡红色，称为肉眼血尿，当红细胞含量较多时，尿液呈洗肉水色，常见于急性肾小球肾炎、泌尿系统感染、结核、肿瘤及输尿管结石等。

（2）血红蛋白尿 是指尿液中含有血红蛋白。尿液呈浓茶色或酱油色，常见于溶血性贫血、血型不合引起的溶血、恶性疟疾和阵发性睡眠性血红蛋白尿。形成机制为各种原因导致大量红细胞在血管内被破坏，使血红蛋白经肾脏排出。

（3）胆红素尿 是指尿液中含有胆红素。尿液呈深黄色或黄褐色，振荡尿液后其泡沫也呈黄色。常见于肝细胞性黄疸或阻塞性黄疸。

（4）乳糜尿 是指尿液中含有淋巴液，尿液呈乳白色。见于丝虫病或其他原因引起的肾周围淋巴管阻塞。

3. 气味异常 新鲜尿液有氨臭味提示泌尿系统感染；糖尿病酮症酸中毒时，尿液中含有丙酮，尿液有烂苹果气味。

4. 透明度异常 泌尿系统感染时，因尿液中含有大量脓细胞、红细胞、上皮细胞、管型、黏液、细菌或炎性渗出物等，新鲜尿液呈白色絮状混浊。

5. 酸碱度异常 酸中毒的患者尿液可呈强酸性，严重呕吐的患者其尿液可呈强碱性。

6. 比重异常 若尿比重经常固定于1.010左右，提示肾功能有严重障碍。

（三）影响排尿的因素

1. 液体和饮食的摄入 如果其他影响体液的因素不变，液体的摄入量与排尿次数和排尿量成正比，液体摄入量多，排尿量和排尿次数就多，反之亦然。摄入液体的种类也影响排尿，如茶、咖啡、酒类等饮料，有利尿作用；含水量多的蔬菜、水果可使尿量增多。而摄入含盐较多的饮料或食物会造成机体水钠潴留，使尿量减少。

2. 个人习惯 大多数人在成长过程中会形成一些排尿的习惯，如早晨起床首先进行排尿，晚上睡前要排尿。有些人习惯下蹲姿势排尿，有些人习惯坐在马桶上排尿等。儿童时期的排尿训练会影响成年后的排尿习惯，如儿童期训练不当，会造成成年后因心理问题发生夜尿的现象。

3. 气候变化 夏季炎热，身体出汗使体液减少，使血浆晶体渗透压升高，引起机体抗利尿激素分泌增多，促进肾脏重吸收，使尿液浓缩和尿量减少；冬季寒冷，身体外周血管收缩，使循环血量增加，体内水分增多，反射性抑制抗利尿激素的分泌，从而使尿量增加。

4. 疾病 肾脏的病变导致尿液生成障碍，出现多尿、少尿、无尿；神经系统的病变和损伤使排尿反射的意识控制和神经传导产生障碍，出现尿失禁；泌尿系统的狭窄、结石或肿瘤可导致排尿障碍，出现尿潴留；循环系统的障碍如休克、心排血量减少等会影响肾血流量而出现少尿或无尿。

5. 医疗因素 药物的使用会影响排尿，如利尿剂使尿量增加，而镇痛、镇静及手术中的麻醉剂可抑制排尿活动，导致尿潴留。外伤及外科手术引起体液减少、泌尿系统损伤等可导致尿潴留或尿失禁。某些检查要求禁饮、禁食，使体液减少，从而影响尿量；某些检查会对泌尿系统造成损伤，从而影响排尿活动。

6. 心理因素及文化 心理因素对排尿活动影响较大，压力会影响会阴部肌肉和膀胱括约肌的收缩或放松，当机体处于过度焦虑和紧张的情况下，可以出现尿频、尿急或抑制排尿出现尿潴留。排尿还受各种暗示因素的影响，听觉、视觉和其他身体感觉的刺激都可诱发排尿，如听流水声可诱发尿意。在隐蔽场所排尿是通过文化教育形成的一种社会规范，当个体缺乏隐蔽的环境时，会产生压力，从而影响正常的排尿活动。

7. 其他因素 2岁以下的婴儿大脑发育不完善，排尿不受意识控制。老年人膀胱肌肉张力减弱，出现尿频或尿失禁。女性妊娠早期和分娩前因子宫压迫膀胱使排尿次数增加。女性行经前因激素水平影响有体液潴留，出现尿量减少。

二、常见排尿形态异常的观察与护理

（一）膀胱刺激征

膀胱刺激征表现为尿频、尿急、尿痛。尿频是指单位时间内排尿次数增多，由膀胱炎症或机械性刺激引起；尿急是指突然有强烈尿意，不能控制需要立即排尿，由膀胱三角或后尿道的刺激造成排尿反射活动特别强烈引起；尿痛是指排尿时膀胱区及尿道有疼痛感，由于病损处受到刺激引起。膀胱刺激征时常伴有血尿。

（二）尿潴留

尿潴留是指大量尿液存留于膀胱内而不能自主排出。尿潴留时，膀胱容积可增至3000～4000ml，膀胱高度膨胀可达脐部。患者诉排尿困难，下腹胀痛。查体可见耻骨联合上方膨隆，扪及囊样包块，叩诊实音，有压痛。

1. 常见原因

（1）机械性梗阻 膀胱颈部或尿道有梗阻性病变，导致排尿受阻。见于前列腺肥大、膀胱或尿道结石、尿道狭窄、肿瘤压迫等情况。

（2）动力性梗阻 膀胱及尿道并没有器质性梗阻病变，是由排尿功能障碍所致。见于脑肿瘤、脊髓肿瘤、脑外伤、脊髓损伤、周围神经疾病及使用麻醉剂或手术所致脊髓初级排尿中枢活动障碍或抑制，不能形成排尿反射。

（3）其他原因 不能用力排尿或不习惯卧床排尿，包括某些心理因素，如窘迫、焦虑等使排尿不能及时进行。由于尿液存留过多，膀胱过度充盈，导致膀胱肌肉收缩无力，造成尿潴留。

2. 护理措施

（1）心理护理 针对患者的心理状态给予安慰和解释，缓解患者紧张和焦虑，稳定其情绪，减轻心理压力，鼓励患者积极配合治疗护理。

（2）提供隐蔽的环境 为患者创造一个隐蔽的排尿环境，利用屏风、窗帘等遮挡，合理安排治疗护理时间，请无关人员回避，使患者不受影响，身心放松，安心排尿。

（3）调整姿势 协助患者取适当体位，如支起床头支架、扶助患者坐起，尽可能使患者以习惯舒适的姿势排尿。对需要绝对卧床休息或某些手术患者，应事先有计划地训练床上排尿，以免因不适应排尿姿势的改变而导致尿潴留的发生。

（4）诱导排尿 让患者听流水声或用温水冲洗会阴部可引起排尿反射。

（5）按摩、热敷、针灸 按摩、热敷可放松肌肉，促进排尿。如果患者病情允许，可按摩膀胱促进排尿。护士位于患者一侧，手放于患者下腹部，轻轻左右推揉膀胱10～20次，然后自膀胱向尿道方向推移按压，另一手掌按压中极和关元穴，注意操作时切忌用力过猛，以防膀胱破裂。也可针刺曲骨、中极、三阴交穴或艾灸中极、关元穴等，以刺激排尿。

（6）药物治疗 必要时遵医嘱使用卡巴胆碱等药物，以松弛尿道括约肌，促进排尿。

（7）导尿术 经上述措施无效时，遵医嘱给予导尿术引流出尿液，减轻患者痛苦。

（8）健康教育 指导患者养成定时排尿的习惯，勿憋尿。教会患者正确的自我放松方法。

（三）尿失禁

尿失禁是指排尿失去意识控制或不受意识控制，尿液不自主地流出。2岁以下的婴幼儿由于控制尿道外括约肌的神经元尚未发育完全，可出现尿失禁现象。

1. 分类

（1）真性尿失禁（完全性尿失禁） 是指膀胱不能储存尿液，稍有尿液便会不自主地流出，膀胱处于空虚状态。表现为持续滴尿。原因为脊髓初级排尿中枢与大脑皮质之间联系受损，排尿失去大脑皮质的控制，如昏迷、瘫痪患者；外伤、手术或先天原因使膀胱或支配膀胱的神经受损。

（2）假性尿失禁（充溢性尿失禁） 是指膀胱内的尿液充盈达到一定的压力时出现少量尿液不自主地排出。当膀胱内压力降低时，排尿停止，但膀胱仍呈胀满状态，尿液不能排空。原因为脊髓初级排尿中枢活动受抑制，膀胱内充满尿液，内压增高，迫使少量尿液排出。或由于下尿路有机械性（如前列腺增生）或功能性梗阻，当膀胱内压上升超过尿道阻力时，少量尿液自尿道中排出。

（3）压力性尿失禁（不完全性尿失禁） 是指当腹压增大，如咳嗽、打喷嚏、跳跃时，尿液不自主地排出。原因为膀胱括约肌张力减低、骨盆底部肌肉及韧带松弛，见于中老年女性、多产及产伤者。

2. 护理措施

（1）心理护理 尿失禁给患者生活带来很大影响，造成患者心理压力较大，表现为自卑、抑郁、丧失自尊，渴望得到他人的理解和帮助。护士应主动关心、充分理解和尊重患者，给予安慰和鼓励，消除不良情绪，并提供必要帮助，使其树立起战胜疾病的信心，积极配合治疗护理。

（2）外部引流 女性患者用女式尿壶紧贴外阴接取尿液；男性患者可用尿壶接取尿液，也可用阴茎套连接引流袋接尿。使用尿壶时注意保护接触部位，防止摩擦损伤局部。阴茎套只宜短期使用，每天需要定时取下，清洗会阴部及阴茎。

（3）皮肤护理 保持患者皮肤及床单的清洁干燥。用温水擦洗会阴部皮肤，勤换床单、衣裤、尿垫。床上铺橡胶单和中单，使用尿垫及一次性纸尿裤等。根据皮肤情况，定时翻身、按摩受压部位，预防压力性损伤发生。

（4）重建正常的排尿功能

1）如病情允许，指导患者白天摄入液体2000～3000ml，多饮水可促进排尿反射，并可增加尿量冲洗尿道，预防泌尿系统感染。但入睡前应限制饮水，减少夜间尿量，以免影响患者休息。

2）膀胱训练：观察患者排尿反应，定时使用便器，建立规律的排尿习惯。开始时白天间隔1～2小时使用便器一次，以后间隔时间逐渐延长，以促进排尿功能的恢复。使用便器时，可用手按压膀胱，协助排尿，但需要注意用力要适度。向患者解释膀胱训练的原理及治疗目的，指导配合方法，取得理解与合作。

3）盆底肌肉锻炼：指导患者取立位、坐位或卧位，试做排尿动作，先慢慢收紧肛门、阴道及尿道，同时大腿和腹部肌肉放松，每次缩紧尽量不少于3秒，然后缓慢放松，每次10秒左右，连续10次，每日进行数次，以不感觉疲劳为宜。同时训练患者间断排尿，即在每次排尿时停顿或减缓尿流，从而达到抑制不稳定的膀胱收缩，减轻排尿紧迫感程度和频率。如病情许可，应鼓励患者做抬腿运动或下床走动，增强腹部肌肉的力量。

（5）留置尿管 长期尿失禁的患者，可予导尿术留置尿管，避免尿液浸渍皮肤引起破溃。但需要定时夹闭和引流尿液，锻炼膀胱肌肉张力，重建膀胱功能。

三、导 尿 术

案例 11-1

患者，女性，30岁，教师。自然分娩后数小时未排尿，精神紧张，烦躁不安，自诉下腹胀痛，无法自行排尿。查体：耻骨联合上方膨隆，扪及一囊性包块，叩诊实音。体温37.1℃，脉搏95次/分，律齐，呼吸22次/分，血压120/80mmHg，给予诱导排尿措施无效。医嘱：行导尿术。

问题：1. 护士应如何正确实施导尿术？
2. 在操作过程中需要注意什么呢？

导尿术是指在严格无菌条件下，将无菌导尿管经患者的尿道插入膀胱引流出尿液的方法。导尿术是解除患者排尿困难的重要措施，同时也是协助临床诊断和治疗的必要手段。

【目的】

1. 解除痛苦 为尿潴留的患者引流出尿液，解除患者痛苦。

2. 治疗疾病 为膀胱肿瘤的患者进行膀胱内化疗，起治疗疾病作用。

3. 协助诊断 留取尿标本做细菌培养；测量膀胱容积、压力及检查残余尿液；进行膀胱或尿道造影等。

4. 术前准备 行盆腔器官手术前排空膀胱，避免手术中误伤。

【评估】

1. 患者的一般情况，如年龄、病情、临床诊断、治疗情况、意识状态、生命体征、自理能力、合作程度、心理状况及对疾病的认知情况等。

2. 患者的膀胱充盈度及会阴部皮肤黏膜的完整性等。

【计划】

1. 护士准备 着装整洁，剪指甲，洗手，戴口罩。

2. 患者准备

（1）了解导尿的目的、意义、过程、注意事项及配合要点，愿意合作。

（2）根据能力清洁会阴，做好导尿准备。

3. 用物准备

（1）一次性无菌导尿包

1）外阴初步消毒用物：治疗巾1块、治疗盘、消毒液棉球（10余个）、血管钳或镊子1把、手套1只或指套2只。

2）导尿及第二次消毒用物：治疗盘1个、消毒液棉球、血管钳2把、液体石蜡棉球1个、洞巾1块、导尿管2根、标本瓶1个（男性病人另增无菌纱布2块）。

（2）其他用物 无菌持物钳1把，无菌手套1双，消毒溶液，小橡胶单和治疗巾1套或一次性尿垫，浴巾1条，便盆及便巾，屏风。治疗盘外备手消毒液，治疗车下层备生活垃圾桶、医用垃圾桶。

4. 环境准备 环境清洁、宽敞、明亮，温度适宜，关闭门窗，屏风遮挡。

【实施】 见表11-1。

表 11-1　导尿术

操作流程	操作步骤	要点与说明
1. 核对解释	携用物至床旁，核对患者床号、姓名及医嘱，向患者及家属解释导尿目的、操作程序及配合方法	确认患者 解除患者紧张情绪，取得合作
女患者导尿术		
2. 准备患者	（1）床旁椅移至床尾同侧，放便器于椅上打开便器巾，松开床尾盖被	便于操作
	（2）患者取仰卧屈膝位，脱去对侧裤腿，盖于近侧腿上，盖上浴巾，对侧腿棉被遮盖，铺一次性垫巾于臀下	防止患者受凉；尽量减少暴露，保护患者自尊，减轻其窘迫感
3. 初步消毒	（1）弯盘置于近会阴处，治疗碗置于弯盘	
	（2）左手戴手套或指套，右手持血管钳或镊子夹消毒棉球依次消毒阴阜、对侧大阴唇、近侧大阴唇、对侧小阴唇、近侧小阴唇、尿道口经阴道口至肛门，污棉球置于弯盘内，消毒完毕，脱下手套或指套置于弯盘，将治疗碗和弯盘移置床尾远端	弯血管钳要夹住棉球中部，避免损伤 消毒顺序自上而下，由外向内 每个棉球限用一次 消毒尿道口稍作停顿，充分发挥消毒效果 护士双手勿触及污染物，如触及，应消毒双手

续表

操作流程	操作步骤	要点与说明
4. 开包倒液	检查无菌导尿包灭菌日期及质量，按照无菌技术逐层打开导尿包，放于患者两腿之间，用无菌持物钳将小药杯移至无菌区域边缘，倒消毒剂浸湿棉球	嘱患者肢体勿动，保持安置体位，避免污染 无菌区域 减少跨越无菌区域 消毒剂勿溅湿无菌区域
5. 铺巾润管	戴无菌手套，铺洞巾，按操作顺序合理排列用物，润滑尿管前端	洞巾与包布内层形成一连续完整的无菌区域，铺好的洞巾不能暴露患者的肛门 成人10~12号尿管，小儿8~10号尿管
6. 再次消毒	一弯盘置于会阴处，小药杯置于弯盘后，左手分开并固定小阴唇，右手持血管钳夹消毒剂棉球依次消毒尿道口、对侧小阴唇、近侧小阴唇、尿道口，污棉球、小药杯、血管钳置弯盘内，将弯盘妥善置于无菌区域远端	消毒顺序自上而下，由内向外 每个棉球限用一次 消毒尿道口稍作停顿，消毒效果好 左手继续固定小阴唇
7. 插管导尿	将另一无菌弯盘移至会阴处，右手持血管钳夹尿管，嘱患者张口呼吸，松弛尿道，将尿管前端轻轻插入尿道4~6cm，见尿后再插入1~2cm，左手下移固定尿管，将尿液引流入弯盘（图11-1）。如需要留取尿培养标本，用无菌标本瓶接取5ml中段尿，盖好瓶盖	插管动作轻柔，避免损伤 仔细观察，避免误入阴道，如误入阴道，应更换无菌导尿管重新插管 观察患者反应，询问感受 首次放尿不超过1000ml，以免出现虚脱和血尿 标本避免碰洒或污染
男患者导尿术		
2. 准备患者	（1）床旁椅移至床尾同侧，放便器于椅上，打开便器巾，松开床尾盖被	便于操作
	（2）脱去患者对侧裤腿，盖于近侧腿上，并盖上浴巾，对侧腿棉被遮盖，铺橡胶单和治疗巾于臀下，患者取仰卧位，双腿略外展，暴露会阴	防止患者受凉 尽量减少暴露，保护患者自尊，减轻其窘迫感 保护床单不被污染
3. 初步消毒	弯盘置于近会阴处，治疗碗置弯盘后，左手戴手套，右手持血管钳或镊子夹消毒棉球依次消毒阴阜、阴茎、阴囊。用无菌纱布裹住阴茎将包皮向后推暴露尿道口，自尿道口向外螺旋擦洗龟头至冠状沟，污棉球置于弯盘内，消毒完毕脱下手套置于弯盘，将治疗碗和弯盘移置床尾远端	弯血管钳要夹住棉球中部，避免损伤 每个棉球限用一次 消毒尿道口稍作停顿，充分发挥消毒效果 护士双手勿触及污染物，如触及，应消毒双手
4. 开包倒液	检查无菌导尿包灭菌日期及质量，按照无菌技术逐层打开导尿包，放于患者两腿之间，用无菌持物钳将小药杯移至无菌区域边缘，倒消毒剂浸湿棉球	嘱患者肢体勿动，保持安置体位，避免污染无菌区域 减少跨越无菌区域 消毒剂勿溅湿无菌区域
5. 铺巾润管	戴无菌手套，铺洞巾，按操作顺序合理排列用物，润滑导尿管前端	洞巾与包布内层形成一连续完整的无菌区域 成人10~12号尿管，小儿8~10号尿管
6. 再次消毒	一弯盘置于会阴处，小药杯置于弯盘后，左手用无菌纱布包裹阴茎将包皮向后推，露出尿道口，夹消毒剂棉球自尿道口向外螺旋擦洗龟头至冠状沟，污棉球、小药杯、血管钳置弯盘内，将弯盘妥善置于无菌区域远端	消毒顺序由内向外 每个棉球限用一次 消毒尿道口稍作停顿，充分发挥消毒效果 左手继续固定阴茎
7. 插管导尿	将另一无菌弯盘移至会阴处，左手将阴茎提起与腹壁呈60°（图11-2），使耻骨前弯消失，尿道伸直，右手持血管钳夹尿管，嘱患者张口呼吸，松弛尿道，将尿管前端轻轻插入尿道20~22cm，见尿后再插入1~2cm，左手下移固定尿管，将尿液引流入弯盘。如需要留取尿培养标本，用无菌标本瓶接取5ml中段尿，盖好瓶盖	插管动作轻柔，避免损伤 观察患者反应，询问感受 首次放尿不超过1000ml 标本避免碰洒或污染
8. 拔管整理	导尿完毕，嘱患者张口呼吸放松，夹闭尿管尾端，拔管置于弯盘内，撤洞巾，擦净外阴，脱手套，撤导尿包和橡胶单、治疗巾，置于治疗车下层，协助患者穿好裤子，整理床单元	动作轻柔，避免损伤 保护隐私，避免不适
9. 洗手记录	尿标本贴标签送检，洗手，记录导尿时间、引流尿量、尿液性状及患者反应	及时送检，避免污染

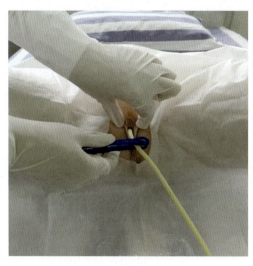

图11-1 女患者导尿术

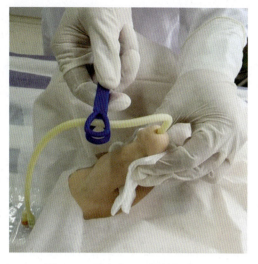

图11-2 男患者导尿插管角度

【评价】

1. 护士无菌观念及爱伤观念强，严格查对，操作过程动作轻柔，无污染，无差错，保护患者隐私。

2. 护患沟通有效，患者和家属理解导尿目的及过程，能主动配合，顺利完成操作。

3. 患者身心痛苦减轻，感觉舒适安全。

【注意事项】

1. 遵守无菌技术操作原则，保护患者隐私，维护患者自尊，注意保暖，防止受凉。

2. 为女患者导尿如误入阴道，应拔管并更换无菌导尿管后重新插管。

3. 尿潴留患者膀胱高度膨胀，首次放尿不超过1000ml，防止虚脱和血尿发生。

4. 做好健康教育。向患者及家属解释导尿操作的过程、配合方法及注意事项。告知患者在操作过程中，如感不适应立刻向护士说明。

四、留置导尿术

留置导尿术是指在导尿后，将导尿管保留在膀胱内，持续引流出尿液的方法。

【目的】

1. 为尿失禁的患者进行膀胱功能训练。

2. 进行膀胱冲洗或膀胱内药物治疗。

3. 腹腔及盆腔手术前、中、后排空膀胱，避免膀胱损伤及减轻膨胀膀胱对伤口的牵拉。

4. 抢救休克、危重患者时准确记录尿量，测量尿比重，密切观察患者的病情变化，为病情评估提供依据。

5. 对尿失禁和会阴有伤口的患者，保持皮肤和床单元的清洁干燥，预防压力性损伤发生。

【评估】

1. 患者的一般情况，如年龄、病情、临床诊断、治疗情况、意识状态、生命体征、自理能力、合作程度、心理状况及对疾病的认知情况等。

2. 患者的膀胱充盈度及会阴部皮肤黏膜的完整性等。

【计划】

1. 护士准备 着装整洁，剪指甲，洗手，戴口罩。

2. 患者准备

（1）了解留置导尿的目的、意义、过程、注意事项及配合要点，愿意合作。

（2）根据能力清洁会阴，做好留置导尿准备。

3. 用物准备　除导尿术用物外，另备无菌集尿袋1个、10ml无菌注射器1个、无菌生理盐水、橡皮圈、别针等。

4. 环境准备　环境清洁、宽敞、明亮，温度适宜，关闭门窗，屏风遮挡。

【实施】　见表11-2。

表11-2　留置导尿术

操作流程	操作步骤	要点与说明
1. 核对解释	携用物至床旁，核对患者床号、姓名、医嘱，向患者及家属解释导尿目的、操作程序及配合方法	确认患者 解除患者紧张情绪，取得合作
2. 准备患者	（1）床旁椅移至床尾同侧，放便器于椅上，打开便器巾，松开床尾盖被	便于操作
	（2）脱去患者对侧裤腿，盖于近侧腿上，并盖上浴巾，对侧腿棉被遮盖，患者体位同男、女患者导尿体位安置，暴露会阴，臀下垫一次性垫巾	防止患者受凉 尽量减少暴露，保护患者自尊，减轻其窘迫感 保护床单不被污染
3. 消毒插管	同男、女患者导尿术操作，插管见尿液后再插入7～10cm，引流出尿液	
4. 固定尿管	根据尿管上注明的气囊容积向气囊内注入等量的无菌生理盐水（图11-3）	将气囊尿管向内伸入少许，然后向外牵拉有阻力，证实尿管固定于膀胱内，再将尿管向内推少许，避免气囊压迫
5. 接集尿袋	尿管末端与集尿袋的引流管接头连接（图11-4）	引流管足够长度，防止翻身时牵拉尿管滑脱 集尿袋妥善固定于低于膀胱水平的位置，防止尿液逆流引起感染
6. 整理记录	患者取舒适卧位，整理床单元，询问感受，交代注意事项，清理用物，洗手，记录	记录引流量、尿液性状及患者反应

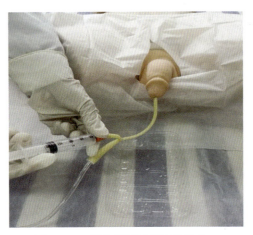　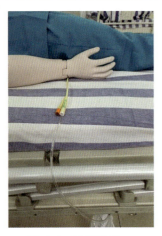

图11-3　双腔气囊导尿管注液固定　　　　图11-4　接集尿袋

【评价】

1. 护士动作轻柔，无菌观念强，严格查对，操作过程无污染，无差错。

2. 护患沟通有效，患者和家属理解留置导尿的目的及过程，能主动配合，顺利完成操作。

3. 患者身心痛苦减轻，感觉舒适安全。

4. 留置导尿后护理措施及时、有效，无并发症发生。

【注意事项】

1. 留置导尿管期间要听取患者主诉并仔细观察尿液情况，发现尿液混浊、沉淀、结晶时及时处理，每周检查尿常规1次。如患者出现发热、畏寒、尿频、尿急、尿痛、血尿等感染情况，及时报告医生处理。

2. 防止泌尿系统逆行感染的措施

（1）保持尿液引流通畅，避免尿管扭曲、折叠、受压、堵塞。患者离床活动时，集尿袋不能超过膀胱高度并避免挤压，防止尿液反流。

（2）保持尿道口清洁：女患者用消毒剂棉球擦拭外阴及尿道口，男患者用消毒剂棉球擦拭尿道口、龟头及包皮，每日2次。

（3）每日更换集尿袋，及时排空集尿袋，并记录尿量。

（4）每周更换尿管1次，硅胶尿管可酌情延长更换时间。

（5）鼓励患者多饮水，摄入含维生素C丰富的水果、饮料等，以增加尿量，达到自然冲洗尿路的目的，减少泌尿系统感染的发生。

3. 训练膀胱反射功能，采用间隙夹管方式。夹闭尿管，每3～4小时开放1次，使膀胱定时充盈和排空，促进膀胱功能的恢复。

4. 健康教育

（1）向患者及家属解释留置导尿的目的及护理方法，使其认识到预防泌尿系统感染的重要性，鼓励其主动参与护理。

（2）嘱患者保持引流通畅，防止尿管折叠、扭曲、受压及堵塞，集尿袋妥善安置，其位置应低于膀胱位置，防止尿液逆流。

（3）在病情允许的情况下，鼓励患者每天多饮水，适当活动，每天尿量维持在2000ml以上。

五、膀胱冲洗

膀胱冲洗（bladder irrigation）是指使用三通导尿管，将无菌溶液或药物注入膀胱内，进行冲洗或治疗，再利用虹吸原理将注入的溶液或药物引流出来的方法。

【目的】

1. 防止留置尿管的患者管路堵塞，保持引流通畅。

2. 清洁膀胱，预防感染。通过冲洗可以清除膀胱内的血凝块、黏液及细菌等异物。

3. 药物治疗膀胱疾病，如膀胱炎、膀胱肿瘤等。

【评估】

1. 患者的一般情况，如年龄、病情、临床诊断、治疗情况、意识状态、生命体征、自理能力、合作程度、心理状况及对疾病的认知情况等。

2. 病室环境是否适合膀胱冲洗。

【计划】

1. 护士准备 着装整洁，剪指甲，洗手、戴口罩。

2. 患者准备 了解膀胱冲洗的目的、过程、注意事项及配合要点，愿意合作。

3. 用物准备

（1）开放式膀胱冲洗术 无菌治疗盘内置治疗碗2个（其中一个盛无菌冲洗液）、无菌膀胱冲洗器或50ml注射器、纱布、手套、止血钳。另备75%乙醇棉球、棉签、便器及便器巾。

（2）密闭式膀胱冲洗术 无菌治疗盘内置无菌膀胱冲洗装置1套、止血钳，另备75%乙醇棉球、棉签、手套、开瓶器、输液调节器、输液架、输液管、便器及便器巾。

（3）常用冲洗液 0.9%氯化钠溶液、0.02%呋喃西林溶液、3%硼酸溶液、0.1%新霉素溶液等。溶液温度为38～40℃。前列腺肥大摘除术后患者，用4℃左右的0.9%氯化钠溶液冲洗。

4. 环境准备 环境清洁、宽敞、明亮，温度适宜，关闭门窗，屏风遮挡。

【实施】 见表11-3。

表11-3 膀胱冲洗

操作流程	操作步骤	要点与说明
1.核对解释	携用物至床旁，核对患者床号、姓名、医嘱，向患者及家属解释膀胱冲洗目的、操作程序及配合方法	确认患者 解除患者紧张情绪，取得合作
2.导尿固定	按留置导尿术插管并固定好导尿管	便于冲洗液顺利滴入膀胱
3.排空膀胱	打开引流管开关，引流出尿液，排空膀胱	有利于药液与膀胱壁充分接触，并保持有效浓度，达到冲洗目的
4.准备冲洗	（1）开放式膀胱冲洗：分离导尿管与集尿袋引流管连接处，消毒导尿管口和引流管接头，分别用无菌纱布包裹	避免污染，防止感染
	（2）密闭式膀胱冲洗：去掉冲洗液瓶铝盖中心部分并常规消毒瓶塞，将膀胱冲洗装置插入瓶塞，将冲洗液瓶倒挂于输液架上，排气夹闭，分离导尿管与集尿袋引流管连接处，消毒导尿管口和引流管接头，将导尿管和引流管与Y形管的2个分管分别连接	冲洗液液面距床面约60cm Y形管须低于耻骨联合，以便引流彻底。如使用三腔导尿管，则可不用Y形管
5.冲洗膀胱	（1）开放式膀胱冲洗：取膀胱冲洗器或注射器吸取冲洗液，接导尿管口，缓缓注入膀胱，取下冲洗器，让冲洗液自行流出，或轻轻抽吸，如此反复冲洗，直至流出液澄清为止	每次注入200～300ml液体 调节滴速60～80滴/分，速度过快易引起患者强烈尿意，迫使冲洗液从导尿管侧溢出
	（2）密闭式膀胱冲洗：夹闭引流管，开放冲洗管，使溶液滴入膀胱；待患者有尿意或滴入200～300ml后，夹闭冲洗管，开放引流管，待冲洗液全部引出，再夹闭引流管，按需要如此反复冲洗	冲洗过程中询问患者感受，观察患者反应及引流液性状，若患者出现不适或有出血情况，立即停止冲洗，报告医生处理
6.接集尿袋	冲洗完毕，取下冲洗管，消毒导尿管口和引流管接头并连接，清洁外阴部，妥善固定好导尿管	引流管足够长度，防止翻身时牵拉尿管滑脱集尿袋妥善固定于低于膀胱水平的位置，防止尿液逆流引起感染
7.整理记录	患者取舒适卧位，整理床单元，询问感受，交代注意事项，清理用物，洗手，记录	记录冲洗液名称、冲洗量、引流量、引流液性状及冲洗过程中患者反应等

【评价】

1.护士无菌观念强，严格查对，操作过程无污染，无差错，动作轻柔。

2.护患沟通有效，患者和家属理解膀胱冲洗的目的及过程，能主动配合，顺利完成操作。患者感觉舒适安全。

3.患者膀胱炎等症状减轻。

【注意事项】

1.严格遵守无菌技术原则。

2.引流的液体量少于灌入的液体量，要考虑是否有血块阻塞，可更换导尿管或增加冲洗次数。

3.操作过程中如患者出现腹痛、腹胀、血压下降等异常情况，应停止冲洗，立即报告医生给予处理。

4.健康教育。向患者及家属解释膀胱冲洗的目的、配合方法及注意事项。告知患者在冲洗过程中，如感不适立刻向护士说明，防止意外发生。嘱患者每日饮水量维持在2000ml左右，以防尿路感染。

第2节　排便护理技术

食物进入消化道经过胃和小肠的消化吸收，残渣存于大肠内，其中部分水分、维生素、电解质被吸收，其余经细菌发酵和腐败作用形成粪便，一般情况下，粪便的性质与性状可以反映整个消化系统的功能状况。因此，护士通过对患者排便活动及粪便情况的观察，可以及时发现和鉴别消化道疾病，有助于病情诊断、治疗及护理，帮助患者恢复健康。

一、排便的评估

（一）正常粪便及排便

1. 量与次数 每日排便量与次数的多少根据摄入食物的量、种类和消化器官的功能状态以及生活习惯而不同。一般成人每日排便1～3次（婴幼儿3～5次），每日排便量约100～300g。进食大量水果、蔬菜等粗纤维者，粪便量大；进食高蛋白、低纤维等精细食物及以肉食为主者，粪便量少。

2. 形状与颜色 正常成人的粪便柔软成形，呈黄褐色或棕黄色，婴儿粪便呈黄色或金黄色。粪便颜色会因摄入食物或药物的种类而有不同的变化。如摄入大量绿色蔬菜，粪便会呈现暗绿色；摄入动物血、肝脏或服用铁剂，粪便呈无光样黑色等。

3. 气味与混合物 粪便的气味是蛋白质经细菌分解发酵而产生，因摄入食物的种类而异，一般情况下，肉食者味重，素食者味轻。粪便中含有少量黏液，肉眼不易查见，可伴有未消化的食物残渣。

（二）异常粪便及排便

1. 次数 成人排便每日超过3次或每周少于3次，应视为排便异常，如腹泻、便秘。

2. 形状 粪便呈糊状或水样便，见于消化不良或急性肠炎时；粪便干结坚硬，有时呈栗子样，见于便秘时；粪便呈扁条状或带状，见于直肠、肛门狭窄或肠道部分梗阻，如直肠癌、肠息肉。

3. 颜色 柏油样便提示上消化道出血；暗红色便提示下消化道出血；果酱样便见于阿米巴痢疾或肠套叠；陶土色便提示胆道梗阻；粪便表面有鲜血附着或便后有鲜血滴出，见于肛裂、直肠息肉或痔疮；霍乱或副霍乱呈白色"米泔水"样便。

4. 气味 消化不良者粪便呈酸臭味；上消化道出血者粪便呈腥臭味；下消化道恶性肿瘤、溃疡者粪便呈腐臭味；严重腹泻者粪便呈恶臭味。

5. 混合物 肠炎患者粪便中常混有大量肉眼可见的黏液；直肠癌、痢疾患者粪便中常混有脓血；肠道寄生虫患者粪便中可查见蛔虫、蛲虫等虫体或虫体碎片、虫卵。

（三）影响排便的因素

1. 心理因素及文化 心理因素是影响排便的重要因素。精神抑郁，活动减少，肠蠕动减少，可导致便秘；情绪焦虑、紧张可导致迷走神经兴奋，从而引起腹泻；肠蠕动增加亦可引起腹泻。在隐蔽场所排便是通过文化教育形成的一种社会规范，当个体缺乏隐蔽的环境时，会产生压力，从而影响正常的排便活动。例如，患者病情严重需要护士帮助完成排便时。

2. 排便习惯 在生活过程中，人们逐渐形成个人的排便习惯，当自己习惯的排便时间、地点、所用便器、姿势、环境等改变时会影响正常排便。

3. 饮食 食物是影响排便的重要因素。富含纤维素的食物和每日摄入足量的水分使粪便柔软易于排出。而当摄入食量过少、食物缺乏纤维素或水分不足时，均可导致排便困难或便秘。

4. 活动 长期卧床、缺乏活动或神经系统受损的患者，肌肉张力减弱、肠蠕动减弱，引起排便困难或便秘。

5. 年龄 老年人可因腹壁肌肉张力减弱、胃肠蠕动减慢，发生便秘；2～3岁或2岁以下的婴幼儿因神经肌肉系统发育不完善，不能控制排便；儿童可以通过排便训练逐渐控制排便，养成定时排便的习惯。

6. 疾病 肠道本身的疾病或身体其他系统的病变均可影响正常的排便。例如，肠道感染可使肠蠕动增加，从而导致腹泻；脊髓损伤、脑卒中等可导致大便失禁；腹部、肛门部位伤口疼痛可抑制便意。

7. 治疗 长期服用抗生素可抑制肠道正常菌群，从而导致腹泻；麻醉剂或止痛剂可使肠蠕动减弱，从而导致便秘；胃肠检查时的灌肠和服用钡剂以及胃肠的手术都可影响正常排便。

二、常见排便形态异常的观察与护理

（一）便秘

便秘（constipation）是指排便次数减少，粪便过于干硬，且排便困难、不畅。常伴有腹胀、腹痛、乏力、消化不良、食欲不佳等症状，触诊腹部较硬且紧张，有时可触及包块，肛诊可触及粪块。常见原因有排便习惯不良，饮食结构不合理，运动不足，中枢神经系统功能障碍，肠道器质性病变，不合理使用药物，直肠、肛门手术，强烈情绪反应及排便时间、活动受限制等引起。其护理措施如下。

1. 心理护理 了解患者的心理状态，针对紧张焦虑的不良情绪给予解释和指导，消除患者思想顾虑，放松身心，积极配合治疗护理。

2. 提供适当的排便环境 为患者提供隐蔽安全的排便环境及充裕的时间，让患者安心排便，如拉上围帘或屏风，避开治疗、查房时间等。

3. 采取适宜的排便姿势 床上使用便器者，在没有禁忌的情况下，协助患者取坐位或抬高床头；病情允许时尽量下床如厕排便；手术患者应在手术前有计划地训练其在床上使用便器。

4. 腹部环行按摩 患者排便时，用手沿结肠解剖位置自右向左进行环行按摩，并在左下腹乙状结肠部位适当加压，刺激肠蠕动，促进排便。

5. 遵医嘱口服缓泻剂 缓泻剂可刺激肠蠕动，增加粪便中水分，如番泻叶、蓖麻油、液状石蜡等。老年、儿童患者应选用对老人、儿童选择作用缓和的泻剂；慢性便秘者选用番泻叶、蓖麻油等接触性泻剂。使用时告知患者，缓泻剂只能暂时解除便秘，不能解除病因，长期使用易导致习惯性依赖造成慢性便秘。

6. 正确使用简易通便剂 如开塞露、甘油栓、肥皂栓等，可以润滑肠壁、软化粪便、刺激肠蠕动。

7. 针刺穴位 针刺大肠俞、关元、天枢、足三里等穴位，可促进肠蠕动。

8. 灌肠 经上述方法无效时，遵医嘱行灌肠术。

9. 健康教育

（1）向患者及家属讲解有关排便的知识，养成定时排便的习惯。

（2）建立合理的饮食习惯，多食蔬菜、粗粮、水果等富含膳食纤维的食物，多饮水，病情允许时每日摄入液体量不低于2000ml，适当摄入油脂类食物。

（3）进行适当活动，如体操、散步、打太极拳等，根据患者的实际情况制订合理的活动计划并协助实施；卧床患者可行床上活动；指导患者进行增强腹肌和盆底肌肉的运动，增加肠蠕动和肌张力，促进排便。

（二）粪便嵌塞

粪便嵌塞（fecal impaction）是指粪便持久滞留堆积在直肠内，坚硬不能排出。常发生于慢性便秘的患者。因便秘未能及时解除，粪便滞留于直肠内，水分被持续吸收，使粪块变得又大又硬不能排出。其护理措施如下。

1. 早期可使用栓剂或口服缓泻剂润肠通便。

2. 必要时先用油剂保留灌肠，2～3小时后再行清洁灌肠。

3. 人工取便 清洁灌肠无效者，遵医嘱进行人工取便。

方法：手术者戴上手套，将已涂润滑剂的示指缓慢插入患者直肠内机械地破碎粪块，再一块一块地将其取出。操作时注意动作轻柔，避免损伤直肠黏膜。心脏病、脊椎受损者人工取便时易刺激迷走神经，故须特别留意，若患者出现心悸、头晕时立刻停止操作。

4. 健康教育 向患者及家属讲解有关排便的知识，协助患者建立并维持正常的排便习惯，防止便秘的发生。

（三）腹泻

腹泻（diarrhea）是指肠蠕动增快导致排便次数增多，粪便稀薄不成形，甚至水样便。常伴有肠痉挛、腹痛、恶心、呕吐、疲乏、肛门疼痛、有急于排便的需要和难以控制的感觉等。常由于饮食不当；使用缓泻剂不当、消化道功能紊乱、情绪紧张焦虑等引起。其护理措施如下。

1. 心理护理 耐心给予患者解释和安慰，做好清洁护理，维护患者自尊，提高患者自信心。

2. 除去病因 如立即停止食用可能被污染的食物、饮料等。

3. 卧床休息 减少肠蠕动和体力消耗，注意腹部保暖。对不能自理的患者及时给予便器。

4. 调整饮食 鼓励患者多饮水，酌情给予低脂、少渣、清淡的流质或半流质食物，忌油腻、辛辣和多纤维食物。腹泻严重时可暂禁食。

5. 遵医嘱用药 遵医嘱给予抗感染药物、止泻剂、口服补液盐或静脉输液等，防止水、电解质紊乱。

6. 肛周皮肤护理 便后用软纸擦净肛门，温水清洗，并在肛门周围涂油膏，以保护局部皮肤。特别是婴幼儿、老人、身体衰弱者。

7. 观察病情 观察并记录粪便的次数和性质，需要时留取标本送检。病情危重者注意生命体征的变化。疑为传染病患者则按肠道隔离原则护理。

8. 健康教育 向患者及家属讲解腹泻的相关知识，指导注意饮食卫生，合理选择饮食，养成良好的饮食卫生习惯。

（四）排便失禁

排便失禁（fecal incontinence）是指肛门括约肌不受意识控制而不自主地排便。常见于神经肌肉系统的病变或损伤，如瘫痪、胃肠道疾病、情绪异常、精神障碍等。其护理措施如下。

1. 心理护理 排便失禁患者常感窘迫、苦闷、自卑、抑郁，希望得到理解和帮助。护士应给予理解、安慰和鼓励，帮助患者树立信心，积极配合治疗和护理。

2. 环境舒适 及时开窗通风，去除异味；及时更换污染的被单、衣裤。增加患者舒适感。

3. 皮肤护理 床上垫橡胶单和中单或一次性尿布，并及时更换、整理；保持肛周皮肤清洁，便后及时用温水洗净，必要时涂润滑剂保护，避免皮肤损伤感染；定时翻身、按摩受压部位，预防压力性损伤的发生。

4. 帮助重建控制排便的能力

（1）观察患者排便的规律及排便前表现，及时给予便器，让患者自行排便。

（2）指导患者进行肛门括约肌及盆底肌的收缩锻炼，恢复肛门括约肌的控制能力。

5. 健康教育 教会患者及家属大便失禁的护理方法，指导饮食卫生知识。

（五）肠胀气

肠胀气（intestinal tympanites）是指肠道内有过量气体积聚，不能排出。常伴有腹胀、腹痛、呃逆等，严重时因压迫膈肌和胸腔而出现气急和呼吸困难。体检可见腹部膨隆，叩诊呈鼓音。常见于摄入产气食物过多；吞入大量空气；肠蠕动减弱；肠道梗阻及肠道手术后等。其护理措施如下。

1. 心理护理 向患者讲解肠胀气的相关知识，减轻其紧张情绪。

2. 去除原因 避免进食产气食物如豆类、糖类、碳酸饮料等；养成细嚼慢咽的进食习惯；积极治疗肠道疾病等。

3. 适当活动 病情许可者鼓励或协助下床活动；卧床患者可变换卧位或做床上运动，以促进肠蠕动，减轻腹胀。

4. 促进排气 可给予腹部按摩、热敷、针刺穴位等；必要时，遵医嘱给予药物治疗或肛管排气。

5. 健康教育 指导患者合理地饮食，少食豆类、糖类等产气食物；养成细嚼慢咽的良好饮食习惯。

三、灌　肠　法

案例 11-2

患者，男性，72 岁。约半年前开始排便次数减少，粪便干结坚硬，有时呈粟子样，排便困难，最近一周内未排便。自诉感腹胀、腹痛、消化不良、食欲减退。诊断为"便秘"收治入院。护理体检：体温 36.7℃，脉搏 74 次 / 分，律齐，呼吸 21 次 / 分，血压 138/84mmHg。医嘱：给予"50% 硫酸镁 30ml + 甘油 60ml + 温开水 90ml"行不保留灌肠。

问题：1. 护士应如何正确实施灌肠法？
　　　2. 在操作过程中需注意什么呢？

灌肠法是指将一定量的溶液通过肛管，由肛门经直肠灌入结肠，帮助患者排便、排气以清洁肠道，或由肠道供给药物，达到协助诊断和治疗目的的方法。根据灌肠的目的可分为不保留灌肠和保留灌肠。根据灌入液体的量又将不保留灌肠分为大量不保留灌肠和小量不保留灌肠。而反复使用大量不保留灌肠则为清洁灌肠，目的是清洁肠道。

（一）大量不保留灌肠法

【目的】　解除肠胀气和便秘；清洁肠道，为肠道检查、手术或分娩做准备；稀释并清除肠道内的有害物质，减轻中毒；灌入低温液体，为高热患者降温。

【评估】

1. 患者的病情、临床诊断、意识状态、心理反应及合作程度。

2. 患者的排便情况。

【计划】

1. 护士准备　衣帽整洁、洗手、戴口罩。

2. 患者准备　了解操作的目的、方法、注意事项，愿意配合操作。必要时需要在护士的协助下排尿。

3. 用物准备

（1）治疗盘内备　灌肠袋、肛管 1 根（22～24 号）、弯盘 1 个、一次性垫巾、水温计 1 支、润滑剂、棉签、卫生纸适量。

（2）灌肠溶液　常用 0.1%～0.2% 肥皂液或生理盐水。一般成人每次用量 500～1000ml，儿童每次用量为 200～500ml。溶液温度为 39～41℃，降温用 28～32℃、中暑用 4℃的生理盐水。

（3）其他　输液架、屏风、便器及便器巾。

4. 环境准备　环境清洁、宽敞、明亮，温度适宜，关闭门窗，屏风遮挡。

【实施】　见表 11-4。

表 11-4　大量不保留灌肠

操作流程	操作步骤	要点与说明
1. 核对解释	核对患者床号、姓名及医嘱，向患者解释操作的目的、过程、配合方法及注意事项	再次确认患者，确认医嘱 解除患者的紧张情绪，使患者有安全感，取得合作
2. 准备患者	协助患者取左侧卧位，双膝屈曲，臀部移至床沿（不能自控排便者可取仰卧位，臀下放便器），脱裤至膝部，盖好被子，显露臀部，臀下垫一次性垫巾，置弯盘于臀边	使降结肠、乙状结肠处于下方，借重力作用使灌肠液顺利流入降结肠和乙状结肠 保暖，保护患者隐私 保护床单 妊娠、急腹症、消化道出血、严重心血管疾病等患者禁忌灌肠

续表

操作流程	操作步骤	要点与说明
3. 挂筒（袋）排气	挂一次性灌肠袋于输液架上，筒内液面距肛门40～60cm，戴手套并润滑肛管前端，排尽管内气体，夹管	维持一定的灌注压力和速度，利于液体保留。伤寒患者灌肠液量不得超过500ml，压力要低（液面距肛门不超过30cm） 防止气体进入肠道引起腹胀 肝昏迷患者禁用肥皂水灌肠，减少氨的产生和吸收；充血性心力衰竭和水钠潴留的患者禁用生理盐水灌肠
4. 插管灌液	左手垫卫生纸分开臀裂显露肛门，嘱患者深呼吸，右手持肛管轻轻插入直肠7～10cm（小儿4～7cm）（图11-5），一手固定肛管，另一手开放管夹，使溶液缓缓流入，密切观察筒内液面下降情况及患者反应。若溶液流入受阻，可挤捏或移动肛管；若感觉腹胀或有便意，可嘱其深呼吸，并降低灌肠筒的高度；若出现面色苍白、脉速、出冷汗、剧烈腹痛、心慌气促，应立即停止灌肠，报告医生给予处理	患者放松，利于插入肛管 防止肛管脱出 挤捏使阻塞肠腔的粪便脱落 放松腹部肌肉，减轻腹压，并降低灌注溶液的压力 患者可能发生肠道剧烈痉挛或出血
5. 拔出肛管	待溶液即将灌完时夹管，用卫生纸包裹肛管轻轻拔出，放入弯盘内，擦净肛门，嘱患者尽量保留5～10分钟后再排便（对不能下床的患者，将便器、卫生纸置于易取处）	避免灌肠液和粪便随肛管流出 粪便充分软化，易于排便 降温灌肠者液体保留30分钟，排便后30分钟测量体温并记录
6. 整理记录	撤去橡胶单和治疗巾，协助患者穿裤，取舒适卧位，整理床单元，清理用物，开窗通风，观察排便情况	保持病室整洁，去除病室异味 对床上使用便器者，应排便后再撤去橡胶单和治疗巾 观察粪便性状，必要时留标本送检

【评价】

1. 护患沟通有效，患者和家属理解灌肠目的及过程，能主动配合，顺利完成操作。

2. 护士操作规范、熟练，关心、体贴和保护患者。

3. 患者身心痛苦减轻，感觉舒适安全，目的达到。

【注意事项】

1. 急腹症、妊娠、严重心血管疾病等患者禁忌灌肠。

2. 肝性脑病患者灌肠禁用肥皂水溶液；充血性心力衰竭及水钠潴留患者禁用0.9%氯化钠溶液灌肠。

3. 伤寒患者灌肠时溶液量不超过500ml，液面距离肛门高度不超过30cm。

4. 灌肠过程中注意观察患者情况，如出现脉速、面色苍白、出冷汗、剧烈腹痛、气急心慌等异常，应立即停止操作并报告医生配合处理。

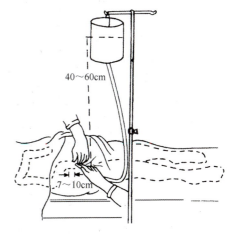

图11-5 大量不保留灌肠

5. 健康教育。指导患者及家属保持健康的生活习惯以维持正常排便，向患者及家属讲解维持正常排便习惯的重要性，指导患者掌握灌肠的配合方法。

（二）小量不保留灌肠

【目的】 使粪便软化，解除便秘；排出肠道内的积气，减轻腹胀。

【评估】

1. 患者的病情、临床诊断、灌肠目的。

2. 患者的意识状态、心理反应及合作程度。

【计划】

1. 护士准备 衣帽整洁、洗手、戴口罩。

2. 患者准备 同大量不保留灌肠。

3. 用物准备

（1）治疗盘内备 注洗器1支或灌肠袋1个、肛管1根（20～22号）、温开水5～10ml、弯盘1个、血管钳1把、一次性垫巾1套、润滑剂、棉签、卫生纸适量。

（2）灌肠溶液 "1、2、3"溶液（50%硫酸镁30ml、甘油60ml、温开水90ml）或油剂（甘油50ml加等量温开水；各种植物油120～180ml），溶液温度38℃。

（3）同大量不保留灌肠。

4. 环境准备 同大量不保留灌肠。

【实施】 见表11-5、图11-6。

表11-5 小量不保留灌肠

操作流程	操作步骤	要点与说明
1. 核对解释	同大量不保留灌肠	同大量不保留灌肠
2. 准备患者	同大量不保留灌肠	同大量不保留灌肠
3. 抽液排气	戴手套，用注洗器抽吸灌肠液，连接肛管并润滑前端，排气，夹管	可用灌肠袋盛装灌肠液
4. 插管灌液	左手垫卫生纸分开臀裂显露肛门，嘱患者深呼吸，右手持肛管轻轻插入直肠7～10cm，一手固定肛管，另一手松开血管钳，并缓缓注入溶液；注毕夹管，取下注射器再抽溶液，松夹后再灌注，如此反复直至溶液注完，再注入温开水5～10ml，抬高肛管末端	患者放松，利于插入肛管 注入速度不可过快，以免刺激肠道引起排便反射，使溶液难以保留，如用小灌肠筒，液面距肛门低于30cm 防止空气进入肠道引起腹胀 注意观察患者反应 使管内溶液全部灌入
5. 拔出肛管	夹管后，用卫生纸包住肛管轻轻拔出置于弯盘内，擦净肛门，脱下手套，嘱患者尽量保留溶液10～20分钟后再排便，对不能下床的患者，将便器、卫生纸、呼叫器置于易取处	避免灌肠液和粪便随肛管流出 使粪便充分软化，易于排便
6. 整理记录	撤去橡胶单和治疗巾，协助患者穿裤，取舒适卧位，整理床单元，清理用物，开窗通风，洗手、观察患者反应并记录	同大量不保留灌肠

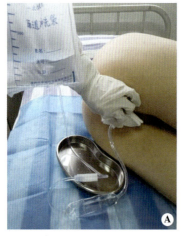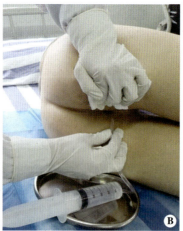

图11-6 小量不保留灌肠
A. 灌肠袋；B. 注洗器

【评价】 同大量不保留灌肠。

【注意事项】

1. 每次抽吸灌肠液时应反折肛管末端，防止空气进入引起腹胀。

2. 灌肠液量不宜过多、速度要慢、压力宜低。

3. 健康教育。指导患者及家属保持健康的生活习惯维持正常排便，向患者及家属讲解维持正常排便习惯的重要性，指导患者掌握灌肠的配合方法。

（三）保留灌肠

【目的】 灌肠液保留在肠道内，通过肠黏膜吸收达到治疗疾病的目的，常用于镇静、催眠和治疗肠道感染。

【评估】

1. 患者的病情、临床诊断、肠道病变部位、灌肠目的。

2. 患者的意识状态、心理反应及合作程度。

【计划】

1. 护士准备 衣帽整洁、洗手、戴口罩。

2. 患者准备 了解保留灌肠的目的、过程和注意事项，并排尽大小便。

3. 用物准备

（1）治疗盘内备 肛管1根（20号以下），其他同小量不保留灌肠。

（2）灌肠溶液（药物及剂量按医嘱准备，一般不超过200ml，温度38℃） 镇静催眠用10%水合氯醛；肠道抗感染用2%黄连素、0.5%～1%新霉素或其他抗生素溶液。

4. 环境准备 同大量不保留灌肠。

【实施】 见表11-6。

表 11-6　保留灌肠

操作流程	操作步骤	要点与说明
1. 核对解释	核对患者床号、姓名及医嘱，向患者解释操作的目的、过程、配合方法及注意事项，核对灌肠溶液的种类、量、温度	再次确认患者 解除患者的紧张情绪，使患者有安全感，取得合作 确认正确执行医嘱
2. 准备患者	根据病情选择卧位，双膝屈曲，臀部移至床沿，脱裤至膝部，盖好被子，显露臀部，垫一次性垫巾于臀下，垫高臀部约10cm，弯盘置于臀边	慢性细菌性痢疾，疾病变部位在直肠或乙状结肠处取左侧卧位；阿米巴痢疾，病变部位在回盲部取右侧卧位；肛门、直肠、结肠等部位手术后及大便失禁的患者，不宜保留灌肠；灌肠前嘱患者排尽大小便，利于药物吸收；以晚上睡眠前灌肠为宜 防止污染床单 抬高臀部，防止药液的溢出
3. 抽液排气	戴手套，用注射器抽吸药液，连接肛管并润滑前端，排气，夹管	可用小灌肠筒盛装药液
4. 插管灌液	左手垫卫生纸分开肛门，嘱患者深呼吸，右手持肛管轻轻插入肛门15～20cm，一手固定肛管，另一手松开血管钳，缓慢注入药液。注毕夹管，取下注射器再吸药液，松夹后再灌注，如此反复直至药液注完，再注入温开水5～10ml，抬高肛管末端	患者放松，利于插入肛管，插管宜深，液量宜小，压力宜低，灌入速度宜慢，以减小刺激，使药液能保留较长时间，利于肠黏膜吸收 如用小容量灌肠筒，液面距肛门不超过30cm 使管内药液全部灌入
5. 拔出肛管	夹管后，用卫生纸包裹肛管轻轻拔出放入弯盘内，擦净肛门，取下手套，嘱患者尽量忍耐，保留药液1h以上	利于药液被充分吸收
6. 整理记录	同大量不保留灌肠	同大量不保留灌肠

【评价】

1. 关心、体贴和保护患者。护患沟通有效，患者积极配合。

2. 护士操作规范熟练，溶液保留在肠道时间超过1小时。

【注意事项】

1. 肛门、直肠、结肠手术的患者及大便失禁的患者不宜做保留灌肠。

2. 灌肠前嘱患者排便，排空肠道有利于药物吸收。

3. 灌肠时，肛管要细、插管要深、液量要少、压力要低、速度要慢，以减少刺激，便于药液保留，利于药液的吸收。

4. 健康教育。向患者及家属介绍保留灌肠的目的、方法和注意事项，取得配合。

四、口服溶液清洁肠道

通过口服等渗或高渗溶液进入肠道，使肠腔内水分大量增加，从而软化粪便，刺激肠蠕动，促进排便，以达到清洁肠道的目的。此法简便易行，清洁效果理想，适用于直肠、结肠检查和手术前肠道准备。

【目的】 清洁肠道，为直肠、结肠检查和手术做肠道准备。

【评估】

1. 患者的病情及诊断。

2. 患者的意识状态、心理反应及合作程度。

【计划】

1. 护士准备 衣帽整洁、洗手、戴口罩、戴手套。

2. 患者准备 了解操作目的、过程和注意事项，愿意配合操作。

3. 用物准备 高渗溶液（甘露醇或硫酸镁）、量杯。

4. 环境准备 整洁、安静、舒适、安全。

【实施】

1. 电解质等渗溶液清洁肠道法 电解质等渗清肠口服液口服后几乎不吸收、不分解，有效增加肠道体液成分，从而软化粪便，刺激肠蠕动，加速排便，达到清洗肠道的目的。常用溶液有复方聚乙二醇电解质散等，复方聚乙二醇电解质散主要成分为聚乙二醇4000、氯化钠、氯化钾、无水硫酸钠、碳酸氢钠。

（1）配制方法（每1000ml） 取药品1盒（内含A、B、C各1小包），将盒内各包药粉一并倒入带有刻度的杯（瓶）中，加温开水至1000ml，搅拌使其完全溶解。

（2）服用方法 ①大肠手术前，患者手术前日午餐后禁食（可饮水），午餐3小时后开始给药。②大肠内镜检查前，检查当日给药，当日早餐禁食（可饮水），预定检查时间4小时前给药；检查前日给药，前日晚餐后禁食（可饮水），晚餐后1小时给药，患者前日的早餐、午餐应进食少渣的食物，晚餐进流质饮食。

（3）用量 3000～4000ml，首次服用600～1000ml，每隔10～15分钟服用1次，每次250ml，直至服完或排出水样清便，总给药量不能超过4000ml。

（4）观察 口服清洁肠道溶液后护士应观察患者的一般情况。①排便次数、粪便性质：先为软便，后为水样便，待排出液为清水样时即说明已达到清洁肠道的目的。②服药后症状：服药后约1小时，肠道蠕动加快，部分患者会出现恶心、腹胀，若症状严重，可加大间隔时间或暂停给药，直至症状消失后再恢复用药，如出现腹痛、休克、过敏样症状等副作用，应停止服药，立即接受治疗。③排便后感觉：无腹痛，无直肠下坠感。如口服溶液清洁肠道效果差，应在术前晚、术日晨清洁灌肠。及时做好记录。

2. 甘露醇法 患者术前3天进半流质饮食，术前1天进流质饮食，术前1天下午14：00～16：00服用甘露醇溶液1500ml（20%甘露醇500ml+5%葡萄糖1000ml混匀）。一般服后15～20分钟即反复自行排便，1～3小时内可排便2～5次。

3. 硫酸镁法 患者术前3天进半流质饮食，每晚服用50%硫酸镁10～30 ml。术前1天进流质饮食，术前1天下午14：00～16：00服用25%硫酸镁200ml（50%硫酸镁100ml+5%葡萄糖盐水100ml），然后再服温开水1000ml。一般服后15～30分钟即可反复自行排便，2～3小时可排便2～5次。

【评价】

1. 护患沟通有效，患者积极配合。
2. 护士操作规范，清洁肠道效果好。

五、简易通便术

采用通便剂帮助患者解除便秘的简便易行、经济有效的方法称简易通便术。适用于年老体弱及久病卧床的便秘患者。

【目的】 为患者解除便秘。

【评估】

1. 患者的病情、诊断及排便情况。
2. 患者的意识状态、心理反应及合作程度。

【计划】

1. 护士准备 衣帽整洁、剪指甲、洗手、戴口罩。

2. 患者准备 了解操作的目的、过程和注意事项，愿意配合操作。

3. 用物准备 按医嘱备通便剂。

（1）开塞露（由甘油或山梨醇制成，装在密闭的塑料容器内）、甘油栓（甘油和明胶制成的栓剂）。

（2）手套或纱布、卫生纸、剪刀等。

4. 环境准备 酌情关闭门窗、拉屏风遮挡患者。

【实施】

1. 开塞露法 使用时将塑料囊管部顶端封口处剪去，先挤出少许液体润滑开口处及管部。患者取左侧卧位，放松肛门外括约肌。护士将塑料囊管部位轻轻地全部插入肛门，将药液全部挤入直肠内，取出塑料囊，嘱患者保留5～10分钟后再排便。

2. 甘油栓法 使用时，嘱患者张口呼吸放松，护士用戴手套的手指捏住甘油栓底部轻轻插入肛门至直肠内，并用纱布抵住肛门处轻轻按揉，嘱患者保留5～10分钟后再排便。

【评价】

1. 护患沟通有效，配合良好。
2. 护士操作规范、熟练，达到目的。
3. 关心、体贴和保护患者，患者感到安全、舒适。

六、肛管排气法

将肛管从肛门插入直肠，排出肠腔内积气的方法称肛管排气法。

【目的】 排出肠腔内的积气，减轻患者腹胀。

【评估】

1. 患者的病情、临床诊断、腹胀情况。
2. 患者的意识状态、心理反应及理解合作能力。

【计划】

1. 护士准备 衣帽整洁、洗手、戴口罩、戴手套。

2. 患者准备 了解操作的目的、过程和注意事项，愿意配合操作。

3. 用物准备 治疗盘内置：肛管1根（26号）、接头1个、橡胶管1根、水瓶1个（内盛水3/4满），瓶口系带1根、胶布1条、橡皮圈及别针1套、弯盘，润滑油、棉签、卫生纸适量。

4. 环境准备 酌情关闭门窗、拉屏风遮挡患者。

【实施】 见表11-7、图11-7。

表11-7 肛管排气

操作流程	操作步骤	要点与说明
1. 核对解释	核对患者床号、姓名及医嘱，向患者解释操作的目的、过程及方法	确认患者 消除患者的紧张情绪，使患者有安全感，取得合作
2. 系瓶连管	将水瓶系于床边，橡胶管一端与肛管相连，另一端插入瓶内液面下	防止空气进入直肠加重腹胀。观察气体排出情况
3. 安置卧位	协助患者取左侧卧位或仰卧位，暴露肛门	注意遮盖，保暖并维护自尊
4. 插管固定	戴手套，润滑肛管前端，左手分开臀裂暴露肛门，嘱患者深呼吸，右手持肛管轻轻插入直肠15～18cm，用胶布固定肛管于臀部，用橡皮圈及别针固定橡胶管于床单上，橡胶管留出足够长度	橡胶管要留出足够的长度，便于翻身，防止脱落 保留肛管时间不超过20分钟，长时间留置肛管会降低肛门括约肌的反应，甚至导致肛门括约肌永久性松弛，必要时间隔2～3小时后重新插管排气
5. 观察	观察排气情况，若排气不畅，协助患者更换卧位或按摩腹部	变换卧位可促进排气 若瓶内液面下有气泡逸出，表明排气畅通
6. 拔管	用卫生纸包裹肛管轻轻拔出置弯盘内，擦净肛门，取下手套	防止污染床单
7. 整理记录	协助患者穿好裤子，取舒适体位，询问腹胀情况有无减轻，整理床单元，清理用物，洗手、记录	保护患者自尊，保持病室整洁 观察腹胀有无减轻 必要时，间隔2～3小时后再行肛管排气

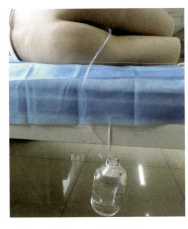

图 11-7 肛管排气

【评价】

1. 护患沟通有效，患者积极配合良好。

2. 护士操作熟练，规范，患者腹胀减轻或消失。

【注意事项】

1. 肛管保留时间不超过20分钟，如时间过长可导致肛门括约肌永久性松弛。必要时间隔2～3小时再行肛管排气。

2. 若患者排气不畅，可帮助其更换卧位或按摩腹部促进排气。

✎ 自 测 题

A₁/A₂型题

1. 血红蛋白尿是什么颜色（ ）

　A. 乳白色　　　　B. 淡红色

　C. 深黄色　　　　D. 酱油色

　E. 淡黄色

2. 膀胱刺激征的表现为（ ）

　A. 尿急　　　　　B. 尿频

　C. 尿不尽　　　　D. 尿痛

E. 尿频、尿急、尿痛

3. 女患者导尿的插管长度为（ ）

　A. 2～3cm　　　　B. 3～4cm

　C. 3～5cm　　　　D. 4～6cm

　E. 5～7cm

4. 男患者导尿将阴茎提起与腹壁呈（ ）角度

　A. 60°　　　　　　B. 50°

　C. 40°　　　　　　D. 30°

E. 20°

5. 患者，男性，72岁。前列腺肥大。自诉腹胀腹痛，排尿困难，12h未排尿，查体见耻骨上膀胱高度膨胀，叩诊实音。护士为患者采取的最恰当的护理措施是（ ）

    A. 更换体位协助患者排尿

    B. 用温水冲洗会阴部

    C. 行导尿术

    D. 听流水声

    E. 下腹部热毛巾热敷

6. 患者，女性，55岁。有机磷农药中毒。患者的尿液气味呈（ ）

    A. 酸臭味   B. 臭鸡蛋味

    C. 大蒜味   D. 血腥味

    E. 烂苹果味

7. 患者，女性，58岁。慢性肾衰竭，尿毒症。护士观察：患者24h尿量60ml，下腹部空虚，无胀痛。判断该患者目前的排尿状况是（ ）

    A. 尿潴留   B. 尿失禁

    C. 少尿   D. 尿闭

    E. 多尿

8. 患者，男性，75岁。排尿困难1年，逐渐加重2个月，近日夜间尿液不自主流出。最可能发生的情况是（ ）

    A. 完全性尿失禁   B. 压力性尿失禁

    C. 充盈性尿失禁   D. 急迫性尿失禁

    E. 神经源性尿失禁

9. 患者，女性，60岁。下蹲或腹部用力时，常出现不由自主地排尿。根据患者病情应给予的护理诊断是（ ）

    A. 可逆性尿失禁，与膀胱过度充盈有关

    B. 真性尿失禁，与神经传导功能减退有关

    C. 反射性尿失禁，与膀胱收缩有关

    D. 压力性尿失禁，与腹压升高有关

    E. 压迫性尿失禁，与膀胱括约肌功能减退有关

10. 患者，女性，45岁。因便秘需要为其行大量不保留灌肠。护士为其准备的灌肠液的温度应该为（ ）

    A. 10～15℃   B. 15～20℃

    C. 25～30℃   D. 39～41℃

    E. 45～50℃

A_3/A_4型题

（11、12题共用题干）

患者，女性，35岁。慢性细菌性痢疾。拟给予药物灌肠治疗。

11. 灌肠时，护士为该患者采取的卧位是（ ）

    A. 仰卧位   B. 俯卧位

    C. 右侧卧位   D. 左侧卧位

    E. 膝胸卧位

12. 给予该患者最佳的灌肠方法是（ ）

    A. 大量不保留灌肠法

    B. 小量不保留灌肠法

    C. 清洁灌肠法

    D. 大量保留灌肠法

    E. 保留灌肠法

（13、14题共用题干）

患者，女性，68岁。肝性脑病前期，患者睡眠障碍、精神错乱、行为失常，5天未排便。

13. 给予灌肠为其解除便秘时，禁用的灌肠液是（ ）

    A. 甘油+水   B. 1、2、3溶液

    C. 肥皂水   D. 生理盐水

    E. 润肠药物

14. 若患者出现肠胀气，护士可采取的措施是（ ）

    A. 肛管排气   B. 硫酸镁溶液灌肠

    C. 10%水合氯醛灌肠   D. 肛门周围涂抹凡士林

    E. 口服硫酸镁

（李文平）

第12章

药物疗法

案例 12-1

　　患者，男性，62 岁。7 天前因受凉后出现咳嗽、咳痰，为白色脓性痰，痰量较大。气急、气促，出现双下肢水肿。自行口服复方甘草片无效，来院就诊。既往有慢性支气管炎病史 8 年、脑梗死病史 15 年；无高血压、糖尿病病史；无肝炎、结核病等传染病史；无药物过敏史。查体：T 38.7℃、P 90 次 / 分、R 25 次 / 分、BP 135/90mmHg，发育正常，营养中等，神志清楚，精神差，双肺呼吸音粗，可闻及散在的细湿啰音及喘鸣音，心律齐，未闻及杂音。全身皮肤黏膜未见黄染、皮疹、出血点，全身各浅表淋巴结未触及。血常规白细胞 $14×10^9$/L，中性粒细胞 76%。X 线片显示肺纹理增粗，紊乱。遵医嘱给予：阿莫西林 0.5g，口服，每日 2 次；氨茶碱 0.1g，口服，每日 2 次；青霉素过敏试验、青霉素 80 万 U，肌内注射，每 6 小时 1 次；庆大霉素 8U，盐酸氨溴索注射液 15mg，地塞米松 5mg，雾化吸入，每日 2 次。

　　问题： 1. 该患者的医嘱中包含哪些给药方式？给药的间隔时间是多久？

　　　　　　2. 作为患者的责任护士，如何执行各类药物治疗的医嘱？

第1节　概　　述

一、药物的种类、领取和保管原则

（一）药物的种类

根据药物性质和给药的途径不同，医院常用药品的种类主要分为四种类型。

1. 内服药 分为固体剂型和液体剂型。固体剂型主要包括片剂、丸剂、散剂、胶囊等；液体剂型主要包括口服液、酊剂和合剂等。

2. 外用药 分为软膏、搽剂、洗剂、滴剂、粉剂、栓剂、酊剂、涂膜剂等。

3. 注射药 分为水溶液、混悬液、油剂、结晶、粉剂等。

4. 其他 粘贴敷片、植入慢溶药片、胰岛素泵、泡腾片等。

临床工作中常用药品种类的外文缩写（表12-1）。

表 12-1　常用药物种类的外文（拉丁文/英文）及其缩写与中文译意

拉丁文/英文	缩写	中文译意
injectio/injection	inj	注射剂
taballa/tablet	tab	片剂
compositus/compound	comp	复方
pilula/pill	pil	丸剂
lotio/lotion	lot	洗剂
mistura/mixture	mist	合剂

续表

拉丁文/英文	缩写	中文译意
tincture/tincture	tr	酊剂
pulvis/powder	pulv	粉剂/散剂
extractum/extract	ext	浸膏
capsula/capsule	cap	胶囊
suppositorium/suppository	sup	栓剂
syrupus/syrup	syr	糖浆
unguentum/ointment	ung	软膏

（二）药物的领取

医院对药物领取的规定各不相同，但都必须凭医生的处方领取药物。门诊患者药物由门诊药房负责配备，患者按医生处方在门诊药房直接领取药物；住院患者药物由住院药房（中心药房）负责配备，由病区护士领取或医院传输通道送至病区。

1. 病区 病区均设有药柜，用于存放一定数量的备用药，如临时医嘱的口服药、注射药等，设专人管理，药物要根据使用量定期领取和补充；患者使用的贵重药物和特殊药物凭医生的处方领取，依照具体情况放于患者处保存或置于药柜内保存；病区内会备有固定数量的剧毒药和麻醉药（如吗啡、哌替啶等），严格加锁保管，使用后凭医生的处方和空瓶领取补充。

2. 中心药房 全院各科室的口服药物由中心药房专人负责核对、配备，由病区护士核对后领取或通过传输通道送至病区，按时发给患者服用。有些医院设置中心配液室，为全院病区准备注射和输液药物，并配备专人按时送到各病区。

（三）药物的保管原则

1. 药柜放置 药物统一放于药柜保存。药柜应置于通风、干燥、光线明亮处，避免阳光直射，保持整洁。专人负责定期清点、检查药品质量，确保药物在有效期内。

2. 分类放置 药品包装应有明显标识。标签要求：内服药标签为蓝色边，外用药为红色边，剧毒药和麻醉药为黑色边。标签字迹清楚，标签上应标明药名（中英文对照）、浓度、剂量。按内服、外用、注射、剧毒药等分类放置。贵重药、麻醉药、剧毒药应加锁保管，专人负责，使用专本登记，并实行严格的交接班制度。

3. 定期检查 药品应根据有效期先后顺序，先领先用，防止药物因积压失效造成药品的浪费。药品还要定期检查，如有过期、沉淀、混浊、异味、潮解、霉变等现象，标签模糊或脱落、辨认不清，应立即停止使用并报药剂科补充。

4. 妥善保存 根据药物的性质采取相应的保管方式。

（1）易挥发、潮解或风化的芳香性药物 如乙醇、过氧乙酸、碘酊、糖衣片、酵母片等，应装密封瓶保存。

（2）易氧化和遇光变质的药物 如盐酸肾上腺素、维生素C、氨茶碱等，应装深色密闭瓶中或放在黑纸遮光的包装内，置于阴凉处保存。

（3）遇热易被破坏的某些生物制剂和抗生素 如白蛋白、抗毒血清、疫苗、青霉素过敏试验溶液等，应置于干燥阴凉（约20℃）处或于2～10℃冰箱中冷藏保存。

（4）具有易燃易爆性质的药剂 如环氧乙烷、乙醇、乙醚等，须密闭保存并单独存放于低温阴凉处，远离明火。

（5）患者个人专用的贵重或特殊药物应单独存放，注明床号、姓名，加锁保管。或放于患者处保管，随用随取。

二、安全给药的原则

给药原则是药物疗法遵循的总则，护士在执行药疗时必须严格遵守。

（一）遵医嘱准确给药

各类给药护理操作属于非独立性操作，必须有医嘱作为依据。护士要严格遵照医嘱执行给药的剂量、浓度、用法和给药时间。同时，护士应对医嘱进行二次核对和把关，对于有疑问的医嘱或错误医嘱要及时与医生核对清楚，切不可盲目执行，更不可擅自更改医嘱。紧急情况下，护士在执行口头医嘱时，要复述医嘱内容与医生确认无误后再执行，并在指定时间（6小时）内，医护人员据实补写医嘱和执行医嘱并签字。

（二）严格执行查对制度

为能安全、准确地执行药疗操作，护士必须建立"三查八对"的意识。"三查八对"具体内容包括：

三查：操作前、操作中、操作后查。

八对：患者姓名、病案号，药物名称、剂量、浓度、时间、用法、有效期。

（三）安全正确用药

1. 做到五准确，将准确的药物按准确的剂量用准确的途径在准确的时间给予准确的患者。

2. 操作前要仔细核对，确保药物质量符合操作要求。两种或两种以上药物配伍时注意配伍禁忌，避免发生药源性疾病。

3. 药液最好现用现配，避免久置后引起药物效能降低或造成药液污染。

4. 给药前充分评估患者的病情、治疗方案、所用药物的性质，遵照医嘱选择正确的给药时间和给药途径。给药前充分为患者解释药物的作用及给药途径以取得配合，做好用药指导，提高患者用药依从性。

5. 对易发生过敏反应的药物，给药前仔细询问过敏史，遵医嘱做过敏试验，结果阴性方可使用，用药过程中要加强对用药反应的观察。

（四）密切观察用药反应

临床用药的效果主要体现在治疗作用和不良反应两个方面。护士在用药过程中要监测患者病情变化，评价药物疗效，及时发现不良反应。尤其是易引起过敏反应或副作用较大的特殊药物，更应该密切观察并做好记录。如用硝苯地平治疗心绞痛时，应观察心绞痛发作的次数、强度、心电图改变等。

（五）发现给药错误应及时采取措施

如发现给药错误，应立即报告护士长，协助医生做好紧急处理。密切观察患者的病情变化，减少因给药差错造成的不良后果。填写意外事件报告作为该事件的法律证明，并深刻反思和检讨错误的原因，并向患者及家属做好解释和道歉。

三、影响药物疗效的因素

药物疗效不仅取决于药物本身的药理作用和理化性质，还会受机体因素、给药途径、饮食营养等方面因素的影响。为保证每位患者都能够达到最佳的治疗效果，护士必须掌握影响药物作用的各种因素，指导患者用药。

（一）药物因素

1. 药物剂型 药物的剂型对药物吸收量和吸收速度均有不同影响，会导致药物作用的快慢和强弱不等。例如，注射药比口服药吸收速度快；口服药比外用药吸收速度快。口服给药时，液体制剂比固体制剂吸收速度快；注射给药时，水溶液比混悬液、油剂吸收速度快。

2. 药物剂量 临床规定的药物治疗量或有效剂量是指能对机体产生预期效应而不引起毒性反应的剂量。在安全用药范围内，药物的剂量大小与效应强弱之间存在正比关系。药物剂量增加，药效则增强；剂量减少，药效则减弱。当剂量超过一定限度时则会产生中毒反应，因此，护士在使用安全范围小的药物时，应特别注意监测中毒反应情况，如洋地黄类药物等。

3. 给药途径 不同的给药途径能影响药效的强弱和起效快慢，如静脉给药时，药物直接进入血液循环，其药效要比皮下注射、肌内注射等其他给药途径快。有些特殊药品，不同给药途径发挥的作用不同，如硫酸镁口服使用可以起到导泻和利胆作用，注射则有镇静和降压作用。

4. 给药时间 为更好地发挥药物疗效，不同药品有不同的给药时间要求。例如，对黏膜有刺激的药物宜饭后服，口服药多为空腹服用等。两次给药之间还要有一定的时间间隔，应以药物的半衰期作为参考依据，尤其是抗生素类药物更应该以维持药物在血液中的有效浓度为最佳选择。对于肝肾功能不良的患者，要适当调整用药时间，防止血药浓度过大或药物蓄积引起中毒。医院常用给药时间与安排见表12-2。

表12-2　医院常用给药时间与安排

给药时间	安排	给药时间	安排
q.m.	6a.m.	q2h.	6a.m.，8a.m.，10a.m.，12n.，2p.m.
q.d.	8a.m.	q3h.	6a.m.，9a.m.，12n.，3p.m.，6p.m.
b.i.d.	8a.m.，4p.m.	q4h.	8a.m.，12n.，4p.m.，8p.m.，12m.n.
t.i.d.	8a.m.，12n.，4p.m.	q6h.	8a.m.，1p.m.，8p.m.，2a.m.
q.i.d.	8a.m.，12n.，4p.m.，8p.m.	q.n.	8p.m.

注：q.m.，每晨1次；q.d.，每日1次；b.i.d.，每日2次；t.i.d.，每日3次；q.i.d.，每日4次；q2h.，每2小时1次；q3h.，每3小时1次；q4h.，每4小时1次；q6h.，每6小时1次；q.n.，每晚1次；a.m.，上午；p.m.，下午。

5. 联合用药 指为了增强治疗效果、减少药物不良反应而采取的将两种或两种以上药物同时或先后应用的给药方法。联合用药使药物原有作用增强，称为协同作用；因药物之间的相互作用使预期作用降低，称为拮抗作用。合理的联合用药要发挥药物的协同作用，如异烟肼和乙胺丁醇合用能增强抗结核作用，乙胺丁醇还可延缓异烟肼耐药性的产生。错误的联合用药会出现药物的拮抗作用，如糖皮质激素与强心苷类药物合用会增加心脏对强心苷类药物的敏感性，导致心室颤动。因此，护士在临床工作中要高度重视联合用药，应从药效学、药动学等方面分析、判断联合用药是否合理，严格遵守"常见药物配伍禁忌"规定。

（二）机体因素

1. 生理因素

（1）年龄　药品的"常用量"适用人群为14～60岁的人群。14岁以下的儿童生理功能及调节机制尚未发育完善，对药物的反应比较敏感。而60岁以上的老年人的肝、肾等器官功能减退也会影响到药物的代谢和排泄，对药物的耐受性会降低。因此，对14岁以下儿童和60岁以上老年人，应根据《中华人民共和国药典》中老幼剂量折算表，参考成年人剂量酌情减量。

（2）性别　性别不同对药物的反应一般无明显的差异。但是，女性用药要注意三个特殊期：月经期、妊娠期和哺乳期。在月经期和妊娠期，子宫对泻药、宫缩药等刺激性较强的药物非常敏感，容易造成月经量过多，早产或流产；妊娠期一定遵医嘱用药。某些药物可以通过胎盘屏障进入胎儿体内，引起流产和胎儿畸形，如苯妥英钠、苯巴比妥可能影响胎儿口轮匝肌发育而导致唇腭裂，甲氨蝶呤易引起流产或无脑儿、腭裂等多种畸形。某些药物也可以通过乳汁进入婴儿体内引起中毒反应，妇女在哺乳期用药也要慎重。

（3）病理因素　机体处于疾病状态可影响药物在体内代谢的过程，也可影响机体对药物的敏感性，从而影响药物的疗效。在病理因素中，尤其注意肝肾功能受损程度。肝功能受损时肝药酶活性降低、药物代谢速度变慢，会使药效增强、半衰期延长而导致蓄积中毒。因此，主要在肝脏代谢的药物如苯巴比妥、苯妥英钠、吗啡、地西泮等要注意剂量的增减、慎用或禁用。同样，肾功能受损时药物的代谢过程减慢，半衰期也会延长。主要在肾脏代谢的药物如氨基糖苷类抗生素、头孢唑林、呋塞米等应减少剂量或延长给药时间间隔，避免引起蓄积中毒。

2. 心理因素　心理因素在某种程度上也可影响药物的疗效，如患者的情绪、对药疗的配合程度、对药物的信赖程度、医护人员的语言及暗示作用等，都会影响药物疗效。患者情绪愉快、乐观，则药效倍增。患者如对药物充分信赖，甚至会使某些本无作用的药物也能起到一定的"治疗作用"，这就是"安慰剂"在心理层面对患者的治疗作用。因此，护士在给药过程中，要充分调动患者的主观能动性，提高患者用药的依从性，发挥良好的药效。

（三）饮食因素

饮食可以影响药物的吸收与排泄，进而影响药物的疗效。

1. 促进药物吸收而增强药效　高脂肪饮食可以促进脂溶性维生素（维生素A、维生素D、维生素E）的吸收，因此脂溶性维生素宜在餐后服用；酸性食物可增加铁剂的溶解度，促进铁的吸收。粗纤维食物能促进肠蠕动，增强驱虫剂的疗效。

2. 干扰药物吸收而降低疗效　如补钙时不同时进食菠菜，因菠菜中含有大量草酸，草酸与钙结合成草酸钙会影响钙的吸收。服用铁剂时不能与茶水同服，因茶水中的鞣酸与铁结合成铁盐妨碍铁的吸收。

3. 改变尿液的pH而影响药物疗效　如磺胺类药物在酸性尿液中容易析出结晶而损伤肾脏，应嘱患者多食素食以碱化尿液或多饮水。氨苄西林在酸性体液环境中杀菌力增强，在治疗泌尿系统感染时，应嘱患者多食荤食，使尿液呈酸性，增强灭菌作用。

四、给药次数与给药时间

给药次数与给药时间取决于药物的半衰期，以能够维持药物在血液中的有效浓度为最佳时间间隔，是保证药物持续的发挥药效且无毒的必要条件。同时，给药次数与给药时间的设定要考虑药物的特性及人体的生理节奏。

医嘱中常用一些外文缩写来描述给药时间、给药部位和给药的次数等，详见表12-3。

表12-3　医院常用给药次数与给药时间的外文（拉丁文/英文）缩写与中文译意

缩写	拉丁文/英文	中文译意
q.d.	quaque die/every day	每日1次
b.i.d.	bis in die/twice a day	每日2次
t.i.d.	ter in die/three times a day	每日3次
q.i.d.	quater in die/four times a day	每日4次
q.h.	quaque hora/every hour	每小时1次
q2h.	quaque secundo hora/every 2 hours	每2小时1次
q4h.	quaque quarta hora/every 4 hours	每4小时1次
q6h.	quaque sexta hora/every 6 hours	每6小时1次

续表

缩写	拉丁文/英文	中文译意
q.m.	quaque mane/every morning	每晨1次
q.n.	quaque nocta/every night	每晚1次
q.o.d.	quaque omni die/every other day	隔日1次
a.m.	ante meridiem/before noon	上午
p.m.	post meridiem/afternoon	下午
12n.	12 clock at noon	中午12时
12m.n.	midnight	午夜
a.c.	ante cibum/before meals	饭前
p.c.	post cibum/after meals	饭后
h.s.	hora somni/at bed time	临睡前
p.r.n.	pro re nata/at necessary	需要时（长期）
s.o.s.	si opus sit/one dose if necessary	需要时（限用一次，12小时内有效）
s.t.	statim/immediately	立即
DC	discontinue	停止
R，RP	recipe/prescription	处方/请取

五、给药的途径

不同的给药途径影响药物的吸收速度和分布，因此会影响药物的疗效。医生会结合药物的性质、剂型、患者身体的耐受情况等来决定药物的给药途径。常用的给药途径如下。①消化道给药，如口服、舌下含服、直肠黏膜给药等。②呼吸道给药，超声雾化吸入等。③注射给药：如皮内、皮下、肌内、静脉注射等。④局部给药：眼、耳、口鼻等滴药法、外用给药、膀胱灌注等。动、静脉注射是直接将药物送入血液循环，发挥药效最快。其他给药方式均在体内有一定的吸收过程，其吸收快慢的顺序为吸入＞舌下含服＞直肠＞肌内注射＞皮下注射＞口服＞皮肤。

医嘱中常用一些外文缩写来描述给药途径，详见表12-4。

表12-4　医院常用给药途径的外文（拉丁文/英文）缩写与中文译意

缩写	拉丁文/英文	中文译意
ID	injectio intradermica/intradermic	皮内注射
H	injectio hypodermica/hypodermic	皮下注射
IM/i.m.	injectio muscularis/intramuscular	肌内注射
IV/i.v.	injectio venosa/intravenous	静脉注射
Ivgtt/ivdrip	injectio venosa gutta/intravenous drip	静脉滴注
p.o.	per os/oral medication	口服
OD	oculus dexter/right eye	右眼
OS	oculus sinister/left eye	左眼
OU	oculus unitus/both eye	双眼
AD	auris dextra/right ear	右耳
AS	auris sinstra/left ear	左耳
AU	arues unitas/both ears	双耳

第 2 节 口服给药法

口服给药法（administering oral medication）是药物口服后通过胃肠道吸收入血液循环，达到局部治疗和全身治疗目的的一种给药方法。口服给药是临床上最常用的给药方法，具有方便、经济、安全和适用范围广等优点。但因口服给药吸收慢，药效易受胃内容物的影响，药物产生效应的时间较长，故不适用于急救给药，以及意识不清、呕吐频繁、禁食等患者的给药。

一、口服给药用药指导

（一）一般用药指导

1.口服药需要用40～60℃温开水送服，不宜用茶水、果汁等送服。

2.婴幼儿、鼻饲或上消化道出血患者所用固体药，发药前可将药片碾碎，融化后送服。

3.舌下含服应将药片放在舌下热窝或两颊黏膜与牙齿之间。

4.对于慢性病患者和出院后急需服药的患者，应为患者讲解用药的相关知识和服药中的注意事项，减少药物不良反应的发生。

（二）特殊药物用药指导

1.缓释片、肠溶片、胶囊等因药物表面涂层或包衣用来保护胃黏膜不受胃酸破坏，因此，此类药品不可碾碎服用。

2.健胃药宜在饭前服用，助消化药及对胃黏膜有刺激性的药物宜在饭后服用，催眠药在睡前服用，驱虫药在空腹或半空腹服用。

3.服用强心苷类药物时需要加强对患者心率及心律的监测，当脉率低于60次/分或心律不齐时应暂停使用，并报告医生。

4.对牙齿有腐蚀作用或对易使牙齿染色的药物，如酸类、铁剂等，服用时应避免与牙齿接触，可用吸管吸入，服用后及时漱口。

5.服用对呼吸道黏膜有安抚作用的药物如止咳糖浆后不宜立即饮水，以免冲淡药液从而降低疗效。几种药物与止咳糖浆同服时应最后服用止咳糖浆。

6.抗生素和磺胺类药物要严格按照规定的时间准时给药，以维持有效的血药浓度。磺胺类药物经肾脏排出，尿少时易析出结晶堵塞肾小管，服药后要多饮水。

二、口服给药法

【目的】 维持正常生理功能、减轻症状、协助诊断，预防和治疗疾病。

【评估】

1.患者的病情、年龄、意识状态及过敏史。

2.患者的吞咽能力，有无口腔、食管疾患，有无恶心、呕吐状况，患有神经肌肉障碍、食管狭窄或有口腔损伤的患者，反应迟钝或昏迷不能吞咽的患者，误吸风险很高的患者均不能采用口服给药法。

3.患者用药的依从性。

4.患者对药物的相关知识了解程度，向患者及家属解释给药目的和服药的注意事项。

【计划】

1.护士准备 衣帽整洁，修剪指甲，洗手，戴口罩。

2.患者准备 了解所用药物的作用、给药途径和不良反应，能配合口服给药。

3. 用物准备

（1）发药车上层　药盘、药杯或密封袋、量杯、药匙、滴管、研钵、包药纸、纱布、医嘱用药、服药本、小药卡、水壶（内盛温开水）等。

（2）发药车下层　生活垃圾桶、医疗垃圾桶、消毒浸泡桶。

4. 环境准备　环境整洁、安静、舒适、安全。

【实施】　见表12-5。

表12-5　口服给药

操作流程	操作步骤	要点与说明
1. 核对备药		
（1）核对	核对医嘱、服药本，对照服药本填写小药卡，核对床号、姓名、药名、浓度、剂量、用法、时间。按床号顺序将小药卡插入硬盘内。放好药杯，备好用物	确认信息无误，避免出现差错
（2）分类备药	固体药：按照床号将药房配制好的口服药袋分放在不同患者的小药槽里。同一患者同一时间内服用的多种药片放入同一药杯内。药物需要碾碎时，将药物放于研钵碾碎，用药匙刮出，用包药纸分开包好放于小药槽内 液体药：摇匀药液，避免药液内溶质沉淀影响给药浓度。打开瓶盖内面朝上放于桌面上。一手持量杯，视线与刻度齐平，确保测量的准确性。一手握住有标签侧瓶身，倒药液至所需刻度处，用纱布擦净瓶口，盖好瓶盖。倒取不同药液需要清洗量杯后再用。液体药剂药量不足1ml时用滴管取药	保护标签以防止其被滴落的药液腐蚀 1ml按15滴计算，滴药时使滴管稍倾斜
（3）再次核对	配药完毕，将药物、服药本、医嘱本重新核对，盖上治疗巾备用	
（4）整理用物	整理清洁药柜及用物，洗手，脱口罩	
2. 给药		
（1）核对	携用物至患者床前。核对患者床号、询问患者姓名并查看腕带，得到准确回答后方可发药。按照服药本核对药物。	至少采用两种方式确认患者
（2）体位	协助患者取合适体位以降低吞咽时误吸的风险	对于取坐位有困难的患者，可依患者情况取侧卧位
（3）解释目的	解释服药目的及注意事项	如患者不在或因故暂时不能服药，应将药物带回保管，待患者返回再发或交接给下一班护士 如患者提出疑问，应重新核对后再发药
（4）协助服药	提供温开水，协助患者服药，确认患者服下方能离开	对不能自行服药的危重患者要进行喂药 鼻饲患者须将药物碾碎溶解后，从胃管注入，再用温水冲净管道
（5）再次核对	服药后收回药杯，再次核对，将一次性药杯、药袋按要求做相应的处理，清洁药车	防止交叉感染
（6）观察药物疗效	若患者出现异常反应，及时与医生联系，及时处理	
（7）整理记录	协助患者取舒适卧位休息。需要回收的药杯清洗消毒后备用。清洁药盘、口服药车，洗手、记录	

【评价】

1. 患者明确用药的相关知识，给药达到了预期的疗效。

2. 护士能安全正确地给药，无差错及药物不良反应出现。

3. 护患沟通有效，患者能主动配合服药。

【注意事项】

1. 严格执行查对制度和无菌操作原则。

2. 耐心向患者解释药物的作用和用法，做好用药指导。增加或停用某种药物时，应及时告知患者。发药时，不能同时取出两个人的药物，避免混淆发错。服药后密切观察用药反应，发现异常，及时报告医生处理。

3. 婴幼儿、鼻饲或上消化道出血患者所用的固体药，发药前需要将药片研碎。药物需要在口腔内分解吸收的或舌下含服用药，在药物溶解前避免饮用液体。泡腾剂分解后立即服用。

4. 如患者无法自己服药，可将药杯靠近嘴唇，轻轻将药物放入口中，一次一粒。单一摄入可降低误吸的风险。

5. 注意药物之间的配伍禁忌。

6. 健康教育，如患者使用具有特殊性质的药物，需要做好用药后的指导，内容参考"特殊药物用药指导"。

第3节　雾化吸入疗法

案例 12-2

患者，男性，68 岁。肺癌晚期，左肺上叶切除术后，经多次化疗后出现肺部感染，咳嗽半月有余，痰液黏稠不易咳出，常因痰液阻塞导致呼吸困难，来院就诊。医嘱：0.9%NaCl 2ml，庆大霉素 8 万 U，α- 糜蛋白酶 1 支 / 雾化吸入，每日 2 次。

问题： 有几种雾化吸入方式？该患者应该选择哪种方式进行雾化吸入？

雾化吸入（inhalation）是应用雾化装置将药液分散成细小的液滴以气雾状喷出，经口或鼻从呼吸道吸入，以达到湿化呼吸道黏膜、减轻炎症、祛痰、解痉等目的的治疗方法。雾化吸入时，药物可直接作用于呼吸道黏膜，对呼吸道疾病治疗见效快。同时，雾化吸入用药还具有药物用量小、不良反应轻等优点，临床应用十分广泛。常用的雾化吸入疗法有超声波雾化吸入法、氧气雾化吸入法等。

一、常用雾化的药物种类及作用

1. **抗生素**　常用庆大霉素、卡那霉素等，用于控制呼吸道感染，消除炎症。
2. **解痉药**　常用氨茶碱、沙丁胺醇（舒喘灵）等，用于解除支气管痉挛。
3. **祛痰药**　常用α-糜蛋白酶、盐酸氨溴索等，用于稀释痰液，帮助祛痰。
4. **糖皮质激素**　常用地塞米松等，与抗生素合用可增加抗炎效果，减轻呼吸道黏膜水肿。

二、常用雾化吸入疗法

（一）超声波雾化吸入法

超声波雾化吸入法是应用超声波声能产生高频振荡，将药液变成细小的雾滴，由呼吸道吸入以达到湿化呼吸道、改善通气功能及防治呼吸道疾病的目的。因超声波雾化雾滴小而均匀，药液可随深而慢的呼吸到达终末支气管和肺泡，疗效显著。

【目的】

1. **湿化呼吸道**　常用于痰液黏稠患者稀释黏稠痰液和松解黏稠分泌物以协助祛痰；也可作为呼吸道湿化不足和气管切开术后常规治疗手段。

2. **控制呼吸道感染**　消除炎症，减轻呼吸道黏膜水肿，常用于预防和治疗咽喉炎、支气管扩张、肺炎、肺

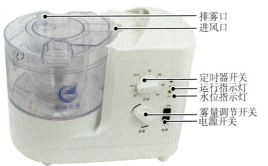

图 12-1　超声波雾化吸入器

（图注）排雾口、进风口、定时器开关、运行指示灯、水位指示灯、雾量调节开关、电源开关

脓肿及胸部手术后等患者的呼吸道感染治疗。

3. 改善通气功能 解除支气管痉挛，保持呼吸道通畅。常用于支气管哮喘等疾病患者。

4. 肺癌治疗 肺癌患者吸入抗癌药物治疗肺癌。

【评估】

1. 了解患者的病情、治疗情况、用药史、所用药物的药理作用。

2. 评估意识状态、心理状态、对治疗计划的了解程度。

3. 评估患者呼吸道是否通畅，是否存在感染、支气管痉挛、呼吸道黏膜水肿、痰液黏稠等；面部及口腔黏膜有无感染、溃疡等。

4. 向患者及家属解释超声波雾化吸入法的目的、方法及配合要点。

【计划】

1. 护士准备 衣帽整洁，修剪指甲，洗手，戴口罩。

2. 患者准备 明确操作目的和操作过程，能配合有效呼吸，能够采取合适的卧位。

3. 用物准备

（1）治疗车上层 超声波雾化吸入器1套、治疗盘内放置药液、一次性治疗巾、水温计、弯盘、冷蒸馏水、注射器等。

（2）治疗车下层 生活垃圾桶、医用垃圾桶。

4. 环境准备 环境整洁、安静、舒适、安全，室内温湿度适宜。

【实施】 见表12-6。

表12-6 超声波雾化吸入

操作流程	操作步骤	要点与说明
1. 检查、连接雾化器	检查雾化器各部件是否完好，有无松动、脱落等异常情况 连接雾化器主件与附件	
2. 加冷蒸馏水于水槽内	水量根据不同的雾化器而定，要求浸没雾化罐底部的透声膜。水槽和雾化罐内切忌加温水或热水，水槽内无水时不可开机，以免损坏仪器	注意水槽底部的晶体换能器和雾化罐底部的透声膜薄而脆，操作中注意不要损坏
3. 加药	将药液用生理盐水稀释至30～50ml后倒入雾化罐内，检查无漏水后，将雾化罐放入水槽，盖紧水槽盖	
4. 核对	携用物至患者床旁，核对患者床号、姓名	确认患者及给药信息
5. 体位	协助患者取舒适体位	
6. 二次核对、开始雾化	（1）接通电源，打开电源开关（指示灯亮），预热3～5分钟	
	（2）调整定时开关至所需时间，一般定15～20分钟	
	（3）打开雾化开关，调节雾量，再次核对患者、药物	高档雾量3L/min，中档雾量2L/min，低档雾量1L/min
	（4）接口含嘴放于患者口中或将面罩罩于口鼻部，指导患者做深呼吸	教会患者雾化吸入时用口吸气，用鼻呼气 在雾化过程中，水槽内要保持足够的冷水，如水温超过50℃或水量不足，应关机，更换冷蒸馏水后再用
7. 三次核对、结束雾化	（1）治疗毕，再次核对，取下口含嘴或面罩	连续使用雾化器时，中间要间隔30分钟
	（2）关雾化开关，再关电源开关	
8. 操作后处理	（1）擦干患者面部，协助其取舒适卧位，整理床单元	
	（2）清理用物，放掉水槽内的水，擦干水槽。将雾化罐、口含嘴、螺纹管浸泡于消毒剂内1小时，再洗净晾干备用	一次性口含嘴及螺纹管按医疗垃圾处理
	（3）洗手、记录	记录雾化开始和持续的时间，患者反应及雾化效果等

【评价】

1. 患者呼吸道炎症消除或减轻，痰液湿化，能顺利咳出。呼吸困难症状缓解或消除。

2. 护士操作仪器方法正确，仪器设备性能良好。

3. 护患沟通有效，患者能用正确的呼吸方式配合操作。

【注意事项】

1. 严格执行查对制度及消毒原则。

2. 超声波雾化吸入器在使用前，要检查仪器各部件有无松动、损坏等情况，连接是否紧密。使用后雾化器要及时消毒，防止交叉感染。

3. 超声波雾化吸入器水槽内应保持足够的水量，水温不宜超过50℃。温度过高要更换冷蒸馏水。水槽内无水时不可开机，以免损坏机器。

4. 水槽底部晶体换能器和雾化罐底部的透声膜薄而脆，在操作及清洗过程中，动作要轻，注意保护。

5. 雾化后，观察患者痰液排出是否困难。若因黏稠的分泌物经湿化后膨胀致痰液不易咳出时，应予以拍背协助患者排痰，必要时吸痰。

6. 连续使用超声波雾化吸入器时，中间需要间隔30分钟。

7. 健康教育。教会患者深呼吸的方法，用嘴吸气，用鼻呼气，配合雾化吸入。

（二）氧气雾化吸入法

氧气雾化吸入法（oxygen atomization inhalation）是利用一定压力的氧气气流，使药液形成雾状，随吸气进入患者呼吸道的方法。

【目的】 同超声波雾化吸入法。

【评估】 同超声波雾化吸入法。

【计划】

1. 护士准备 衣帽整洁，修剪指甲，洗手，戴口罩。

2. 患者准备 明确操作目的和操作过程，能配合有效呼吸，能够采取合适的卧位。

3. 用物准备

（1）治疗车上层 氧气雾化吸入器、吸氧装置1套、弯盘、药液。

（2）治疗车下层 生活垃圾桶、医用垃圾桶。

4. 环境准备 环境整洁、安静、舒适、安全，室内温湿度适宜，避开明火。

【实施】 见表12-7。

表12-7 氧气雾化吸入

操作流程	操作步骤	要点与说明
1. 检查雾化器	检查氧气雾化器，检查各连接是否完好，有无漏气	
2. 加药	将医嘱药液稀释至5ml，注入雾化器的药杯内	
3. 核对、取体位	携用物至患者床旁，核对患者床号、姓名，协助患者取坐位或半坐位	确认患者及给药信息，取舒适体位
4. 连接雾化器	连接雾化器接气口与氧气装置的橡皮管口	氧气湿化瓶内勿放水，以免液体进入雾化器内使药液稀释
5. 调节氧气流量	氧气流量一般为6～8L/min	操作中严禁接触烟火和易燃品
6. 二次核对、开始雾化	二次核对，指导患者手持雾化器，将吸嘴放入口中紧闭嘴唇深吸气，屏气1～2秒再用鼻呼气，直至药液吸完	

续表

操作流程	操作步骤	要点与说明
7. 三次核对、结束雾化	核对后取出雾化器,关闭氧气开关	
8. 操作后处理	(1)协助患者清洁口腔,取舒适卧位,整理床单元	
	(2)清理用物:一次性雾化吸入器用后按规定消毒处理	
	(3)洗手、记录	记录雾化开始和持续的时间,患者反应及雾化效果等

【评价】

1. 患者理解氧气雾化吸入的目的、操作过程,能正确配合操作,治疗效果良好,无不良反应。

2. 护士操作正确,用氧安全。

3. 护患沟通有效。

【注意事项】

1. 严格执行查对制度、消毒隔离制度。

2. 正确使用供氧装置,严禁接触烟、明火或易燃易爆品,注意用氧安全。用氧时,氧气流量不可过大,以免损坏装置。

3. 氧气湿化瓶内勿盛水,以免液体进入雾化器内使药液稀释影响疗效。

4. 观察患者痰液排出情况,如痰液仍未咳出,可予以拍背、吸痰,以协助排痰。雾化过程中,如患者感到疲劳乏力,可关闭氧气停止雾化,待症状好转后再进行。

5. 健康教育。教会患者深呼吸的方法,用嘴吸气,用鼻呼气,配合雾化吸入。

第4节 注射给药法

注射给药法(administering injection)是将一定量的无菌药液或生物制剂注入体内,达到预防、诊断、治疗疾病的一种给药方法。注射给药吸收快,血药浓度迅速升高,适用于各种原因不宜口服给药或需要药物迅速发挥疗效的患者。但注射给药法是有创性治疗方法,会造成一定程度的组织损伤,引起疼痛、感染等潜在并发症。另外,因药物吸收快,出现不良反应迅速,处理相对困难。因此,护士必须严格掌握各种注射法的原则和要求,确保安全、有效地执行。根据患者治疗的需要,注射给药分为皮内注射、皮下注射、肌内注射、静脉注射及动脉注射。

一、注射原则

注射原则是各种注射法给药的总则,护士必须严格遵守。

(一)严格遵守无菌操作原则

1. 环境要符合无菌操作基本要求。

2. 护士操作前后必须洗手、戴口罩,必要时戴手套。

3. 注射器空筒的内壁、活塞、乳头和针头的针栓、针梗、针尖内壁必须保持无菌。

4. 注射部位必须按标准进行皮肤消毒2次,并保持无菌。皮肤常规消毒方法:用棉签蘸取0.5%碘伏或安尔碘,以注射点为中心向外螺旋式消毒,直径在5cm以上,待干后同法再消毒一遍。

(二)严格执行查对制度

1. 严格执行"三查八对"制度,确保用药安全。

2. 认真检查药物质量,发现药液混浊、变色、变质、沉淀、过期或安瓿有裂痕、密封瓶瓶口松动等现象均不可使用；如同时注射多种药物，应先确认无配伍禁忌方可使用。

（三）严格执行消毒隔离制度

1. 为防止交叉感染，注射时做到一人一套物品，包括注射器、止血带、垫巾、棉签等。

2. 所用物品须按消毒隔离制度和一次性用物处理原则处理，严格做好垃圾分类。

3. 护士在操作前后做好手卫生，避免造成交叉感染。

（四）选择合适的注射器和针头

根据药物剂量、黏稠度和刺激性的强弱选择注射器和针头。一次性注射器须在有效时间内且包装完好、无破损、不漏气；注射器完整无损，与针头衔接紧密；针头锐利、无钩、无弯曲，注射器和针头型号符合注射要求。

（五）选择合适的注射部位

选择的注射部位应避开神经和血管（动、静脉注射除外），局部应无炎症、瘢痕、硬结或其他皮肤疾病。对需要长期注射的患者要有计划地更换注射部位，防止药物吸收不良产生皮下硬结。

（六）现配现用注射药液

药液应在规定注射时间现用现配，即刻注射，防止溶解时间过长药物效价降低或被污染。

（七）注射前排尽空气

注射前必须排尽注射器内空气，尤其是动静脉注射，防止气体进入血管形成空气栓塞。排气时注意防止药液浪费。

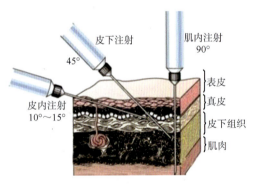

图 12-2 不同的进针角度和深度

（八）掌握合适的进针角度和深度

1. 不同注射法有不同的进针角度和深度要求（图 12-2）。特殊患者如水肿、肥胖、脱水或老年患者，注射时需要适当调整进针角度和深度。

2. 进针时切忌将针梗全部刺入注射部位，防止不慎发生断针时增加处理的难度。

（九）注药前检查回血

除皮内注射外，其他注射法在进针后、注药前均应抽动注射器活塞来检查有无回血。动、静脉注射必须见有回血后方可注入药物。皮下、肌内注射如有回血，须拔出针头重新穿刺。

（十）应用减轻患者疼痛的注射技术

1. 做好操作前的解释工作，消除患者思想顾虑，采取有效方法分散其注意力。指导患者深呼吸，放松身心。

2. 协助患者取合适体位，使肌肉放松，便于穿刺。

3. 注射时做到"二快一慢"，即进针、拔针快，推药速度缓慢且均匀。

4. 使用刺激性较强的药物时，应选择长针，进行深部注射，以免引起疼痛和硬结。如需要同时注射几种药物，一般应先注射刺激性较弱的药物，再注射刺激性强的药物。

二、注 射 准 备

（一）护士准备

注射前，护士必须洗手、戴口罩，必要时戴手套，保持着装整洁。

（二）患者准备

注射前，与患者进行初步沟通，了解患者的病情、治疗情况、询问用药史及药物过敏史。评估患者意识状态、心理状态，对用药的认知及合作程度，注射部位的皮肤状况等，向患者及家属解释注射法的目的、用药及作用、配合要点，取得合作。

（三）用物准备

1. 治疗车上层 准备注射盘、注射本或注射卡、一次性注射器及针头、注射药物等。

（1）注射盘 又称基础治疗盘，常规放置无菌持物钳（放于灭菌后的干燥容器内或浸泡于消毒剂中）；皮肤消毒剂（0.5%碘伏或安尔碘，75%乙醇）；无菌棉签、砂轮、启瓶器等。

（2）注射器及针头

1）注射器：由空筒和活塞组成（图12-3）。注射器空筒前端为乳头，与针栓相连。空筒外壁上有刻度，末端有两个突起的空筒翼。活塞包括活塞轴、活塞柄。其中，乳头、空筒内壁、活塞体应保持无菌。针栓、活塞柄、空筒外壁及空筒翼可在抽吸和推注药液时用手触碰。

2）针头：由针尖、针梗和针栓三部分组成。除针栓外壁外，针头其他部位均不得用手碰触，以防污染。注射器和针头放于注射盘内。注射器规格、针头型号及用途见表12-8。

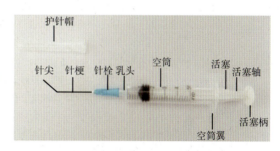

图12-3 注射器的构造

注射器规格（ml）	针头型号（号）	主要用途
1	4～4 1/2	皮内注射
1、2	4～6	皮下注射
2、5、10	6～9	肌内注射、静脉注射
5、10、20、50、60、100	6～12	静脉注射、静脉采血

表12-8 注射器规格、针头型号及用途

（3）医嘱用药 常用注射药物的剂型有溶液、油剂、混悬液、结晶和粉剂，结晶和粉剂需要溶解后注射。

（4）治疗盘外 注射本或注射卡、弯盘、小垫枕等。

2. 治疗车下层 锐器盒（放置损伤性废弃物，如用过的注射器针头、手术刀片等）1个，医用垃圾桶（放置感染性废弃物，如用过的注射器、棉签等）1个，生活垃圾桶1个。

（四）环境准备

环境要求：操作室应清洁、宽敞、定期消毒；无菌操作前半小时停止清扫工作，减少走动，避免尘埃飞扬；操作台清洁、干燥、平坦，物品布局合理。

（五）抽吸药液

抽吸药液的操作流程见表12-9。

表 12-9 抽吸药液

操作流程	操作步骤	要点与说明
1. 抽吸准备	洗手，戴口罩，核对患者信息、药物名称、有效期、剂量、浓度、剂型等	严格执行无菌操作原则和查对度
2. 吸取药液		
（1）自安瓿内吸取药液	消毒及折断安瓿：轻弹安瓿前端将药液弹至体部，在需要折断的安瓿颈部用小砂轮划痕，用75%乙醇棉签从划痕处消毒至尖端。用纱布包裹安瓿尖端，沿划痕处折断	安瓿瓶若自带划痕，则直接消毒后折断
1）大安瓿抽吸法	一手拇指和示指持安瓿瓶，一手将注射器针头斜面向下放入安瓿内药液中，第一只手的大鱼际与其他手指夹持住注射器空筒，另一只手抽吸活塞，逐渐随液面调整安瓿的角度，将药液吸取干净（图12-4）	抽吸药物时，注意注射器使用的原则，不可触及注射器的活塞体部，以免污染药液
2）小安瓿抽吸法	一手示指和中指夹持安瓿瓶，一手将注射器针头斜面向下放入安瓿内药液中，第一只手的拇指与其他手指夹持住注射器空筒，另一只手抽吸活塞，逐渐随液面调整安瓿的角度，将药液吸取干净（图12-5）	
（2）自密封瓶吸取药液	除去铝盖中心部分，常规消毒瓶塞，待干。注射器内吸入与所需药液等量的空气，一手示指和中指夹持密封瓶的颈部，另一手持注射器将针头插入瓶内（图12-6），第一只手的拇指与其他手指握住注射器的空筒，注入空气，倒转密封瓶，保持针头在液面下，吸取药液至所需量（图12-7），示指固定针栓拔出针头	注入空气，增加密封瓶内的压力，利于药物的吸出
3. 排气	将注射器针头垂直向上，轻拉活塞使针头内的药液流回注射器，轻推活塞，排尽空气，用于注射	如注射器型号较大，乳头在一侧，排气时要将乳头置于最高位，使气泡集中在注射器乳头根部，排尽空气
4. 再次核对、整理用物	再次核对，将剩余药液密封后放回冰箱，或将空的密封瓶按要求处理	
5. 洗手，脱口罩		

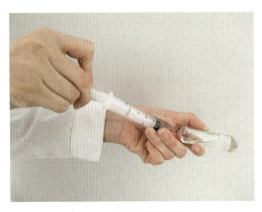

图 12-4 大安瓿抽吸手法

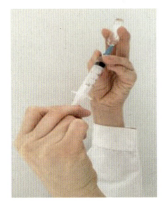

图 12-5 小安瓿抽吸手法

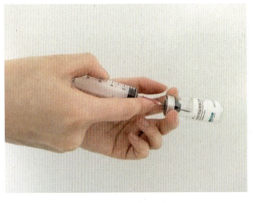

图 12-6 密封瓶注射溶液

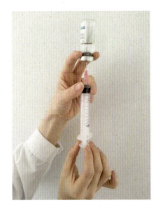

图 12-7 密封瓶抽吸药物

（六）注意事项

1. 严格执行查对制度和无菌操作原则。

2. 抽药时，手只能触及注射器的针栓、空筒外壁及活塞柄，注意不能握住活塞体部。针栓不可插入安瓿内吸药，避免药液被污染。

3. 不同性状的药物可采用不同的抽吸方法。结晶、粉剂药物要用无菌生理盐水、注射用水或专用溶媒先溶解后再吸取；混悬剂需要摇匀后立即吸取；油剂可稍加温（药液遇热易被破坏者除外）或双手对搓药瓶后，用稍粗针头吸取，抽吸时针头斜面要全部浸入油面内，防止空气进入产生不易消散的气泡，给排气造成困难。

4. 排气时切不可浪费药液以免影响药量的准确性。

三、常用注射法

案例 12-3

护士执行医嘱为患者进行青霉素的皮肤过敏试验，在确认患者无任何过敏史后为患者完成注射。注射后的 20 分钟，查看患者的注射部位皮肤略隆起，伴微微泛红。患者主述无痛痒感，全身无其他不适症状。患者告知护士自己皮肤平时就很敏感，这样的表现对他而言不一定是过敏。

问题：护士应选择哪种注射方式对患者进行皮肤过敏试验？如何判断过敏试验的结果呢？用什么方式可以对试验结果进行验证？

（一）皮内注射法

皮内注射法（intradermic injection，ID）是将少量药液或生物制品注射于表皮与真皮之间的方法。

1. 目的

（1）进行药物过敏试验，以观察有无过敏反应。

（2）预防接种。

（3）局部麻醉的起始步骤。

2. 注射部位 常选用前臂掌侧下段作为皮内注射的部位。因为此处皮肤较薄，覆盖毛发较少，易于辨认过敏反应。预防接种常选用上臂三角肌下缘；局麻则选择麻醉处进针。

3. 操作程序

【评估】

（1）了解患者的病情、治疗情况、询问用药史及药物过敏史。如患者对药物有过敏史，则不做药物过敏试验，立即通知医生。

（2）评估患者意识状态、心理状态、对用药的认知及合作程度，注射部位的皮肤状况等。

（3）向患者及家属解释皮内注射的目的、方法、注意事项及配合要点，取得合作。

【计划】

（1）护士准备 衣帽整洁，修剪指甲，洗手，戴口罩。

（2）患者准备 明确操作目的和操作过程，能配合操作，在观察期间不离开病室。

（3）用物准备

1）治疗车上层：基础注射盘、1ml 注射器、4½ 号针头、注射卡、医嘱药液，如为药物过敏试验，另备 0.1% 盐酸肾上腺素和注射器、吸氧、吸痰设备等急救用物。

2）治疗车下层：生活垃圾桶、医用垃圾桶、锐器盒。

（4）环境准备 环境整洁、安静、舒适、安全。

【实施】 见表 12-10。

表 12-10 皮内注射（以过敏试验为例）

操作流程	操作步骤	要点与说明
1. 操作前准备	洗手，戴口罩，核对后按医嘱抽取药液	严格执行无菌操作原则和查对度
2. 核对解释	携用物至患者床旁，核对患者床号、姓名，解释操作目的及配合要点，以取得合作	核对床尾卡、腕带；两种以上方法核对患者信息
3. 选择注射部位	选择患者前臂掌侧下段偏尺侧作为注射部位	局部皮肤应完好无破损、无炎症、肿胀，触诊无压痛等
4. 消毒皮肤	用75%乙醇消毒皮肤。对乙醇敏感的患者，可使用其他无色的消毒溶液	禁使用碘伏等深色消毒剂消毒，以免影响对结果的观察
5. 二次核对，排气		
6. 穿刺、注射	一手绷紧穿刺部位皮肤，一手持注射器，针头斜面向上，与皮肤呈5°刺入皮内（图12-8）。待针头斜面全部进入皮内后，放平注射器，绷皮的手的拇指固定针栓，另一手向皮内注入药液0.1ml，使局部隆起一皮丘（图12-9），以皮丘处皮肤变白、显露毛孔、穿刺点不出血为宜	如需要做对照试验，则在另一侧前臂相应部位，用另一注射器注入0.1ml生理盐水进行对比
7. 拔针	注射完毕，迅速拔出针头，嘱患者勿碰触穿刺部位皮肤，20分钟后观察局部反应	过敏试验结果需要由两名护士同时判断得出结论
8. 再次核对	再次核对患者信息、药物信息	
9. 操作后处理	协助患者取舒适体位，整理用物，洗手，记录。将过敏试验结果记录在病历上	阳性用红色笔标记"+"，阴性用蓝色或黑色笔标记"−"

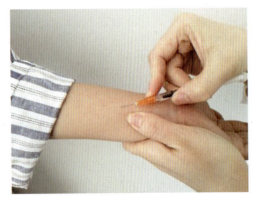

图 12-8　皮内注射穿刺

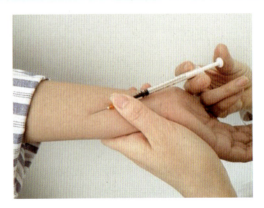

图 12-9　皮内注射注入药物

【评价】

（1）患者理解操作的目的，能主动配合操作。

（2）护士操作熟练、无菌观念强，注射后呈白色隆起皮丘。

（3）护患沟通有效。

【注意事项】

（1）严格执行查对制度和无菌操作制度。

（2）做药物过敏试验前，护士必须详细询问患者的用药史、过敏史及家族过敏史。如患者对医嘱用药有过敏史，则不可做皮肤药物过敏试验。及时与医生联系，更换其他药物。

（3）做药物过敏试验禁止使用碘酊、碘伏消毒皮肤，避免对局部反应的观察和判断有影响。

（4）穿刺要点：与皮肤呈5°进针，确保针尖斜面全部进入皮内，在皮下可以清晰地看见针尖的走行，再缓慢推注药液使局部皮肤隆起一皮丘，推注药液时应有一定阻力感。进针角度过大易将药液注入皮下，阻力感下降，皮丘难以形成，需要拔针重新注射。

（5）在为患者做药物过敏试验前，要备好急救药品和吸氧、吸痰设备，防止意外发生。

（6）药物过敏试验结果如为阳性，用红色笔在体温单、医嘱单、病历卡、床头卡、门诊卡等标记"+"。同时告知患者及家属。

（7）健康教育：为患者做药物过敏试验拔针后，指导患者勿揉搓、碰触穿刺点，以免影响结果的观察；嘱患者勿离开病室（或注射室），等待护士20分钟后来观察结果。告知患者在注射后如有呼吸困难、皮肤红肿瘙痒等任何不适，立即按床旁呼叫器通知护士，以便及时处理。

（二）皮下注射法

皮下注射法（hypodermic injection，H）是将少量药液或生物制剂注入皮下组织的方法。

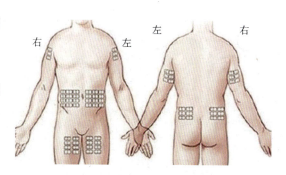

图12-10 皮下注射常用部位

1. 目的

（1）用于不宜口服给药且需要在一定时间内使药物产生疗效者。

（2）预防接种。

（3）局部麻醉用药。

2. 注射部位　常选用上臂三角肌下缘、两侧腹壁、后背、大腿前侧及外侧（图12-10）。

3. 操作程序

【评估】

（1）了解患者的病情、治疗情况、询问用药史及药物过敏史。

（2）评估患者意识状态、心理状态、对用药的认知及合作程度。评估注射部位的皮肤及皮下组织状况等。

（3）向患者及家属解释皮下注射的目的、方法、注意事项及配合要点，取得合作。

【计划】

（1）护士准备　衣帽整洁，修剪指甲，洗手，戴口罩。

（2）患者准备　明确操作目的和操作过程，能配合操作及取合适体位。

（3）用物准备

1）治疗车上层：基础注射盘、1～2ml注射器、5½～6号针头、注射卡、医嘱药液。

2）治疗车下层：生活垃圾桶、医用垃圾桶、锐器盒。

（4）环境准备　环境整洁、安静、舒适、安全。

【实施】　见表12-11。

表12-11　皮下注射

操作流程	操作步骤	要点与说明
1. 操作前准备	洗手，戴口罩，核对后按医嘱抽取药液	严格执行无菌操作原则和查对制度
2. 核对解释	携用物至患者床旁，核对患者床号、姓名，解释操作目的及配合要点，以取得合作	
3. 选择注射部位	选择患者上臂三角肌下缘、两侧腹壁、后背、大腿前侧及外侧作为注射部位	局部皮肤应完好无破损、无炎症、肿胀，触诊无压痛等
4. 消毒皮肤	常规消毒皮肤，待干	
5. 二次核对，排气		
6. 穿刺、注射	一手绷紧穿刺部位皮肤，一手持注射器，针头斜面向上，与皮肤呈30°～40°快速刺入皮下（图12-11），刺入针梗的1/2～2/3。松开绷紧皮肤的手，轻轻抽动活塞确认无回血，缓慢推注药液（图12-12）	

续表

操作流程	操作步骤	要点与说明
7.拔针、按压	注射完毕，用无菌干棉签轻压穿刺处，快速拔针后按压片刻，压迫至不出血为止	
8.再次核对		
9.操作后处理	协助患者取舒适体位，整理用物，洗手，记录。记录注射的时间、药物的名称、浓度、剂量、用法、患者反应	

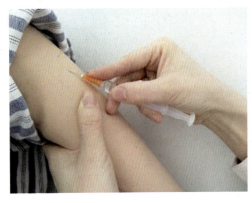

图 12-11　皮下注射穿刺

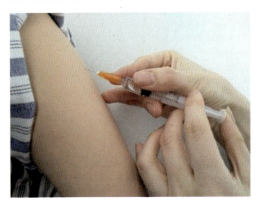

图 12-12　皮下注射注入药物

【评价】
（1）患者理解操作的目的，能主动配合操作。
（2）护士操作熟练，动作轻巧，无菌观念强。
（3）护患沟通有效。

【注意事项】
（1）严格执行查对制度和无菌操作原则。
（2）针头穿刺角度不应超过45°，以免刺入肌层。但消瘦者皮下脂肪不丰富，可用手捏起局部组织或减小进针角度穿刺。腹部注射者，也需要捏起局部的组织再进行穿刺。
（3）皮下注射针头刺入针梗的1/2～2/3，勿全部刺入，以免引起患者的疼痛、血肿和深部组织损伤。
（4）皮下注射适合注射1ml左右小剂量等张、无刺激、非黏性水溶性药物，剂量过大或对皮肤有刺激性的药物一般不进行皮下注射。
（5）皮下注射最佳部位为上臂三角肌下缘，肋缘以下、髂嵴以上的腹部及大腿的前外侧，这些部位面积较大，容易进针。单部位反复注射会引起脂肪增生而变硬，因此，需要长期皮下注射的患者，应有计划地更换注射部位，避免局部产生皮下硬结而影响药物吸收。
（6）健康教育。对长期需要皮下注射者，应教会患者交替使用注射部位，以促进药物的充分吸收。对于使用胰岛素笔自行注射的糖尿病患者，教会患者注射前进行局部皮肤的消毒和针头的处理。

（三）肌内注射法

肌内注射法（intramuscular injection，IM）是将一定量药液注入肌肉组织的方法。

1.目的
（1）注射不宜口服或静脉注射，且要求比皮下注射更快发生疗效的药物。
（2）注射刺激性较强或剂量较大的药物。

2.注射部位　
注射部位多选择肌肉丰厚，远离大血管及神经的部位。其中，最常用的部位为臀大肌，其次为臀小肌、股外侧肌及上臂三角肌。

（1）臀大肌注射定位法 臀大肌起自髂骨翼外面和骶骨背面，肌纤维斜行向外下方止于髂胫束和股骨的臀肌粗隆（图12-13）。坐骨神经起自骶丛神经，自梨状窝下孔出骨盆，在臀大肌深部走行，约在坐骨结节与大转子之间中点处下降至股部，其体表投影为自大转子尖至坐骨结节中点向下至腘窝（图12-14）。

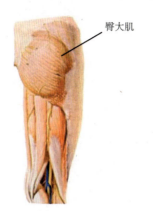
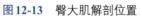
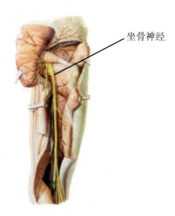

图12-13 臀大肌解剖位置 　　图12-14 坐骨神经解剖位置

注射时，为避免损伤坐骨神经，采用以下两种定位方法。

1）十字法：从臀裂顶点向左侧或右侧画一水平线，然后从髂嵴最高点作一垂线，将一侧臀部分为四个象限，其外上象限避开内角（髂后上棘至股骨大转子连线），即为注射区（图12-15）。

2）联线法：从髂前上棘至尾骨作一联线，其外1/3处为注射部位（图12-16）。

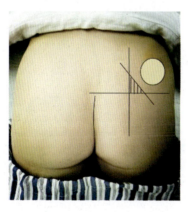
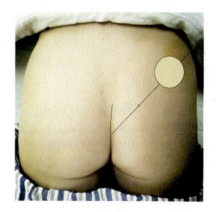

图12-15 十字法 　　　　图12-16 联线法

（2）臀中肌、臀小肌注射定位法 臀中肌、臀小肌均起自髂骨翼外侧，两肌束均呈扇形向下集中形成短腱，止于股骨大转子。其中，臀中肌的后下部位位于臀大肌深面，臀小肌位于臀中肌深面（图12-17）。2岁以下的小儿因臀大肌发育未完善，在臀大肌注射有损伤坐骨神经的危险，因此常选用臀中肌、臀小肌作为注射部位（臀中肌、臀小肌为同一注射部位，只是深浅不同）。因臀中肌、臀小肌血管、神经分布较少，且脂肪组织较薄，临床应用广泛。定位方法主要有两种。

1）三角形法：将手掌根部置于股骨大转子上（术者右手定位患者左侧注射部位，左手定位患者右侧注射部位），拇指朝向腹股沟，以示指指尖和中指分别置于髂前上棘和髂嵴下缘处，在髂嵴、示指、中指之间形成一个三角形区域，三角形中心部位即为注射部位。

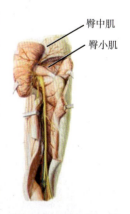

图12-17 臀中肌、臀小肌解剖位置

2）三横指法：同三角形法前面步骤，髂前上棘外侧三横指处即为注射部位（以患者的手指宽度和长度为准）。

（3）股外侧肌注射定位法　取大腿中段外侧肌肉组织，一般成人选择髋关节下10cm至膝关节上10cm，宽约7.5cm的范围作为注射部位。此处大血管、神经很少通过，肌肉丰厚且范围广，活动度大，吸收速度快，可供多次注射。

（4）上臂三角肌注射定位法　取上臂外侧，肩峰下2～3横指（2.5～5cm）处。此处肌肉较薄，只可进行小剂量注射。

3. 操作程序

【评估】

（1）了解患者的病情、治疗情况。

（2）评估意识状态、心理状态、对用药的认知及合作程度，注射部位的皮肤及肌肉组织状况等。

（3）向患者及家属解释肌内注射的目的、方法、注意事项及配合要点，取得合作。

【计划】

（1）护士准备　衣帽整洁，修剪指甲，洗手，戴口罩。

（2）患者准备　明确操作目的和操作过程，能配合操作及取合适体位。

（3）用物准备

1）治疗车上层：注射盘、2～5ml注射器、6～7号针头、注射卡、药液。

2）治疗车下层：生活垃圾桶、医用垃圾桶、锐器盒。

（4）环境准备　环境整洁、安静、舒适、安全。室内光线适宜，无对流风，拉围帘或使用屏风遮挡以保护患者隐私。

【实施】　见表12-12。

表12-12　肌内注射

操作流程	操作步骤	要点与说明
1.操作前准备	洗手，戴口罩，核对后按医嘱抽取药液	严格执行无菌操作原则和查对制度
2.核对解释	携用物至患者床旁，核对患者床号、姓名，解释操作目的及配合要点，以取得合作	
3.协助患者取合适体位	臀部肌内注射时，为使臀部肌肉放松，减轻疼痛与不适，可嘱患者取侧卧位、俯卧位、仰卧位或坐位。肌内注射最常选用侧卧位，要求注射一侧腿伸直、另一条腿弯曲。俯卧位时足尖相对，足跟分开，头偏向一侧	放松注射部位肌肉，利于注射
4.选择注射部位	成人常选择臀大肌、上臂三角肌、股外侧肌作为注射部位。小儿常选择臀中肌、臀小肌作为注射部位	臀大肌采用十字法或联线法定位注射部位 臀中肌、臀小肌采用三角形法或三横指法定位注射部位
5.消毒皮肤	常规消毒皮肤，待干	
6.二次核对，排气		
7.穿刺、注射	一手拇指、示指绷紧穿刺部位皮肤，一手持注射器，持注射器的手要利用手臂带动手腕的力量将针头垂直刺入（图12-19）。松开绷皮的手，轻轻抽动活塞确认无回血（图12-20），缓慢推注药液	
8.拔针、按压	注射完毕，用无菌干棉签轻压穿刺处，快速拔针后按压片刻，压迫至不出血为止	
9.再次核对		
10.操作后处理	协助患者取舒适体位，整理用物，洗手，记录。记录注射的时间、药物的名称、浓度、剂量、用法、患者反应	

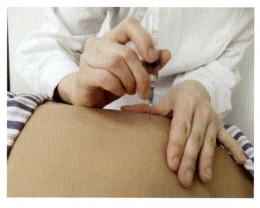

图 12-19 臀大肌注射穿刺

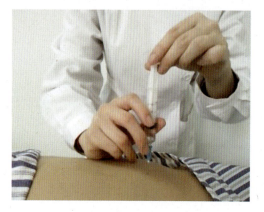

图 12-20 臀大肌注射抽回血

【评价】

（1）患者理解操作的目的，能主动配合操作。

（2）护士操作熟练，动作规范，无菌观念强。

（3）护患沟通有效。

【注意事项】

（1）严格执行查对制度和无菌操作原则。

（2）注射器型号选择要合适，注射部位定位要准确，排气不能浪费药液。注射前要告知患者放松肌肉，注射时切勿将针梗全部刺入，防止患者因肌肉骤然收缩引起针梗从根部折断。若出现针梗折断，立即嘱患者保持原位不动，用手固定局部组织，用止血钳等将断端取出。如断端全部埋入肌肉，需要请外科医生手术取出。对消瘦者和小儿，进针深度应酌减。

（3）对2岁以下的婴幼儿选择臀中肌和臀小肌注射时，注意要结合患者手指的长度和宽度定位，以防定位不准。

（4）根据药物的性质，选择合适的速度推注药液，操作中应用"二快一慢"的无痛注射技术。

（5）对需要长期注射者，应选用细长针头深部注射，并定期更换注射部位。避免局部吸收不良产生硬结。出现硬结可采用热敷、理疗等方法予以处理。

（6）健康教育，对因长期多次注射出现局部硬结的患者，教会患者局部热敷的方法。

（四）静脉注射法

静脉注射法（intravenous injection，IV）是自静脉注入无菌药液的方法。

1. 目的

（1）注入不宜口服、皮下注射、肌内注射又需要迅速发挥药效的药物。

（2）注入药物以协助临床检查，如血管造影前注入造影剂。

（3）静脉营养治疗。

2. 注射部位　常用的静脉如下。

（1）四肢浅静脉　上肢常用贵要静脉、肘正中静脉、头静脉、腕部及手背静脉网；下肢常用大隐静脉、小隐静脉及足背静脉网（图12-21）。

（2）头皮静脉　小儿头皮静脉极为丰富，分支甚多，互相沟通交错成网，且静脉表浅易见，易于固定，方便患儿肢体活动，故患儿静脉注射多采用头皮静脉。常用的小儿头皮静脉有额静脉、颞浅静脉、耳后静脉、枕静脉等（图12-22）。

（3）股静脉　位于股三角区，在股神经和股动脉的内侧（图12-23）。

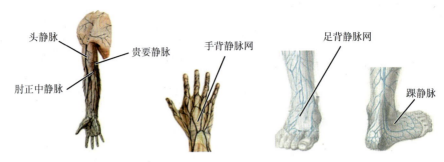

图 12-21 手臂、手背、足背、踝静脉网

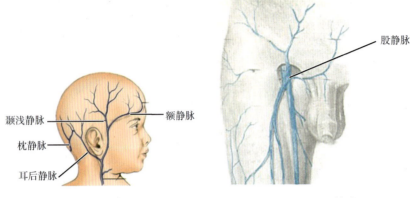

图 12-22 小儿头皮静脉网　　　　图 12-23 股静脉

3. 操作程序

【评估】

（1）了解患者的病情、治疗情况。

（2）评估意识状态、心理状态、对给药计划和血标本的了解、认识程度及合作程度。穿刺部位的皮肤状况、静脉充盈度及管壁弹性。

（3）向患者及家属解释静脉注射的目的、方法、注意事项及配合要点，取得合作。

【计划】

（1）护士准备　衣帽整洁，修剪指甲，洗手，戴口罩。

（2）患者准备　明确操作目的和操作过程，能配合操作。

（3）用物准备

1）治疗车上层：基础注射盘、注射器（规格视药量而定）、6～9号针头或头皮针、注射卡、医嘱药液。

2）治疗车下层：生活垃圾桶、医用垃圾桶、锐器盒。

（4）环境准备　环境整洁、安静、舒适、安全。股静脉注射时，拉围帘或使用屏风遮挡以保护患者隐私。

【实施】见表12-13、表12-14。

表 12-13　静脉注射（四肢浅静脉）

操作流程	操作步骤	要点与说明
1. 操作前准备	洗手，戴口罩，核对后按医嘱抽取药液	严格执行无菌操作原则和查对制度
2. 核对解释	携用物至患者床旁，核对患者床号、姓名，解释操作目的及配合要点，以取得合作	

续表

操作流程	操作步骤	要点与说明
3. 选择合适的静脉	在拟穿刺部位下方垫小垫枕，在穿刺部位上方约6cm处扎止血带，选择合适的静脉后放开止血带	选择粗直、弹性好，易于固定的静脉，避开关节和静脉瓣 对需要长期注射者，要注意保护静脉。从远心端向近心端、由小到大地选择静脉
4. 消毒皮肤	常规消毒皮肤一次，扎止血带，再次消毒皮肤一次，待干	
5. 二次核对，排气		
6. 穿刺、注射	嘱患者握拳，一手拇指绷紧静脉下端皮肤，一手持注射器，针头斜面向上，沿静脉上方与皮肤呈15°～30°刺入静脉（图12-24），见回血后将针头沿静脉走行平行推入静脉	
7. 两松一固定	松开止血带，嘱患者松拳，用拇指固定针头	如为头皮针，可用敷贴固定
8. 注射	缓慢注射药液（图12-25）	
9. 拔针、按压	注射毕，用干棉签放于穿刺点上方快速拔针，按压片刻至不出血为止	
10. 再次核对		
11. 操作后处理	协助患者取舒适体位，整理用物，洗手，记录。记录注射的时间、药物的名称、浓度、剂量、用法、患者反应	

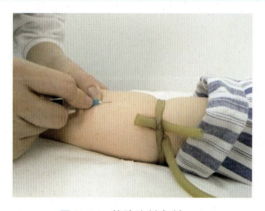

图12-24 静脉注射穿刺

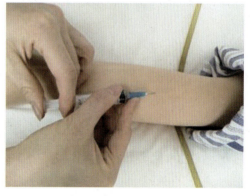

图12-25 静脉注射注入药物

表12-14 静脉注射（小儿头皮静脉、股静脉）

操作流程	操作步骤	要点与说明
1. 操作前准备	洗手，戴口罩，核对后按医嘱抽取药液	严格执行无菌操作原则和查对制度
小儿头皮静脉注射		
2. 核对解释	携用物至患者床旁，核对患者床号、姓名，解释操作目的及配合要点，以取得合作	
3. 选择合适的静脉	患儿取仰卧或侧卧位，必要时剃去静脉上方毛发，选择表浅易见、粗直、充盈良好的静脉	常选择的注射部位有小儿的额静脉、颞浅静脉、耳后静脉及枕静脉
4. 消毒皮肤	常规消毒皮肤，待干	
5. 二次核对，排气		
6. 穿刺、注射	由他人协助固定患儿头部。操作者一手拇、示指固定静脉两端，一手持头皮针翼沿向心方向刺入静脉，见回血后推药少许，无异常则用敷贴固定头皮针	注射过程中要注意检查针头是否仍在静脉内，如局部皮肤肿胀隆起，回抽无回血，提示针头滑出静脉，应立即拔针，更换部位重新穿刺
7. 注射	缓慢注射药液	
8. 拔针、按压	注射毕，用干棉签放于穿刺点上方快速拔针，按压片刻至不出血为止	

续表

操作流程	操作步骤	要点与说明
9. 再次核对，操作后处理	协助患者取舒适体位，整理用物，洗手，记录。记录注射的时间、药物的名称、浓度、剂量、用法、患者反应	
股静脉注射		
1. 操作前准备	洗手，戴口罩，核对后按医嘱抽取药液	严格执行无菌操作原则和查对制度
2. 核对解释	携用物至患者床旁，核对患者床号、姓名，解释操作目的及配合要点，以取得合作	
3. 取体位	协助患者取仰卧位，注射一侧下肢伸直略外展、外旋	
4. 消毒	常规消毒局部皮肤，同时消毒操作者左手示指和中指	为确定进针点做准备
5. 二次核对，排气		
6. 定位注射部位	股静脉位于股三角区，在股神经和股动脉的内侧。用左手示指、中指扪及股动脉最明显处内侧0.5cm并固定	
7. 穿刺、注射	右手持注射器，针头与皮肤呈90°或45°进针，在定位处刺入，抽动活塞见有暗红色回血则提示针头进入股动脉，固定注射器，缓慢推注药液	进针角度根据左手示指、中指指腹感觉静脉的深浅位置来确定
8. 拔针、按压	注射毕，用无菌干纱布按压，迅速拔出针头，纱布加压止血3～5分钟后，用敷贴固定于皮肤	深静脉注射按压一般不用棉签，用无菌干纱布按压

【评价】

（1）患者理解操作的目的，能主动配合操作。

（2）护士操作熟练、无菌观念强。

（3）护患沟通有效。

【注意事项】

（1）严格执行查对制度和无菌操作原则。

（2）静脉注射一般选择弹性好、粗直、避开关节和静脉窦部位的静脉。长期注射应有计划地自远心端至近心端选择血管，保护静脉条件。

（3）股静脉穿刺时如回血呈鲜红色，表示误入动脉，应立即拔针，用无菌纱布压迫5～10分钟，至不出血后，改用另一侧股静脉再行穿刺。有出血倾向的患者禁止进行股静脉穿刺。

（4）小儿头皮静脉穿刺方向为向心方向。

（5）注射刺激性较强的药物时，一定要确认针头在血管内后方可推注药液，以免药液外渗引起组织损伤、血肿、静脉炎等并发症。必要时备0.9%氯化钠注射液穿刺，成功后再换上药液进行注射。

（6）静脉注射时根据病情及药物的性质调整注入药物的速度。如静脉出现烧灼感、触痛等异常感觉，可用50%硫酸镁湿敷局部，或报告医生处理。

（7）健康教育。小儿头皮静脉注射时，与家属进行有效沟通，协助约束患儿，防止抓挠注射部位影响注射。

4. 静脉注射失败的常见原因

（1）针头斜面未完全刺入静脉，部分在血管外，抽吸虽有回血，但推注时药液溢至皮下，局部隆起并有痛感。

（2）针头刺入静脉过少，只超过针尖部分，抽吸时虽有回血，但解开止血带后静脉回缩，针头随即滑出血管外，药液注入在皮下，推药时阻力大，患者痛感强。

（3）针头刺入较深，斜面一半穿破对侧血管壁，抽吸有回血，推注少量药液，局部可隆起，但因部分药液溢出至深层组织，患者有痛感。

（4）针头刺入过深，穿破对侧血管壁，抽吸无回血，推注有很大阻力。

为避免因穿刺深度不准确造成穿刺失败，静脉穿刺时一定结合患者的静脉具体情况适当调整穿刺角度，针头进入血管见回血后，将针梗调至与静脉走行的平行方向向血管内推入针梗的2/3，再松解止血带进行药物注射。

5. 特殊患者的静脉穿刺要点

（1）水肿患者　穿刺前，可沿静脉走行方向用手按揉，以驱散皮下水分，使静脉充分显露后再行穿刺。

（2）肥胖患者　肥胖患者皮下脂肪较厚，静脉位置较深，虽在皮肤表面不容易识别但相对固定。注射前先用指腹摸清血管走向后由静脉上方进针，进针角度稍加大（30°～40°）。

（3）老年患者　老年人皮下脂肪减少，静脉易滑动且脆性较大，针头难以刺入或易穿破血管对侧。注射时，可用手指分别固定穿刺段静脉上下两端，再沿静脉走向穿刺，妥善固定针头。

（4）脱水患者　血管充盈不良，穿刺困难。可作局部热敷、按摩，待血管充盈后再穿刺。

（五）动脉注射法

动脉注射（arterial injection）是自动脉注入药液的方法。

1. 目的

（1）抢救重度休克患者时加压输入血液，以迅速增加有效循环血容量。

（2）某些特殊检查前注入造影剂，如脑血管造影。

（3）区域性化疗时的注射抗癌药物。

2. 注射部位　动脉注射常用的动脉有股动脉、桡动脉。区域性化疗时，头面部疾患选用颈总动脉；上肢疾患选用锁骨下动脉；下肢疾患选用股动脉。

3. 操作程序

【评估】

（1）了解患者的病情、治疗情况。

（2）评估意识状态、心理状态；对给药计划和动脉血标本采集的了解、认识程度及合作程度；穿刺部位的皮肤状况、血管状况。

（3）向患者及家属解释动脉注射的目的、方法、注意事项及配合要点，取得合作。

【计划】

（1）护士准备　衣帽整洁，修剪指甲，洗手，戴口罩，必要时戴手套。

（2）患者准备　明确操作目的和操作过程，能配合操作。

（3）用物准备

1）治疗车上层：基础注射盘、注射器（规格视药量而定）、6～9号针头（动脉采集血气标本时，要选用动脉血气针）、注射卡、医嘱药液。

2）治疗车下层：生活垃圾桶、医用垃圾桶、锐器盒。

（4）环境准备　环境整洁、安静、舒适、安全。股动脉注射时，使用围帘或屏风遮挡以保护患者隐私。

【实施】 见表12-15。

表12-15　动脉注射

操作流程	操作步骤	要点与说明
1.操作前准备	洗手，戴口罩，核对后按医嘱抽取药液	严格执行无菌操作原则和查对制度
2.核对解释	携用物至患者床旁，核对患者床号、姓名，解释操作目的及配合要点，以取得合作	

续表

操作流程	操作步骤	要点与说明
3. 取体位	协助患者取适当体位，暴露穿刺部位	桡动脉穿刺点为前臂掌侧腕关节上2cm、动脉搏动明显处 股动脉穿刺点为腹股沟股动脉搏动明显处。穿刺时，患者取仰卧位，下肢伸直略外展外旋，以充分暴露穿刺部位
4. 消毒	常规消毒皮肤，范围大于5cm，消毒操作者左手示指和中指或戴无菌手套	为定位注射部位做准备
5. 二次核对，排气		
6. 穿刺	在穿刺动脉搏动最明显处固定动脉于两指间，右手持注射器，在两指间垂直或与动脉走向呈40°刺入动脉	
7. 推药	见有鲜红色血液涌进注射器针栓处，即以右手固定穿刺针的方向和深度，左手推注药液	
8. 拔针、按压	注射毕，迅速拔出针头，局部用无菌纱布加压止血5～10min。压迫至不出血，用胶带将纱布固定在皮肤上	动脉注射按压一般不用棉签，需要用无菌干纱布加压按压
9. 再次核对		
10. 操作后处理	协助患者取舒适体位，整理用物，洗手，记录。记录注射的时间、药物的名称、浓度、剂量、用法、患者反应等	

【评价】
（1）患者理解操作的目的，能主动配合操作。
（2）护士操作熟练、无菌观念强。
（3）护患沟通有效。

【注意事项】
（1）严格执行查对制度和无菌操作原则。
（2）新生儿宜选择桡动脉穿刺，因股动脉穿刺易伤及髋关节。
（3）推注药液过程中应注意观察患者病情变化。
（4）拔针后局部用无菌纱布或沙袋加压止血。
（5）健康教育。向患者说明动脉注射的目的、方法、注意事项及配合要点，以取得合作，防止引起患者的恐慌和焦虑情绪。

第5节　药物过敏试验法

案例12-4

　　患者，男性，78岁。咳嗽、咳脓痰一周，诊断"肺部感染"入院。查体：T39.5℃，P116次/分，R24次/分。医嘱0.9%NaCl 100ml+青霉素320万U，静脉滴注，每12小时1次；0.9%NaCl 5ml+庆大霉素8万U+α-糜蛋白酶1支/雾化吸入，每日2次；青霉素过敏试验。过敏试验5分钟后患者出现胸闷、气急伴濒死感，皮肤瘙痒。面色苍白，出冷汗，脉细速，BP 65/45mmHg，患者烦躁不安、恐惧，遵医嘱给予0.1%盐酸肾上腺素1ml，立即皮下注射，半小时后未缓解，再次给予盐酸肾上腺素注射，患者病情好转，症状缓解。

　　问题： 1. 皮下注射后患者发生了什么情况？
　　　　　　2. 护士还应对叶某采取哪些急救措施？

一、药物过敏反应及处理

（一）药物过敏反应及发生机制

药物过敏反应是特异性体质的机体在应用某些药物后出现的病理性的免疫反应，主要有两种形式。一种是在用药当时就发生，称为速发反应。速发反应是通过抗原物质进入机体后，与附着在肥大细胞和嗜碱性粒细胞上的IgE分子结合，使机体产生特异性抗体。当再次接触药物时，抗原抗体在致敏淋巴细胞上相互作用而引起过敏反应。使细胞释放生物活性物质，如组胺、缓激肽、5-羟色胺等，引起平滑肌收缩、血管通透性增加、浆液分泌增加等病理变化。临床表现可有发热、皮疹、血管神经性水肿、血清病综合征等，严重者可发生过敏性休克危及生命。另一种是迟发反应，其发生不需要抗体或补体参加，在变应原作用下形成致敏淋巴细胞。当身体再次接触相同变应原时，会出现一种迟缓的（约12小时后，24～72小时达高峰）、以单个核细胞浸润和细胞变性坏死为特征的局部变态反应性炎症。例如，接触性皮炎、移植排斥反应均属于这种反应。

（二）药物过敏反应的特点

药物过敏有明显的个体差异性，只发生在特异性体质的少数人，不具有普遍性。首次用药很少发生过敏反应，一般发生在再次用药时。少数人在过敏试验期间可发生严重的过敏反应。药物过敏反应与药物的药理作用及用药的剂量无关，微量药物即可发生过敏反应，剂量可影响过敏反应的强度。因此，我们采用微量药物注射引发过敏反应来测试药物是否可用。

（三）药物过敏反应的临床表现

1. 过敏性休克　属于Ⅰ型变态反应，是过敏反应中最严重的一种反应。过敏性休克多发生在用药后5～20分钟，也有在用药后数秒内发生，极少数患者发生于连续用药的过程中。过敏性休克主要临床表现有以下几种。

（1）呼吸系统症状　出现喉头水肿、支气管痉挛、肺水肿等，引起胸闷、气促、呼吸困难并伴有濒死感。

（2）循环系统症状　周围血管扩张引起有效循环血量不足，出现面色苍白、出冷汗、发绀、脉搏细弱、血压下降等。

（3）中枢神经系统症状　脑组织缺氧引起头晕、眼花、四肢麻木、意识丧失、抽搐、大小便失禁等。

2. 血清病型反应　属于Ⅲ型变态反应，也称免疫复合物型变态反应。一般用药后7～12天出现症状。临床表现为发热、关节肿痛、全身淋巴结肿大、皮肤瘙痒、荨麻疹、腹痛等症状。

3. 其他组织器官的过敏反应

（1）皮肤过敏反应　瘙痒、荨麻疹，严重者发生剥脱性皮炎。

（2）呼吸道过敏反应　可引起哮喘或触发原有的哮喘发作。

（3）消化系统过敏反应　患者出现恶心、呕吐、腹痛、腹泻，也可出现过敏性紫癜和便血。

上述症状可单独出现，也可同时发生。临床上最早出现的是呼吸道症状和皮肤瘙痒，护士必须严密观察患者用药后的反应，认真倾听患者主诉，及时作出判断。

（四）药物过敏反应性休克的处理

1. 立即停药，协助患者平卧，给予保暖措施。报告医生，做好抢救准备。

2. 立即皮下注射0.1%的盐酸肾上腺素1ml（小儿剂量酌减）。症状未缓解，可每隔半小时皮下或静脉注射该药0.5ml，直至患者脱离危险期。盐酸肾上腺素可收缩血管、增加外周阻力、兴奋心肌、增加心排血量、松弛支气管平滑肌，是抢救过敏性休克的首选药物。

3. 给予氧气吸入，改善患者缺氧症状。出现呼吸抑制时，立即使用简易呼吸器进行人工呼吸，遵医嘱肌内注射尼可刹米或洛贝林等呼吸兴奋药。出现喉头水肿而影响呼吸时，立即配合医生进行气管插管或气管切开术。

4. 静脉滴注平衡溶液或胶体溶液扩充血容量。如血压持续不回升，可遵医嘱加入多巴胺、去甲肾上腺素静脉滴注。

5. 遵医嘱使用抗组胺类药物如盐酸异丙嗪或苯海拉明拮抗过敏反应。静脉注射地塞米松5～10mg或将氢化可的松200mg加入5%或10%的葡萄糖溶液500ml中静脉滴注。

6. 如患者发生呼吸心搏骤停，立即胸外心脏按压进行复苏抢救。也可用人工呼吸机辅助呼吸。

7. 密切观察患者生命体征、神志、尿量及其他临床变化，不断评价治疗效果，做好病情的动态记录，为进一步处置提供依据。

（五）药物过敏反应的预防

为保证安全正确给药，在应用易发生过敏反应的药物前，护士要详细询问患者用药史、过敏史、家族过敏史，已知有过敏史者禁止进行过敏试验。对致敏性较高的药物必须做过敏试验，准确配制皮肤药物过敏试验溶液，要求现用现配以减少过敏反应发生概率。正确实施过敏试验并准确判断结果，试验结果阴性方可用药。用药期间仍然要做好病情观察，防止少数假阳性反应患者用药后出现严重过敏反应。备好急救药品和抢救用物，做好过敏反应发生的抢救准备。

二、常用药物过敏试验法

（一）青霉素过敏试验法

青霉素（penicillin）是临床使用最为广泛的抗生素之一，主要用于革兰氏阳性菌、革兰氏阴性菌、螺旋体、梭状芽孢杆菌、放射菌及部分拟杆菌感染。青霉素毒性较低，但过敏反应发生率在各种药物中居首位，为3%～6%。

青霉素本身不具有免疫原性。其降解产物青霉烯酸、青霉噻唑酸作为半抗原进入人体后，与蛋白质、多糖和多肽结合成为全抗原—青霉噻唑蛋白，刺激机体产生特异性抗体IgE，由于IgE与组织细胞具有特殊的亲和力，故形成的抗体固定在某些组织的肥大细胞、嗜碱性粒细胞和血液中的白细胞表面，使机体呈致敏状态。当具有过敏体质的人再次接受类似抗原刺激后，即与特异性抗体（IgE）结合发生抗原抗体反应，导致细胞破裂，释放组胺、缓激肽、5-羟色胺等血管活性物质。这些物质作用于全身各系统的效应器官，使平滑肌痉挛、微血管扩张、毛细血管通透性增高、腺体分泌增多，从而使机体胸闷、呼吸困难、血压下降、休克、肺水肿、喉头水肿等症状。由于血管活性物质作用的部位不同及个体差异，故临床表现也是多种多样（图12-26）。

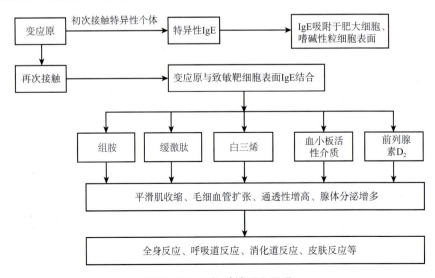

图12-26　药物过敏反应原理

对青霉素过敏者，无论任何年龄、任何剂型和剂量、任何给药途径，甚至同一厂家不同生产批号的药物均可使患者发生过敏反应。因此，治疗中停药3天或更换不同生产批号、不同厂家的药物，均需要重做过敏试验。一些半合成青霉素如阿莫西林、氨苄西林、羧苄西林等，与青霉素之间存在交叉过敏反应，用药前同样要做皮肤过敏试验。

【目的】 通过青霉素过敏试验，判断患者对青霉素是否过敏，其结果作为临床应用青霉素治疗的依据。

【评估】

1. 评估患者的用药史、过敏史及家族过敏史，有过敏史者禁止进行过敏试验。对其他药物过敏或有变态反应疾病史者慎用。

2. 评估患者的病情、用药情况，是否使用青霉素停药3天后再次使用，或在使用过程中改用不同生产批号的制剂时，需要重做过敏试验。

3. 评估患者的心理状态和意识状态，对青霉素过敏试验的认知程度和合作态度。向患者及家属解释过敏试验的目的、方法、注意事项及配合要点。

【计划】

1. 护士准备 衣帽整洁，修剪指甲，洗手，戴口罩。

2. 患者准备 患者了解过敏试验的目的、方法、注意事项及配合要点。避免患者空腹时进行过敏试验，容易引起眩晕、恶心等反应，也容易与过敏反应相混淆。

3. 环境准备 注射环境安静整洁，光线适宜，温度适中。

4. 用物准备

（1）基础治疗盘 1ml注射器，2～5ml注射器，青霉素80万U/瓶，生理盐水。

（2）抢救用物 0.1%盐酸肾上腺素，急救车，吸氧、吸痰装置。

【实施】

1. 操作流程见表12-16。

表 12-16　青霉素过敏试验溶液配制

操作流程	操作步骤	要点与说明
1. 核对检查	双人核对青霉素钠（80万U/瓶）、生理盐水（10ml/瓶），检查药品质量	严格执行无菌操作原则和查对制度
2. 配制原液	洗手，戴口罩。除去青霉素钠密封瓶铝盖中心部分，用0.5%碘伏溶液消毒两遍，待干。取5ml注射器，抽吸4ml生理盐水注入青霉素钠密封瓶。轻轻振荡使药液与生理盐水混匀，即制备出青霉素试敏用原液	
3. 配制试验液	具体配制方法见表12-7 取1ml注射器，抽吸原液0.1ml 加生理盐水至1ml，充分混匀 弃去0.9ml，留0.1ml。加生理盐水至1ml，充分混匀 弃去0.9ml，留0.1ml。加生理盐水至1ml，混匀后排气	
4. 再次核对	将配制好过敏试验溶液的注射器置于无菌弯盘中备用，试敏原液封口后放于4℃冰箱内保存，有效期24小时	
5. 整理用物	整理用物，洗手，脱口罩	

2. 青霉素过敏试验溶液配制方法见表12-17。

3. 试验方法 确定患者无青霉素过敏史，于患者前臂掌侧下段皮内注射青霉素过敏试验溶液0.1ml。注射20分钟后，两名护士一起判断结果并记录。

表12-17 青霉素过敏试验溶液的配制方法

青霉素	加入0.9%氯化钠溶液	青霉素含量	要求
80万U/瓶	4.0ml	20万U/ml	充分溶解
取上液0.1ml	0.9ml	2万U/ml	摇匀
取上液0.1ml	0.9ml	2000U/ml	摇匀
取上液0.1～0.25ml	0.75～0.9ml	200～500U/ml	摇匀

4. 结果判断

（1）阴性 皮丘大小无改变，周围无红肿及红晕，无自觉症状，无不适症状。在医嘱单、体温单上记录阴性（－）。

（2）阳性 局部皮丘隆起，并出现红晕硬块，直径大于1cm，或红晕周围有伪足，痒感，严重时可出现过敏性休克。阳性禁止使用青霉素，同时报告医生，在体温单、医嘱单、病历卡、床头卡、门诊病历上做醒目标记（＋），并告知患者和家属。

【注意事项】

1. 试验前详细询问患者的用药史、过敏史和家族过敏史。有过敏史者禁止实施过敏试验。试验结果阳性者禁止使用青霉素，同时报告医生，在医嘱单、病历、床头卡上醒目地注明青霉素过敏试验阳性反应，并告知患者及其家属。

2. 注射前避免患者处于空腹、疲劳、寒冷等情况，空腹时血糖低，机体反应性差，易促发过敏反应。

3. 凡首次用药、停药3天后再用以及更换药物批号，均须按常规做过敏试验。

4. 试验液配制要准确且最好现用现配，在4℃冰箱保存，试验液在24h有效。

5. 药物过敏试验前24小时禁用抗组织胺类药物，以免影响药物过敏试验反应结果。药物过敏试验后严密观察患者，首次注射后须观察30分钟，注意倾听患者主诉，查看局部和全身反应，做好急救的准备工作（备好盐酸肾上腺素和抢救用物）。

6. 药物过敏试验结果阳性者应及时通知医生，将阳性结果标记在医嘱单、病历、注射卡、床头卡上，并告知患者及家属。结果不易判断，对药物过敏试验结果怀疑有假阳性反应及对消毒剂乙醇过敏等，可在对侧前臂皮内注射生理盐水0.1ml以做对照试验对结果进行验证。

（二）头孢菌素类药物过敏试验法

头孢菌素（cephalosporins）属于β-内酰胺类半合成抗生素，具有抗菌谱广、杀菌力强、毒性小等特点。由于其过敏反应发生率低，比青霉素类抗生素抗菌性能更好，临床广泛应用于对青霉素过敏和有耐药性的患者。头孢菌素与青霉素之间有部分交叉过敏反应，对青霉素过敏者有10%～30%对头孢菌素过敏，而对头孢菌素过敏者绝大多数对青霉素过敏。因此，在使用头孢菌素前，必须详细询问患者对头孢菌素类、青霉素类药物的过敏史。

【目的】 预防头孢菌素类药物过敏。

【评估】 同青霉素过敏试验法。

【计划】 同青霉素过敏试验法，将青霉素换成头孢菌素。

【实施】 以先锋霉素（0.5克/瓶）为例，配制成含500μg/ml先锋霉素生理盐水溶液，皮内试验的剂量0.1ml（含50μg）为标准。具体配制方法如表12-18所示。

表12-18 先锋霉素过敏试验溶液的配制方法（以500μg/ml为例）

先锋霉素	加0.9%氯化钠溶液	先锋霉素含量	要求
0.5g/瓶	2ml	250mg/ml	充分溶解
取上液0.2ml	0.8ml	50mg/ml	摇匀

续表

先锋霉素	加0.9%氯化钠溶液	先锋霉素含量	要求
取上液0.1ml	0.9ml	5mg/ml	摇匀
取上液0.1ml	0.9ml	500μg/ml	摇匀

1. 试验方法 确定患者无青霉素及头孢菌素类药物过敏史，于患者前臂掌侧下段皮内注射皮试溶液0.1ml。注射后20分钟，由两名护士一起判断结果并记录。

2. 结果判断 同青霉素过敏试验结果判断方法。

【注意事项】

1. 过敏试验前须仔细询问患者用药史、过敏史、家族过敏史和近期饮酒史。对青霉素出现过敏性休克者禁止使用头孢菌素类药物。使用头孢菌素类药物治疗前后3天及用药期间避免饮酒或摄入含乙醇的饮品，因为这样会导致过敏反应发生。禁止患者短时间内使用抗组胺药和糖皮质激素类药物，防止出现假阳性。

2. 凡初次用药、曾用药且停药3天后再用或更换生产批号时，需要重做皮肤过敏试验。皮肤过敏试验结果阴性者用药后仍有发生过敏反应的可能，在用药期间应密切观察。出现过敏反应立即停药并通知医生，处理方法同青霉素过敏反应。

3. 试验结果阳性者禁止使用头孢菌素类药物。在体温单、病例、医嘱单、护理记录单、床头卡等做醒目标记，并将结果告知患者及家属。头孢菌素类过敏试验结果判断和过敏反应处理参考青霉素过敏试验。

（三）破伤风抗毒素过敏试验及脱敏注射法

破伤风抗毒素（tetanus antitoxin，TAT）又称破伤风免疫球蛋白，是用破伤风类毒素免疫马血浆经物理化学方法精制而成。常用于控制破伤风患者病情发展，也用于有潜在破伤风危险的外伤人员被动免疫的预防注射。破伤风抗毒素对人体是一种异体蛋白，具有抗原性，注射后可引起过敏反应，表现为脸色苍白或潮红、胸闷、气喘、出冷汗、恶心、腹痛、血压下降或血清样全身反应，一般反应不严重，偶尔引起过敏性休克。首次使用破伤风抗毒素前必须做过敏试验。注射过程中要密切观察，一旦发现异常，立即采取急救措施。如果出现强阳性，如过敏性休克，禁止继续使用破伤风抗毒素。

1. 破伤风抗毒素过敏试验

（1）破伤风抗毒素过敏试验溶液配制 用1ml注射器抽吸破伤风抗毒素药液（1500U/ml）0.1ml，加生理盐水稀释至1ml（内含TAT 150U），直接作为过敏试验溶液使用。

（2）试验方法 于患者前臂掌侧下段皮内注射过敏试验溶液0.1ml（内含TAT 15U）。注射后20分钟，两名护士判断结果并记录。

（3）结果判断

1）阴性：局部无红肿，全身无异常反应。

2）阳性：皮丘红肿，硬结大于1.5cm，红晕范围超过4cm，有时出现伪足或有痒感。

结果阴性，可一次性将所需剂量注完。由于破伤风抗毒素的特异性，没有可替代的药物，结果阳性也要考虑使用，需要采用破伤风抗毒素脱敏注射法进行注射。

2. 破伤风抗毒素脱敏注射法 是针对破伤风抗毒素过敏试验阳性者，将所需要的破伤风抗毒素剂量分次少量注入体内的方法。

脱敏注射原理：小剂量注射时，变应原所致生物活性介质的释放量减少，不至于引起严重的临床症状；短时间内反复多次注射，可逐渐消耗体内已经产生的IgE，最终注入全部药量而不致发生过敏反应。但这种脱敏效果是暂时的，体内的IgE抗体会再次产生，可重建致敏状态。因此，停用一周以上还需要重做过敏试验。脱敏注射前，按抢救过敏性休克的要求准备急救用品。

脱敏注射步骤如表12-19所示。

表12-19　破伤风抗毒素脱敏注射法

次数	破伤风抗毒素（ml）	加入0.9%氯化钠注射液（ml）	注射途径
1	0.1	0.9	肌内注射
2	0.2	0.8	肌内注射
3	0.3	0.7	肌内注射
4	余量	稀释至1ml	肌内注射

按表12-19，每隔20分钟肌内注射破伤风抗毒素一次，直至完成总量（破伤风抗毒素1500U）的注射。如果患者出现面色苍白、发绀、荨麻疹及头晕、心跳等不适感觉，应立即停止注射并配合医生进行抢救。如果反应较轻，可待症状消退后，酌情减少剂量、增加注射次数，在严密观察病情的情况下，使脱敏注射顺利完成。

3. 注意事项

（1）已出现破伤风过敏症状或疑似症状时，应在进行外科清创处理和其他治疗的同时，尽早使用破伤风抗毒素治疗。

（2）首次使用破伤风抗毒素者需要做过敏试验。用过破伤风抗毒素者，间隔时间超过一周，应重新做过敏试验。

（3）凡已接受过破伤风抗毒素免疫注射者，应在受伤后再注射一次，以加强免疫。对免疫史不清者，需要注射抗毒素预防，同时进行类毒素预防注射，以获得持久免疫。

链 接　人体破伤风免疫球蛋白

人体破伤风免疫球蛋白是乙肝疫苗免疫后再吸附破伤风疫苗免疫的健康人血浆，经提取灭活后制成。它是针对破伤风杆菌的特异性免疫球蛋白，能中和患者体内的破伤风毒素，主要用于预防和治疗破伤风，尤其是适用于对马血清破伤风抗毒素有过敏反应者。但对人免疫球蛋白类制品有过敏史者禁用。

人体破伤风免疫球蛋白使用前不需要做过敏试验，使用方法是在臀大肌进行肌内注射，使用剂量为一次250U（不限年龄）。一般不良反应较少，只有极少数的人有局部的红肿或者疼痛出现，常不需要做特殊处理可自行恢复。当创面很深或创面的污染很严重时，可剂量加倍。

（四）链霉素过敏试验及过敏反应的处理

链霉素主要对多数革兰氏阴性菌及结核杆菌有较强的抗菌作用。链霉素本身具有毒性作用，损害第8对脑神经，具有耳毒性，孕妇慎用。又因链霉素内含杂质（链霉素胍和二链霉胺）能释放组胺，使机体出现过敏反应。虽然过敏反应概率较低，但一旦出现过敏性休克比青霉素过敏反应更为严重，死亡率更高。因此，在使用链霉素前必须做过敏试验，结果阴性方可用药。

1. 链霉素过敏试验法

【目的】　预防链霉素过敏反应，作为临床用药依据。

【评估】　同青霉素过敏试验法。

【计划】　同青霉素过敏试验法，将青霉素换成链霉素，另备葡萄糖酸钙或氯化钙。

【实施】　以100万U/支的链霉素为例，配制成含2500U/ml链霉素生理盐水溶液，皮内试验的剂量0.1ml（含250U）为标准。现以100万U（1g）/瓶链霉素为例，具体配制方法如表12-20所示。

表12-20　链霉素过敏试验溶液的配制方法

链霉素	加0.9%氯化钠溶液	每ml链霉素含量	要求
100万U（即1g）/瓶	3.5ml（溶解后为4ml）	25万U/ml	充分溶解
取上液0.1ml	0.9ml	2.5万U/ml	摇匀
取上液0.1ml	0.9ml	2500U/ml	摇匀

（1）试验方法　于患者前臂掌侧下段皮内注射过敏试验溶液0.1ml。注射后20min，两名护士一起判断结果并记录。

（2）结果判断　同青霉素过敏试验结果判断方法。

【注意事项】

（1）对于链霉素过敏试验阳性者，要禁用链霉素。在体温单、医嘱单、病例卡、床头卡、门诊卡、注射卡等处做醒目标记，同时告知患者及家属。

（2）在使用过程中，即使试验结果阴性，仍有发生过敏反应的可能。因此，在用药过程中一定严密观察病情，出现过敏反应及时处理。

2. 链霉素过敏反应处理　链霉素过敏反应的临床表现与青霉素过敏反应相似，轻者表现为发热、皮疹、荨麻疹、严重者可出现过敏性休克。一旦发生过敏性休克，其处理方法与青霉素过敏性休克相同。链霉素毒性反应比过敏反应更常见、更严重，可出现全身麻木、抽搐、肌肉无力、眩晕、耳鸣、耳聋等症状。因链霉素引起毒性反应的杂质可与钙离子络合，从而减轻中毒症状。因此，当患者出现抽搐等中毒反应，可静脉缓慢注射10%的葡萄糖酸钙或氯化钙10ml。若患者出现肌肉无力、呼吸困难等症状，遵医嘱皮下注射新斯的明0.5～1mg或0.25mg静脉注射。

（五）碘过敏试验

临床上常用碘化物造影剂做肾脏、胆囊、膀胱、心血管、脑血管等造影。含碘类造影剂注入人体，有3%左右的概率发生过敏反应，症状轻重程度不一，严重者可致死。因此，在造影前1～2天必须先做过敏试验。结果为阴性者方可做碘造影检查。

1. 操作方法

（1）口服法　口服5%～10%碘化钾5ml，每日3次，共3天，观察结果。

（2）皮内注射法　皮内注射造影剂0.1ml，20min后观察结果。

（3）静脉注射法　静脉注射碘造影剂1ml，5～10min后观察结果。

2. 结果判断

（1）口服法　有口麻、头晕、心慌、恶心、呕吐、流泪、荨麻疹等症状为阳性。

（2）皮内注射法　局部有红肿，硬块，直径超过1cm为阳性。

（3）静脉注射法　有血压，脉搏，呼吸及面色等改变为阳性。

3. 注意事项

（1）静脉注射造影剂前必须先做过敏试验，过敏试验结果阴性，再进行静脉注射试验。两种试验结果均为阴性者方可进行碘造影检查。

（2）少数患者过敏试验阴性，但在注射造影剂时也会发生过敏反应，需要事先备好急救药物及抢救用物。过敏反应的处理同青霉素过敏反应的处理。

自 测 题

A_1/A_2型题

1. 口服给药注意事项中正确的是（　　　）

　　A. 铁剂、阿司匹林宜饭前服

　　B. 服止咳糖浆后宜多饮水

　　C. 服磺胺类药物后应多饮水

　　D. 服强心苷类药物前先测血压

　　E. 镇静安神药宜清晨空腹服用

2. 关于取药、配药的方法，错误的是（　　　）

　　A. 取固体药用药匙

　　B. 先配固体，再配水剂

　　C. 药液不足1ml用滴管吸取

　　D. 两种药液可同置一药杯内

　　E. 油剂药液应倒入少量冷开水于杯中

3. 下列有关发药的注意事项，错误的一项是（　　　）

A. 如患者提出疑问，应重新核对无误后，方可给药

B. 严格执行查对制度

C. 发药前，应先评估患者情况

D. 分发麻醉药、催眠药时，应待患者服用下方可离开

E. 如患者不在，可将普通药放置于床旁桌上

4. 关于皮下注射的操作方法，错误的是（ ）

　　A. 药量少于1ml时需要用1ml注射器抽吸

　　B. 注射部位常规消毒

　　C. 持针时，右手示指固定针栓

　　D. 针头和皮肤呈50°刺入

　　E. 进针深度为针梗的1/2～2/3

5. 各种注射方法的定位，正确的是（ ）

　　A. 臀中肌注射：髂前上棘外侧三横指处

　　B. 臀大肌注射：髂棘和尾骨连线的外上1/3

　　C. 皮内注射：前臂掌侧

　　D. 皮下注射：肩峰下2～3指

　　E. 臀小肌注射：髂前上棘与臀裂顶点的外上1/3处

6. 在给药的途径中，发挥药效最快的是（ ）

　　A. 吸入给药　　　　　B. 静脉注射

　　C. 直肠药物置入　　　D. 口服给药

　　E. 皮下注射

7. 患者，女性，35岁。车祸后并发血气胸进行手术治疗后医嘱常规进行盐酸氨溴索（沐舒坦）雾化吸入。用该药的目的是（ ）

　　A. 解痉　　　　　　　B. 平喘

　　C. 镇痛　　　　　　　D. 抑制腺体分泌

　　E. 稀释痰液，促进排出

8. 患者，男性，45岁。护士为其静脉注射25%葡萄糖溶液时，患者自述疼痛，推注时稍有阻力，推注部位局部隆起，抽无回血，此情况应考虑是（ ）

　　A. 静脉痉挛

　　B. 针头部分阻塞

　　C. 针头滑出血管外

　　D. 针头斜面贴紧血管壁

　　E. 针头斜面部分穿透血管壁

9. 患者，男性，65岁。因"直肠癌"拟行手术治疗，医嘱"青霉素皮肤过敏试验"，护士配制好青霉素过敏试验溶液后给患者注射。青霉素过敏试验结果：局部皮肤红肿，直径1.2cm，无自觉症状，下列处理正确的是

（ ）

　　A. 可以注射青霉素

　　B. 可以注射青霉素，但需要减少剂量

　　C. 暂停该药，下次使用重新试验

　　D. 禁用青霉素，及时报告医生

　　E. 在对侧肢体做对照试验

10. 患者，李某，66岁。因老年慢性支气管炎，痰液黏稠不易咳出，为帮助患者祛痰，给予氧气雾化吸入，下列操作中错误的一项是（ ）

　　A. 吸入前嘱患者先漱口

　　B. 用蒸馏水稀释药液在15ml以内

　　C. 氧气流量为6～8L/min

　　D. 雾化吸入器进气口接氧气，湿化瓶中加蒸馏水

　　E. 嘱患者呼气时，松开出气口

A₃/A₄型题

（11～13题共用题干）

　　患者，女性，63岁。因"支气管扩张合并肺部感染、左心力衰竭"入院治疗，入院时T39℃，呼吸急促，端坐呼吸。

11. 患者经过积极抗炎、利尿、强心治疗后，体温降至正常范围，能够平卧，现改用地高辛口服。作为主管护士在给药时要特别注意（ ）

　　A. 应空腹服药

　　B. 应饭后服药

　　C. 应准时服药

　　D. 用药前应测脉率（心率）和心律

　　E. 服药后稍喝水

12. 患者在服用地高辛几天后，出现恶心、呕吐、视物模糊，护士立即（ ）

　　A. 报告护士长　　　　B. 给予止吐药

　　C. 做心电图检查　　　D. 停止服药并告知医生

　　E. 做好患者心理护理

13. 患者以往有骨质疏松症，自行长期口服活性钙。护士应嘱咐患者（ ）

　　A. 改服其他钙剂

　　B. 自行间断服用

　　C. 适当减量服用

　　D. 在医护人员指导下服用

　　E. 立即停用

（杜　玲）

静脉输液与输血是医院治疗疾病和抢救患者的重要手段。通过静脉输液与输血，可以纠正水、电解质及酸碱平衡紊乱，有效增加血容量，改善微循环，恢复内环境的稳定。还可以通过静脉输注药物，达到治疗疾病的目的。静脉输液与输血是临床常用的基础护理操作之一，在输液和输血过程中，可能出现一些不良反应，因此，护士必须掌握有关静脉输液与输血的相关知识与技能，以保证患者输液与输血的安全和有效。

第1节 静脉输液

 案例 13-1

　　患者，男性，26岁，因烧伤急救入院，入院时查体，T 38.3℃，P 100 次/分，R 20 次/分，BP 82/60mmHg，患者意识清楚，手臂形成大水疱，有疼痛感，无其他不适。对患者进行补液治疗，予以平衡液 500ml 静脉滴注 st。

　　工作任务：护士为患者进行静脉输液。

一、概　　述

（一）静脉输液概念

静脉输液是将一定量的无菌药液直接输入静脉的治疗方法。

（二）静脉输液原理

静脉输液是利用大气压和液体静压的物理原理，在输液系统内形成压力，当其压力高于静脉压时即可将药液输入体内。因此，要将药液滴入体内应具备三个条件：输液瓶与静脉之间必须存在一定的高度差；输液瓶液面必须与大气压相通（软包装液体除外）；输液管道必须保持通畅。

二、静脉输液常用溶液的种类及作用

（一）晶体溶液

晶体溶液的特点是分子量小、在血管内存留时间短，常用的晶体溶液包括以下几种：

1. 葡萄糖溶液　常用的溶液有5%葡萄糖溶液和10%葡萄糖溶液。作用是补充水分和热量，通常用于静脉给药的稀释剂。

2. 等渗电解质溶液　常用的溶液有0.9%氯化钠溶液、5%葡萄糖氯化钠溶液和复方氯化钠溶液等。作用是补充水和电解质，维持体液和渗透压的平衡。

3. 高渗溶液　常用的溶液有20%甘露醇、25%山梨醇和25%～50%葡萄糖溶液。作用是利尿脱水并降低颅内压。

4. 碱性溶液　常用的溶液有碳酸氢钠溶液（浓度为5%或1.4%）、乳酸钠溶液（浓度为11.2%或1.84%）。作用是纠正酸中毒，维持酸碱平衡。

（二）胶体溶液

胶体溶液特点是分子量大，在血管中存留时间长。常用的胶体溶液如下。

1. 右旋糖酐　常用的溶液有低分子右旋糖酐和中分子右旋糖酐。低分子右旋糖酐的作用是改善微循环，降低血液黏稠度，防止血栓形成。中分子右旋糖酐的作用是扩充血容量，提高血浆胶体渗透压。

2. 代血浆　常用的溶液有6%羟乙基淀粉（706代血浆）、明胶多肽注射液、聚维酮等。作用是增加循环血量和心排血量。

3. 血液制品　可提高胶体渗透压，增加循环血量，补充蛋白质，减轻机体组织水肿。

4. 水解蛋白　常用的有5%白蛋白和血浆蛋白等。作用是纠正低蛋白血症，促进组织修复，补充蛋白质，提高机体免疫力。

（三）静脉高营养溶液

常用的溶液有复方氨基酸、脂肪乳剂等。作用是提供热量，维持正氮平衡，并补充各种维生素和矿物质。

三、临床补液原则

输入溶液的种类和量应根据患者体内水、电解质及酸碱平衡紊乱的程度来决定，一般遵循"先盐后糖、先晶后胶、宁酸勿碱"的原则。一般尿量超过40ml/h，需适当补钾。静脉补钾四不宜：不宜过早，见尿后补钾；不宜过浓，浓度不超过0.3%；不宜过快，成人30～40滴/分；不宜过多，成人每日补钾总量不超过5g，小儿每日0.1～0.3g/kg。输液过程中应随时观察患者的反应，根据患者的病情变化及时作出调整。

四、静脉输液目的

1. 补充水分及电解质，纠正水、电解质紊乱，维持酸碱平衡，如剧烈呕吐、腹泻、大手术后、烧伤等患者。

2. 增加血容量，维持血压，改善微循环，如休克、大出血、严重烧伤的患者。

3. 补充营养，供给热量，促进组织修复，如慢性消耗性疾病、不能经口进食、禁食、胃肠道吸收障碍、大手术后的患者。

4. 输入药物，治疗疾病　如感染、中毒、组织水肿及其他需要经静脉输入药物治疗的患者。

五、静脉输液部位

输液时应根据患者的年龄、病情、意识、体位，溶液种类、输液时间长短、静脉情况，或即将进行的手术部位等情况，来选择穿刺部位。常用的输液部位如下：

1. 周围浅静脉　上肢浅静脉，包括肘正中静脉、头静脉、贵要静脉、手背静脉网等；下肢浅静脉，包括大隐静脉、小隐静脉和足背静脉网等。首选上肢浅静脉。

2. 头皮静脉　常用的头皮静脉包括颞浅静脉、额静脉、耳后静脉及枕静脉。常用于3岁以下婴幼儿的静脉输液。

3. 颈外静脉、锁骨下静脉　常用于中心静脉插管，需要长期持续静脉输液或需要静脉高营养的患者，多选择此部位。

六、静脉输液方法

临床上，静脉输液按照输入液体是否与大气相通，分为密闭式静脉输液和开放式静脉输液；按照进入血管通道器材所到达的位置，分为周围静脉输液和中心静脉输液。目前，临床上广泛应用的是密闭式周围静脉输液法。

（一）密闭式周围静脉输液

操作程序如下。

【评估】

1. 核对患者。

2. 患者的年龄、病情、有无过敏史、心肺功能状况、意识状态等。

3. 患者输液的目的，所用药物的性质及治疗作用。

4. 患者对静脉输液的认知能力、心理状态及合作程度。

5. 患者静脉输液穿刺部位的皮肤及血管状况及肢体活动度。

【计划】

1. 护士准备 着装整洁，洗手，戴口罩。

2. 用物准备 输液盘内备所输药液、一次性输液器（图13-1）、皮肤常规消毒剂、无菌棉签、输液贴、输液瓶贴、止血带、一次性治疗巾、小垫枕、弯盘；输液执行单、输液卡、手消毒剂；带秒针的表；生活垃圾桶、医用垃圾桶、锐器回收盒、输液架，根据需要备瓶套、夹板及绷带。

3. 患者准备 了解输液的目的、配合方法及注意事项；排空大小便；取舒适体位。

4. 环境准备 整洁、安静、安全、温湿度适宜。

【实施】

1. 使用一次性静脉输液钢针（头皮针）密闭式周围静脉输液法 见表13-1。

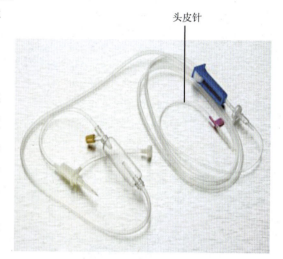

头皮针

图13-1 一次性输液器

表13-1 使用一次性静脉输液钢针密闭式周围静脉输液法

操作流程	操作步骤	要点与说明
1. 核对检查	（1）双人核对，准确核对床号、姓名、药名、浓度、剂量、给药时间及方法 （2）检查药液质量及有效期	认真执行查对制度 对光检查，采用直立—倒置"Z"形法检查，检查时间不少于10秒，保证药液质量
2. 准备药液	（1）将输液瓶贴倒贴在输液瓶上 （2）开启拉环（瓶盖），消毒瓶塞至瓶颈 （3）遵医嘱加药	
3. 插入输液器	（1）检查输液器，打开包装后将输液器粗针头插入瓶塞至根部，拧紧输液管乳头和头皮针连接处 （2）将调节器放在输液管下1/3处，并关闭调节器	检查输液器包装袋是否完整、有无漏气及是否在有效期内 避免粗针头及消毒后的瓶塞被污染 防止药液漏出和（或）空气进入体内
4. 核对解释	携用物至患者床旁，核对患者及药液并做好解释	确认患者，取得合作
5. 初次排气 （图13-2）	（1）一手夹持头皮针和调节器，一手将输液瓶倒挂于输液架上 （2）将滴管倒置，抬高输液管下段，打开调节器，当液体达到滴管内1/2～2/3时，滴管转正，待液体缓缓流入乳头和头皮针连接处时，关闭调节器 （3）检查输液管内无气泡后，将输液管放置妥当备用	注意保护穿刺头皮针头 排气时不要造成药液浪费 输液器内无气泡，防止空气栓塞
6. 选择静脉	（1）帮助患者取舒适卧位，肢体下放治疗巾、小垫枕及止血带 （2）扎上止血带，手指探明静脉深浅及方向，松开止血带	选择粗、直、弹性好的静脉，避开关节和静脉瓣
7. 消毒皮肤	消毒皮肤，待干，备输液贴（胶布），再扎上止血带，再次消毒皮肤，待干	消毒范围直径大于5cm，注意无菌操作 在静脉穿刺点上方6cm处扎止血带，止血带末端向上

续表

操作流程	操作步骤	要点与说明
8. 再次核对及排气	（1）再次核对床号、姓名、药液 （2）打开调节器，再次排气，关闭调节器，再次检查输液管内无气泡	操作中查对 排药液到弯盘内，防止药液浪费 输液管内无气泡，防止空气栓塞
9. 静脉穿刺	取下护针帽，嘱患者轻握拳，一手拇指固定静脉，一手持针柄，针尖斜面向上与皮肤呈15°～30°角，从静脉上方或侧方刺入皮下，再沿静脉方向潜行刺入，见回血后放平针头再进针少许即可	消毒区域避免污染 穿刺后针尖斜面全部在血管内
10. 固定调速	（1）一手拇指固定针柄，另一手松止血带，嘱患者松拳，松开调节器，观察液体滴入顺畅，患者无不适后，用输液贴固定，先固定针柄，然后固定穿刺点，最后固定导管 （2）取出治疗巾、小垫枕和止血带 （3）根据病情、年龄及药物性质调节输液速度	固定可防止患者活动导致针头刺破血管或滑出血管外 穿刺点处保持无菌。无输液贴时可用无菌棉球覆盖穿刺点，再用胶布固定 不合作的患者可使用夹板绷带固定肢体 一般成人40～60滴/分，小儿20～40滴/分
11. 核对整理	（1）再次核对床号、姓名、药液 （2）协助患者取舒适卧位 （3）整理用物，将床边呼叫器置于患者易取处	操作后查对
12. 记录挂卡	（1）洗手、记录 （2）挂输液卡	
13. 巡视观察	输液中巡视，倾听患者主诉，密切观察穿刺部位情况，患者如有不良反应及输液故障，及时处理	每隔15～30分钟巡视一次
14. 及时换液	（1）继续输液者，需及时更换液体，消毒瓶塞，核对后迅速拔出上一瓶中的输液器粗针头，插入第二瓶药液内 （2）确保滴管液面高度合适、输液管内无气泡后，调节好滴速并在输液卡上签字记录后方可离开	及时更换药液，防止空气栓塞 严格无菌操作，防止污染 换液时要认真查对，防止差错事故
15. 核对拔针	输液完毕后再次核对，轻揭输液贴，关闭调节器，拔出针头后迅速按压穿刺点及以上部位至不出血	及时拔针，防止空气栓塞 先拔针再按压，防止血管损伤 按压部位是穿刺点及上方
16. 整理用物	（1）协助患者采取舒适卧位 （2）整理床单元及用物	污物按规定分类处理，避免交叉感染
17. 洗手记录	洗手后记录	

2. 使用静脉留置针密闭式周围静脉输液法　见表13-2。

静脉留置针又称套管针（图13-3），采用静脉留置针静脉输液，可以减少反复穿刺给患者带来的痛苦，保护患者血管，防止血管损伤，大大减少护士的工作量。适用于长期输液、静脉穿刺较困难的患者。随着技术的不断完善，静脉留置针输液在临床上的应用越来越广泛。

表13-2　使用静脉留置针密闭式周围静脉输液法

操作流程	操作步骤	要点与说明
1～5	同一次性静脉输液钢针密闭式周围静脉输液法1～5	
6. 检查用物	（1）检查留置针包装、型号、在有效期后，打开包装确认针尖及套管尖端完好 （2）检查无菌透明敷贴的包装、在有效期后打开	
7. 核对排气	（1）核对床号、姓名、药液 （2）取出静脉留置针，将输液器上的针头插入留置针的肝素帽内，排尽气体，关闭调节器，妥善放置备用	留置针排气时需要竖直向上才能排尽空气 连接排气时注意无菌操作 输液管及留置针内无气泡，防止空气栓塞

续表

操作流程	操作步骤	要点与说明
8. 扎带消毒	扎止血带，选择粗、直、弹性好的静脉，常规消毒皮肤，待干，必要时戴无菌手套，再次消毒皮肤	止血带在穿刺点上10cm 消毒直径8cm以上，保持无菌
9. 再次排气	去除针套，留置针再次排气，检查无气泡，旋转松动外套管，调整针头斜面向上	避免外套管与针芯粘连
10. 穿刺静脉（图13-4）	（1）进针：左手绷紧皮肤，固定静脉，嘱患者握拳，右手持留置针针翼，针尖斜面向上，使针头与皮肤呈15°～30°角进针，从血管正上方或侧方刺入血管，见回血后降低穿刺角度，沿静脉进入约0.2cm （2）退针芯：左手持"Y"形接口，右手先退出针芯少许，将外套管沿血管方向送入的同时撤出针芯，松止血带，嘱患者松拳松调节器	撤出针芯时防止将外套管带出 外套管要全部送入皮肤内
11. 固定调速	在无菌透明敷贴上写明留置日期，固定留置针（图13-5），再用胶布固定留置针接口、头皮钢针管及针柄，调节合适滴速	固定敷贴时，应处于无张力状态，避免穿刺点及周围被污染
12～15	同头皮钢针密闭式周围静脉输液法11～14	
16. 停液封管	输液完毕，再次核对，关闭调节器，拔出头皮钢针，常规消毒肝素帽，用抽有封管液的注射器刺入肝素帽内，进行正压封管（图13-6）	常用的封管液：①无菌生理盐水，每次用5～10ml，每隔6小时重复冲管一次。②稀释的肝素溶液10～100U/ml，2～5ml/次，每隔8小时重复冲管一次 保持正压封管，边退针边推封管液，推注完毕立即关闭延长管阀门，拔出注射器针头 如果使用可来福接头，因其能维持正压状态，则不需封管
17. 再次输液	核对后常规消毒肝素帽，将排气后的输液器头皮钢针刺入肝素帽内，打开调节器，调节滴速，开始输液	严格执行查对制度及无菌操作
18. 拔针按压	输液完毕，去除胶布和无菌透明敷贴，关闭调节器，迅速拔出留置针，纵向按压穿刺点至不出血	
19. 整理用物	（1）协助患者取舒适卧位 （2）整理床单元及用物	按要求分类处理医疗垃圾
20. 洗手记录	洗手后记录	

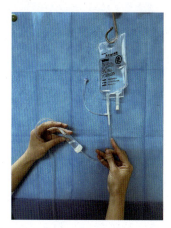

图13-2　排气法

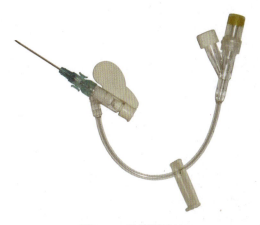

图13-3　静脉留置针

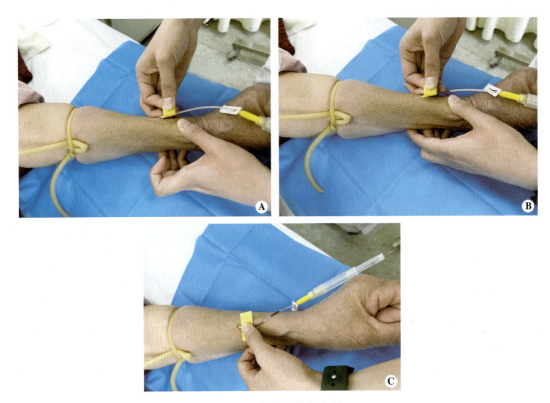

图13-4 静脉留置针穿刺

A.进针角度；B.穿刺进针；C.退针芯

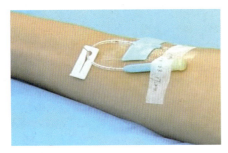

图13-5 固定留置针

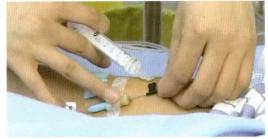

图13-6 正压封管

【评价】

1. 患者理解输液的目的并主动配合，病情好转，无输液反应及其他不适。

2. 护士无菌观念强，操作熟练、动作轻巧。

3. 护患沟通有效，注意人文关怀，彼此需要得到满足。

（二）中心静脉输液

中心静脉输液包括颈外静脉穿刺置管输液、锁骨下静脉穿刺置管输液、经外周静脉穿刺的中心静脉导管（PICC）输液。颈外静脉穿刺点是下颌角和锁骨上缘中点连线上1/3处，锁骨下静脉穿刺点是在胸锁乳突肌外侧缘与锁骨上缘所形成的角平分线上，距顶点0.5～1.0cm处。

1. 锁骨下静脉穿刺置管输液 锁骨下静脉自第1肋外缘处延续腋静脉，位于锁骨后下方，向内至胸锁关节后方与颈内静脉汇合成无名静脉，左右无名静脉汇合成上腔静脉入右心房。此静脉较粗大，成人的管腔直径可达2cm，位置虽不是很表浅，但常处于充盈状态，周围还有结缔组织固定，使血管不易塌陷，也较易穿刺，硅胶管插入后可以保留较长时间。此外，该血管离右心房较近，血量多，注入高渗液及化疗药物可很快被稀释，对血管壁的刺激性小。其穿刺点为胸锁乳突肌外侧缘与锁骨上缘所形成的角平分线上，距顶点 0.5～1.0cm 处。用于长期不能进食或丢失大量液体，需补充大量高热量、高营养液体及电解质的患者；各种原因所致的大出血，需迅速输入大量的液体，以纠正血容量不足或提升血压的患者；长期输入高浓度或强刺激性药物的患者；需测定中心静脉压或需要紧急放置心内起搏导管的患者。每天输液前要先检查导管是否在静脉内。

锁骨下静脉穿刺置管输液过程中应加强巡视，如发现硅胶管内有回血，应及时用 0.4% 枸橼酸钠生理盐水冲注，以免血块堵塞硅胶管。如溶液点滴不畅，可用急速负压抽吸，不能用力推注液体，以免将管内的凝血块冲入血管形成栓子。及时检查硅胶管是否滑出血管外或弯曲、头部位置是否不当、固定硅胶管的线是否结扎过紧，出现上述情况应及时处理。每天停止输液时，要进行封管。若发现硅胶管内有凝血，应用注射器将凝血块抽出，切忌将凝血块推入血管造成栓塞。每日常规消毒穿刺点及周围皮肤并更换敷料。更换敷料时应注意观察局部皮肤情况，一旦出现红、肿、热、痛等炎症表现，应做相应的抗炎处理。

2. 经外周静脉穿刺的中心静脉导管（PICC）输液 是由周围静脉穿刺置管，并将导管末端置于上腔静脉中下 1/3 或锁骨下静脉进行输液的方法。此法具有适应证广、创伤小、操作简单、保留时间长、并发症少的优点，常用于中、长期的静脉输液或化疗用药等，一般静脉留置导管可在血管内保留 7 天至 1 年。目前临床 PICC 导管大多采用硅胶材质，柔软、有弹性。导管全长可放射显影。常用的 PICC 导管有两种：一种是三向瓣膜式 PICC 导管；另一种是末端开放式 PICC 导管。

经外周静脉穿刺的中心静脉导管（PICC）置管后的护理很重要。护理要点如下。

（1）观察 第一个 24 小时观察穿刺点有无渗血、渗液等 置管后，应密切观察穿刺局部有无红、肿、热、痛等症状，如出现异常，应及时测量臂围并与置管前臂围相比较。观察肿胀情况，必要时行 B 超检查。

（2）定期更换敷料 第一个 24 小时更换一次无菌透明敷料，以后每 7 天更换一次，夏季及使用发汗剂的患者、敷料松动或潮湿时应及时更换敷料。

（3）特殊情况的处理 退出或缩进应及时通知医护人员，在无菌条件下处理，不可擅自插入；如渗血、渗液、感染、有出血倾向，应遵医嘱拔除。

（4）冲洗导管 目的是防止血块黏附在管壁，减少阻塞。冲洗导管的原则：治疗结束，给药后用 10ml 以上的生理盐水冲管；输血后用 20ml 以上的生理盐水冲管。冲管的方法：消毒肝素帽，用 10～20ml 注射器抽好生理盐水，把注射器的针头插入肝素帽，用脉冲方式冲入生理盐水正压封管，在注射最后 0.5ml 生理盐水时，边注射边退针，力度适中，特别限制生理盐水用量患者减半。

（5）与导管有关的处理措施 如因导管打折、扭曲或体位改变等外部因素造成导管阻塞，去除外因即可；如因导管定位不正确或血栓形成等外部因素造成导管阻塞，应采取相应的处理措施。血栓形成时可用 10ml 注射器轻柔回抽或遵医嘱使用尿激酶，不可使用暴力、导丝来清除血凝块，以免使导管损伤、破裂或造成血凝块栓塞；疑似导管移位时，应再行 X 线检查，以确定导管尖端所处位置。禁止将导管体外部分移入体内。

（6）患者的指导 置管的上肢勿负重（举重、提重物等）；避免游泳、水上作业等水中运动，尤其第一个 24 小时不湿水；冲凉时用薄膜包好，勿弄湿敷料，如弄湿则及时更换；学会自我观察穿刺点情况，如有红、肿、热、痛及时就诊；每周更换敷料和肝素帽一次，并用 20ml 以上生理盐水做脉冲式冲管一次；导管维护和使用须由医护人员完成，告知患者 PICC 导管留置时间不超过 1 年。

（三）头皮静脉输液

操作流程如下。

【评估】

1.核对患儿，评估患儿年龄、病情、用药有无过敏史、意识状态等，患儿心理状态及合作程度。

2.穿刺部位皮肤及血管情况，注意静脉与动脉相鉴别（表13-3）。

表13-3 小儿头皮静脉与动脉的区别

鉴别项目	头皮静脉	头皮动脉
外观	微蓝色	正常肤色或淡红色
管壁	薄，容易被压瘪	厚，不易被压瘪
活动度	不易滑动	易滑动
搏动	无	有
血流方向	向心	离心
穿刺后表现	无痛苦，回血正常，推药阻力小	痛苦貌或尖叫，回血呈冲击状，推药阻力大，局部出现树枝样苍白

【计划】

1.护士准备 着装整洁，洗手，戴口罩。

2.用物准备 同一次性静脉输液钢针密闭式周围静脉输液法，增加备皮用物、5ml无菌注射器（内含无菌生理盐水）、小垫枕、小号头皮钢针、约束带。

3.患儿准备 了解患者的进奶量及进奶时间，输液前要告知患儿家长在进行静脉穿刺前不要喂水或奶，以免在穿刺过程中患儿因哭闹引起恶心、呕吐，造成窒息，发生意外。查看大小便，必要时换尿片。

4.环境准备 同密闭式周围静脉输液法。

【实施】 见表13-4。

表13-4 密闭式头皮静脉输液法

操作流程	操作步骤	要点与说明
1～4	同一次性静脉输液钢针密闭式周围静脉输液1～4	
5.选择静脉	协助患儿采取舒适卧位，操作者位于患儿头部，选择粗、直、清晰的静脉	
6.准备皮肤	剃去周围毛发，便于穿刺	
7.消毒皮肤	75%乙醇消毒局部皮肤，待干，准备输液贴或胶布	消毒范围超过5cm
8.再次核对	核对患儿、药液	操作中查对
9.穿刺静脉	内含生理盐水的5ml注射器接小号头皮钢针，将注射器和头皮钢针内气体完全排出，取下护针帽，护士左手拇指、示指固定静脉两端，右手持针沿静脉向心方向近似平行穿刺，然后沿血管走向慢慢进针，分离头皮钢针和注射器，头皮钢针连接输液管，打开调节器，见液体滴入通畅后固定	穿刺时有落空感 见暗红色回血，无回血时，可用注射器轻轻抽吸如果误入动脉，回血呈冲出状，推注药液阻力大，局部立即出现树枝分布状苍白
10～16	同一次性静脉输液钢针密闭式周围静脉输液10～16	

【评价】

1.患者理解输液的目的，患儿无输液反应及其他不适。

2.护士无菌观念强，操作规范熟练、动作轻巧。

3.护患沟通有效，彼此需要得到满足。

【注意事项】

1.严格执行无菌操作，认真执行查对制度。

2. 根据患者病情、用药原则和药物性质，合理安排输液顺序，调整输液速度，注意药物的配伍禁忌。

3. 需要长期输液的患者，应合理使用和保护静脉，要有计划地从远心端小静脉开始穿刺。

4. 输液前必须排尽输液管及头皮钢针内的气体，输液中要及时更换药液，防止空气栓塞的发生。

5. 输液过程中加强巡视，及时处理输液故障，认真倾听患者主诉，观察患者的全身及局部反应。

6. 严禁在输液的肢体侧进行抽血化验和测量血压。

7. 加压输液时要有护士看守，输液完毕时要及时拔针。

8. 留置针输液时，每次输液完毕后均应注入一定量的封管液，做到正压封管，防止发生血液凝固、堵塞输液管。周围静脉留置针保留时间为72～96小时。

9. 移动患者、为患者更衣或执行其他护理活动时，要注意保护穿刺部位，避免过分牵拉或扭曲输液管。

七、静脉输液中常见故障及排除方法

（一）输液不畅或不滴

1. 针头滑出血管外
原因：由于针头滑出血管外，药液注入皮下组织。

表现：局部肿胀、疼痛，挤压输液管无回血。

处理方法：更换针头，另选静脉重新穿刺。

2. 针尖斜面紧贴血管壁
原因：针尖斜面紧贴血管壁，妨碍了液体下滴。

表现：液体滴入不畅，局部无肿胀、疼痛，挤压输液管有回血。

处理方法：调整针头位置或适当变换肢体位置，直到滴入通畅为止。

3. 针头阻塞
原因：针头阻塞，液体不滴。

表现：穿刺局部无反应，轻轻挤压输液管，感觉有阻力，松手后无回血。

处理方法：更换针头和穿刺部位，重新穿刺。

4. 压力过低
原因：周围循环不良、输液瓶位置过低或患者肢体抬举过高。

表现：滴速缓慢，穿刺局部无疼痛、无肿胀，挤压输液管有回血。

处理方法：适当降低患者肢体位置或抬高输液瓶位置。

5. 静脉痉挛
原因：输入液体温度过低或输液环境温度过低。

表现：局部无隆起，滴入不畅，挤压输液管有回血。

处理方法：可在穿刺部位上方局部热敷，以缓解静脉痉挛。

（二）滴管内液面过高

1. 侧面有调节孔的滴管 夹住滴管上端的输液管，打开调节孔，待液体降至露出滴管内液面时，再关闭调节孔，松开上端输液管。

2. 侧面无调节孔的滴管 在输液管保持通畅的前提下，取下输液瓶倾斜，使针头露出瓶内液面，待液体缓慢流下露出滴管内液面时，再将输液瓶挂回输液架上。

（三）滴管内液面过低

1. 侧面有调节孔的滴管 先夹住滴管下端的输液管，打开调节孔，待液面升高至滴管1/2～2/3时，再关闭调节孔，松开滴管下端的输液管。

2. 侧面无调节孔的滴管　折叠滴管下端的输液管，用手挤压滴管，使输液瓶内的液体下流至滴管内，当液面升高至滴管的1/2～2/3时，松开滴管下端的输液管即可。

（四）滴管内液面自行下降

在输液过程中，如果滴管内液面自行下降，应检查输液管上端是否有漏气或裂隙，头皮钢针是否与输液管脱开，必要时更换输液管。

八、输液速度及时间的计算

（一）计算方法

在输液过程中，每毫升溶液的滴数称为该输液器的点滴系数，目前临床上常用的静脉输液器的点滴系数有10、15、20等型号。为保证药物的疗效，需要计算输液的速度和所需时间。

1. 计算输液速度　已知输入液体的总量和计划输入的时间。

$$每分钟滴速 = \frac{液体总量（ml）\times 点滴系数}{输液时间（分钟）}$$

例如：患者需输入液体1000ml，计划5小时输完，所用输液器点滴系数为15，计算每分钟滴数。

$$每分钟滴速 = \frac{1000（ml）\times 15}{5 \times 6（分钟）} = 50（滴）$$

2. 计算输液所需的时间　已知输入液体的总量和每分钟输入的滴数。

$$输液所需时间（小时）= \frac{液体总量（ml）\times 点滴系数}{每分钟滴速 \times 60（分钟）}$$

例如：患者输入的液体总量为600ml，每分钟滴速为40滴，所用点滴系数为20，计算输液所需的时间。

$$输液所需时间（小时）= \frac{600（ml）\times 20}{40 \times 60（分钟）} = 5小时$$

（二）输液速度调节的原则

滴速应根据患者年龄、病情、药物性质进行调节。

1. 一般成人40～60滴/分，小儿20～40滴/分。

2. 年老、体弱患者，婴幼儿，心、肺、肾疾病患者，输液速度宜慢；脱水严重、心肺功能良好者，输液速度可适当加快。

3. 一般药液、脱水利尿药的输入速度可稍快，输注刺激性较强的药物如高渗、含钾、升压药时输液速度宜慢。

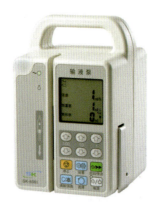

图13-7　输液泵

（三）使用输液泵精确记录输入的液体量，或准确控制输液速度

输液泵（图13-7）由于具有能准确控制输液的滴速或输液的流速，速度均匀，药量准确，能对气泡、漏液和输液管道阻塞等异常情况进行报警并切断输液通路等优点，常用于需要在一定时间内严格控制输入量和准确药量的输液。如应用于输注升压药、抗心律失常药、胰岛素类等；婴幼儿静脉输液或静脉麻醉时；也可用于抢救休克需快速补充血容量等情况。

输液泵的操作流程如下。

1. 准备药液同静脉输液。

2. 将输液泵固定在输液架上，接通电源。

3. 同静脉输液法排尽管内的空气后，打开泵门，将滴管以下的输液管嵌放进输液泵的管道槽内，关闭泵门。

4. 打开输液泵开关，根据医嘱设定输液速度、输液量、时间。

5. 消毒皮肤后，按下输液泵的"排气快捷"键再次进行排气，按常规穿刺静脉。

6. 静脉穿刺成功后，按下输液泵"开始/停止"键进行输液。

7. 当输液接近完毕时，"输液量"键闪烁，提示输液结束，再次按下"开始/停止"键，停止输液。打开泵门，取出输液管。

九、常见输液反应及护理

静脉输液因多种因素的影响，可能出现一些不良反应。临床上常见的输液反应有发热反应、急性肺水肿、静脉炎、空气栓塞等。

（一）发热反应

1. 原因 发热反应是输液过程中输入致热物质所引起。这些致热物质多是由于输液器或注射器质量不合格；输入的药液制剂不纯、消毒灭菌不彻底、保存不当；输液过程中未能严格执行无菌操作、配药加药中污染等因素所致。

2. 症状和体征 多发生于输液后的数分钟至1小时，患者表现为发冷、寒战，继而高热。轻者体温在38℃左右，停止输液后逐渐恢复正常；重者体温可达40℃以上，伴有头痛、恶心、呕吐、脉速等全身症状。

3. 预防及护理 严格检查使用器具的质量，输液前应认真检查药液的质量、输液器具的包装与灭菌日期，加强责任心，严格执行无菌操作和消毒隔离制度。对于已经发生发热反应的患者，轻者减慢输液速度或停止输液，重者立即停止输液，并通知医生，观察病情和生命体征的变化。患者寒战时给予保暖，高热时采用物理降温。必要时遵医嘱给予抗过敏药物或激素治疗。保留剩余药液和输液器进行检验，查找原因。

（二）急性肺水肿

1. 原因 急性肺水肿也称循环负荷过重，是由于输液速度过快，短时间内输入过多液体，使循环血容量急剧增加，心脏负荷过重，或患者原有心肺功能不良。

2. 症状和体征 在输液过程中，患者突感呼吸困难、胸闷、气促、咳嗽，咳粉红色泡沫样痰，严重时痰液从口鼻涌出。两肺听诊布满湿啰音，心率快，心律不齐。

3. 预防及护理 输液过程中应加强巡视，尤其是年老体弱、心肺功能不良患者及婴幼儿。严格控制输液速度和输液量。若发现患者出现以上急性肺水肿症状，应立即停止输液并通知医生，并安慰患者，以解除其紧张情绪。在病情允许情况下，立即安置患者取端坐位，双腿下垂，以减少下肢静脉血回流，减轻心脏负担。给予高流量氧气吸入，一般氧流量为6～8L/min，可提高肺泡内氧分压，使肺泡内毛细血管渗出液的产生减少，以改善低氧血症。湿化瓶内加入20%～30%的乙醇溶液，以降低肺泡内泡沫表面张力，使泡沫破裂消散，从而改善肺泡内的气体交换，缓解缺氧症状。遵医嘱给予镇静、平喘、强心、利尿和扩血管药物，以扩张周围血管，加速体内液体的排出，减少回心血量，减轻心脏负担。必要时进行四肢轮扎，用止血带或血压计袖带轮流适当加压四肢，以阻断静脉血流，但动脉血仍能通过，以减少回心血量，减轻心脏负担，每隔5～10分钟轮流放松一侧肢体上的止血带，可有效地减少静脉回心血量，待症状缓解后，逐渐解除止血带。

（三）静脉炎

1. 原因 静脉炎是由于长期输入刺激性较强的药物、输入药液的浓度较高或静脉内放置刺激性较强的留置管或留置管放置时间过长，引起局部静脉壁化学性炎症反应；或是由于输液过程中无菌操作不严格，导致局部静脉感染。

2. 症状和体征 输液部位沿静脉走行出现条索状红线，局部组织发红、肿胀、灼热、疼痛，有时伴有畏寒、发热等全身症状。

3. 预防及护理 为避免静脉炎的发生，输液中避免感染，减少对血管壁的刺激。严格执行无菌操作，防止感染。对血管壁刺激性强、浓度高的药物应充分稀释后再输入并减慢滴速。静脉内置管时间不宜过长。对于需要长期输液的患者要有计划地更换输液部位，以保护静脉。对于已经发生静脉炎的患者，应停止在炎症部位继续输液，将患肢抬高并制动。局部用50%硫酸镁溶液或95%乙醇溶液湿热敷或用如意金黄散外敷，可以起到收敛、消炎、镇痛的作用。局部可以用超短波理疗，每日1次。如为合并感染者，应根据医嘱给予抗生素治疗。

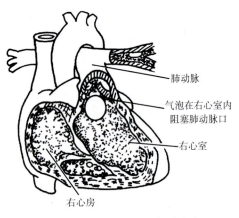

肺动脉

气泡在右心室内
阻塞肺动脉口

右心室

右心房

图13-8 气泡在右心室内阻塞肺动脉入口

（四）空气栓塞

空气进入静脉后形成空气栓子，气栓随血液循环进入右心房，再到右心室。如果空气量少，则被右心室压入肺动脉，再分散到肺小动脉内，最后经毛细血管吸收，损害较小；如果为大量空气，则空气在右心室内阻塞肺动脉入口（图13-8），使血液无法进入肺内，导致气体交换发生障碍，引起机体严重缺氧而危及生命。

1. 原因 造成空气栓塞的原因包括输液时导管内空气未排尽；输液导管连接不紧密、有缝隙、有漏气。加压输液时无人看护导致液体滴空。液体输完未及时更换药液或拔针，导致大量空气进入血液循环。

2. 症状和体征 患者感到胸部异常不适或胸骨后疼痛，随即发生呼吸困难，严重者发绀，有濒死感，心前区听诊可闻及响亮的、持续的水泡音，心电图呈现心肌缺血和急性肺源性心脏病的改变。

3. 预防及护理 发生空气栓塞时会造成严重后果，因此输液前要认真检查输液器的质量，排尽输液管内的空气。输液过程中加强巡视，及时发现输液故障并予以处理，输液过程中及时更换药液，每次更换药液时，如果滴管内液面过低，应及时予以处理；输液完毕及时拔针。加压输液时要有专人守护。拔除较粗、贴近胸腔较深的静脉导管后，必须立即严密封闭穿刺点。

一旦发生空气栓塞，立即安置患者取左侧卧位和头低足高位。左侧卧位可使肺动脉入口的位置处于低位，有利于气泡飘移至右心室尖部，从而避开肺动脉入口，随着心脏的舒缩，气泡被混成泡沫，分次小量进入肺动脉内，弥散至肺泡逐渐被吸收（图13-9）。头低足高位在吸气时可增加胸内压力，减少空气进入静脉。给予高流量氧气吸入，可提高患者血氧浓度，纠正患者缺氧状况，条件允许的情况下可以通过中心静脉导管抽出空气。通知医生严密观察患者病情变化，并做好记录。

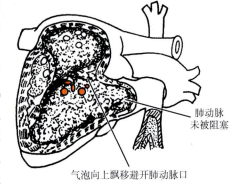

肺动脉
未被阻塞

气泡向上飘移避开肺动脉口

图13-9 气泡飘移至右心室尖部，被混成泡沫

十、输液微粒污染

（一）概念

输液微粒是指输入液体中的非代谢性颗粒杂质，其直径一般为1～15μm，少数输液微粒直径可达50～300μm。

输液微粒污染指在输液过程中，输液微粒随液体进入体内，对人体造成严重危害的过程。

（二）输液微粒的来源

1. 药物和溶液生产制作过程中混入异物与微粒。

2. 盛装药液的容器不洁净，如玻璃瓶、瓶塞等污染。

3. 输液操作环节中的污染，如切割安瓿的玻璃碎屑、反复穿刺溶液瓶胶塞的橡胶屑脱落于溶液中等。

4. 输液器具污染，如输液器或注射器不洁净。

（三）输液微粒污染的危害

输液微粒污染危害主要取决于微粒的大小、形状、化学性质及微粒堵塞血管的部位、血流阻断的程度及人体对微粒的反应等。肺、脑、肝及肾等是最容易被微粒损害的部位。输液微粒污染的危害：阻塞血管引起局部组织缺血、缺氧甚至坏死；微粒进入人体后，可随血液循环刺激血管内壁引起损伤，不光滑的血管壁引起血小板黏着，形成血栓和静脉炎；微粒进入肺、脑、肾等器官毛细血管时，可引起巨噬细胞增殖，包围微粒形成肉芽肿，影响这些脏器的功能。

（四）预防措施

1. 药物制剂生产方面　应改善环境卫生条件，安装空气净化装置，防止空气中悬浮尘粒与细菌污染；工作人员要穿工作服、工作鞋及戴口罩，必要时戴手套；选用优质溶剂与注射用水；采用先进生产技术，提高检验技术水平，确保药液质量。

2. 输液操作方面

（1）采用密闭式一次性医用输液器或输血器，避免污染，使用前认真检查质量。

（2）空气洁净，净化治疗室空气，有条件者可采用超净工作台进行输液前准备；对监护病房、手术室、产房、婴儿室应定期进行空气消毒，或安装空气净化装置，有条件的医院在一般病室也应安装空气净化装置，减少病原微生物和尘埃的数量。

（3）严格执行无菌操作；遵守操作规程；药液现用现配，避免污染；正确切割安瓿并对折断部位进行消毒，减少玻璃碎屑的污染。

（4）认真检查输入液体质量、透明度，溶液瓶有无裂痕，瓶盖有无松动，瓶签字迹是否清晰及有效期等。

 链 接　静脉药物配制中心

静脉药物配制中心（PIVAS）：是在符合国家标准、依据药物特性所设计的特殊环境。在此特殊环境下，由受过培训的药学技术人员严格按照操作程序进行包括全静脉营养液、细胞毒性药物和抗生素等静脉用药的配制，以满足临床药物治疗与合理用药。静脉药物配制中心在确保药品调配质量、保证用药安全、增强职业防护、优化资源配置、提高工作效率、减少药品及耗材浪费、降低医疗成本等方面有作用。

第 2 节　静 脉 输 血

 案例 13-2

患者，女性，30岁，孕39周入院，分娩一女婴，胎儿胎盘娩出后半小时，阴道出血不止，BP 70/50mmHg，P 116次/分，呼吸22次/分，考虑宫缩乏力造成产后出血，为患者进行静脉输血。

工作任务：护士为患者进行静脉输血。

静脉输血是将全血或成分血如血浆、红细胞、白细胞或血小板等通过静脉输入体内达到治疗的方法。静脉输血是临床工作中常用的治疗和急救措施之一。

一、血液制品的种类

血液由血细胞和血浆两部分组成。随着输血技术的不断发展，血液制品的种类也日益增多。

（一）全血

全血指血液采集后未经过任何加工而全部保存备用的血液，可分为新鲜血和库存血两种。

1. 新鲜血 指在 2～6℃ 环境中保存 5 天内的酸性枸橼酸盐葡萄糖（ACD）全血或保存 10 天内的枸橼酸盐葡萄糖全血。主要适用于血液病患者。

由于存放时间短，新鲜血基本保留了血液原有的各种成分，可以补充各种血细胞、凝血因子和血小板。

2. 库存血 指在 2～6℃ 环境中保存 2～3 周的血液。主要适用于各种原因引起的大出血。

随着时间的延长，库存血的各种成分发生改变，其中白细胞、血小板和凝血因子等成分破坏较多。由于红、白细胞逐渐破坏，细胞内的钾离子外溢到血浆中，使血浆钾离子浓度升高。同时，随着保存时间的延长，血液中的葡萄糖分解，使血浆中乳酸增加，血液 pH 下降。所以，在大量输入库存血时，应警惕高钾血症和酸中毒的发生。

（二）成分血

成分血是将血液中的各种有效成分进行分离提纯后，加工成的各种血液制品。根据患者病情和治疗的需要，有针对性地输注相应血液制品。成分血的优点是节约血源，一血多用，针对性强，疗效好，副作用少。

1. 红细胞制剂

（1）浓缩红细胞 是全血经分离去除血浆后的剩余部分，仍含有少量的血浆。适用于携氧功能缺陷和血容量正常的贫血患者，如各种急慢性失血、心功能不全患者的输血。主要生理功能是增加携氧能力。

（2）悬浮红细胞 是全血经离心去除血浆后的红细胞，加入等量红细胞保养液制成的血液制品。适用于战地急救及中小手术者。

（3）洗涤红细胞 红细胞经生理盐水洗涤数次后，再加适量生理盐水，2～6℃ 环境中保存时间不超过 24 小时。因为抗体含量较少，适用于免疫性溶血性贫血患者及脏器移植术后患者。

（4）冰冻红细胞 200ml 中含红细胞 170～190ml，不含血浆，在含甘油媒介中 -65℃ 保存 3 年，适应证同洗涤红细胞。

2. 白细胞浓缩悬液
新鲜全血离心后所取的白膜层即为白细胞浓缩悬液。适用于粒细胞缺乏伴严重感染的患者。

3. 血小板浓缩悬液
新鲜全血离心后制成保存。适用于血小板减少或血小板功能障碍所致的出血患者。

4. 血浆成分
血浆是全血分离后所得到的液体部分。主要成分为血浆蛋白，不含血细胞，无凝集原，且保存期较长，可用于补充血容量、蛋白质和凝血因子。常用的有以下几种。

（1）新鲜冰冻血浆 全血于采集 6～8 小时内离心分离出血浆后，保存在 -18℃ 以下的环境中，保质期 1 年。适用于血容量及血浆蛋白较低的患者。输注前须在 37℃ 水浴中融化，并于 24 小时内输入，以免纤维蛋白原析出。

（2）冰冻血浆 新鲜冰冻血浆保存超过 1 年后继续保存，或新鲜冰冻血浆分离出冷沉淀层，或超过保质期 5 天以内的全血分离出血浆后保存在 -18℃ 以下的环境中，保质期 4 年。

（三）其他血液制品

1. 白蛋白制剂　从血浆中提纯而得，能提高机体血浆蛋白及胶体渗透压。白蛋白溶液相当稳定，2～6℃环境下保存，有效期为5年，白蛋白浓度为20%～25%。常用于治疗由各种原因引起的低蛋白血症的患者，如外伤、肝硬化、肾病及烧伤等。

2. 免疫球蛋白制剂　静脉注射用免疫球蛋白用于免疫抗体缺乏的患者，预防和治疗病毒、细菌感染性疾病等。特异性免疫球蛋白是用相应抗原免疫后，从含有高效价的特异性抗体的血浆中提纯制备的，如抗牛痘、抗风疹、抗破伤风、抗狂犬病、抗乙型肝炎和抗 Rh 免疫球蛋白等。

3. 凝血因子制剂　如冷沉淀凝血因子、因子Ⅷ浓缩剂、因子Ⅸ浓缩剂、凝血酶原复合物、纤维蛋白原、肝素辅因子AT- Ⅲ等。可有针对性地补充某些缺乏的凝血因子，适用于各种原因引起的凝血因子缺乏的出血性疾病。

二、输血前准备

对需输血治疗的患者，应向患者及家属说明输血的目的及不良反应。征得患者的知情同意和理解并签署知情同意书后方可进行输血治疗。

（一）备血

根据医嘱抽取患者血标本2ml，与填写完整的输血申请单和配血单一并送往血库，做血型鉴定和交叉配血试验。采血时，禁忌同时采集两个患者的血标本，以防发生混淆。

（二）取血

根据输血医嘱，凭取血单到血库取血，须与血库工作人员共同做好"三查八对"。三查：血液的有效期、血液质量、输血装置是否完好；八对：患者床号、姓名、住院号、血袋（瓶）号、血型、交叉配血试验结果、血液制品种类及剂量。核对无误后，护士在交叉配血单上签全名，方可取回血液使用。

（三）取血后

血液取出后勿剧烈振荡，以免红细胞大量破坏而引起溶血反应；血液切勿加热，以免血浆蛋白凝固变性而引发输血反应；如为库存血，可在室温下放置15～20分钟后再输入；血制品中绝对不允许加入任何药物，以防血液变质。

（四）输血前

输血前必须两人核对，操作者与另一护士进行核对，确定无误后方可进行输血。

三、静脉输血目的

（一）补充血容量

增加有效循环血量，提高心输出量，提升血压，维持正常的血液循环。常用于失血、失液等各种原因所导致的血容量不足或休克的患者。

（二）补充血红蛋白

增强红细胞携氧能力，纠正贫血。常用于各种原因导致的贫血患者。

（三）补充血浆蛋白

维持有效血浆胶体渗透压，减轻组织液渗出和水肿，从而保持有效循环血量。常用于各种原因导致的低蛋白血症患者。

（四）补充血小板和各种凝血因子

改善凝血功能，以助于止血。常用于凝血功能障碍的患者。

（五）补充补体和抗体

增强机体免疫力，提高机体抗感染的能力。常用于严重感染、烧伤等患者。

（六）排除有害物质

吞噬、吸附、中和毒物作用。常用于一氧化碳、苯酚等化学物质中毒的患者。

四、静脉输血方法

临床常用的是静脉输血法，静脉输血分为直接输血法和间接输血法。间接输血法是将已抽出血液在血袋内保存，然后输入患者体内的方法。目前临床上常采用密闭式间接静脉输血的方法。

（一）密闭式间接静脉输血法

1.操作程序

【评估】

（1）核对患者，评估患者的病情、年龄、意识状况及了解心肺功能情况。

（2）患者的血型、输血史及过敏史，所需血液制品的种类和用量。

（3）患者的心理状态，对输血相关知识的认知度、心理反应及合作程度。

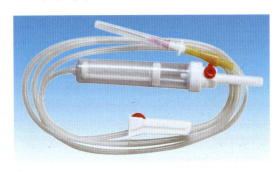

图13-10　一次性静脉输血器

【计划】

（1）患者准备　了解静脉输血的目的、方法、注意事项及配合要点；签署知情同意书；排空大小便；取舒适卧位。

（2）护士准备　着装整洁，洗手，戴口罩。

（3）用物准备　一次性静脉输血器（图13-10）（滴管内有滤网，可滤过较大的细胞碎屑和纤维蛋白等微粒，但可使血细胞、血小板、凝血因子等顺利通过；输血器穿刺针头为9号针头，避免血细胞通过时受挤压变形破坏），生理盐水、血袋或血瓶，无菌手套，其他同密闭式周围静脉输液法。

（4）环境准备　病室安静、整洁、安全、温湿度适宜。

【实施】　见表13-7。

表13-7　密闭式间接静脉输血法

操作流程	操作步骤	要点与说明
1.核对解释	核对患者，解释输血的目的、方法、注意事项及配合方法	确认患者，避免差错
2.建立静脉通道	用输血器按密闭式周围静脉输液法建立静脉通道，输入少量生理盐水	
3.再次核对	两名护士进行"三查八对"，核对无误后，两名护士分别签名，核对无误后，以手腕旋转动作轻轻摇匀贮血袋内的血液	严格防止差错事故的发生 避免剧烈振荡，以防发生溶血
4.连接血袋	戴无菌手套，打开血袋封口，常规消毒开口处塑料管，将输血器针头从生理盐水瓶上拔出后插入血袋开口处的塑料管内，缓慢将血袋挂在输液架上（图13-11）	戴无菌手套以保障医护人员的自身安全
5.调节滴速	调节输血速度，开始缓慢输入，每分钟滴速应小于20滴，观察10～15分钟后，如无不良反应，根据患者的病情、年龄调节滴速	溶血反应常发生于输血后的10～15分钟内，所以开始输入速度要慢 一般成人每分钟40～60滴，儿童酌减，年老体弱、严重贫血、心肺功能不良者应谨慎，速度宜慢
6.核对整理	操作后核对，向患者告知有关输血的注意事项，协助患者取舒适卧位，整理床单元及用物，将呼叫器放在患者易取处	严格防止差错事故的发生
7.洗手记录	护士脱手套，洗手记录	在输血记录单上记录输血开始的时间

续表

操作流程	操作步骤	要点与说明
8. 巡视观察	输血过程中，严密巡视，细致观察，倾听患者主诉，观察有无不良反应发生	严密观察有无输血反应，以便及时处理
9. 续血处理	如需输入两袋及以上的血液，应在上一袋血液即将滴尽时，输入少量生理盐水后，再用相同于第一袋输血的方法连接下一血袋继续输血	无菌生理盐水冲管能避免两袋血之间发生不良反应 输血器宜4小时更换一次
10. 输血完毕	确认输血完毕后，更换无菌生理盐水冲管，待血液全部输入体内后拔针，嘱患者按压片刻，至不出血为止	生理盐水冲管确保输血器内的血液全部输入体内，保证输血量精准 输血器针头较粗，按压时间应适当延长，直至穿刺点不出血
11. 整理记录	（1）协助患者取舒适卧位 （2）整理床单元及用物 （3）洗手，记录	将输血器针头剪入锐器盒内，输血器放入医用垃圾袋中集中处理，避免交叉感染的发生 记录患者有无输血反应及相关处理

【评价】

（1）患者理解输血的目的，主动配合，无不良反应发生，达到了治疗、抢救的目的。

（2）护士操作规程正确，准确无误完成静脉输血，无事故发生。

（3）护患沟通有效，患者需要得到满足。

【注意事项】

（1）根据输血申请单正确采集血标本，每次只能为一个患者采集，禁止同时采集两个人的血液，以免发生混淆。

（2）严格执行无菌操作及查对制度，输血前必须经两人认真核对，准确无误后方可输入，防止差错事故的发生。

（3）自血库取出的血液应在30分钟内输入，并在规定的时间内（一般4小时内）输完，若不能立即输入，应及时送血库代为保存，避免放置时间过久，引起血液变质或污染。

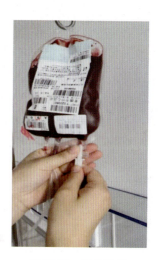

图13-11 连接血袋

（4）输血前、后及两袋血之间都应输入少量生理盐水，以避免不良反应的发生。输血时，血液中不可随意加入其他药物，如钙剂、酸性或碱性药物、低渗或高渗药物等，以防发生凝血或溶血。

（5）输血过程中加强巡视，特别是输血开始后10～15分钟，听取患者主诉，密切观察，并及时发现不良反应。若发生不良反应，应立即配合医生，采取相应的处理措施，保留剩余血液以备送检，查找原因。

（6）加压输血时必须有专人守护，避免发生空气栓塞。

（7）输完的血袋送回输血科保留24小时，以备患者发生输血反应时检查分析原因。

（8）输入库存血时，必须认真检查血液质量和血液保存时间。正常库存血分上、下两层，界线清晰，上层是淡黄色的半透明状血浆，下层是色泽均匀的暗红色血细胞，无血凝块。如果血袋标签模糊不清，血袋破损漏血；血液上、下分层不清晰，血浆呈暗灰色或乳糜状，且有明显的气泡、絮状物或粗大颗粒，血细胞呈现暗紫色，且有明显血凝块，或者血制品已超过有效期等，均不能使用。

（9）输成分血时，除红细胞外须在24小时内输完。如果一次输入多个供血者的成分血，在输血前根据医嘱给予抗过敏药物，以减少过敏反应的发生。因为每袋成分血量少，所以输成分血时，护士应全程守护在患者身边，进行严密的监护，不能擅自离开患者，以免发生危险。

（10）如果全血和成分血同时输入，根据保存时间的长短，应先输成分血（尤其是血小板浓缩悬液），其次是新鲜血，最后是库存血，以保证成分血新鲜输入。

（二）自体输血

自体输血是指采集患者体内的血液或收集患者术中丢失的血液，经过洗涤、加工、再回输给患者本人的方法。自体输血是最安全的输血方法。其优点是不需做血型鉴定和交叉配血试验，节约血源，防止输血反应，对一时无法获得同型血的患者也是唯一的血源。

1. 适应证　腹腔或胸腔内出血，出血量在1000ml以上的大手术，手术后可引流血液回输（在术后6小时内的血液）；特殊血型，很难找到供血者等。

2. 禁忌证　腹腔或胸腔内已经污染的血液，癌细胞污染的血液，贫血，凝血因子缺乏，腹腔或胸腔开放性损伤4小时以上，合并心脏病等患者。

3. 输血的方法　有预存式自体输血、术前稀释血液回输和回收式自体输血。

（1）预存式自体输血　经患者签字同意，术前采集患者自身的血液进行血库低温保存，待手术期间输用。对符合自身输血条件的择期手术患者，在术前3～5周内采血储存，需血量多的患者每3～4天采集一次，量为200～400ml，术前3天停止采集。

（2）术前稀释血液回输　即术前采集血液，采集的血液可在室温下保存4小时，在术中或术后按先采集的血液先回输的原则实施。一般在手术日手术开始前抽取患者一定量的自体血在室温下保存备用，同时输入采血量3～4倍的胶体溶液或等渗晶体溶液以维持血容量（血液经适度稀释，降低血细胞比容，使手术出血时血液的有形成分丢失减少，减少术中红细胞损失）。根据术中失血及患者情况将自身血回输给患者，当手术中失血量达300ml即可开始回输自体血。

（3）回收式自体输血（术中失血回输）　是将患者体腔积血、手术失血及术后引流血液进行回收，经血液回收机收集后进行抗凝、滤过、洗涤等处理，达到一定的质量标准，然后回输给患者。适用于脾破裂、输卵管破裂的腹腔内出血，血液在6小时内，无污染或无凝血块才能回收，但回收总量不宜过多，应限制在3500ml。同时应适当补充新鲜血浆和血小板。出现下列情况不能回收血液：①怀疑流出的血液被细菌、粪便、羊水或毒液污染；②怀疑流出的血液含有癌细胞；③流出血液的红细胞已被严重破坏。

五、输血反应及护理

输血是一项操作精细、难度较大、危险性高的护理技术。为保证输血的安全，防止发生输血反应，在整个输血过程中，护士不仅要严格执行无菌操作和查对制度，认真按照程序完成输血，还要严密巡视患者，及时发现输血反应，并给予及时的处理。

（一）发热反应

发热反应是输血反应中最常见的反应。

1. 原因

（1）输入致热物质，如血液制品、保养液或输血用具等被致热物质污染，导致致热物质随着血液制品输入患者体内而引起发热反应。

（2）未严格执行无菌操作，造成输血污染。

（3）患者多次输血后，血液中会产生白细胞和血小板抗体，当再次输血时，发生的抗原-抗体反应就会引起发热。

2. 症状和体征　多发生在输血过程中或输血后1～2小时内。患者开始有畏寒或寒战，继而体温升高，可达到38～41℃及以上，持续时间由30分钟至数小时不等，可伴有皮肤潮红、头痛、恶心、呕吐、肌肉酸痛等全身症状，一般不伴有血压下降。轻者持续1～2小时后即可缓解，体温逐渐降至正常。

3. 预防及护理　在输血中，要严格管理血液保养液及输血用具，避免致热物质污染。严格执行无菌操作，避免细菌污染。如果出现发热反应，反应轻者减慢输血速度或暂停输血，症状会减轻；反应重者立即停止输血，用无菌生理盐水保留静脉通路，密切观察病情，监测生命体征的变化，及时通知医生给予处理，遵医嘱给予抗过敏药、退热药或肾上腺皮质激素等。给予对症处理，寒战者添加衣被，注意保暖；高热者给予物理降温。将剩余血液和输血用具一并送检，查找原因。

（二）溶血反应

溶血反应是最严重的一种输血反应，是受血者或供血者的红细胞发生异常破坏、溶解，大量血红蛋白释放到血浆中引起的一系列的临床表现。

1. 原因

（1）输入异型血，供血者与受血者ABO血型系统不合造成的溶血，为最主要原因，也是最严重的一种，溶血反应发生快，一般输入10～15ml即可出现症状。

（2）输入变质血，输血前红细胞已溶解破坏。如血液过期、血液被细菌污染、血液在输血前剧烈振荡、血液被不合理加热等。

（3）血液中加入高渗、低渗或能影响血液pH的药物，致使红细胞被大量破坏溶解。

（4）Rh系统不合，当Rh阴性者第一次输入Rh阳性的血液时，患者不会发生溶血反应，但2～3周后其血清中产生抗Rh阳性抗体。当再次输入Rh阳性的血液后，就会发生溶血反应。由于Rh阳性者占多数，Rh血型不符发生的溶血反应比较少见，且发生时间较晚，一般为输血后数小时甚至数天后；症状也比较轻，一般为轻度的体温升高伴乏力、血胆红素升高等。

2. 症状和体征

第一阶段：由于患者血中的凝集素与输入血中的凝集原发生凝集反应，导致红细胞凝集成团，堵塞部分小血管，造成组织缺血缺氧。患者出现头部胀痛、四肢麻木、胸闷、腰背部剧烈疼痛等症状。

第二阶段：由于凝集的红细胞溶解，使大量血红蛋白释放到血浆中。患者出现黄疸、血红蛋白尿（酱油色），并伴有畏寒、寒战、高热、呼吸困难、血压下降等休克症状。

第三阶段：由于大量的血红蛋白随着血液循环进入肾小管，遇酸性物质结晶析出，阻塞肾小管。同时，抗原-抗体反应导致肾小管上皮细胞缺血缺氧、坏死脱落，进一步阻塞肾小管。患者出现少尿、无尿、氮质血症等急性肾衰竭的表现，甚至因肾衰竭而死亡。

3. 预防及护理

为了预防溶血反应发生，必须认真做好血型鉴定和交叉配血试验。输血前仔细核对，防止差错发生。严格按照要求采集和保存血液，避免血液变质。需要输血时，严格执行查对制度，严格按操作规程实施输血。如果出现溶血反应时，立即停止输血并通知医生，用无菌生理盐水维持静脉通路，已备抢救时遵医嘱用药。将剩余血液连同从另外一侧肢体重新抽取的血标本一并送检，重新做血型鉴定和交叉配血试验。双侧腰部封闭，用热水袋敷双侧肾区，解除肾小管痉挛，保护肾脏；遵医嘱静脉滴入碳酸氢钠溶液，以碱化尿液，减少血红蛋白遇酸而形成的结晶体，避免对肾小管的阻塞。密切观察生命体征及尿量，对尿少、无尿者立即按急性肾衰竭护理。若出现休克症状，则立即行抗休克治疗。安慰患者，减轻其紧张、恐惧的心理。

（三）过敏反应

1. 原因

（1）患者本身为过敏体质，输入血液中的异体蛋白与其体内的蛋白质结合形成全抗原，引起过敏反应。

（2）多次输血后，患者体内产生过敏性抗体，再次输血时，抗原抗体发生作用致过敏反应发生。

（3）供血者血液中的过敏反应性抗体通过输血传给患者，在患者体内与相应抗原结合而发生过敏反应。

（4）供血者在献血前进食了可致敏的食物或药物，使被采集的血液中含有致敏物质，输给患者会引起过敏反应的发生。

2. 症状和体征

过敏反应一般发生在输血后期或输血即将结束时，表现程度轻重不一，症状出现越早，反应越严重。轻者局部或全身出现皮肤瘙痒或荨麻疹。重者可因喉头水肿、支气管痉挛而致呼吸困难，听诊两肺可闻及哮鸣音，严重者发生过敏性休克。

3. 预防及护理 输血前预防性地使用抗过敏药物。不要选用有过敏史的供血者；供血者在献血前4小时内不宜进食高蛋白质、高脂肪的食物；不宜服用易致敏的药物，以避免血中含有致敏物质。出现过敏反应时，反应轻者减慢滴速，密切观察病情变化；反应重者立即停止输血，用无菌生理盐水维持静脉通路，迅速通知医生给予及时处理，遵医嘱给予抗过敏药物，如盐酸肾上腺素、异丙嗪、苯海拉明等。将剩余血液和输血用具送检。予以对症治疗，呼吸困难者，给予氧气吸入；喉头水肿并伴严重呼吸困难者，进行气管插管或气管切开；循环衰竭者，立即进行抗休克治疗。严密观察病情变化，监测生命体征。

（四）与大量输血有关的反应

大量输血是指24小时内紧急输血量等于或大于患者身体的总循环血容量。

1. 急性肺水肿 同静脉输液反应。

2. 出血倾向

（1）原因　大量输入库存血时，由于库存血中血小板已被破坏，凝血因子减少，而且输库存血的同时也输入了枸橼酸钠抗凝剂。

（2）症状和体征　表现为黏膜、皮肤有瘀点、瘀斑，牙龈容易出血，穿刺部位可见大块瘀血斑，手术伤口有渗血，严重者可出现血尿。

（3）预防及护理　遵医嘱间隔输入新鲜血，每输3～5个单位的库存血，补充1个单位的新鲜血，或者根据凝血因子的缺乏情况补充相应的成分。患者发生出血倾向时，观察患者全身反应和局部变化，如意识、血压、脉搏的变化，皮肤、黏膜或手术伤口有无出血，并给予相应的处理。

3. 枸橼酸钠中毒

（1）原因　大量输血时，也同时输入了大量的枸橼酸钠，3.8%的枸橼酸钠是库存血的抗凝剂。当枸橼酸钠不能被肝脏完全代谢时，便与血中的游离钙结合，使血钙浓度降低。

（2）症状和体征　手足抽搐，出血倾向，血压下降，心电图QT间期延长，心率缓慢甚至心搏骤停。

（3）预防及护理　每输入1000ml的库存血，遵医嘱静脉注射10%的葡萄糖酸钙或10%氯化钙10ml，以补充钙离子，防止血钙过低。严密观察患者反应，出现异常及时通知医生，并遵医嘱准确给药。

4. 酸碱平衡失调

（1）原因　枸橼酸钠抗凝的库存血随着时间的延长，血液成分变化大，血钾升高，酸性增强。

（2）症状和体征　休克及代谢性酸中毒的表现，大量输库存血时，酸中毒症状反而加重。

（3）预防及护理　避免一次输入大量库存血，反复输血时，库存血和新鲜血应交替使用，遵医嘱每输入库存血500ml给予5%碳酸氢钠溶液30～70ml静脉注射。遵医嘱按血液酸碱度补充碱性药物，纠正酸中毒。

5. 体温过低

（1）原因　大量输入库存血，尤其是手术麻醉下的患者，易出现体温过低。

（2）症状和体征　体温降至35℃以下，可引起心房颤动，心排血量减少，降低组织灌注，心率减慢，甚至引起心搏骤停。

（3）预防及护理　避免一次输入大量库存血，库存血和新鲜血应交替使用。保暖，观察病情变化，做好心理护理。

（五）传染性疾病

供血者和输血用具为主要的传染源。主要包括乙型、丙型肝炎，其次为艾滋病、梅毒、疟疾。应严格把握采血、储血和输血操作的各个环节，净化血液并筛选符合标准的献血者，加强对血液制品的管理。

自 测 题

A₁/A₂型题

1. 对于需要静脉输液的成年人，使用头皮针进行静脉穿刺时优先选择的血管是（　　）
   A. 贵要静脉　　　　　　B. 头静脉
   C. 桡静脉　　　　　　　D. 手背静脉网
   E. 肘正中静脉

2. 关于输血的叙述，错误的是（　　）
   A. 输血前须两人进行查对
   B. 输血前先输入少量生理盐水
   C. 输血后输入少量生理盐水
   D. 在输血卡上记录输血时间、滴速、患者状况等
   E. 输血完毕后及时将输血器、血袋等物品进行消毒，分类弃置

3. 对严重烧伤、大出血、休克患者采用静脉输液治疗的目的是（　　）
   A. 补充水分及电解质
   B. 补充营养，供给热量
   C. 增加循环血量，改善微循环
   D. 输入药物，治疗疾病
   E. 改善心脏功能

4. 医嘱0.9%氯化钠溶液5000ml ivgtt，从上午8时20分护士开始为患者输液，输液器点滴系数为20。护士根据情况把输液速度调整至40滴/分。预计输液完成的时间为（　　）
   A. 上午9时56分　　　　B. 上午11时40分
   C. 中午12时30分　　　　D. 下午1时20分
   E. 下午2时15分

5. 患者，75岁，在输液过程中发生急性肺水肿，用20%～30%的乙醇湿化吸氧，作用是（　　）
   A. 降低肺泡内泡沫表面张力
   B. 增加迷走神经兴奋
   C. 增加外周阻力
   D. 降低吸入气体中的细菌浓度
   E. 降低肺泡表面张力

6. 护士在巡回过程中发现某患者输液器滴管内液面不断自行下降，最可能的原因是（　　）
   A. 针头滑出血管外　　　B. 输液瓶位置过高
   C. 患者静脉痉挛　　　　D. 输液管有漏气
   E. 患者静脉扩张

7. 某护士为一患儿进行输液治疗，输液30分钟后患儿出现严重的不良反应并休克，经抢救病情好转并转入ICU继续治疗。对此，患儿家长反应强烈，质疑护士输液有误，护士应首先进行的重要工作是（　　）
   A. 向护士长汇报抢救经过
   B. 与医生一起分析患儿病情
   C. 继续与患儿家属沟通，做好解释
   D. 帮助患儿家长完成抢救用药的缴费
   E. 按照规定封存未输完的液体

8. 女性，30岁。因异位妊娠破裂大出血入院。查体：面色苍白，脉搏140次/分，血压60/40mmHg。该患者输血的目的是（　　）
   A. 补充血容量　　　　　B. 增加血红蛋白
   C. 补充凝血因子　　　　D. 增加清蛋白
   E. 增加营养

9. 患者，女性，43岁。因重型再生障碍性贫血被收入院，医生拟对其进行输血治疗。护士在进行输血准备时，不正确的操作是（　　）
   A. 进行血型鉴定和交叉配血试验
   B. 提血时，与血库人员共同做好"三查八对"
   C. 库存血取出后，如紧急需要，可低温加热
   D. 输血前，需与另一名护士再次核对
   E. 输血前应先征得患者同意并签署知情同意书

10. 患者，女性，45岁，静脉滴注青霉素30分钟后，突然寒战，继之高热，体温40℃，并伴有头痛、恶心、呕吐。患者可能发生了（　　）
    A. 过敏反应　　　　　　B. 急性肺水肿
    C. 液体外渗　　　　　　D. 发热反应
    E. 空气栓塞

11. 患者，男性，45岁，输血15分钟后感觉头胀、四肢麻木、腰背部剧痛、脉细弱、血压下降。下列处理中不正确的是（　　）
    A. 热水袋敷腰部
    B. 取血标本和余血送检进行血型鉴定和交叉配血试验
    C. 立即通知医生
    D. 观察血压、尿量
    E. 减慢输血速度

A₃/A₄型题

（12～15题共用题干）

患者，女性，48岁。因右侧乳房肿块来院就诊。通过病理检查，诊断为乳腺癌。手术后进行预防性化疗。

12. 输注化疗药物时，如出现液体不滴，注射部位无肿胀、疼痛，轻轻挤压输液管感觉有阻力。此时正确的处理是（　　）

    A. 适当抬高输液瓶位置

    B. 局部热敷、按摩

    C. 变换患者肢体位置

    D. 拔针，更换针头重新穿刺

    E. 加大压力挤压近针头端的输液管

13. 患者静脉滴注化疗药物后沿静脉走向出现条索状红线，并有肿痛，活动受限，其护理措施不正确的是（　　）

    A. 增加患肢活动，促进血液循环

    B. 局部理疗

    C. 更换注射部位

    D. 50% 硫酸镁湿热敷

    E. 抬高患肢，促进静脉回流

14. 为促进炎症的消散，局部用硫酸镁湿敷，硫酸镁浓度为（　　）

    A. 25%　　　　　　　　B. 30%

    C. 50%　　　　　　　　D. 60%

    E. 70%

15. 预防静脉炎的措施不包括（　　）

    A. 严格执行无菌操作

    B. 有计划地更换注射部位

    C. 推注刺激性强的药物后，应用生理盐水冲管

    D. 防止药液渗出血管外

    E. 输液前给予激素治疗

（王维维）

第1节 概 述

标本采集（specimens collection）是指根据检验项目的要求采集患者的血液、体液（如胸腔积液、腹水）、排泄物（如尿、粪）、分泌物（如痰、鼻咽部分泌物）、呕吐物和脱落细胞（如食管、阴道）等标本，通过物理、化学或生物学的实验室检查技术和方法进行检验，作为疾病的诊断、治疗、预防及药物监测、健康状况评估等的重要依据。正确的标本采集方法是护士应该掌握的基本知识和基本技能之一。

一、标本采集的意义

随着现代医学的发展，诊断疾病的方法日益增多，但是各种标本检验仍然是基本的诊断方法之一。检验标本在一定程度上反映机体正常的生理现象和病理改变，对明确诊断、病情观察、防治措施的制订及预后的判断等方面有着重要作用。标本采集非常重要，它具有的意义如下。

1. 协助明确疾病诊断 机体因疾病原因发生一系列病理生理变化，导致其分泌物、排泄物、体液、呕吐物等的异常，通过实验室检查技术和方法进行检验，可以辅助疾病诊断，如粪便隐血试验阳性可提示消化系统疾病导致消化系统出血。

2. 推测疾病的进程 对采集的标本进行检查可以了解疾病的发展情况，同时为临床提供判断病情的依据，如粪便隐血试验阳性由"+"变为"+++"，说明消化道出血未停止甚至加重。

3. 制订治疗措施 实验室检查的结果也为治疗方案的选择、用药途径及剂量的调整等治疗措施提供了重要依据，如细菌培养检查出白念珠菌的患者，临床医生需考虑使用抗真菌药物。

4. 观察病情变化 实验室检查结果能反映机体的功能状态和病理变化。如肺脓肿、支气管扩张症、晚期肺癌的患者痰液可呈恶臭味。在肺脓肿或脓胸向支气管破溃时，痰量可增加并呈脓性。因此，对痰液标本进行观察可了解病情的变化。

二、标本采集的原则

为了保证标本的质量，在采集各种检验标本时，均应遵循以下基本原则。

（一）遵照医嘱

护士采集各种标本均应严格按照医嘱执行。医生填写的检验申请单，字迹要清楚，目的要明确，并签全名。护士认真查对，根据医嘱，按照检查目的采集相应的标本送检。如对检验申请单有疑问，护士需要及时核实，确认无误后方可执行。

（二）充分准备

1. 护士准备 护士应明确标本采集的相关事宜，如检验项目、检验目的、采集标本量、标本容器、采集时间及注意事项等。采集血标本时，应修剪指甲、洗手、戴口罩等。

2. 患者准备 采集标本前，护士需向患者或家属耐心解释留取标本的目的、方法、临床意义、注意事项、检验目的和要求，以消除顾虑，取得患者合作。

3. 物品准备　采集标本前须根据检验目的选择适当的标本容器，容器外贴上标签和条形码，注明患者的姓名、科室、床号、住院号、标本类型、标本采集时间和送检日期等。

4. 环境准备　采集标本时，环境应清洁、温湿度适宜，并保护患者隐私。

（三）严格查对

采集标本前、后及送检前均应认真查对医嘱，核对检验申请单、检查目的、送验日期、标本采集容器等，查对患者姓名、床号、科室、住院号、腕带等，确认无误后方可采集标本。

（四）正确采集

为保证送检标本的质量，必须掌握正确的采集方法。各种标本采集的时间、采集的量、标本容器及抗凝剂或防腐剂的使用等，都应符合检验专业分析前质量控制的要求。如做尿妊娠试验时，宜留取晨尿，晨尿中人绒毛膜促性腺激素的含量高，易获得阳性结果；凡细菌培养标本，应在患者使用抗生素前采集，若已使用抗生素或其他药物，应在血药浓度最低时采集，并在检验单上注明；如大便检查，应取黏液、脓液、血液部分等具有代表性的标本；如需要由患者自己留取标本时，要详尽告知患者标本留取的方法、注意事项，以保证取得符合要求的标本。

（五）及时送检

标本采集后应及时送检，不应放置过久，以免影响检验结果。特殊标本（如动脉血气分析）须注明采集时间，并立即送检。临床上，除门诊患者自行采集的某些标本允许患者自行送往检验科外，其他一律由医务人员或经过培训的医辅人员送检。运输途中，要保证标本的安全性，防止过度振荡、防止标本容器破损、防止标本被污染或对环境造成污染、防止标本及标识丢失与混淆等。

第 2 节　常用标本采集法

临床工作中护士常常需要采集血标本、尿标本、粪标本、痰标本、咽拭子及呕吐物标本。

一、血标本采集

案例 14-1

患者，女性，65 岁。近一周出现发热、乏力、恶心、厌食，进食后出现上腹饱胀感来院就医。护理查体：体温 38.3℃，脉搏 85 次 / 分，呼吸 20 次 / 分。医嘱：查血常规，测定肝功能、血糖。

　　问题：1. 需要准备何种标本容器采集血标本？

　　　　　2. 采集血清标本时如何防止发生溶血？

血液由血浆和血细胞两部分组成，在体内通过循环系统与机体所有组织器官发生联系，参与机体的每一项功能活动，在保证机体的新陈代谢、功能调节和维持机体内、外环境的平衡等方面起着重要作用。血液系统的变化伴随着组织器官的变化，而组织器官的变化又可以直接或间接引起血液及其成分的改变。因此，血液检查是判断体内各组织、器官功能及异常变化的重要指标之一，也是临床常用的检验项目之一，既能反映血液系统本身的病变，也可判断患者病情进展程度，为疾病诊断、治疗及护理提供参考依据。

（一）毛细血管采血法

毛细血管采血法是自外周血或末梢血采集标本的方法，适用于用血量少的检查，如各类血细胞计数、血红蛋白测定、血液涂片进行分类计数及网织红细胞计数等。毛细血管采血法的优点是简单、迅速。其采血的部位有耳垂和手指，婴幼儿可在足跟和拇指采血。手指采血操作方便，可获得较多血量，成人多选择左手无名指。由于外周或末梢血液循环较差，容易受气温、运动、外力挤压等因素影响，导致检查结果不恒定，因此毛细血管采血法应注意：采血部位无红肿等血液循环障碍；需在消毒部位干燥后采集标本，以免消毒剂稀释血液和（或）使血中蛋白质凝固引起血细胞聚集而影响检查结果；如血流不畅，应重新采集，不可用力挤捏，以免组织液混入血液影响检查结果。

（二）静脉血标本采集法

静脉血标本采集法是自静脉抽取血标本的方法。

真空采血法是目前最佳的静脉血采集方法。真空采血法的基本原理是将双向针的一端在持针器的帮助下刺入静脉，待有回血后将另一端插入真空采血管内，血液在负压作用下自动由血管流入试管内。标准真空采血管（图14-1）采用国际通用的头盖和标签颜色来显示管内添加剂的种类，可根据检测需要选择合适的真空采血管，常用彩色真空采血管的应用情况见表14-1。

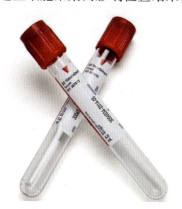

图14-1　常见真空采血管

表14-1　常用彩色真空采血管的应用

类别	标本类型	抗凝剂	适用范围
紫头管	全血	乙二胺四乙酸（EDTA）	血液常规检查、糖化血红蛋白等检测
黑头管	全血	3.2%枸橼酸钠	红细胞沉降率（ESR）试验
蓝头管	全血	3.2%枸橼酸钠	血凝试验，如PT、APTT、TT、各种凝血因子等
红头管	血清	无	各种生化和免疫学检测，如肝肾功能、血清免疫等
黄头管	血清	分离胶/促凝剂	急诊各种生化和血清学试验
绿头管	血浆	肝素锂/肝素钠	大部分生化试验和某些特定的化验项目，如血氨、血流变等流式T细胞因子检测
灰头管	血浆	草酸盐-氟化钠	糖耐量试验
细菌培养瓶	需氧/厌氧		血液、体液的需氧/厌氧细菌培养

注：不同采血管的采集顺序如下：①血培养瓶；②柠檬酸钠抗凝采血管；③血清采血管，包括含有促凝剂和（或）分离胶；④含有或不含分离胶的肝素抗凝采血管；⑤含有或不含分离胶的EDTA抗凝采血管；⑥葡萄糖酵解抑制采血管。

静脉血标本有全血标本、血清标本、血培养标本和血浆标本三种。

【目的】　协助疾病诊断，为临床治疗提供依据。

1.全血标本　主要用于临床血液学检查，如血细胞计数和分类、形态学检查，测定血液中某些物质的含量，如尿素氮、尿酸、血糖、血氨、肌酐等。

2.血清标本　用于临床化学和免疫学的检测，如测定电解质、肝功能、血清酶、脂类等。

3.血培养标本　用于查找血液中的病原体，如伤寒杆菌培养等。

4.血浆标本　用于内分泌激素、血栓和止血检测等。

【评估】

1. 评估患者的病情、意识、治疗情况、肢体活动能力、有无影响因素，如饮食、饮酒、用药、妊娠、运动和情绪等；对血标本采集的认知及合作程度；若做生化检查应保持空腹。

2. 评估穿刺部位皮肤（有无皮损、炎症、结痂、瘢痕等）及血管（充盈度及弹性）情况。

【计划】

1.护士准备　衣帽整洁，洗手，戴口罩，必要时戴手套。

2.患者准备　了解静脉血标本采集的目的、方法、临床意义等，采血局部皮肤清洁，能配合护士的操作。患者在采血前不宜改变饮食习惯，24 小时内不宜饮酒。采血前 24 小时，患者不宜剧烈运动，采血当天患者应避免情绪激动，采血前宜静息至少 5 分钟。患者不穿着袖口紧的上衣，以减少采血后出血和血肿的发生。

3. 用物准备　治疗盘内放采血针或自动静脉采血器，根据采血量准备合适型号（常规用直针采血，血培养标本采集时宜用蝶翼针，针号宜选用 22G，采血量大于 20ml、凝血功能与血小板功能相关检测时，宜使用 21G 及以下的采血针），皮肤消毒剂，无菌棉签、棉球或纱布，止血带、标本容器（真空采血管或血培养瓶）、一次性垫巾、小垫枕；医嘱单、检验申请单、标签或条形码，手消毒剂，锐器盒、生活垃圾桶、医用垃圾桶等。

4. 环境准备　病室清洁、安静，温湿度适宜，光线充足，必要时床帘遮挡。

【实施】　见表 14-2。

表 14-2　血培养标本采集

操作流程	操作步骤	要点与说明
1. 操作前准备	（1）双人核对医嘱单、检验申请单，患者床号、姓名	
	（2）根据检测项目选择采血管数量与种类，检查标本容器是否符合并完好，标记患者及检测项目信息	如用标签，应注明患者科室、床号、姓名、性别、年龄、检验项目、标本采集时间等 使用电子条形码进行信息标记
2. 核对解释	（1）携用物至患者床旁，依据检验申请单核对患者床号、姓名和腕带信息，确认患者身份，核对检验申请单、标本容器及标签或条形码是否一致	确认患者，避免差错
	（2）向患者解释操作的目的、方法及注意事项，以取得合作	对于饮食、运动、时间、体位、药物等有特殊要求的检测项目，采血前需根据医嘱核对并确认相关信息
3. 安置体位	使上臂与前臂呈直线，手掌略低于肘部，充分暴露采血部位	坐位时要求患者侧身坐，上身与地面垂直，将手臂置于稳固的操作台面上，肘关节置于小垫枕上 卧床患者取仰卧位
4. 选择静脉	选择粗、充盈度良好的手臂肘前区静脉，将一次性垫巾铺于小垫枕上，置于穿刺部位下，于穿刺点上方 5.0～7.5cm 处，扎止血带	首选手臂肘前区静脉，优先顺序依次为正中静脉、头静脉及贵要静脉 当无法在肘前区的静脉进行采血时，也可选择手背的浅表静脉 全身严重水肿、大面积烧伤等特殊患者无法在肢体找到合适的穿刺静脉时，可选择股静脉采血 不可反复拍打采血部位
5. 皮肤消毒	以穿刺点为圆心，螺旋形自内向外进行消毒，范围直径大于 5cm，消毒 2 次，待干，嘱患者握拳	消毒剂发挥作用需与皮肤保持接触至少 30 秒，待自然干燥后穿刺，可防止标本溶血及灼烧感 如静脉穿刺比较困难，在消毒后需要重新触摸血管位置，宜在采血部位再次消毒后穿刺
6. 静脉穿刺	（1）在穿刺部位下方握住患者手臂，拇指于穿刺点下方 2.5～5.0cm 处向下牵拉皮肤固定静脉	避免触碰消毒区
	（2）保持针头斜面向上，使采血针与手臂呈 30° 左右的角度刺入静脉，见回血后平行推进少许，保持采血针在静脉内的稳定（图 14-2）	
	（3）穿刺成功后宜让患者放松拳头	尽量避免反复进行握拳的动作
7. 抽取血液	（1）将第一支采血管推入持针器/连接到采血针上	开始采集第一管血时松开止血带，使用时间不宜超过 1 分钟。如某些情况止血带需要在一个部位使用超过 1 分钟，宜松开止血带，等待 2 分钟后再重新绑扎
	（2）采血量充足后，从持针器/采血针上拔出采血管	血液与抗凝剂的比例必须精确，采血量应符合要求
	（3）继续采集时，可将下一支采血管推入持针器/连接到采血针上，并重复上述采血过程	含有添加剂的采血管在血液采集后宜立即轻柔颠倒混匀，混匀次数宜遵照采血管使用说明 不可剧烈振荡混匀，以避免溶血

续表

操作流程	操作步骤	要点与说明
8. 拔针按压	（1）先松开止血带，从采血针/持针器上拔出最后一支采血管，从静脉拔出采血针	
	（2）拔出采血针后，在穿刺部位覆盖无菌棉签、棉球或纱布等，按压穿刺点5分钟，直至出血停止	止血功能异常的患者宜适当延长时间 不宜屈肘按压，以免增加额外的压力，导致出血、淤血、疼痛等风险的发生 正确按压止血后仍出现血肿或出血持续时间超过5分钟，可请临床医生对患者凝血功能进行评估及处理
9. 整理记录	（1）将采血针弃入锐器盒中，消毒和止血所用的棉球、棉签或纱布等弃入医疗垃圾桶	
	（2）采血完成后立即正确记录血标本的采集时间	使用书面或移动记录的方式
	（3）标本及时送检	宜在2小时内完成送检

【评价】

1. 严格按照无菌操作原则采集血标本。

2. 采集的血标本符合检查项目要求。

3. 护患沟通有效，患者积极配合。

【注意事项】

1. 采集血标本应严格执行无菌操作。

2. 根据检验目的确定采血量并准备合适的标本容器。一般血培养标本采血量需5ml；为了提高培养阳性率，亚急性细菌性心内膜炎患者，采血量需增至10～15ml。

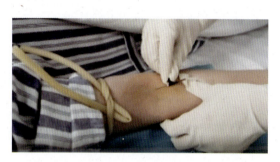

图14-2 静脉采血

3. 通常情况下采血时间以上午7～9时较为合适，最好在起床后尽快采集，可避免体位和运动对检验结果的影响。生化检验的血标本应在患者晨起空腹时采集，此时血液中各种化学成分由于没有受到饮食因素的影响而相对恒定。采集此类标本，应提前告知患者禁食。空腹要求至少禁食8小时，以12～14小时为宜，但不宜超过16小时。宜安排在上午7～9时采血。空腹期间可少量饮水。

4. 严禁在输液、输血的针头处抽取血标本，应在对侧肢体采集，以免影响检验结果。宜在输液结束3小时后采血；对于输注成分代谢缓慢且严重影响检测结果（如脂肪乳剂）的宜在下次输注前采血。紧急情况如必须在输液时采血，宜在输液的对侧肢体或同侧肢体输液点的远端采血，并告知检验人员。

5. 宜在完成每一位患者血标本采集后更换新的手套；如条件不允许，至少在完成每一位患者血标本采集后使用快速手消毒剂进行消毒；如采血过程中手套沾染血液或破损，应及时更换。如采血对象为多重耐药菌感染、呼吸道传染病、血源性传染病且有血液、体液喷溅风险的患者，采血者需做好个人防护。

6. 患者晕厥的应急处理。如患者在采血过程中出现晕厥，宜立即停止采血，拔出采血针止血；将患者置于平卧位，松开衣领；如疑似患者低血糖，可予以糖水口服；观察患者意识恢复情况及脉搏、呼吸、血压等生命体征，如生命体征不稳定，应立即呼叫急救人员。

7. 做好健康教育。注意与患者之间的交流，消除其恐惧心理：操作前向患者解释采血的目的和配合方法，操作后告知患者按压穿刺部位及按压时间。

 链接　采血时间有特殊要求的检测项目

采血时间有特殊要求的检测项目包括（不限于）：①血培养：以寒战或发热初起时，抗生素应用之前采集最佳。②促肾上腺皮质激素及皮质醇：生理分泌有昼夜节律性，常规采血时间点为8时、16时和24时。③女性性激素：生理周期的不同阶段有显著差异，采血日期需遵循医嘱，采血前与患者核对生理周期。④药物浓度监测：具体采血时间需遵循医嘱，采血前与患者核对末次给药时间。⑤口服葡萄糖耐量试验：试验前3天正常饮食，试验日先空腹采血，随后将75g无水葡萄糖溶于300ml温水中，在5分钟内喝完。在第一口服糖时计时，并于2小时采血，其他时间点采血需遵循医嘱。⑥其他功能试验：根据相关临床指南推荐的功能试验方案所设定的时间采血。⑦血液疟原虫检查：最佳采血时间为寒战发作时。

（三）动脉血标本采集法

动脉血标本采集（arterial blood sampling）是自动脉抽取血标本的方法。常用动脉有股动脉、肱动脉、桡动脉。

【目的】

1. 采集动脉血进行血气分析。
2. 判断患者氧合及酸碱平衡情况，为诊断、治疗、用药提供依据。
3. 作乳酸和丙酮酸测定等。

【评估】

1. 患者的病情、治疗情况、意识状态、肢体活动能力，有无血液性传染病；有无进热饮、洗澡、运动等。
2. 患者对动脉血标本采集的认知及合作程度。
3. 患者穿刺部位的皮肤及动脉搏动情况。
4. 用氧或呼吸机使用情况（呼吸及参数的设置）。

【计划】

1. 护士准备 衣帽整洁，修剪指甲，洗手，戴口罩。向患者及家属解释动脉血标本采集的目的、方法、临床意义、注意事项及配合要点。

2. 患者准备 患者了解动脉血标本采集的目的、方法、临床意义、注意事项及配合要点。取舒适体位，暴露穿刺部位。

3. 物品准备 注射盘、医嘱单、检验申请单、标签或电子条形码、动脉血气针（图14-3）（或2ml/5ml一次性注射器及肝素适量、无菌软木塞或橡胶塞）、一次性治疗巾、无菌纱布、弯盘、消毒棉签、消毒剂、无菌手套、小沙袋、手消毒剂；生活垃圾桶、医用垃圾桶、锐器盒。

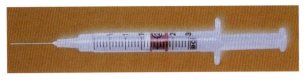

图14-3 动脉血气针

4. 环境准备 清洁、安静、光线适宜，必要时用屏风或围帘遮挡。

【实施】 见表14-3。

表14-3 动脉血标本采集

操作流程	操作步骤	要点与说明
1.操作前准备	（1）双人核对医嘱单、检验申请单，患者床号、姓名	防止发生差错
	（2）检查标本容器（动脉血气针或一次性注射器）是否符合并完好，标记患者及检测项目信息	如用标签，应注明患者科室、床号、姓名、性别、年龄、检验项目、标本采集时间等 使用电子条形码进行信息标记
2.核对解释	（1）携用物至患者床旁，依据检验申请单查对患者的床号、姓名、住院号及腕带；核对检验申请单、标本容器及标签或条形码是否一致	确认患者，避免差错
	（2）向患者及家属说明标本采集的目的及配合方法	根据需要为患者暂停吸氧

续表

操作流程	操作步骤	要点与说明
3. 安置体位	协助患者取舒适体位，选择合适动脉，暴露穿刺部位；将一次性垫巾置于穿刺部位下；夹取无菌纱布放于一次性垫巾上	一般选用股动脉或桡动脉 股动脉穿刺点在腹股沟动脉搏动明显处。患者仰卧，下肢伸直略外展外旋，充分暴露穿刺部位 桡动脉穿刺点位于前臂掌侧腕关节上2cm动脉搏动明显处
4. 皮肤消毒	（1）触摸动脉搏动点，确定穿刺点；以穿刺点为中心，常规消毒皮肤，直径至少8cm	左手示指和中指触摸动脉搏动点
	（2）戴无菌手套或常规消毒术者左手示指和中指	严格执行无菌操作
5. 二次核对		操作中查对
6. 穿刺采血		
▲动脉血气针采血	（1）将针栓推到底部，拉到预设位置，除去护针帽，定位穿刺点，采血器与皮肤呈45°～90°角度进针，采血针进入动脉后血液自然涌入动脉采血器内，空气迅速经过孔石排出	3ml动脉采血器预设至1.6ml 1ml动脉采血器预设至0.6ml
	（2）血液液面达到预设位置，孔石遇湿封闭	
▲一次性注射器采血	用左手示指和中指触及动脉搏动最明显处并固定动脉于两指间，右手持注射器在两指间垂直刺入或与动脉走向呈45°刺入动脉，见有鲜红色血液涌进注射器，即以右手固定穿刺针的方向和深度，左手抽取血液至所需量	穿刺前先抽吸肝素0.5ml，湿润注射器管腔后弃去余液，以防血液凝固 采血过程中保持针尖固定 血气分析采血量一般为0.1～1.0ml
7. 拔针处理	（1）采血毕，迅速拔出针头，局部用无菌纱布加压止血5～10分钟（指导患者或家属正确按压），必要时用沙袋压迫止血	直至无出血，凝血功能障碍患者拔针后按压时间延长
	（2）针头拔出后立即刺入无菌软木塞或橡胶塞，以隔绝空气	采血器或注射器内不可有空气，以免影响检验结果 防止血标本凝固
	（3）颠倒混匀5次，手搓针筒5秒以保证抗凝剂完全作用	保证充分抗凝
8. 核对整理	（1）再次核对检验申请单、患者信息、标本	操作后查对
	（2）取下一次性垫巾。协助患者取舒适卧位，询问患者需要，整理床单元	
	（3）按医疗废物处理条例处置用物。洗手、记录	记录采血时间并签名
9. 标本送检	将标本连同检验申请单立即送检分析，如＞15分钟需冰浴	对于$PaCO_2$、PaO_2、乳酸等，标本必须在15分钟内进行检测 对于乳酸盐的检测，在标本采集到检测的过程中，需将采血器始终放在冰水中保存

【评价】

1. 患者理解采集动脉血标本的目的，有安全感并愿意接受。

2. 操作过程中严格按照采血原则进行，穿刺部位无血肿及感染等发生。

3. 护患沟通有效，患者积极配合。

【注意事项】

1. 严格执行查对制度和无菌操作。

2. 患者饮热水、洗澡、运动，需休息30分钟后再行采血，避免影响检查结果。

3. 桡动脉穿刺点为前臂掌侧腕关节上2cm动脉搏动明显处；股动脉穿刺点在腹股沟股动脉搏动明显处；新生儿宜选择桡动脉穿刺，因股动脉穿刺垂直进针时易伤及髋关节。

4. 拔针后局部用无菌纱布或沙袋加压止血，压迫止血至不出血，以免出血或形成血肿。

5. 血气分析标本必须与空气隔绝。因空气中的氧分压高于动脉血，二氧化碳分压低于动脉血，抽出后应立即密封针头，隔绝空气。

6. 有出血倾向的患者慎用动脉穿刺法采集动脉血标本。

7. 做好健康教育。向患者说明动脉血标本采集的目的、方法、注意事项及配合要点。

二、尿标本采集

尿液的成分和性状反映机体的代谢状况，临床常采集尿标本做生理学、化学、细菌学等检查。尿液检验主要用于泌尿生殖系统、肝胆疾病、代谢性疾病（如糖尿病）及其他系统疾病的诊断和鉴别诊断、治疗监测及健康普查，是临床上常用的检测项目之一。

尿标本（urine specimen）分以下几种：常规尿标本（如晨尿、随机尿等）、12小时或24小时尿标本及尿培养标本（如清洁尿）。

【目的】

1. 常规尿标本　用于尿液常规检查，检查尿液的颜色、透明度，有无细胞及管型，比重、尿蛋白、尿糖等项目的测定。

2. 12小时或24小时尿标本　12小时尿标本常用于细胞、管型等有形成分计数，如Addis计数等。24小时尿标本适用于体内代谢产物尿液成分定量检查分析，如尿蛋白、尿糖、肌酐等。

3. 尿培养标本　主要采集清洁尿标本（如中段尿、导管尿、膀胱穿刺尿等），适用于病原微生物学培养、鉴定和药物敏感试验，协助临床诊断和治疗。

【评估】

1. 患者的病情、意识状态、诊断和治疗情况（培养标本尤其要评估抗生素使用情况）。

2. 患者的心理状态、理解能力及合作程度。

【计划】

1. 护士准备　衣帽整洁，修剪指甲，洗手，戴口罩。

2. 患者准备　能理解采集尿标本的目的和方法，协助配合。

3. 用物准备　医嘱单、检验申请单、标签或条形码、手消毒剂、生活垃圾桶、医用垃圾桶；另外根据检验目的的不同，需备以下用物。

（1）尿常规标本　一次性尿常规标本容器，必要时备便器或尿壶。

（2）12小时或24小时尿标本　清洁广口集尿瓶（容量3000～5000ml）、防腐剂（常用防腐剂见表14-4）。

（3）尿培养标本　无菌标本容器、无菌手套、无菌棉球、消毒剂、便器或尿壶、围帘或屏风、肥皂水或1：5000高锰酸钾溶液、无菌生理盐水，必要时备导尿包或一次性注射器及无菌棉签。

4. 环境准备　宽敞、安静、安全，相对隐蔽。

表14-4　常用防腐剂的使用

防腐剂	作用	用法	临床应用
甲醛	防腐和固定尿中有机成分	每100ml尿液加400mg/L甲醛0.5ml	Addis计数（12小时尿细胞计数）等
浓盐酸	保持尿液在酸性环境中，防止尿中激素被氧化	24小时尿中加10ml/L浓盐酸	内分泌系统的检查，如17-酮类固醇、17-羟类固醇等
甲苯	保持尿中化学成分不变	第一次尿量倒入后，每100ml尿液中加甲苯0.5ml（即甲苯浓度为5～20ml/L）	尿蛋白定量、尿糖定量检查

【实施】　见表14-5。

操作流程	操作步骤	要点与说明
1. 操作前准备	（1）核对医嘱单、检验申请单、标签或条形码及标本容器，无误后贴标签或条形码于标本容器外壁上	防止发生差错
	（2）检查标本容器是否符合并完好，标记患者及检测项目信息	如用标签，应注明患者科室、床号、姓名、性别、年龄、检验项目、标本采集时间等 宜使用电子条形码进行信息标记
2. 核对解释	（1）携用物至患者床旁，依据检验申请单查对患者的床号、姓名、住院号及腕带；核对检验申请单、标本容器及标签或条形码是否一致	确认患者，避免差错
	（2）向患者及家属说明标本采集的目的及配合方法	
3. 收集尿标本		
▲尿常规标本	（1）能自理的患者，给予标本容器，嘱其将晨起第一次尿留于容器内，除测定尿比重需留100ml以外，其余检验留取30～50ml即可	新鲜晨尿较浓缩，条件恒定，便于对比，且未受饮食的影响，所以检验结果较准确
	（2）行动不便的患者，协助患者在床上使用便器，收集尿液于标本容器中	注意使用屏风遮挡、保护患者隐私 卫生纸勿丢入便器内
	（3）留置导尿的患者，于集尿袋下方引流孔处打开橡胶塞收集尿液	婴儿或尿失禁患者可用尿套或尿袋协助收集
▲12小时或24小时标本	（1）将检验申请单标签或条形码贴于集尿瓶上，注明留取尿液的起止时间	必须在医嘱规定的时间内留取，不可多于或少于12小时或24小时，以得到正确的检验结果
	（2）留取12小时尿标本，嘱患者于19时排空膀胱后开始留取尿液至次晨7时留取最后一次尿液 若留取24小时尿标本，嘱患者于晨7时排空膀胱后，开始留取尿液，至次晨7时留取最后一次尿液	19时或7时尿液为检查前存留在膀胱内的，不应留取 集尿瓶应放在阴凉处，根据检验要求在尿中加防腐剂（于第一次尿液倒入后添加防腐剂）
	（3）请患者将尿液先排在便器或尿壶内	方便收集尿液
	（4）留取最后一次尿液后，将12小时或24小时的全部尿液盛于集尿瓶内，测总量，记录于检验单上	充分混匀，从中取适量（一般为20～50ml）于清洁干燥有盖容器内立即送检，余尿弃去
▲尿培养标本	（1）中段尿留取法：护士戴无菌手套，协助（或按要求）对成年男性和女性分别用肥皂水或1∶5000高锰酸钾溶液清洗尿道口和外阴部，再用消毒液冲洗尿道口，无菌生理盐水冲去消毒剂，然后排尿弃去前段尿液，收集中段尿5～10ml盛于带盖的无菌容器内送检	注意保护患者，可用围帘或屏风遮挡，协助患者取坐位或平卧位，放好便器 严格执行无菌操作，以免污染尿液 采集中段尿时，应在患者膀胱充盈时进行 尿液内勿混入消毒剂，以免产生抑菌作用影响检验结果
	（2）导尿术留取法：按导尿术要求分别清洁、消毒外阴、尿道口，再按照导尿术引流尿液，见尿后弃去前段尿液，接中段尿5～10ml于无菌试管中送检	危重、昏迷或尿潴留患者可通过导尿术留取尿培养标本
	（3）留置导尿管术留取法：留置导尿时，用无菌消毒法消毒导尿管外部及导尿管口，用无菌注射器通过导尿管抽吸尿液送检	长期留置导尿管者应更换新导尿管后再留尿 不可采集尿液收集袋中的尿液送检
4. 操作后处理	（1）洗手	
	（2）再次查对医嘱和标本，标本密封后放于转运容器里外送，做好交接和记录	保证检验结果的准确性 记录尿液总量、颜色、气味等
	（3）处理用物	用物按常规消毒处理

表14-5 尿标本采集

【评价】

1. 根据检查的项目，正确采集尿标本，操作规范，及时送检。

2. 护患沟通有效，患者积极配合。

【注意事项】

1. 尿标本必须新鲜，并按要求留取。

2. 尿标本应避免经血、白带、精液、粪便等混入。分泌物过多时，先清洗会阴部再收集标本；女性患者月经期间不宜留取尿标本。此外，还应注意避免烟灰、便纸等异物混入。

3. 早孕诊断试验应留取晨尿。

4. 常规检查在标本采集后尽快送检，最好不超过2小时，如不能及时送检和分析，必须采取保存措施，如冷藏或防腐等。

5. 采集12小时或24小时尿标本者，为避免尿液变质，应将集尿瓶置阴凉处，根据检验目的添加防腐剂，并做好交班，督促检查患者正确留取尿标本。

6. 取尿培养标本时，应严格执行无菌操作，防止标本污染，影响检验结果。

7. 做好健康教育。留取前根据检验目的不同向患者介绍尿标本留取的目的、方法及注意事项。向患者说明正确留取尿标本对检验结果的重要性，教会留取方法，确保检验结果的准确性。

三、粪标本采集

粪标本的检验结果有助于评估患者的消化系统功能，为协助诊断、治疗疾病提供可靠依据。标本的留取方法与检验结果密切相关。所以应根据不同的检验目的，选择合适的留取方法和容器。

粪标本分四种：常规标本、培养标本、隐血标本和寄生虫及虫卵标本。

【目的】

1. 常规标本　检查粪便的性状、颜色、细胞等。

2. 培养标本　检查粪便中的致病菌。

3. 隐血标本　检查粪便内肉眼不能察觉的微量血液。

4. 寄生虫及虫卵标本　检查粪便中的寄生虫成虫、幼虫及虫卵。

【评估】

1. 患者的病情、临床诊断、治疗、意识状态、心理状态、合作程度及检验目的。

2. 患者的排便情况。

【计划】

1. 护士准备　衣帽整洁，修剪指甲，洗手，戴口罩。

2. 患者准备　能理解采集标本的目的和方法，并按要求在采集标本前排空膀胱。

3. 用物准备　医嘱单、检验申请单、标签或条形码、手套、手消毒剂，生活垃圾桶、医用垃圾桶；标本容器（一次性、有盖、可密封、洁净、干燥、不渗漏、不易破损、开口和容量适宜）。另外根据检验目的的不同，需备：

（1）常规标本　检便盒（内附检便匙或棉签）、清洁便器。

（2）培养标本　有明显标识的无菌检便盒、无菌检便匙或无菌长棉签或直肠拭子、无菌生理盐水、消毒便器。

（3）隐血标本　检便盒、清洁便器。

（4）寄生虫或虫卵标本　检便盒（内附检便匙或棉签）、透明胶带或载玻片（查找蛲虫）、清洁便器。

4. 环境准备　安静、安全、隐蔽。

【实施】　见表14-6。

表14-6 粪标本采集

操作流程	操作步骤	要点与说明
1. 操作前准备	（1）核对医嘱单、检验申请单、标签或条形码及标本容器，无误后贴标签（或条形码）于标本容器外壁上	防止发生差错
	（2）检查标本容器是否符合并完好，标记患者及检测项目信息	如用标签，应注明患者科室、床号、姓名、性别、年龄、检验项目、标本采集时间等 宜使用电子条形码进行信息标记
2. 核对解释	（1）携用物至患者床旁，依据检验申请单查对患者的床号、姓名、住院号及腕带；核对检验申请单、标本容器及标签或条形码是否一致	确认患者，避免差错
	（2）向患者及家属说明标本采集的目的及配合方法	
3. 收集粪标本		
▲常规标本	（1）嘱患者排便于清洁便器内	排便时避免尿液排出，以免影响检验结果 患者腹泻时，水样便盛于容器内送检
	（2）用检便匙取脓、血、黏液部分或粪便表面、深处及粪端多处取约5g新鲜粪便，置于检便盒内送检	防止粪便干燥
▲培养标本	（1）嘱患者排便于消毒便器内，用无菌棉签取黏液、脓、血部分或中央部分粪便2～5g置于无菌培养容器内，盖紧瓶塞送检	保证检验结果准确 尽量多处取标本，以提高检验阳性率
	（2）如患者无便意，可将直肠拭子或无菌棉签前端用无菌甘油或生理盐水湿润，由肛门插入4～5cm（幼儿2～3cm），顺一个方向边旋转边退出棉签，擦取直肠表面黏液后，盛于无菌试管中或保存液中送检	细菌检验用标本应全部无菌操作并收集于灭菌封口的容器内
▲隐血标本	按常规标本留取	按粪便隐血试验做饮食准备 粪便隐血试验宜连续3天每天送检标本（适用时），每次采集粪便2个部位的标本送检（置于同一标本容器中） 不可使用直肠指检标本
▲寄生虫及虫卵标本	（1）检查寄生虫及虫卵：嘱患者排便于便器内，用棉签或检验匙取不同部位带血或黏液部分5～10g送检	
	（2）检查蛲虫：用透明塑料薄膜或软黏透明纸拭子于半夜12点或清晨排便前，于肛门周围皱襞处拭取标本，并立即送检；或嘱患者睡觉前或清晨未起床前，将透明胶带贴于肛门周围处，取下并将已粘有虫卵的透明胶带面贴在载玻片上或将透明胶带对合，立即送检验室做显微镜检查	蛲虫常在午夜或清晨爬到肛门处产卵 有时需要连续采集数天
	（3）检查阿米巴原虫：将便器加温至接近人体的体温，排便后标本连同便器立即送检	在采集标本前几天，避免给患者服用钡剂、油质或含金属的泻剂，以免金属制剂影响阿米巴虫虫卵或胞囊的显露 接近37℃可保持阿米巴原虫的活动状态，因阿米巴原虫在低温的环境下失去活力而难以查到 及时送检，防止阿米巴原虫死亡
4. 操作后处理	（1）用物按常规消毒处理	依生物性医疗废弃物处理原则处理用物
	（2）洗手，记录	避免交叉感染 记录粪便的形状、颜色、气味等

【评价】

1. 根据检查的项目和目的，正确采集粪标本，操作规范，标本及时送检。

2. 护患沟通有效，患者积极配合。

【注意事项】

1. 不应留取尿壶或混有尿液的便器中的粪标本。粪标本中也不可混入植物、泥土、污水等异物。不应从卫生纸或衣裤、纸尿裤等物品上留取标本，不能用棉签有棉絮端挑取标本。

2. 进行细菌检查的标本应在发病初期和使用抗生素前采集，腹泻患者标本应在急性期（3天内）采集。进行厌氧菌培养的标本应尽快送检，必要时在床旁接种。

3. 采集寄生虫标本时，如患者服用驱虫药或做血吸虫孵化检查，应取黏液、脓、血部分；如需孵化毛蚴，应留取不少于30g的粪便，并尽快送检，必要时留取整份粪便送检。

4. 采集后的标本宜在1小时内（夏季）或2小时内（冬季）送检。

5. 做好健康教育。留取标本前根据检验目的不同，向患者介绍粪标本留取的方法及注意事项。向患者说明正确留取标本对检验结果的重要性。教会患者留取标本的正确方法，确保检验结果准确。

四、痰标本的采集

痰液是气管、支气管和肺泡所产生的分泌物，主要成分是黏液和炎性渗出物，正常情况下分泌很少。当呼吸道黏膜受到刺激时，分泌物增多，痰量也增多，但大多清晰、呈水样。如伴随呼吸系统疾病或其他系统疾病伴有呼吸道症状时，痰量会增多，其透明度及性状也会有所改变。痰液的颜色、性质、气味和量对疾病的诊断具有重要的意义。临床上为协助诊断呼吸系统的某些疾病，如肺部感染、肺结核、肺癌、支气管哮喘等，常采集痰标本做细胞、细菌、寄生虫等检查。正确的痰液标本采集是为临床检查、诊断和治疗提供依据。

临床上常用的痰标本（sputum specimen）检查分为常规痰标本、痰培养标本、24小时痰标本3种。

【目的】

1. 常规痰标本　检查痰液中的细菌、虫卵或癌细胞等，协助诊断某些呼吸系统疾病。

2. 痰培养标本　检查痰液中的致病菌，为选择抗生素提供依据。

3. 24小时痰标本　检查24小时的痰量，并观察痰液的性状，协助诊断或做浓集结核分枝杆菌检查。

【评估】

1. 患者的年龄、病情、临床诊断、治疗情况、检验目的。

2. 患者的意识状态、心理状态与合作程度。

【计划】

1. 护士准备　衣帽整洁，修剪指甲，洗手，戴口罩。向患者及家属解释痰标本采集的目的、方法、注意事项及配合要点。

2. 患者准备

（1）了解痰标本采集的目的、方法、注意事项及配合要点。

（2）漱口。

3. 用物准备　医嘱单、检验申请单、标签或条形码、医用手套、手消毒剂、生活垃圾桶、医用垃圾桶，另根据检验目的的不同，需备：

（1）常规痰标本：集痰盒。

（2）痰培养标本：无菌痰盒、漱口溶液（朵贝氏液、冷开水）。

（3）24小时痰标本：广口大容量痰瓶、防腐剂（如苯酚）。

（4）无力咳痰者或不合作者：一次性集痰器、吸痰用物（吸引器、吸痰管）、一次性无菌手套。如收集痰培养标本，需备无菌用物。

4. 环境准备　温度适宜、光线充足、环境安静。

【实施】　见表14-7。

表14-7 痰标本采集

操作流程	操作步骤	要点与说明
1.操作前准备	（1）核对医嘱单、检验申请单、标签或条形码及标本容器，无误后贴标签或条形码于标本容器外壁上	防止发生差错
	（2）检查标本容器是否符合并完好，标记患者及检测项目信息	如用标签，应注明患者科室、床号、姓名、性别、年龄、检验项目、标本采集时间等 宜使用电子条形码进行信息标记
2.核对解释	（1）携用物至患者床旁，依据检验申请单查对患者的床号、姓名、住院号及腕带；核对检验申请单、标本容器及标签或条形码是否一致	确认患者，避免差错
	（2）向患者及家属说明标本采集的目的及配合方法	
3.收集痰标本		
▲常规标本	（1）能自行留痰者：嘱患者晨起漱口，深呼吸后用力咳出气管深处痰液于痰盒内	清水漱口，去除口腔内杂质
	（2）无力咳痰者或不合作者：取合适体位，叩击胸背部；将集痰盒连接吸痰管（图14-4），按吸痰法吸痰入集痰盒内	叩击使痰液松动 一次性集痰器一端连接吸引器，一端连接吸痰管 操作者戴手套，做好自我防护
	（3）痰液黏稠不易咳出者，可配合雾化吸入等方法，以协助排痰	
▲培养标本	（1）自然咳痰法：①晨痰最佳；先用朵贝氏液，再用冷开水洗漱、清洁口腔和牙齿数次；②深吸气后再用力咳嗽，将呼吸道深部的痰液排入无菌容器中，痰量不得少于1ml；③痰咳出困难时可先雾化吸入生理盐水，再咳出痰液于无菌容器中	先用漱口溶液漱口，再用清水漱口 尽量排除口腔内大量杂菌
	（2）小儿取痰法：用弯压舌板向后压舌，将无菌拭子探入咽部，小儿因压舌板刺激引起咳嗽，喷出的肺或气管分泌物粘在拭子上即可送检	无菌操作，防止污染 留取量：细菌培养：＞1ml 真菌培养：2～5ml 分枝杆菌培养：5～10ml 寄生虫检查：3～5ml
▲24小时痰液采集	（1）在集痰盒标签上注明起止时间	
	（2）时间：嘱患者自晨起漱口后（7时）第一口痰开始，至次晨起漱口后（7时）第一口痰结束	
	（3）方法：将24小时全部痰液排于集痰盒内	正常人痰量很少，24小时约25ml或无痰液
4.操作后处理	（1）用物按常规消毒处理	按照医疗废弃物处理原则处理用物
	（2）洗手	避免交叉感染
	（3）记录	观察痰液的色、质、量，记录痰液的外观和性状；24小时痰标本应记录总量
	（4）及时送检	

【评价】

1. 根据检验项目正确采集痰标本，操作规范，及时送检。

2. 留取痰培养标本能严格执行无菌操作。

3. 护患沟通有效，患者积极配合。

【注意事项】

1. 收集痰液时间宜选择在清晨，因此时痰量较多，痰内细菌也较多，可提高阳性率。

2. 痰液黏稠不易咳出者，可先行雾化吸入湿化痰液，以利

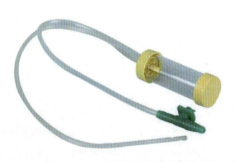

图14-4 吸痰管

痰液咳出。不可将唾液、漱口水、鼻涕等混入痰液内。

3. 如留痰标本查找癌细胞应立即送检，或用95%乙醇溶液或10%甲醛溶液固定后立即送检。

4. 收集24小时痰标本，容器内可预先加入少许清水并记录清水量，以便在记录痰量时扣除清水量，必要时加入少许石炭酸以防腐。

5. 做好健康教育。向患者及家属解释痰标本收集的重要性。指导痰标本收集的方法及注意事项。

五、咽拭子标本采集

正常人咽喉部的口腔正常菌群是不致病的，咽部细菌均来自外界，当机体抵抗力下降或有其他外部因素作用时可被感染等而导致疾病。因此，咽拭子（throat swab）是从咽部或扁桃体取分泌物做细菌或者是病毒的分离培养，用来检测咽部或者是呼吸道的病毒及细菌感染的类型等，有助于白喉、化脓性扁桃体炎、急性咽喉炎、新型冠状病毒等的检测诊断。

【目的】 从咽部及扁桃体采取分泌物做细菌培养或病毒分离，以协助诊断。

【评估】

1. 患者的年龄、病情、治疗情况，心理状态及合作程度。

2. 患者的口腔黏膜和咽部感染情况。

【计划】

1. 护士准备 衣帽整洁，修剪指甲，洗手，戴口罩。向患者及家属解释咽拭子标本采集的目的、方法、注意事项及配合要点。新型冠状病毒核酸检测采样人员防护装备要求：N95及以上防护口罩、护目镜或面屏、防护服、乳胶手套、防水靴套。

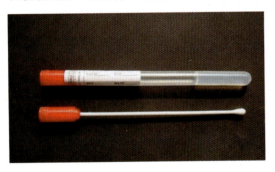

图 14-5 咽拭子培养试管

2. 患者准备

（1）了解咽拭子标本采集的目的、方法、注意事项及配合要点。

（2）体位舒适，愿意配合，进食2小时后再留取标本。

3. 用物准备 无菌咽拭子培养试管（图14-5）或病毒保存液试管、酒精灯、火柴、无菌生理盐水、压舌板、手套、手电筒、医嘱单、检验申请单、标签或条形码、手消毒剂；生活垃圾桶、医用垃圾桶。

4. 环境准备 室温适宜、光线充足、环境安静。

【实施】 见表14-8。

表 14-8 咽拭子标本采集

操作流程	操作步骤	要点与说明
1. 贴标签或条形码	（1）核对医嘱单、检验申请单、标签（或条形码）及无菌咽拭子培养试管，无误后贴标签或条形码于无菌咽拭子培养试管外壁上	防止发生差错
	（2）检查标本容器是否符合并完好，标记患者及检测项目信息	如用标签，应注明患者科室、床号、姓名、性别、年龄、检验项目、标本采集时间等 宜使用电子条形码进行信息标记
2. 核对解释	（1）携用物至患者床旁，依据检验申请单查对患者的床号、姓名、住院号及腕带；核对检验申请单、标本容器及标签或条形码是否一致	确认患者，避免差错
	（2）向患者及家属说明标本采集的目的及配合方法	
3. 采集标本	（1）点燃酒精灯	病毒检测不需酒精灯

续表

操作流程	操作步骤	要点与说明
▲细菌培养	（2）按无菌操作要求取出无菌长棉签，并用无菌生理盐水蘸湿，嘱患者头部微仰，嘴张大，发"啊"音，露出两侧咽扁桃体；将拭子越过舌根上下、来回迅速擦拭两侧腭弓、咽及扁桃体上的分泌物（图14-6）	暴露咽喉部，必要时可用压舌板压住舌部动作敏捷而轻柔
	（3）将试管口和塞子在酒精灯火焰上烧灼，然后将棉签插入试管中，再次烧灼试管口后塞紧试管塞子	消毒瓶口，保持容器无菌
	（4）盖灭酒精灯	及时灭火，保证安全
▲新型冠状病毒核酸检测	（1）取出咽拭子，嘱患者头部微仰，嘴张大，发"啊"音，露出两侧扁桃体；将拭子越过舌根，在两侧咽、扁桃体处稍微用力来回擦拭至少3次，然后再在咽后壁上下擦拭至少3次	动作敏捷而轻柔每采集一个人应当进行严格手消毒或更换手套
	（2）病毒监测时将拭子头浸入含2～3ml病毒保存液的管中，尾部弃去，旋紧管盖	如果需接触患者血液、体液、分泌物或排泄物，应戴双层乳胶手套；手套被污染时，及时更换外层乳胶手套
4.操作后处理	（1）用物按常规消毒处理	按照医疗废弃物处理原则处理用物新型冠状病毒咽拭子采集用物需要按照传染病用物处理
	（2）洗手	避免交叉感染
	（3）记录	记录咽部情况
	（4）及时送检	

【评价】

1. 采集标本方法正确，患者无恶心、呕吐等不适。

2. 护患沟通有效，患者积极配合。

【注意事项】

1. 避免在进食后2小时内采集标本，以免引起呕吐。最好在应用抗生素之前采集标本。

2. 操作过程中棉签不可触及其他部位，防止污染标本，影响检验结果。

3. 做真菌培养时，须在口腔溃疡面上采集分泌物，避免接触正常组织。先用第一个拭子揩去溃疡或创面浅表分泌物，第二个拭子采集溃疡边缘或底部分泌物。

4. 做好健康教育。向患者及家属解释采集咽拭子标本的目的，使其能正确配合，指导配合采集咽拭子标本的方法及注意事项。

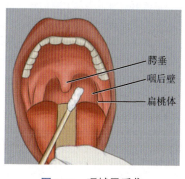

图14-6 咽拭子采集

腭垂
咽后壁
扁桃体

六、呕吐物标本采集

留取呕吐物标本可用于观察呕吐物的颜色、性质、气味、次数和量，也可用于明确毒物的性质和种类，以协助诊断或提供法律上的证据。采集标本可在患者呕吐或洗胃前进行，用弯盘或痰杯接取呕吐物后，在容器外贴好标签，立即送检。

医者仁心

践行"南丁格尔誓言"

成守珍，1962年生，2021年荣获第48届南丁格尔奖。曾参加过抗击非典、汶川地震伤员救治任务，并多次参与帮扶西藏、新疆项目。新型冠状病毒感染疫情发生后，她率领131人的医疗团队奔赴武汉一线抗疫61天，其间，团队共收治危重症患者246人。成守珍又作为专家组成员奔赴塞尔维亚支援抗疫40天，走入22个疫情严重城市和84所定点救治医院等高风险场所，完成了25场救治和防护技术培训。成守珍在发言时说："这份荣誉属于辛勤工作在护理战线上的全体护士！42年前，自踏入护校大门，南丁格尔精神一直深深影响着我。护士不仅用柔情的双手迎接生命的希望，用柔弱的臂膀擎起生命的坚强，更用生命敬佑生命，用大爱呵护健康。从抗击非典到昆明的重伤员救治，从汶川地震的生命救援到雪域高原和茫茫戈壁的帮扶，我在护理路上始终践行南丁格尔精神。"

自 测 题

A₁/A₂型题

1. 遵医嘱为败血症患者做血培养，其目的是（　　）
   A. 测定血钾含量　　　　B. 测转氨酶
   C. 查找血液中病原菌　　D. 测定尿素氮
   E. 测定血糖

2. 下列不正确的说法是（　　）
   A. 特殊标本需注明采集时间
   B. 培养标本应在患者使用抗生素前采集
   C. 若采集前未用抗生素，应在检验单上注明
   D. 采集方法、采集量要正确
   E. 培养标本不可混入防腐剂、消毒剂

3. 采集标本前需要核对的内容不包括（　　）
   A. 采集方法　　　　　　B. 送检日期
   C. 检验项目　　　　　　D. 患者姓名
   E. 住院时间

4. 做真菌培养时，采取分泌物的部位应在口腔的（　　）
   A. 溃疡面　　　　　　　B. 软腭
   C. 两侧腭弓　　　　　　D. 扁桃体
   E. 咽部

5. 做血气分析的血标本应放置于（　　）
   A. 清洁试管中半密封
   B. 肝素抗凝注射器中密封
   C. 无菌试管中密封
   D. 枸橼酸钠试管中密封
   E. 干燥试管中密封

6. 采集血培养标本时，以下注意事项哪项错误（　　）
   A. 采集后立即送检
   B. 严格执行无菌操作
   C. 抽血前检查培养基是否符合要求
   D. 一般采血2ml
   E. 操作前核对患者相关信息

7. 粪常规标本检验的目的是（　　）
   A. 查粪便中的致病菌
   B. 查肉眼不能察见的微量血液

C. 查粪便性状、颜色、细胞
D. 查粪便中的特殊血液
E. 查寄生虫虫卵数量与颜色

8. 动脉穿刺完毕，局部加压止血至少要（　　）
   A. 1～2分钟　　　　　　B. 3～4分钟
   C. 4～5分钟　　　　　　D. 5～10分钟
   E. 10～15分钟

9. 有关痰标本采集，正确的是（　　）
   A. 晨起进食后，用清水漱口后取
   B. 留取24小时痰标本时，应加入防腐剂
   C. 痰培养标本应留入盛有培养液的无菌培养瓶内
   D. 留取24小时痰标本时，应将唾液及痰液一起送检
   E. 找癌细胞的标本应以95%乙醇固定后送检

10. 阿米巴痢疾病员留取粪标本的容器应为（　　）
    A. 硬纸盒　　　　　　　B. 小玻璃瓶
    C. 蜡纸盒　　　　　　　D. 加温后的容器
    E. 软纸盒

11. 郑先生遵医嘱欲做中段尿细菌培养及药敏试验，护士对其做如下采集标本的指导，其中不妥的是（　　）
    A. 先清洗消毒外阴及尿道口
    B. 弃去最初排出的尿液（30～60ml）
    C. 将尿液直接排到无菌容器内
    D. 膀胱排空前停止采集尿液
    E. 标本立即送检

12. 患者，男性，69岁，患肾脏疾病，需做尿蛋白定量检查，为保持尿液的化学成分不变，需在标本中加入（　　）
    A. 甲醛　　　　　　　　B. 甲苯
    C. 乙醇　　　　　　　　D. 稀盐酸
    E. 浓盐酸

13. 王某近日感疲乏无力，食欲差、有时恶心前来就诊，医嘱查谷丙转氨酶，应如何采集血标本（　　）
    A. 饭前　　　　　　　　B. 晨空腹时
    C. 即刻　　　　　　　　D. 睡前

E. 随时

14. 患者，女性，24岁，血吸虫感染，现需留取粪标本做血吸虫孵化检查，护士告知患者标本留取的正确方法是（　　）

A. 留取全部粪便并及时送检

B. 将便器加温再留取少许粪便

C. 用检便匙取脓血处粪便

D. 取少量异常粪便置蜡纸盒中送检

E. 进行试验饮食后第3日留便送检

A₃型题

（15～17题共用题干）

患者，男性，67岁，1年前诊断为心绞痛。今日午后无明显诱因出现心前区疼痛，服硝酸甘油不能缓解。急诊入院，医嘱要求检查血清肌酸激酶（CK）。

15. 适宜的采血时间为（　　）

A. 即刻　　　　　　B. 睡前

C. 晚饭前　　　　　D. 用药后2小时

E. 次日晨起空腹

16. 采集血标本时，正确的措施是（　　）

A. 取血1ml

B. 采血后避免振荡，防止溶血

C. 采血后先更换针头再注入试管内

D. 可在静脉留置针处取血

E. 快速将血液注入试管内

17. 试管外标签注明的内容不包括（　　）

A. 科室　　　　　　B. 床号

C. 姓名　　　　　　D. 取血量

E. 送检目的

（18～20题共用题干）

患者，男性，51岁。1周来晨起眼睑水肿，排尿不适，尿色发红，血压偏高，疑为急性肾小球肾炎，需留取12小时尿作Addis计数。

18. 为了防止尿液久放变质，应在尿液中加入（　　）

A. 甲醛　　　　　　B. 稀盐酸

C. 浓盐酸　　　　　D. 己烯雌酚

E. 乙醛

19. 留取尿液的正确方法是（　　）

A. 晨7时开始留尿，至晚7时弃去最后一次尿

B. 晨7时排空膀胱，弃去尿液，开始留尿，至晚7时留取最后一次尿

C. 晚7时开始留尿，至晨7时弃去最后一次尿

D. 晚7时排空膀胱，弃去尿液，开始留尿，至晨7时留取最后一次尿

E. 任意取连续的12小时均可

20. 进一步明确肾功能情况，需采集血标本查尿素氮，正确的做法是（　　）

A. 采集量一般为10ml

B. 用抗凝试管

C. 从输液针头处取血

D. 采集后将针头靠近管壁缓慢注入

E. 血液注入试管后不能摇动

（吴俊晓　耿荣梅）

第**15**章
病情观察与危重患者的抢救护理

危重患者是指病情危重并且变化快，随时可能有生命危险（如心搏骤停、大出血、窒息、呼吸困难等）的患者。病情观察是临床工作中的一项重要的工作内容，对于危重患者的护理，护理人员需要对病情有细致敏锐的观察力、精准快速参与抢救的执行力。护士必须熟悉病情观察的内容和方法，熟练掌握危重患者常用抢救技术，为患者的生命保驾护航。

第1节　病 情 观 察

 案例15-1

患者，女性，30岁，因脑外伤1天急诊入院。查体：T 37℃、P 78次/分、R 18次/分，BP 110/75mmHg，双侧瞳孔等大等圆，对光反射存在，神志不清，压迫眶上神经有痛苦表情。

问题：1. 作为责任护士，应如何观察患者病情变化？
　　　2. 在对该患者的护理上应重点观察哪些内容？

一、病情观察的意义与要求

病情观察是医务人员运用视觉、触觉、听觉、嗅觉等感知觉器官及辅助工具来获得患者信息的过程。病情观察是护理工作中的一项重要的内容，并且贯穿患者疾病过程的始终。护理人员与患者接触的时间最多，要通过对患者有目的、有计划、严密的观察，及时准确地发现病情变化，为抢救患者生命赢得时间。

（一）病情观察的意义

1. 了解病情变化　对患者病情进行观察，有助于判断疾病的发展趋势和转归。如患者生命体征突然发生大幅度变化，则预示病情异常，需及时报告医生并配合处理。

2. 提供动态依据　护理人员通过对患者病情进行动态观察，可以为诊断、治疗和护理提供依据。

3. 评价效果反应　患者用药后的反应及治疗和护理后的效果，都需要通过病情的观察来评价。如患者病情好转则说明治疗、护理有效。

（二）对护理人员的要求

由于患者的病情随时有可能发生变化，作为护理人员，病情观察是必须掌握的护理工作内容。护士应首先具有丰富扎实的医学知识，面对患者应具备高度的责任心及严谨的工作态度，密切观察患者的病情变化并有重点地进行护理。在工作中，要做到"五勤"：勤巡视、勤观察、勤询问、勤思考和勤记录。及时准确地进行观察，发现异常情况及时通知医生并能进行抢救配合，为患者的抢救争取宝贵的时间。

二、病情观察的方法

（一）直接观察法

直接观察法是指通过视、触、叩、听、嗅等器官进行观察的方法，是病情观察最基本的方法。

1. 视诊 是利用视觉来观察患者的全身和局部表现的检查方法。视诊可观察到患者全身和局部的情况，如皮肤、黏膜、发育、年龄、营养、表情、面容、意识状态、体位、姿势、步态、舌苔，以及排泄物、分泌物的量和性状等。

2. 触诊 是通过护理人员的手去触摸或按压患者体表及脏器状况的一种检查方法。如通过触摸腹部感知脏器的大小、形状、硬度、移动度等；通过触摸动脉感知脉搏的节律、强弱、频率等。

3. 叩诊 是通过手指叩击或手掌拍击患者身体的某些部位，使之震动而产生音响，由此来判断该部位有无病变及病变的性质的检查方法。如通过叩诊了解心界大小、腹水情况等。

4. 听诊 是利用耳朵直接听或借助听诊器等其他仪器设备听取患者身体各部位发出的声音，判断该部位有无异常。如听患者咳嗽、说话及啼哭等声音；借助听诊器听患者的心音、肠鸣音等。同时，护理人员也可以倾听患者的感受来了解其现存的和潜在的健康问题。

5. 嗅诊 是通过护理人员鼻子的嗅觉来辨别患者皮肤、黏膜、呕吐物、排泄物、分泌物、呼吸道、胃肠道等部位发出的气味来判断健康状况的一种检查方法。如伤口分泌物有恶臭味，提示有严重的感染等。

（二）间接观察法

通过阅读病历、检查报告、床边和书面交班及其他文献资料等获取患者病情方面的信息；借助仪器的检查和监测，如胃镜、心电监护仪等获得临床检测指标，使观察更准确和完善；通过与医生、患者家属及其朋友等沟通交流，可全面了解病情发生的原因和经过。

三、病情观察的内容

（一）一般情况的观察

1. 发育与体型 发育与遗传、内分泌、营养代谢、生活条件及体育锻炼等密切相关，通常以年龄、智力和体格发育来综合评价。成人发育正常的判断指标一般为：胸围约等于身高的1/2，坐高约等于下肢的长度，双上肢展开的长度约等于身高。临床上的病态发育与内分泌最为密切，如发育成熟前发生垂体前叶功能亢进时，体格可异常高大，称为巨人症；反之，垂体功能减退时，体格可异常矮小，称为垂体性侏儒症。体型是身体各部发育的外观表现，包括骨骼肌肉的发育与脂肪分布的状态等。

🖥️ **链 接** 成人体型判断标准

临床上将正常成人体型分为三型：①匀称型／正力型：身体各部分匀称适中。②瘦长型／无力型：身体瘦长，颈长肩窄，胸廓扁平，腹上角＜90°。③矮胖型／超力型：身短粗壮，颈粗肩宽，胸廓宽厚，腹上角＞90°。

2. 饮食与营养 饮食对疾病的诊断、治疗有重要的作用。应观察患者进食、饮水情况，评估营养、水分能否满足机体基本需要，并根据患者皮肤、毛发、皮下脂肪和肌肉的发育情况，综合判断患者的营养状态。

3. 表情与面容 面容指面部呈现的状态，表情是思想感情在面部或姿态上的表现。一般情况下，健康的人神态安然、表情自然。疾病可以影响患者的表情与面容，某些疾病发展到一定程度可出现特征性面容与表情。

（1）急性病容 表现为面色潮红、兴奋不安、呼吸急促、表情痛苦、口唇干裂等，见于高热、急性感染性疾病等。

（2）慢性病容 表现为精神萎靡、面色苍白或灰暗、面容憔悴、消瘦无力等，多见于慢性消耗性疾病，如肝硬化、肺结核、恶性肿瘤等患者。

（3）病危面容　表现为面肌消瘦、面色苍白或呈铅灰色，表情淡漠，双目无神，眼眶凹陷，面容晦暗，见于严重休克、大出血、脱水、急性腹膜炎等严重疾病的患者。

（4）苦笑面容　表现为发作时牙关紧闭、面肌痉挛，呈苦笑状，见于破伤风。

（5）二尖瓣面容　表现为面色晦暗、双颊紫红、口唇青紫，见于风湿性心瓣膜病二尖瓣狭窄的患者。

4. 体位与姿势　体位是指患者身体在卧位时所处的状态，可分为主动卧位、被动卧位、被迫卧位三种，它对某些疾病的诊断具有一定的意义。多数患者呈主动卧位，极度衰竭或神志不清的患者多呈被动卧位。采取被迫体位者多是受疾病的影响，如胸膜炎或胸腔积液的患者，往往采取患侧卧位，使患侧的呼吸运动减少，疼痛减轻。姿势是指举止的状态。某些姿势与体位是病症本身固有症状，如破伤风患者因背部肌肉痉挛而呈角弓反张。

5. 皮肤与黏膜　皮肤、黏膜的颜色，皮肤温湿度、弹性、有无出血，皮疹、水肿、黄疸、发绀等情况是反映身体健康状况的指标，应注意观察。例如，贫血患者皮肤、口唇、结膜、指甲苍白；休克患者皮肤常苍白湿冷；严重缺氧患者常表现为口唇、指/趾发绀；肝胆疾病患者常有巩膜和皮肤黄染；严重脱水患者常出现皮肤弹性减弱；造血系统疾病患者常出现皮肤黏膜的出血点、紫癜、瘀斑等；肾性水肿患者多见于晨起眼睑、颜面水肿；心性水肿患者则表现为下肢水肿等。

6. 呕吐物与排泄物　呕吐是指胃内容物经口吐出体外的一种复杂的反射动作。为协助诊断和治疗，护士应注意评估记录患者呕吐的次数及呕吐物的性质、量、色、味及伴随症状等并留取标本送检。颅内压升高的患者如脑炎、脑膜炎、脑肿瘤等，呕吐呈喷射状，不伴随恶心。幽门梗阻时，呕吐物常为隔夜宿食；急性大出血时呕吐物呈鲜红色；陈旧性出血，呕吐物呈咖啡色；有胆汁反流时呕吐物呈黄绿色。一般情况下呕吐物呈酸味；胃出血时呈腥味，含有大量胆汁时呈苦味。排泄物包括尿液、粪便、汗液、痰液和引流液等，应注意观察其性状、颜色、量、次数、气味等。

7. 饮食与睡眠　应观察患者的食欲、食量、饮水量，有无厌食、嗜食异物及治疗专用饮食的情况。注意观察睡眠深度、时间，有无难以入睡、失眠或睡眠中易醒等现象。

（二）生命体征的观察

生命体征是机体内在活动的一种客观反映，是衡量机体健康状况的指标。正常人的体温、脉搏、呼吸和血压在一定范围内相对稳定。当病情危重时，体温、脉搏、呼吸和血压均可出现不同程度的变化。

（三）意识状态的观察

意识状态是大脑高级神经中枢功能活动的综合表现，是对环境的感知觉状态，也是判断病情的一项重要指标。意识障碍是个体对外界环境刺激缺乏正常反应的一种精神状态。任何原因引起大脑高级神经中枢功能损害时，均可出现意识障碍。表现为对自身及外界环境的认识、思维、记忆、定向力、情感、知觉等精神活动的不同程度的异常改变。意识障碍依轻重程度不同可分为：

1. 嗜睡　最轻的意识障碍。持续处于睡眠状态，能被唤醒，醒后能正确、简单而缓慢地回答问题，但反应迟钝，停止刺激后又入睡。

2. 意识模糊　意识障碍程度较嗜睡深，对周围环境漠不关心，答话简短迟钝，表情淡漠，对时间、地点、人物的定向力完全或部分障碍。临床上还有一种以兴奋性增高为主的意识障碍，称谵妄，表现为兴奋、躁动、语言紊乱、幻听、幻视、定向力丧失，见于高热期、药物中毒、酒精中毒等。

3. 昏睡　处于熟睡状态不易被唤醒，强刺激可被唤醒，醒后答话含糊或答非所问，停止刺激后又很快进入熟睡状态。

4. 昏迷　是严重的意识障碍，也是病情危急的信号。按其程度可分为浅昏迷和深昏迷（表15-1）。

表 15-1 浅昏迷和深昏迷的对比

分类	意识	刺激反应	深浅反射	生命体征	大小便
浅昏迷	大部分丧失,无自主运动	对声、光刺激无反应,对疼痛刺激(如压迫眶上缘)可有痛苦表情及躲避反应	瞳孔对光反射、角膜反射、吞咽反射、眼球运动、咳嗽反射等可存在	无明显改变	可有大小便失禁或潴留
深昏迷	完全丧失	对各种刺激甚至是强刺激均无反应	全身肌肉松弛,深浅反射均消失,偶有深反射亢进与病理反射	不稳定,呼吸不规则,血压可有下降,机体仅能维持呼吸和循环的最基本功能	大小便失禁或潴留

护士可根据患者的语言反应,了解其思维、反应、情绪活动、定向力等,必要时可通过一些神经反射、肢体活动等来判断其有无意识障碍及其程度。临床上也可以使用格拉斯哥昏迷量表(glasgow coma scale,GCS),对患者意识障碍及其程度进行观察与测定(表15-2)。GCS评分最高分是15分,最低分是3分,分数越高,意识状态越好。按意识障碍的差异可分为轻、中、重三度,轻度13～14分,中度9～12分,重度3～8分,低于8分者为昏迷,低于3分者为深昏迷或脑死亡。

表 15-2 格拉斯哥昏迷量表(GCS)

项目	状态	分数
睁眼反应	自发性的睁眼反应	4
	声音刺激有睁眼反应	3
	疼痛刺激有睁眼反应	2
	任何刺激均无睁眼反应	1
语言反应	对人物、时间、地点等定向问题清楚	5
	对话混淆不清,不能准确回答有关人物、时间等定向问题	4
	言语不流利,但字意可辨	3
	言语模糊不清,对字意难以分辨	2
	任何刺激均无语言反应	1
运动反应	可按指令施展动作	6
	能确定疼痛部位	5
	对疼痛刺激有肢体退缩反应	4
	疼痛刺激时肢体过屈(去皮质强直)	3
	疼痛刺激时肢体过伸(去大脑强直)	2
	疼痛刺激时无反应	1

(四)瞳孔的观察

瞳孔的变化是许多疾病病情变化的重要指征,特别是颅脑疾病、药物或食物中毒等。应观察瞳孔的形状、大小、对称性及对光反射等。

1. 形状、大小及对称性 正常瞳孔呈圆形,两侧等大等圆,边缘整齐,位置居中,在自然光线下,瞳孔直径一般为2～5mm,对光反射灵敏。如瞳孔呈椭圆形并伴散大,常见于青光眼等;瞳孔呈不规则形,常见于虹膜粘连。若瞳孔直径<2mm,称为瞳孔缩小,小于1mm为针尖样瞳孔。单侧瞳孔缩小常提示同侧小脑幕裂孔疝早期;双侧瞳孔缩小常见于有机磷、氯丙嗪、吗啡等药物中毒。若瞳孔直径>5mm,称为瞳孔散大。单侧瞳孔散大、固定,常提示同侧硬脑膜下血肿或脑肿瘤等所致的小脑幕裂孔疝的发生;双侧瞳孔散大,常见于颅内压增高、颅脑损伤、颠茄类药物中毒及濒死状态;危重患者的瞳孔突然散大,常提示病情急骤恶化。

2. 对光反射 正常瞳孔对光反射灵敏,当光线照射瞳孔时,瞳孔缩小,移去光线后又迅速复原。

如瞳孔经光线照射后，其大小不随光线的刺激而变化，称为瞳孔对光反射消失，常见于病情危重或深昏迷患者。

（五）特殊检查或药物治疗的观察

1. 特殊检查后的观察　在临床工作中，通常需要对患者做一些特殊检查，如各种穿刺术、内镜检查、各种造影等来明确诊断，这些检查均会给患者带来一定程度的创伤。护理人员应重点了解其注意事项，观察生命体征变化，倾听患者的主诉，防止或避免并发症的发生。

2. 特殊药物治疗后的观察　药物治疗是临床最常用的治疗方法之一。护士应注意观察药物治疗作用和不良反应。对易产生过敏反应的药物，应加强观察有无过敏反应及治疗效果，如服用降压药后观察降压后的效果；服用降糖药后观察患者血糖水平的变化等。

（六）心理状态的观察

心理因素对人体健康的影响越来越受到重视，心理因素与很多疾病的发生、发展有密切的关系。对心理状态的观察，应通过观察患者对健康的理解、对疾病的认识、处理和解决问题的能力、信念、价值观等方面观察有无记忆力减退，反应迟钝，思维混乱，语言、行为怪异等情况，以及有无焦虑、忧郁、恐惧、绝望等情绪变化，为心理治疗和护理提供依据。

四、观察后的处理

（一）一般病情变化的处理

护士可在职责范围内给予适当处理，以减轻或解除患者的痛苦，并通过口头或书面的形式通知医生，也可先通知医生，再做处理。例如，高热患者可先给予物理降温；一般术后患者夜间发生尿潴留时，可让患者听流水声或用温水冲洗尿道口，诱导排尿。

（二）重要病情变化的处理

当发现病情恶化或有严重并发症的先兆，如消化道溃疡患者排出黑便，心脏病患者出现呼吸困难等时，护士应继续严密观察病情，安慰患者，并给予相应处理，如给氧、建立静脉通道、准备急救用品等，同时及时通知医生。

（三）紧急病情变化的处理

如发现患者突然发生心搏骤停或呼吸停止等紧急病情变化时，护士应当机立断采取必要的应急措施，如给氧、胸外心脏按压、人工呼吸等，同时通知医生，待医生到场后，按医嘱配合医生进行抢救。抢救过程中的各项抢救措施及病情变化，均应详细记录，以便进一步观察病情和分析判断抢救治疗后的效果。

五、危重患者的支持性护理

对于危重患者的护理，护士除了要具备扎实的护理技术外，还应注重患者的基础生理需要，减轻患者痛苦，预防并发症的发生。必要时应设专人护理，并将护理措施、观察结果和治疗的经过详细记录于护理记录单上，以供医护人员进行诊疗、护理时参考和采取相应的措施，促进患者早日康复。

（一）密切观察病情

及时观察、准确判断危重患者的病情变化，是抢救危重患者的重要环节。要注意监测患者病情及生命体征的动态变化，根据病情定时测量并记录生命体征的变化。如患者出现心搏骤停、大出血等危急情况，要立即报告医生，并做好抢救配合工作。

（二）保持呼吸道通畅

对于清醒患者，应定期指导并协助其做深呼吸、变换体位或轻拍背部，以促进分泌物咳出。昏迷患者往往由于咳嗽、吞咽反射减弱或消失，呼吸道分泌物等聚集喉头，引起呼吸困难甚至窒息，应将患者头偏向一侧，及时清理呼吸道分泌物。同时应注意通过呼吸咳嗽训练、吸痰等，预防坠积性肺炎、肺不张等并发症的发生。

（三）加强基础护理

1. 眼部的护理　危重患者眼部常有分泌物出现，应及时用湿棉球或纱布擦拭。眼睑不能自行闭合的患者，可涂抗生素眼膏、覆盖凡士林纱布保护，以免因角膜干燥而致结膜炎、溃疡的发生。

2. 口腔护理　保持口腔清洁卫生，增进舒适，防止口腔感染。对于不能经口进食者，做好口腔护理，防止发生口腔疾病。

3. 皮肤护理　危重患者应加强预防压力性损伤的各种护理措施，如保持皮肤的清洁干燥，定时协助患者翻身、按摩、擦洗，保持床单平整等，预防压力性损伤的发生。

4. 肢体活动　保持关节功能位，若患者病情稳定，应尽早指导并协助患者做肢体的主动或被动运动，并做肢体按摩，每天2～3次，以促进血液循环，增加肌肉张力，防止静脉血栓、关节强直、肌肉萎缩等并发症的发生。

（四）加强安全防护

对牙关紧闭、抽搐的患者，用有纱布包裹的开口器或牙垫，放于上下磨牙之间，防止舌咬伤。同时室内光线宜柔和，工作人员动作要轻稳，避免因外界刺激而引起患者抽搐。对谵妄、意识丧失、躁动的患者要保证其安全，必要时可使用保护具。

（五）补充营养和水分

危重患者机体分解代谢增强，消耗大，应设法增进患者的食欲，协助自理缺陷的患者进食。对不能经口进食者，给予鼻饲或胃肠外营养，增强其抵抗力。对体液不足的患者，应注意补充足够的水分。

（六）维持排泄功能

协助患者大小便，保持二便通畅。尿潴留或尿失禁者，可采取相应措施，必要时实施留置导尿。便秘者可酌情给予缓泻药物或灌肠；大便失禁者要保持床褥整洁，做好皮肤护理。

（七）保持导管通畅

危重患者身上常安置多种导管，如输液管、输血管、吸氧管、导尿管、术后引流管等，要妥善固定，安全放置，防止导管扭曲、受压、堵塞、脱落，确保通畅。

（八）做好心理护理

危重患者因疾病、抢救等各种因素的影响，会产生各种各样的心理问题，如恐惧、多疑、悲伤、绝望等。护士应根据具体情况采取有效的心理护理措施，满足其身心需要。在护理患者时，护士态度要和蔼、宽容、诚恳，尊重、关心患者，保护患者的自尊。在操作前向患者进行解释，操作娴熟、举止稳定，使患者有可信赖感和安全感。对于有语言沟通障碍的患者，应建立其他有效的沟通方式，如写字、使用卡片等，建立有效沟通。鼓励家属及亲友探视患者，向患者传递爱、关心与支持。

第2节　危重患者的抢救管理

案例 15-2

某日上午9点30分，在高速公路上，一辆载有30名乘客的大巴车与一辆乘坐2人的小型轿车相撞，当场死亡6人，其余28人均有不同程度的受伤，急送医院救治。

问题：1. 医院应如何快速有效地组织抢救工作？

2. 抢救设备及物品应如何管理？

抢救危重患者是医疗、护理工作中的一项重要的任务，必须争分夺秒。护士应做好全面、充分的准备工作，常备不懈，遇有危重患者，要当机立断，积极配合抢救，挽救患者的生命。

一、抢救工作的组织管理

抢救工作组织管理是抢救工作能够高质量、高效率进行的重要保证，应有严密的组织、合理的分工和必要而完善的设备。

1. 建立责任明确的系统组织结构　立即指定抢救负责人，组成抢救小组。抢救过程中的指挥者应为在场工作人员中职务最高者，要求各级医务人员必须听从指挥。在抢救过程中必须态度严肃、认真，动作迅速准确，既要分工明确，又要密切协作。护士可在医生到达之前，根据病情需要，给予适当、紧急处理，如胸外心脏按压、建立静脉通道、止血、吸氧、吸痰等（图15-1）。

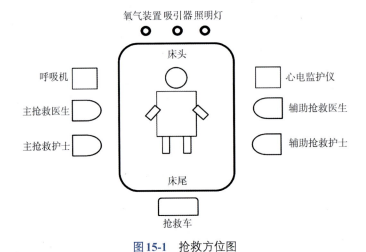

图15-1　抢救方位图

2. 制订抢救方案、护理计划　医生、护士共同参与抢救方案的制订，使危重患者能够及时、迅速得到抢救。护理人员评估患者病情，明确护理诊断，建立预期目标，确定护理措施，解决患者现存的或潜在的健康问题。

3. 做好查对工作及抢救记录　各种急救药品须经两人核对无误后方可使用。执行口头医嘱时须向医生复述一遍，双方确认无误后方可执行，抢救完毕需及时由医生补写医嘱和处方。抢救中各种药物的空安瓿、输液空瓶、输血袋等应集中放置，以便统计和查对。一切抢救工作都应做好记录，字迹清晰、及时、准确、全面详细，注明执行时间和执行者。

4. 安排护士参加医生组织的查房、会诊和病例讨论　掌握危重患者的抢救过程、病情及重点监测项目，便于更好地护理和配合治疗。

5. 做好抢救器械和药品管理　一切抢救器械和药品应合理放置，不得外借，值班护士班班交接，保证应急使用。护士应熟悉抢救器械的性能和使用方法，并能排除一般故障。

6. 抢救物品的日常维护　抢救用物使用后及时整理、补充，保持清洁、整齐，如抢救传染病患者，应按传染病要求进行消毒、处理，防止交叉感染。

二、抢救设备及物品管理

（一）抢救室

急诊室和病区均应设置单独抢救室，病区抢救室宜设置在靠近护士办公室的单独房间内。抢救室要求宽敞、光线充足、安静、整洁。

（二）抢救床

最好为多功能床，另备木板一块，以备做胸外心脏按压时使用。

（三）抢救车

抢救车（图15-2）内须准备下列物品。

1. 急救药品 见表15-3。

2. 各种无菌急救包 缝合包、静脉切开包、气管插管包、气管切开包、开胸包、吸痰包、导尿包、各种穿刺包等。

3. 其他用物 各种型号注射器及针头、输液器、输血器、消毒剂、开口器、压舌板、舌钳、牙垫、听诊器、血压计、手电筒、止血带、绷带、宽胶布、夹板、无菌手套、无菌敷料、多用电源插座等。

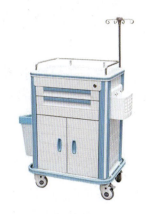

图15-2 抢救车

4. 急救器械 氧气筒及给氧装置或中心供氧系统、电动吸引器或中心负压吸引装置、简易呼吸器、呼吸机、心脏起搏器、电除颤仪、心电监护仪、洗胃机等。

为了不贻误抢救时机，一切抢救物品、药品、器械等设备均应保持齐全，严格执行抢救物品的"五定制度"，即定数量品种、定点安置、定专人管理、定期消毒灭菌和定期检查维修，保证抢救物品的完好率达100%。

表15-3 常用急救药品	
类别	**药物**
呼吸中枢兴奋药	尼可刹米、洛贝林等
升压药	去甲肾上腺素、盐酸肾上腺素、间羟胺、多巴胺等
降压药	利血平、肼屈嗪、硫酸镁注射液等
强心剂	去乙酰毛花苷丙、毒毛花苷K等
抗心律失常药	利多卡因、普鲁卡因胺等
血管扩张药	硝酸甘油、硝普钠、氨茶碱、酚妥拉明等
止血药	卡巴克洛、酚磺乙胺、维生素K_1、氨甲苯酸、垂体后叶素等
止痛镇静药	哌替啶、苯巴比妥、氯丙嗪、吗啡等
解毒药	阿托品、解磷定、氯解磷定、亚甲蓝、二巯丙醇、硫代硫酸钠等
抗过敏药	异丙嗪、苯海拉明、氯苯那敏等
抗惊厥药	地西泮、苯妥英钠、硫酸镁等
脱水利尿药	20%甘露醇、25%山梨醇、呋塞米等
碱性药	5%碳酸氢钠、11.2%乳酸钠等
其他	地塞米松、氢化可的松、等渗盐水、各种浓度的葡萄糖溶液、右旋糖酐溶液、氯化钾、10%葡萄糖酸钙、氯化钙、代血浆等

第3节 常用抢救技术

案例15-3

患者，男性，70岁，反复咳嗽、咳痰10余年。患者2周前感冒，自行服药后仍咳嗽有痰，痰液黏稠，不易咳出，易疲劳。昨日突然发生躁动不安，意识改变，呼吸困难。既往有慢性支气管炎及慢性阻塞性肺疾病史。查体：T 37.2℃，P 96 次 / 分，R 22 次 / 分，BP 135/80mmHg 患者目前有严重的呼吸困难，三凹征明显，显著发绀，血气分析结果：PaO_2 21mmHg，SaO_2 55%。医嘱：吸氧。

问题：1. 如何判断患者的缺氧程度？
2. 为患者选用何种吸氧方式？
3. 如何正确实施氧疗？

一、氧气疗法

氧气是生命活动所必需的重要物质，当组织得不到足够的氧或利用氧发生障碍时，就会使组织的代谢、功能和形态结构发生异常改变，这种情况称为缺氧。脑、心脏等生命重要器官缺氧是导致机体死亡的重要原因。

氧气疗法（oxygen therapy）是指通过给患者吸入氧气，提高动脉血氧分压（PaO_2）和动脉血氧饱和度（SaO_2），增加动脉血氧含量（CaO_2），从而预防和纠正各种原因造成的缺氧状态，促进组织新陈代谢，是临床上常用的改善呼吸的技术之一。

（一）缺氧的类型

根据缺氧的原因和血氧变化特征可将缺氧分为以下四种类型。

1. 低张性缺氧 是指由于吸入气体中氧气浓度过低、外呼吸功能障碍，静脉血分流入动脉而引起 PaO_2 降低，CaO_2 减少。常见于慢性阻塞性肺疾病、高山病、先天性心脏病、肺气肿、广泛性肺不张等。

2. 血液性缺氧 是血红蛋白数量减少或性质改变引起的缺氧，特点是 CaO_2 降低，PaO_2 和 SaO_2 一般正常。常见于 CO 中毒、高铁血红蛋白血症、严重贫血、输入大量库存血等患者。

3. 循环性缺氧 是全身性循环性缺氧和局部性循环性缺氧使组织血流量减少，进而供氧量减少所致的缺氧。常见于心力衰竭、休克等。

4. 组织性缺氧 是组织细胞利用氧障碍引起的缺氧。常见于大量放射线照射、氰化物、酒精中毒等。氧疗效果不太明显。

吸氧能迅速提高 PaO_2、SaO_2 和 CaO_2。以上四种类型的缺氧中，氧疗对低张性缺氧的疗效最好。氧疗对心功能不全、严重贫血、一氧化碳中毒、休克等患者也有一定的疗效。

（二）缺氧程度的判断

临床上对缺氧程度判断的依据是患者的临床表现和血气分析的结果（表15-4）。

表 15-4 缺氧程度的判断

程度	临床表现			血气分析	
	呼吸困难	发绀	神志	动脉血氧分压（PaO_2, mmHg）	动脉血氧饱和度（SaO_2, %）
轻度	不明显	不明显	清醒	>50	>80
中度	明显	明显	正常或烦躁不安	30～50	60～80
重度	严重，三凹征明显	显著	昏迷或半昏迷	<30	<60

轻度缺氧者一般不需氧疗，如有呼吸困难，可低流量低浓度给氧（1～2L/min）；中度缺氧需氧疗；重度缺氧是氧疗的绝对适应证。

（三）供氧装置

常用的有中心供氧装置、氧气筒及氧气表装置、氧气袋供氧装置、高压氧舱等。

1. 中心供氧装置（氧气管道装置） 医院的氧气可集中由供氧站供给，设管道通至各个病区、门诊、急诊室，直到每个床单元。总开关由供氧站控制，各用氧单位配有氧气表和湿化瓶，打开流量表即可使用（图15-3）。装表方法：将流量表与中心供氧管道流出口连接，安装湿化瓶，打开流量开关，调节流量。

2. 氧气筒及氧气表装置

（1）氧气筒 为圆柱形无缝钢筒，筒内压力可达150kg/cm²（14.7MPa），容纳氧气约6000L。在筒的顶端有一总开关，可控制氧气的流出。使用时将总开关向逆时针方向旋转1/4周，即可放出足够的氧气。氧气筒顶部的侧面有一气门，可与氧气表相连，是氧气自筒中输出的途径（图15-4）。

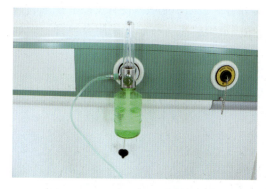

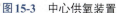

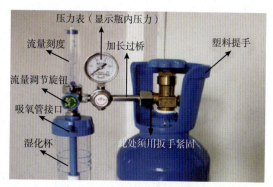

图15-3 中心供氧装置　　　　图15-4 氧气筒、氧气表装置

氧气筒内的氧气可供应时间计算公式：

$$可供应时间 = \frac{[压力表压力 - 5（kg/cm^2）] \times 氧气筒容积（L）}{1kg/cm^2 \times 氧流量（L/min） \times 60分钟}$$

（2）氧气表 由压力表、减压器、流量表、湿化瓶和安全阀组成（图15-4）。

1）压力表：可测知氧气筒内的压力，单位以MPa或kg/cm²表示，压力越大，说明筒内氧气储存量越多。

2）减压器：可将来自氧气筒内压力减至0.2～0.3MPa（2～3kg/cm²），使氧流量平稳，保证安全。

3）流量表：用来测量每分钟氧气的流出量。流量表内有浮标，当氧气通过流量表时，将浮标吹起，可得知每分钟氧气的流出量，即为每分氧流量，用"L/min"表示。通过调节流量开关，控制流量大小。

4）湿化瓶：内盛1/3～1/2的灭菌蒸馏水，用来湿化氧气，以免呼吸道黏膜被干燥的气体所刺激。若为急性肺水肿患者吸氧，则湿化瓶内应改盛20%～30%乙醇，以降低肺泡内泡沫的表面张力，使泡沫破裂、消散，改善气体交换功能，减轻缺氧的症状。

5）安全阀：作用是当氧流量过大、压力过高时，内部活塞自行上推，使过多的氧由四周的小孔流出，以保证用氧安全。

（3）装表法 将氧气表装在氧气筒上，以备急用。方法如下：

1）吹尘：先将氧气筒置于氧气支架上，逆时针打开总开关，放出少量氧气吹去气门处灰尘，迅速关上总开关。

2）连接氧气表：将氧气表与氧气筒的气门连接上，略向后倾斜，用手初步旋紧螺帽，再用扳手旋紧，使氧气表垂直，立于氧气筒旁。

3）连接湿化瓶：将湿化瓶与氧气表相连。

4）接管与检查：关闭流量表开关，连接氧气输出管，打开总开关，再开流量表，检查氧气流出通畅，无漏气，关流量开关，备用。

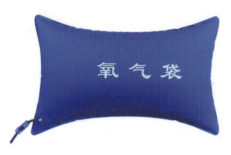

图15-5　氧气袋

（4）卸表法　吸氧结束后，需将氧气表卸下。卸表时，先关闭总开关，放出流量表内余气，关闭流量表，用一手托住氧气表，另一手持扳手旋松氧气表螺帽，再用手旋开，将氧气表卸下。

3. 氧气袋供氧装置　氧气袋为一长方形橡胶枕，一端有橡胶导管与枕内相通，导管上有调节开关可调节氧流量。氧气袋内充满氧气后，连接湿化瓶和鼻导管，调节好流量即可使用，使用时让患者头部枕于氧气袋上，借重力使氧气流出。主要用于家庭氧疗、危重患者的抢救和转移途中等（图15-5）。新购的氧气袋因袋内含有粉尘，充气前应反复用自来水灌洗并揉搓，直至洗净，以防引起吸入性肺炎甚至窒息。

4. 高压氧舱　为一圆筒形耐高压舱体，舱内充满高压氧气，患者在舱内采用鼻导管、面罩或鼻塞间歇性吸氧（图15-6）。

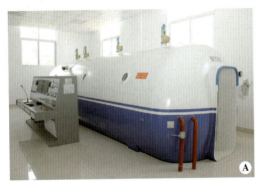
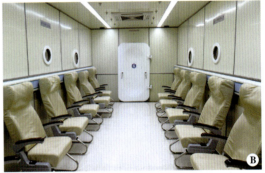

图15-6　高压氧舱

💻 **链 接**　零感一次性使用吸氧装置

　　零感一次性使用吸氧装置由一次性吸氧管、一次性湿化瓶、ε-聚赖氨酸湿化液组成。将流量表与床头宽带供氧端口紧密连接，零感一次性使用吸氧装置自带150ml含聚赖氨酸封闭式湿化瓶与流量表连接，自带的氧气管连接输出口，打开流量表，调节氧流量，鼻导管置于患者鼻孔。一次性连续使用，无须更换湿化液，连续使用可用5天，用完后重新更换一套吸氧装置即可。临床研究表明零感一次性使用吸氧装置在提高患者舒适度、减少氧气噪声、抑制细菌滋生、减轻护士工作量方面均优于传统吸氧装置。

（四）氧浓度与氧流量的换算

1. 氧气吸入浓度　是指氧气在吸入空气中所占的百分比。掌握吸氧浓度对纠正缺氧起着重要作用。氧气在空气中的浓度为20.93%，低于25%的氧浓度和空气中的氧含量相近，无治疗价值；高于60%，吸入时间超过1～2天，就有发生氧中毒的可能。

对于缺氧和二氧化碳潴留并存者，应以低流量、低浓度持续给氧为宜（吸氧浓度为25%～29%）。因慢性缺氧者呼吸中枢兴奋性主要靠缺氧刺激外周化学感受器维持，呼吸中枢对二氧化碳增高的反应很弱。如果给予高浓度的氧吸入，低氧血症可迅速解除，同时也可解除缺氧兴奋呼吸中枢的作用，导致进一步呼吸抑制，加重二氧化碳的潴留，甚至呼吸停止。

2. 氧浓度和氧流量的换算

$$吸氧浓度（\%）= 21 + 4 \times 氧流量（L/min）$$

氧流量与氧浓度关系见表15-5。

表15-5　氧流量与氧浓度对照表

氧流量（L/min）	1	2	3	4	5	6	7	8	9
氧浓度（%）	25	29	33	37	41	45	49	53	57

（五）供氧方法

供给患者氧气的方法有多种，可以根据患者的年龄、病情和吸氧时间等酌情选择。

【目的】

1. 通过给氧，提高动脉血氧分压和动脉血氧饱和度，增加动脉血氧含量，纠正各种原因引起的缺氧状态。

2. 促进组织的新陈代谢，维持机体生命活动。

【评估】

1. 患者的年龄、病情、治疗、意识、心理状态和合作程度等情况。

2. 患者的缺氧程度，鼻腔有无分泌物阻塞及有无鼻中隔偏曲等情况。

【计划】

1. 护士准备　衣帽整洁，修剪指甲，洗手，戴口罩。

2. 患者准备　了解吸氧目的、注意事项、配合要点，愿意合作，体位舒适，情绪稳定。

3. 用物准备　供氧装置一套、治疗盘内放鼻氧管（或鼻塞、面罩、氧气头罩、氧气帐等），治疗碗内盛灭菌蒸馏水、棉签、纱布、弯盘、扳手、用氧记录单、笔。

4. 环境准备　病室安静整洁、温湿度适宜、禁止明火、避开热源。

【实施】

1. 双侧鼻氧管给氧法　是目前临床上常用的给氧方法之一。适用于长期给氧者（图15-7）。具体操作步骤见表15-6。

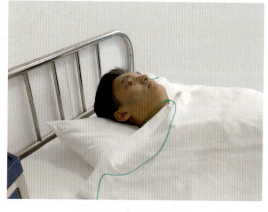

图15-7　鼻氧管给氧法

表15-6　鼻氧管给氧法

操作流程	操作步骤	要点与说明
▲开始用氧		
1. 核对解释	携用物至床旁，核对患者床号、姓名、腕带，向患者及家属解释操作目的，取得合作	确认患者，避免出错
2. 清洁检查	用湿棉签清洁鼻腔，观察鼻腔通畅情况，有无分泌物堵塞及异常	避免分泌物堵塞鼻腔
3. 连接调节	将鼻导管与湿化瓶的出口连接。打开氧气筒总开关及流量表开关，根据病情需要调节流量	根据患者缺氧情况，遵医嘱调节氧流量
4. 湿润插管	湿润鼻氧管前端，检查是否通畅，轻轻插入鼻孔内约1cm，将鼻导管分别固定于两耳	动作轻柔，固定松紧适宜
5. 告知观察	告知患者及家属不要随意调节氧流量，病室内禁止吸烟，不要随意移动氧气装置。观察患者缺氧症状、实验室指标、氧气装置有无漏气和是否通畅、有无氧疗不良反应	注意用氧安全，发现异常情况及时解决
6. 整理记录	用物归位，洗手，记录用氧时间、氧流量及患者情况并签名	保持整洁，并进行记录
▲停止用氧		
1. 核对解释	核对患者床号、姓名、腕带，向患者及家属解释操作目的，取得合作	确认患者，避免出错
2. 拔出导管	轻轻拔出鼻氧管，询问患者有无不适	避免操作不当引起组织损伤

续表

操作流程	操作步骤	要点与说明
3. 关表取表	关闭氧流量开关，撤去鼻氧管，取下流量表（若为氧气筒供氧，先关闭流量开关，再关闭总开关，放出余气后，关闭流量开关，取下流量表）	注意操作顺序
4. 整理记录	清洁患者面部，协助患者取舒适卧位，整理床单元，清理用物。洗手，记录停氧时间及效果并签名	保持整洁，进行记录

2. 头罩给氧法 适用于新生儿、婴幼儿的供氧。将氧气接于头罩氧气进孔处，将患儿的头部置于氧气头罩内，将氧气接于进孔上。头罩与患者颈部之间要保持适当距离，防止呼出的二氧化碳再次吸入。此法安全、简单、有效、舒适，透明的头罩便于观察患儿的病情变化，罩面上也有多个孔，可以维持罩内一定的氧浓度、温度和湿度（图15-9）。

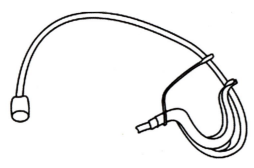

图15-8 鼻塞管

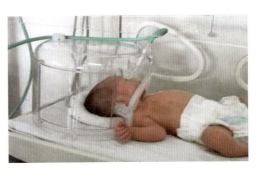

图15-9 头罩给氧法

3. 面罩给氧法 适用于张口呼吸且病情较重患者。面罩是由透明塑料制成，首先把面罩与供氧装置连接上，调节好氧流量，一般成年人调节流量为6～8L/min，然后将面罩置患者口鼻部，用松紧带固定，注意松紧适宜，防止太紧引起皮肤损伤。氧气自下端输入，呼出气体从面罩两侧孔排出。由于口、鼻部都能吸入氧气，效果较好，感觉较舒适，无黏膜刺激，但耗氧量大，存在进食和排痰不便的缺点（图15-10）。

【评价】

1. 患者能积极配合操作并了解安全用氧的知识。

2. 患者缺氧症状改善，未见呼吸道损伤及其他并发症发生。

3. 护士操作规范，能安全用氧。

【注意事项】

1. 做到安全用氧 用氧前应检查供氧装置通畅情况，是否漏气。用氧过程中，切实做好"四防"，即防震、防火、防热、防油。氧气筒内压力很高，搬运时避免倾倒、撞击，防止爆炸。氧气筒应放于阴凉处，周围严禁烟火

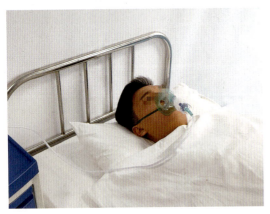

图15-10 面罩给氧法

和易燃品，至少距离明火5m，距离暖气1m以上，以防引起燃烧。氧气表及螺旋口处勿涂油，也不可用带油的手装卸，避免引起燃烧。

2. 严守操作规程 使用氧气时，应先调节流量后应用；停用氧气时，应先拔出鼻导管、鼻塞等，再关流量开关；中途改变流量时，先将氧气和鼻导管、鼻塞等分离，调节好流量后再连接上，以免弄错开关方向，大量氧气进入呼吸道会损伤肺部组织。

3. 观察用氧疗效 用氧过程中注意观察患者病情变化。根据患者的精神状态、脉搏、呼吸、血压、皮肤颜色和温度等判断氧疗效果，如吸氧后患者由烦躁转为安静、呼吸平稳、心率减慢、血压回升、

皮肤红润温暖，说明缺氧症状改善；还可根据动脉血气分析结果判断疗效，选择适当的用氧浓度。

4. 防止交叉感染 供氧装置的导管、鼻塞、面罩和湿化瓶等，应定时更换，并清洁消毒。

5. 筒上悬挂标志 氧气筒内氧气切勿用尽，压力表上指针降至0.5MPa（5kg/cm²）时，即不可再用，以防灰尘进入筒内，再次充气时引起爆炸，对未用或用空的氧气筒，应分别标明"满"或"空"的标志，以免急救时因搬错而影响抢救速度。

6. 做好健康教育 指导患者及家属认识氧疗的重要性和配合氧疗的方法，若在氧疗过程中出现头晕、头痛、鼻黏膜干燥等及时告知医务人员。

（六）氧疗的副作用及预防

吸氧浓度过大，持续时间过长，患者就可能出现一系列氧疗的副作用。

1. 氧中毒 吸氧浓度超过60%，持续时间超过24小时，会出现氧中毒。主要为肺实质的损害，表现为胸骨后锐痛、灼热感、干咳、进行性呼吸困难、恶心、呕吐、烦躁不安等。预防的关键是避免长时间、高浓度吸氧，应定期监测血气分析，根据血气分析结果调节氧流量。

2. 肺不张 吸入高浓度氧气后，肺泡内的氮气因吸入高浓度氧气而被大量置换，对于支气管阻塞患者，其所属肺泡内的氧气被肺循环血液迅速吸收，导致肺泡塌陷，引起肺不张。患者的临床表现为烦躁，呼吸、心率加快，血压升高，继而出现呼吸困难、发绀、昏迷。预防的关键是鼓励患者做深呼吸、咳嗽，经常改变体位、姿势，防止分泌物阻塞，控制吸氧浓度。

3. 呼吸道分泌物干燥 因长时间吸入未经湿化且浓度较高的氧气，患者出现呼吸道黏膜干燥、分泌物黏稠、不易咳出。预防的关键是吸入氧气前要先湿化再吸入，定期做雾化吸入。

4. 晶状体后纤维组织增生 仅见于新生儿，尤其以早产儿多见。持续吸入高浓度氧气会导致视网膜血管纤维化，出现不可逆的失明。因此，新生儿应控制氧浓度和吸氧时间。

5. 呼吸抑制 多见于低氧血症伴二氧化碳潴留的患者，由于吸入高浓度氧解除了缺氧对呼吸的刺激，导致呼吸抑制。预防的关键是应持续低流量低浓度给氧，维持PaO_2在8kPa（60mmHg）左右。

二、吸 痰 法

吸痰法（aspiration of sputum）是利用负压作用，用导管经口、鼻腔或人工气道将呼吸道的分泌物吸出，以保持呼吸道通畅的一种方法。适用于各种原因引起的不能有效咳嗽和排痰者，如年老体弱者及危重、昏迷、麻醉未清醒与行气管切开的患者等。

【目的】

1. 清除患者呼吸道分泌物，保持呼吸道通畅。

2. 防止坠积性肺炎、肺不张、窒息等并发症的发生。

3. 改善肺通气，促进呼吸功能。

【评估】

1. 患者年龄、病情、神志及治疗情况。

2. 患者心理状态、合作程度、呼吸状况、血氧饱和度等指标，判断是否有呼吸困难、缺氧，听诊是否有痰鸣音。

3. 患者的口、鼻腔黏膜情况，有无鼻中隔偏曲，痰液黏稠度及痰量等。

【计划】

1. 护士准备 衣帽整洁，修剪指甲，洗手，戴口罩。

2. 患者准备 了解吸痰的目的、方法、注意事项及配合要点，体位舒适。

3. 用物准备

（1）吸痰装置一套。临床上常用的吸痰装置如下。

1）中心吸引器：医院设有中心负压吸引管道系统至病区床单元，使用时只需连接中心吸引器、吸痰导管和贮液瓶，开启开关即可吸痰（图15-11）。

2）电动吸痰器：由马达、偏心轮、气体过滤器、负压表、贮液瓶组成（图15-12）。瓶塞上有两个玻璃管，并通过橡胶管相互连接。接通电源后，马达带动偏心轮，从吸气孔吸出瓶内的空气，并由排气孔排出，这样不断循环转动，使瓶内产生负压，将痰液吸出。

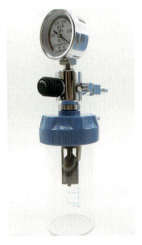

图 15-11 中心吸引器

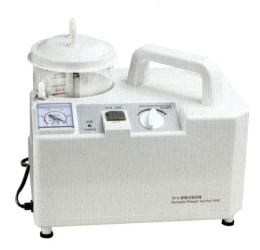

图 15-12 电动吸痰器

（2）其他 紧急情况下，可用注射器吸痰和口对口吸痰。注射器吸痰一般用50～100ml的注射器连接导管进行抽吸；口对口吸痰时，操作者托起患者下颌，使其头后仰，捏住患者鼻孔，口对口吸出呼吸道分泌物。

治疗盘：无菌有盖罐2个（分别为试吸罐和冲洗罐，内盛无菌生理盐水）、一次性无菌吸痰包（内含吸痰管、一次性手套）数个、治疗巾、无菌纱布、无菌血管钳（镊）、弯盘。必要时备开口器、舌钳、压舌板、电筒、电插板、痰标本容器等。

4.环境准备 病室整洁、安静，温湿度适宜、光线充足。

【实施】 见表15-7。

表 15-7 吸痰技术

操作流程	操作步骤	要点与说明
1. 核对解释	携用物至患者床旁，核对床号、姓名、腕带，向患者解释操作目的、过程、方法及注意事项	确认患者，避免出错
2. 检查调压	检查各管道连接是否正确，接通电源，打开开关，检查吸引器性能，调节负压，一般成年人吸痰负压为40.0～53.3kPa（300～400mmHg），儿童＜40.0kPa	根据患者年龄调节合适的负压
3. 安置体位	将患者的头偏向操作者一侧，铺治疗巾，观察患者口、鼻腔情况，有活动性义齿者应取下	昏迷患者可采用压舌板或开口器辅助使患者张口
4. 抽水试吸	连接吸痰器与吸痰管，用少量生理盐水试吸	检查管道是否通畅，同时湿润吸痰管
5. 吸痰冲管	一手反折吸痰管末端，另一手用无菌血管钳（镊）夹持吸痰管前端，插入口咽部（10～15cm），放松折叠处，先吸净口咽部分泌物，再吸气管内分泌物。自口腔吸痰有困难者，可从鼻腔吸出；若为气管切开者吸痰，先吸气管切口处，再吸口鼻部。抽吸时动作要轻柔、敏捷，自深部左右旋转，向上提拉吸净分泌物，每次吸痰时间不超过15秒。吸痰管退出时，用生理盐水抽吸，冲净吸痰管	注意无负压进管，以免负压损伤黏膜 注意无菌操作 以防痰液堵塞吸痰管

续表

操作流程	操作步骤	要点与说明
6. 观察效果	在吸痰过程中观察患者的面色、呼吸是否改善，黏膜有无损伤，痰液的性状、颜色及量	密切观察患者病情变化
7. 整理记录	擦净患者面部的分泌物，安置患者于舒适体位，整理床单元，用物归位。洗手，记录吸痰时间，痰液性状、量、气味，患者呼吸情况	保持整洁，进行记录

【评价】

1. 患者呼吸道内分泌物及时清除，气道通畅，缺氧症状得到改善，患者安全、舒适。

2. 操作中呼吸道黏膜未发生损伤。

 链接　体外振动排痰机

体外振动排痰机是根据物理治疗原理在身体表面产生特定方向周期变化的治疗力，通过振动起到让痰液松动而有利于咳出的机器。其优点是穿透性强，集叩击、震颤和挤推三种功效于一身，可穿透皮层、肌肉、组织甚至体液，对于深度痰液的排出有着人工手法无可比拟的优势。主要适用于痰稠厚、不易咳出时。在餐前 1～2 小时或餐后 2 小时进行治疗，治疗前 20 分钟行雾化吸入效果更佳，治疗后 5～10 分钟吸痰，治疗频率为每日 2～4 次。

患者在综合治疗力的作用下，不仅能排出痰液，还能有效清除呼吸系统的分泌物，改善淤滞的肺部血液循环，减轻细菌感染的程度，从而起到治疗和预防呼吸系统疾病的效果。

【注意事项】

1. 严格无菌操作　治疗盘内吸痰用物每日更换 1～2 次，根据患者年龄选择粗细合适的吸痰管及负压，吸痰管每次更换，避免因操作不当而引起交叉感染。

2. 动作轻柔敏捷　插管过程中不可打开负压，吸痰动作轻柔，不可将吸痰管上下移动或固定一处抽吸，以免损伤呼吸道黏膜。每次吸痰时间不超过 15 秒，以免造成缺氧。

3. 密切观察病情　当发现有痰鸣音或排痰不畅时，应及时抽吸。如病情需要，可按步骤重复吸痰。两次吸痰之间应充分给氧后再吸痰，切忌抽吸时间过长造成缺氧。患者痰液黏稠时，可协助患者变换体位，配合叩拍胸背部、超声雾化吸入等方法，提高吸痰效果。

4. 定期检查清洁　电动吸引器应有专人保管、维修，吸痰前检查吸引器性能是否良好，管道连接是否正确。吸痰器的贮液瓶应及时倾倒，一般不应超过瓶的 2/3，以免痰液吸入损坏机器，贮液瓶内应放少量消毒剂，使吸出液不致黏附于瓶底，便于清洗消毒。

5. 注重人文关怀　向患者说明吸痰的重要性，并教会患者正确配合吸痰。

三、洗　胃　法

洗胃（gastric lavage）是指用催吐或将胃管由口腔/鼻腔插入患者胃内，反复注入和吸出一定量的洗胃液，以冲洗胃腔并排出胃内容物，减轻或避免吸收中毒的胃灌洗方法。

【目的】

1. 解毒　清除胃内毒物或刺激物，减少毒物吸收，还可以利用不同洗胃液进行中和解毒。用于急性食物或药物中毒患者，服毒后 4～6 小时内洗胃最有效。

2. 减轻胃黏膜水肿 幽门梗阻患者饭后常有滞留现象，引起上腹胀满、恶心、呕吐等不适症状，通过洗胃可清除患者胃内容物滞留现象，减轻胃黏膜充血水肿。

3. 为某些手术或检查做准备 如胃部、食管下段、十二指肠手术前准备等。

【评估】

1. 患者的病情、年龄、生命体征、意识状态、瞳孔的变化等。

2. 患者的中毒情况，如摄入毒物的种类、性质、量及中毒时间、途径等，来院前的处理措施，是否曾经呕吐过、有无洗胃禁忌及既往经验等。

3. 患者口、鼻腔黏膜有无损伤，有无活动性义齿等。

4. 患者的心理状态、耐受能力及合作程度等。

【计划】

1. 护士准备 衣帽整洁，修剪指甲，洗手，戴口罩。

2. 患者准备 了解洗胃的目的、方法、注意事项及配合要点，取合适卧位，有义齿者取下。

3. 用物准备

（1）治疗盘内 胃管、50ml注射器、镊子、棉签、纱布、压舌板、水温计、弯盘、听诊器、手电筒、液体石蜡、胶布、量杯（或水杯）、塑料围裙或一次性治疗巾、试管或检验标本容器，必要时备开口器、舌钳、牙垫或胃管固定器等。

（2）水桶两只（一只盛洗胃液，一只盛污水），洗胃液按医嘱根据毒物性质准备（表15-8），量10 000～20 000ml，温度25～38℃。

表15-8 常用洗胃液的选择

毒物/药物	灌洗溶液	禁忌药物
酸性物	镁乳、蛋清水、牛奶	
碱性物	5%醋酸、白醋、蛋清水、牛奶	
氰化物	3%过氧化氢溶液引吐后，1∶15 000～1∶20 000高锰酸钾溶液洗胃	
敌敌畏	2%～4%碳酸氢钠溶液、1∶15 000～1∶20 000高锰酸钾溶液、1%氯化钠溶液	
1605、1059、4049（乐果）	2%～4%碳酸氢钠溶液	高锰酸钾
敌百虫（美曲磷脂）	1%氯化钠溶液或清水、1∶15 000～1∶20 000高锰酸钾溶液	碱性药物
DDT（灭害灵）、农药六六六	温开水或生理盐水洗胃，50%硫酸镁溶液导泻	油性泻药
巴比妥类（安眠药）	1∶15 000～1∶20 000高锰酸钾溶液洗胃，硫酸钠溶液导泻	硫酸镁
酚类	50%硫酸镁溶液导泻，用温开水、植物油洗胃至无酚味，而且在洗胃后多次服用蛋清水、牛奶，保护胃黏膜	液体石蜡
异烟肼	1∶15 000～1∶20 000高锰酸钾溶液洗胃，硫酸钠溶液导泻	
磷化锌（为灭鼠药）	1∶15 000～1∶20 000高锰酸钾溶液洗胃，0.5%硫酸铜溶液洗胃；0.5%～1%硫酸铜溶液每次10ml，每5～10分钟口服一次，配合用压舌板等刺激舌根引吐	鸡蛋、牛奶、脂肪及其他油类食物
发芽马铃薯	1%活性炭悬浮液	

注：①蛋清水、牛奶可黏附于黏膜或创面上，从而起保护性作用，减轻疼痛。②1605、1059、4049（乐果）等禁用高锰酸钾溶液洗胃，否则可氧化成毒性更强的物质。③敌百虫遇碱性药物可分解出毒性更强的敌敌畏。其分解过程可随碱性的增强和温度的升高而加速。④巴比妥类药物采用硫酸钠导泻是利用其在肠道内形成的高渗透压，阻止肠道水分和残存的巴比妥类药物的吸收，促使其尽快排出体外。硫酸钠对心血管和神经系统没有抑制作用，不会加重巴比妥类药物的毒性。⑤磷化锌中毒内服硫酸铜，可使其成为无毒的磷化铜沉淀，阻止吸收，并促进其排出体外。磷化锌易溶于油类物质，如果中毒，忌食脂肪性食物，以免加速磷的溶解吸收。

（3）电动吸引器洗胃法备电动吸引器、输液架、输液瓶、输液导管、贮液瓶。"Y"形三通管、调节器或止血钳；全自动洗胃机洗胃法另备全自动洗胃机（图15-13）。

4. 环境准备　病室整洁、安静，温湿度适宜、光线充足，必要时可用屏风遮挡。

【实施】

1. 口服催吐洗胃法　为清醒且能够配合的中毒患者清除胃内毒物或刺激物，减少毒物的吸收，见表15-9。

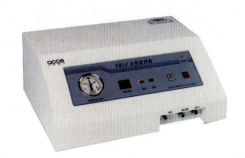

图15-13　全自动洗胃机

表15-9　口服催吐洗胃法

操作流程	操作步骤	要点与说明
1. 核对解释	携用物至患者床旁，核对患者的床号、姓名、腕带，解释操作目的	确认患者，避免出错
2. 安置体位	协助患者取坐位，围好围裙，盛水桶放于患者座位前（有活动性义齿者取下）	防止污染患者衣服，盛水桶放于易取处
3. 灌液洗胃	嘱患者自饮洗胃液300～500ml，自行呕吐或用压舌板刺激舌根催吐。重复进行，直到吐出的灌洗液澄清无味为止	灌入量过多，液体从口、鼻腔涌出，引起窒息或促进中毒物质进入肠道，增加毒物吸收；过少则洗胃液无法与胃内容物充分混合，不利于彻底洗胃，使洗胃时间延长
4. 整理记录	协助患者漱口、擦净面部，必要时更换衣物。整理床单元，清理用物，洗手，记录。记录洗胃时间、洗胃液名称、量及呕吐物的颜色、气味、性质、量和患者情况等，必要时留取标本送检	保持整洁，进行记录

2. 电动吸引器洗胃法　是利用负压吸引的原理，将胃管与电动吸引器连接吸出胃内容物的方法（表15-10、图15-14）。

表15-10　电动吸引器洗胃法

操作流程	操作步骤	要点与说明
1. 核对解释	携用物至患者床旁，核对患者的床号、姓名、腕带，解释操作目的	确认患者，避免出错
2. 检查性能	接通电源，检查电动吸引器的性能	确保电动吸引器性能良好
3. 连管调压	将输液管与"Y"形三通管主管相连，洗胃管及贮液瓶的引流管分别与"Y"形三通管的两个分支相连，将洗胃液倒入输液瓶内，排气后关闭输液管，挂在输液架上；打开负压开关，调节负压保持13.3kPa（100mmHg）左右（图15-14）	正确连接管道 以免损伤胃黏膜
4. 安置体位	中毒较轻者取坐位或半坐位，中毒较重者取左侧卧位，昏迷患者取平卧位、头偏向一侧，铺治疗巾，取下义齿，弯盘放于口角旁，盛水桶放于座位前或床头下方	根据患者情况采取合适的体位
5. 插管吸污	测量插管长度，为前额发际至剑突的距离，口腔插入长度成人为55～60cm，用液体石蜡润滑胃管插入长度的1/3，按鼻饲法插入胃管并证实胃管在胃内后用胶布固定。打开电动吸引器，吸出胃内容物	若毒物性质不明，先吸出胃内容物留取标本送检
6. 灌液洗胃	关闭吸引器，夹紧贮液瓶上的引流管，开放输液管，放出300～500ml的洗胃液至患者胃内。再夹紧输液管，开放引流管，打开吸引器，吸出灌洗液	反复进行，直到洗出液澄清无味为止
7. 拔出胃管	洗胃结束后，反折胃管末端，用纱布包裹拔出	注意动作轻柔敏捷
8. 整理记录	协助患者漱口，擦净面部，必要时更换衣物。整理床单元，清理用物，洗手，记录。记录洗胃时间，洗胃液名称、量及呕吐物的颜色、气味、性质、量和患者情况等	保持整洁，进行记录

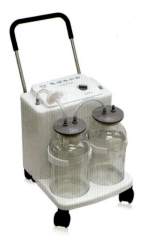

图15-14 电动吸引器

3. 全自动洗胃机洗胃法 利用电磁泵作为动力源，通过自控电路的控制使电磁阀自动完成转换动作，分别完成向胃内冲洗药液和吸出胃内容物的过程。优点是自动、迅速、彻底洗净胃内容物，见表15-11。

【评价】

1. 患者愿意接受并配合洗胃，无误吸等并发症发生。

2. 洗胃安全有效，患者中毒症状充分解除或缓解。

3. 护患沟通好，患者拥有康复的信心。

【注意事项】

1. 准确掌握洗胃适应证和禁忌证

（1）适应证　非腐蚀性毒物中毒，如有机磷、催眠药、重金属类、生物碱及食物中毒等。

（2）禁忌证　强腐蚀性毒物（如强酸、强碱）中毒、肝硬化伴食管-胃底静脉曲张、胸主动脉瘤、近期有上消化道出血及胃穿孔、消化道溃疡、食管阻塞和胃癌等患者不宜洗胃，昏迷患者洗胃应谨慎，可采用去枕平卧位，头偏向一侧，以免分泌物误入气管造成窒息。对吞服强酸或强碱等腐蚀性药物的患者，可按医嘱给予药物或迅速给予物理性对抗剂，如牛奶、豆浆、蛋清水、米汤等，以保护胃黏膜。

表15-11 全自动洗胃机洗胃法

操作流程	操作步骤	要点与说明
1. 核对解释	携用物至患者床旁，核对患者的床号、姓名、腕带，解释操作目的。	确认患者，避免出错
2. 检查连接	接通电源，检查全自动洗胃机的性能。三根橡胶管分别与机器的药管（进液口）、胃管、污水管（排液口）相连；药管的另一端放在洗胃液筒内、胃管的另一端放在弯盘备用、污水管的另一端放在污水筒内，调节药量、流速	确保全自动洗胃机性能完好 管道连接正确
3. 安置体位	中毒较轻者取坐位或半坐位，中毒较重者取左侧卧位，昏迷患者取平卧位、头偏向一侧，铺治疗巾，取下义齿，弯盘放于口角旁	根据患者情况采取合适的体位
4. 插管吸污	同电动吸引器洗胃法插入胃管，胃管的一端与机器的胃管相连。按"手吸"键，吸出胃内容物，必要时留取标本送检	吸引时"吸"灯亮
5. 灌液洗胃	按"自动"键，机器开始对胃进行自动反复冲洗，待吸出的灌洗液澄清无味后，按"停机"键停止工作	注意在洗胃过程中观察患者的反应，如有异常及时处理
6. 拔管清洁	洗胃结束后，反折胃管末端，用纱布包裹拔出；将洗胃机的胃管、药管、污水管同时放在清水中，按"清洗"键清洗干净后取出，并排净机器内的水，关机	注意动作轻柔敏捷 以免各管道被污物堵塞或腐蚀
7. 整理记录	整理床单元，清理用物，洗手，记录。记录洗胃时间，洗胃液名称、量及呕吐物的颜色、气味、性质、量和患者情况等	保持整洁，进行记录

2. 急性中毒清醒的患者，立即采用口服催吐法；若患者不配合或者配合困难，应迅速插管洗胃，以减少毒物的吸收。插管动作要轻柔和迅速，切勿损伤食管黏膜或误入气管。

3. 当毒物性质不明时，应抽出胃内容物送检，洗胃液可选用温开水或生理盐水，待毒物性质明确后，再给予对抗剂洗胃。

4. 洗胃过程中，应密切观察患者面色、脉搏、呼吸、血压的变化，如患者主诉腹痛，且吸出血性液体或出现休克现象，应立即停止洗胃，及时报告医生，并采取相应急救措施。

5. 为幽门梗阻患者洗胃时，宜在饭后4～6小时或空腹时进行，并需记录胃内潴留量以了解梗阻情况。

6. 健康教育　向患者及家属讲解洗胃的注意事项；对自服毒物者应耐心有效地劝导，并给予针对性的心理护理，要为患者保守秘密和隐私，减轻患者的心理负担。

四、简易呼吸器的使用

简易呼吸器又称人工呼吸器或加压给氧气囊，是进行人工通气的简易工具。与口对口呼吸比较，供氧浓度高，且操作简便。尤其是病情危急、来不及气管插管时，可利用加压面罩直接给氧，使患者得到充分氧气供应，改善组织缺氧状态。

【目的】

1. 维持和增加机体通气、换气功能。

2. 纠正低氧血症。

3. 手术患者麻醉期间的呼吸管理。

【评估】

1. 患者的年龄、病情、有无自主呼吸、呼吸道是否畅通、呼吸状况（频率、节律、深浅度）等。

2. 患者的意识、脉搏、血压、血气分析结果、心理状态等情况。

【计划】

1. 护士准备　衣帽整洁，修剪指甲，洗手，戴口罩。

2. 患者准备　去枕平卧，取下义齿，清除口、鼻分泌物，保持呼吸道通畅。

3. 用物准备

（1）简易呼吸器　由呼吸囊、呼/吸气活瓣、面罩及衔接管等组成（图15-15）。

（2）必要时准备开口器、口咽通气管、氧气装置、吸痰用物等。

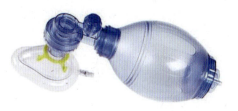

图15-15　简易呼吸器

4. 环境准备　病室整洁、安静，温湿度适宜、光线充足。

【实施】　见表15-12。

表15-12　简易呼吸器的使用

操作流程	操作步骤	要点与说明
1. 核对解释	携用物至患者床旁，核对患者床号、姓名、腕带	确认患者，避免出错
2. 安置体位	患者去枕仰卧，头后仰。松解衣领、腰带，暴露胸廓。清除上呼吸道分泌物或呕吐物，保持呼吸道通畅	有活动性义齿者提前取出
3. 紧扣面罩、挤压气囊	将患者头后仰，托起下颌，开放气道。护士一手以"EC"手法固定面罩（拇指和示指呈"C"形扣住面罩，其余三指呈"E"形托起下颌骨骨性部分），另一手有规律地挤压呼吸囊，一次挤压可有500ml左右空气通过吸气活瓣进入肺部，放松时，肺部气体经呼气活瓣排出。频率保持在10次/分，反复而有规律地进行	确保患者气道开放 避免漏气 患者有自主呼吸时，挤压频率与患者自主呼吸同步
4. 观察病情	观察患者胸部是否随人工呼吸而起伏，有无闻及呼吸音。患者病情、生命体征、神志等变化等	根据患者病情和医嘱撤离简易呼吸器
5. 整理记录	整理用物，洗手，记录，简易呼吸器消毒备用	保持整洁，进行记录

【评价】

1. 患者呼吸道通畅，患者胸廓随呼吸囊体而起伏，能适应辅助呼吸的方法。

2. 气体交换有效，缺氧状态得到改善。

3. 护患沟通有效，患者有安全感、愿意配合。

【注意事项】

1. 使用前应检查简易呼吸器有无漏气，连接是否紧密。根据患者情况选择合适的面罩，面罩固定时不可漏气，同时避免损伤患者皮肤黏膜。

2. 使用过程中应保持呼吸道通畅，如果在呼吸过程中阻力太大，应当清除口腔和咽喉的分泌物或异物，并确认气道是否充分开放，患者出现自主呼吸时应同步挤压呼吸囊。

3. 注意观察通气量是否合适，若通气量合适，吸气时能看到患者胸廓起伏，肺部呼吸音清楚，生命体征恢复并稳定。若通气不足，出现二氧化碳潴留时，患者皮肤潮红、出汗及表浅静脉充盈消失；若通气过度，患者可出现昏迷、抽搐等碱中毒症状。

4. 简易呼吸器使用后应严格消毒，消毒后的部件应完全干燥，检查无损坏后，将部件依顺序组装好备用。

5. 向清醒患者和家属介绍使用简易呼吸器的目的、方法及其必要性，消除其焦虑、恐惧心理。

自 测 题

A₁/A₂型题

1. 缺氧时突出的临床表现是（　　）
   A. 皮肤湿冷，尿量减少　B. 辗转反侧，呻吟不止
   C. 烦躁不安，明显发绀　D. 心悸乏力，血压下降
   E. 面色潮红

2. 患者用氧后，如缺氧症状得不到改善，呼吸困难加重，应首先（　　）
   A. 通知医生
   B. 调节氧流量，加大吸氧量
   C. 检查吸氧装置及患者鼻腔
   D. 气管插管吸氧
   E. 停止用氧

3. 有关停止吸氧的操作，下列正确的叙述是（　　）
   A. 关流量表，取下鼻导管，关总开关
   B. 关总开关，取下鼻导管，关流量表
   C. 取下鼻导管，关总开关，关流量表
   D. 关流量表，取下鼻导管，关总开关，放余气
   E. 取下鼻导管，关流量表，关总开关，放余气

4. 下列哪项疾病不宜洗胃（　　）
   A. 幽门梗阻　　　　　B. 肝硬化食管静脉曲张
   C. 安眠药中毒　　　　D. 乐果中毒
   E. 以上均不宜

5. 自动洗胃机洗胃时，错误的操作是（　　）
   A. 确保各管道连接正确、牢靠、安全
   B. 调节洗胃液流量
   C. 先按"手吸"吸出胃内容物
   D. 按下"自动"键即开始自动洗胃，不用调控直至冲洗干净
   E. 操作前严格检查机器性能的良好性

6. 患者，男性，8岁。因车祸急诊入院。患者意识丧失，无自主动作，压迫眼眶有躲避反应，此时患者的意识障碍属于（　　）

   A. 深昏迷　　　　　B. 浅昏迷
   C. 嗜睡　　　　　　D. 昏睡
   E. 谵妄

7. 患儿，7岁。高热惊厥，在急诊科经止惊、给氧等紧急处理后，情况稳定，欲送儿科病房做进一步治疗。运送过程中最适宜的供氧装置是（　　）
   A. 氧气筒　　　　　B. 氧气袋
   C. 中心管道　　　　D. 人工呼吸机
   E. 简易呼吸器

8. 患者，男性，78岁，输液过程中突然出现呼吸困难、胸闷、气促、咳粉红色泡沫样痰。听诊肺部闻及湿啰音，心率快，心律不齐。遵医嘱给予高流量吸氧，湿化液用20%～30%乙醇，其目的是（　　）
   A. 增加血红蛋白对氧的利用
   B. 促进二氧化碳排泄
   C. 降低肺泡内张力
   D. 降低肺泡内泡沫的表面张力
   E. 增加组织对氧的利用

9. 王某，因服毒昏迷不醒，被送入急诊室抢救，但其家属不能准确说出毒物的名称，此时护士的处理方法是（　　）
   A. 请家属立即查清毒物名称后洗胃
   B. 抽出胃内容物送检，用温水洗胃
   C. 鼻饲牛奶或蛋清水，以保护胃黏膜
   D. 用生理盐水清洁灌肠，减少毒物吸收
   E. 立即输液

10. 李某，女性，29岁，与家人争吵后口服大量巴比妥钠，急送入院，立即给予洗胃、导泻，洗胃灌洗液与导泻剂宜分别采用（　　）
    A. 4%碳酸氢钠溶液，硫酸钠溶液
    B. 0.9%氯化钠溶液，硫酸镁溶液
    C. 0.1%硫酸铜溶液，硫酸镁溶液

D. 温开水，硫酸镁溶液

E. 1∶15 000高锰酸钾溶液，硫酸钠溶液

11. 吴某，男性，24岁。因在田间喷洒有机磷农药时防护不当造成中毒，其瞳孔可见（　　）

A. 双侧扩大　　　　　B. 双侧缩小

C. 双侧大小不等　　　D. 双侧同向偏斜

E. 单侧扩大固定

A₃/A₄型题

（12～14题共用题干）

周某，男性，43岁，颅脑损伤，呼吸功能严重受损，患者痰多而不易咳出。

12. 给此患者吸痰时应调节负压为（　　）

A. ＜13.3kPa　　　　　B. 13.3～26.6kPa

C. 26.6～39.9kPa　　　D. 40.0～53.3kPa

E. ＞54.0kPa

13. 为患者进行吸痰操作时，以下哪项是错误的（　　）

A. 吸痰前先用生理盐水试吸

B. 将患者的头转向操作者一侧

C. 将吸痰导管插入口腔咽部吸尽分泌物

D. 口腔吸痰有困难时，也可以自鼻腔吸痰

E. 每次吸痰时间不超过25秒

14. 护士给患者吸痰时，发现患者痰液黏稠，不易吸出，下列措施中哪项不妥（　　）

A. 叩拍胸背部，以振动痰液

B. 给患者做超声雾化吸入，以稀释痰液

C. 缓慢滴入少量生理盐水，以稀释痰液

D. 缓慢滴入化痰药物，以稀释痰液

E. 加大吸引负压，以吸尽痰液

（刘　倩）

第16章 临终护理

生老病死是人生必然经历的过程，死亡是不可避免的客观存在，而临终是死亡前最后的生命阶段。在人生的最后旅途中最需要的是关爱和帮助。为疾病终末期或老年患者在临终前提供身体、心理、精神等方面的照料和人文关怀等服务，控制痛苦和不适症状，提高生命质量，帮助患者舒适、安详、有尊严地离世，称为临终关怀。安宁疗护、临终关怀、舒缓医疗、姑息疗法等内涵具有相似之处，国家卫生健康委员会将临终关怀、舒缓医疗、姑息治疗等统称为安宁疗护。护理人员在安宁疗护中发挥着重要的作用，应掌握安宁疗护的专业知识及相关技能，了解患者身心两方面的反应，帮助临终患者减轻痛苦以提高其生存质量，引导患者树立正确的死亡观，使其正确面对死亡，并能安详、无痛苦、有尊严、平静地走完人生的最后旅途。同时护士也需慰藉临终患者家属，使他们能以正确有效的方式应对和适应患者临终及死亡。

第1节 概 述

 案例 16-1

患者，男性，84岁，退休工人，单位体检确诊肺癌晚期，当即在市医院胸外科住院，近期病情变化迅速，医生告知家属癌细胞已扩散，不能手术，患者的病无法治愈，建议转入"宁养"病房。

问题：1. 患者目前还应该在胸外科继续接受治疗吗？为什么？

2. 作为护士，你应为患者提供什么护理服务？

安宁疗护是实现人生临终健康的一种重要方式，也是医学人道主义精神的具体体现，是贯穿生命末端全程的、立体式的卫生服务项目。享受安宁疗护是人的一项基本权利，越来越被社会认可和重视。作为一种社会文化现象，安宁疗护不仅是一种医疗服务，还是一门以临终患者的生理、心理特征和为其家属提供全面照护的实践规律为研究对象的新兴学科。

一、安宁疗护的理念和意义

（一）安宁疗护的理念

安宁疗护的理念是通过由社会各层次（护士、医生、社会工作者、理疗师、志愿者及政府和慈善团体人士等人员）组成的团队，向临终患者及其家属提供一种全面的照料，包括生理、心理、社会等方面，其目的在于使临终患者的生命得到尊重，生命质量得到提高，能够无痛苦、安宁、舒适地走完人生的最后旅程；同时使家属的身心健康得到维护和增强。

1. 以护理照顾为中心 安宁疗护是针对各种疾病晚期、治疗不再有效、生命即将结束者给予姑息性治疗和护理，一般在死亡前3～6个月实施安宁疗护。对这些患者不再是通过治疗疾病使其免于死亡，而是通过对其进行全面的身心照料，提供临终前适度的以舒适为目的的治疗，控制症状，减轻痛苦，消除焦虑、恐惧，获得心理、社会支持，使其减轻身心痛苦，得到最后的安宁。因此，安宁疗护是从以治愈为主的治疗转变为以对症为主的照料。

2. 维护人的尊严和权利 实行人道主义，使临终患者得到热情、周到、细致入微的关怀与照顾，注意维护和保持患者的价值、尊严和权利，允许患者保留原有的生活方式，尽量满足其合理的要求，维护患者个人隐私和权利，鼓励患者参与医护方案的制订等。尊重生命的尊严及尊重濒死患者的权利充分体现了安宁疗护的宗旨。

3. 提高生存质量 安宁疗护不以延长临终患者的生存时间为目的，而以提高临终阶段的生存质量为宗旨。对临终患者生命质量的护理照顾是安宁疗护的重要过程，要在有限的生存时间内，满足患者的身心需求，让临终患者感受到关怀与温暖，减轻痛苦，在可控制的病痛下与家人共度温暖时光，使患者在人生的最后阶段能够体验到人间的温情。

4. 加强死亡教育以使其接纳死亡 安宁疗护将死亡视为生命的一部分，承认生命是有限的，死亡是一个必然的过程；强调把健康教育和死亡教育结合起来，从正确理解生命的完整与本质入手，完善人生观，增强健康意识，教育临终患者把生命的有效价值和生命的高质量两者真正统一起来，善始善终，以健全的身心走完人生的旅途。

5. 提供全面的整体照护 也就是全方位、全程服务，包括对临终患者的生理、心理、社会等方面给予关心和照护，给予安慰和情感的支持，为患者提供24小时护理服务；照护时也要关心患者家属，提供心理、社会支持，并为死者家属提供居丧照料。

（二）安宁疗护的意义

1. 对临终患者的意义 通过对临终患者实施专业化的全面照顾，使他们的生命得到尊重，疾病症状得以控制，生命质量得到提高，使其在临终时能够无痛苦、安宁、舒适地走完人生的最后阶段。

2. 对患者家属的意义 能够减轻亲人临终阶段及亲人死亡给患者家属带来的生理、精神痛苦，并可以帮助他们接受亲人死亡的现实，顺利度过居丧期，缩短痛苦悲伤的过程，尽快适应新的生活。还可以使家属的权利和尊严得到保护，获得情感支持，维护身心健康。

3. 对医学的意义 安宁疗护是以医学人道主义为出发点，以提高人的生命质量为服务宗旨的医学人道主义精神和生物-心理-社会医学模式的具体体现。随着社会人口老龄化的加剧，人们对临终护理服务的需求增加。作为一种新的医疗服务项目，能进一步补充和完善现行医疗服务体系。

4. 对社会的意义 安宁疗护维护人的自由和尊严，强调人的价值，尊重人的权利，关心人的幸福，能反映人类文化的时代水平，它是非物质文化中的信仰、价值观、伦理道德、审美意识、宗教、风俗习惯、社会风气等的集中表现。从优生到优死的发展，是社会文明进步的标志，必将进一步促进人类文明的进步与发展。

> 链接 五全照顾
>
> 一些安宁疗护机构总结出的"五全照顾"概念——关注患者的整体需要，包括身体、心理、社会与精神四个方面的"全人"照顾；提供整个家庭的系统支持的"全家"照顾；从确诊开始，持续照顾患者和家属（包括患者逝去后的遗属）的"全程"照顾；由多学科协作团队共同提供的"整体医疗模式"，包括医生、护士、心理师、社工与志愿者，还可能有药师、营养师等组成的"全队"照顾；将以上四类服务延伸覆盖周围社区，使希望在自己家里临终的患者能够获得心愿的"全社区"照顾。

二、安宁疗护的发展历程

（一）古代的安宁疗护

在西方可以追溯到中世纪西欧的修道院和济贫院，当时，那里可以作为危重患者及濒死的朝圣者、旅游者得到照料的场所，使其得到最后的安宁。在中国可以追溯到两千多年前的春秋战国时期人们对年老者、濒死者的关怀和照顾，以及祖国医学中的安宁疗护思想。

（二）现代的安宁疗护

现代的安宁疗护开始于20世纪60年代，创始人是英国的桑德斯（Saunders）。她在护理晚期肿瘤患者期间，目睹了垂危患者的痛苦，决心改变这种状况，于1967年在伦敦郊区创办了"圣克里斯多弗临终关怀院"，这是世界上第一家现代临终关怀院，被赞誉为"点燃了世界临终关怀运动的灯塔"，桑德斯博士为促进全世界临终关怀运动的发展作出了卓越的贡献。

在圣克里斯多弗临终关怀院的影响和带领下，临终关怀运动在英国得到迅速发展，美国、法国、日本、加拿大、荷兰、瑞典、挪威、以色列等60多个国家也相继出现临终关怀服务。

（三）我国安宁疗护的发展

1988年7月天津医学院（现天津医科大学）在美籍华人黄天中博士的资助下，成立了中国第一个临终关怀研究中心，同年10月上海诞生了中国第一家临终关怀医院——南汇区老年护理院。1993年5月成立了"中国心理卫生协会临终关怀专业委员会"，并于1996年创办《临终关怀杂志》。这些均标志着我国已跻身世界临终关怀研究与实践的行列。自天津医学院临床关怀研究中心成立以来，中国临终关怀事业的发展大体经历了三个阶段，即理论引进和研究起步阶段、宣传普及和专业培训阶段、学术研究和临床实践全面发展阶段。我国的临终关怀事业正在朝着理论深入化、教育普及化、实施适宜化和管理规范化方向发展。2006年4月中国生命关怀协会在北京人民大会堂宣告成立，旨在协助政府有关部门开展临终关怀的立法和政策研究，实施行业规范化管理，推进临终关怀学的标准化、规范化、科学化、系统化的发展。协会的成立标志着中国的临终关怀事业迈出了历史性的一步，是我国临终关怀事业的里程碑。

2016年12月，国务院印发《"十三五"卫生与健康规划》，提出提高基层医疗卫生机构康复、护理床位占比，鼓励其根据服务需求增设老年养护、安宁疗护病床。2017年，国家卫生和计划生育委员会印发《关于安宁疗护中心的基本标准和管理规范（试行）的通知》《关于印发安宁疗护实践指南（试行）的通知》，明确了安宁疗护中心的准入标准、服务管理和操作规范，促进机构规范化建设，在医疗机构类别中增加了"安宁疗护中心"，进一步加强安宁疗护机构管理。2019年，将在全国全面推开安宁疗护。

安宁疗护把医学对人类所承担的人道主义精神体现得更加完美，是一项利国利民的社会工程。

三、安宁疗护的组织形式

当前，世界范围内安宁疗护的机构和服务形式呈现多样化、本土化的特点。英国的安宁疗护服务以住院照料方式为主，即注重安宁疗护院的发展。美国则以家庭安宁疗护服务为主，即开展社区服务。我国的安宁疗护服务组织形式有以下几种。

1. 安宁疗护专门机构　安宁疗护中心是为疾病终末期患者在临终前通过控制痛苦和不适症状，提供身体、心理、精神等方面的照护和人文关怀等服务的医疗机构，具有医疗、护理设备，一定的娱乐设施，家庭化的危重病房设施，提供适合安宁疗护的陪伴制度，并配备一定的专业人员，为临终患者提供临终服务。如上海南汇区老年护理院、北京松堂关怀医院等。安宁疗护中心设施条件要求较高。

2. 综合性医院内附设安宁疗护中心　是指在医院、养老院、护理院、社区卫生保健中心等机构中设置的"安宁疗护病区""安宁疗护单元"等。目的是为临终患者提供医疗、护理和生活照料，但在实施过程中更倾向于对躯体疾病的治疗。目前我国临终患者中大部分是在综合性医院的病房中走向死亡。如北京大学首钢医院安宁疗护中心、中国医学科学院肿瘤医院的"温馨病房"、天津医科大学肿瘤医院关怀科、四川大学华西第四医院姑息关怀科等。

3. 居家式安宁疗护　也称为居家照护（home care），是安宁疗护基本服务方式之一，指不愿意离开自己家的临终患者，也可以得到安宁疗护服务。医护人员根据临终患者的病情每日或每周进行数次访视，并提供临终照料。在医护人员的指导下，由患者家属做基本的日常照料，在家里照顾患者。居家照护，对患者来说，能感受到家人的关心和体贴，从而减轻生理和心理上的痛苦；对家属来说，能尽最后一份孝心，使逝者死而无憾，生者问心无愧。

4. 癌症患者俱乐部 这是一个具有安宁疗护性质的群众性自发组织，而不是医疗机构。其宗旨是促进癌症患者互相关怀、互相帮助，平静、愉快地度过生命的最后旅程。

链接 安宁疗护实践指南（试行）——死亡教育

1. 评估和观察
（1）评估患者对死亡的态度
（2）评估患者的性别、年龄、受教育程度、疾病状况、应对能力、家庭关系等影响死亡态度的个体和社会因素。
2. 操作要点
（1）尊重患者的知情权利，引导患者面对和接受当前疾病状况。
（2）帮助患者获得有关死亡、濒死相关知识，引导患者正确认识死亡。
（3）评估患者对死亡的顾虑和担忧，给予针对性的解答和辅导。
（4）引导患者回顾人生，肯定生命的意义。
（5）鼓励患者制订现实可及的目标，并协助其完成心愿。
（6）鼓励家属陪伴和坦诚沟通，适时表达关怀和爱。
（7）允许家属陪伴，与亲人告别。
3. 注意事项
（1）建立相互信任的治疗性关系是进行死亡教育的前提。
（2）坦诚沟通关于死亡的话题，不敷衍不回避。
（3）患者对死亡的态度受到多种因素影响，应尊重。

第2节 临终患者及家属的护理

以尊重生命、尊重患者的尊严及权利为宗旨，护士用责任心、爱心、细心、耐心、同情心，了解患者和家属的需求并给予满足，对他们表示理解和关爱，营造安详和谐的环境，体现出护理的关怀和照顾，使临终患者及家属获得帮助和支持。

一、临终患者的生理表现及护理

（一）临终患者的生理表现

1. 肌肉张力丧失 表现为大小便失禁，吞咽困难，肢体软弱无力，无法维持良好、舒适的功能体位，不能进行自主躯体活动，脸部外观改变呈希氏面容，即面肌消瘦、面部呈铅灰色、眼眶凹陷、双眼半睁、目光呆滞、下颌下垂、嘴微张等。

2. 循环功能减退 患者出现一系列循环衰竭的表现，表现为皮肤苍白、湿冷，大量出汗，体表发凉，四肢发绀、有斑点，脉搏弱而快、不规则或测不出，血压降低或测不出，心律紊乱，心尖冲动常最后消失。

3. 呼吸功能减退 由于呼吸中枢麻痹，呼吸肌收缩无力，患者表现为呼吸频率不规则（由快变慢），呼吸深度由深变浅，出现鼻翼呼吸、张口呼吸、潮式呼吸，由于分泌物无法或无力咳出，出现痰鸣音或鼾声呼吸。

4. 胃肠道蠕动减弱 胃肠蠕动逐渐减弱导致消化不良，气体积聚于胃肠不易排出，因而患者表现为恶心、呕吐、食欲减退、腹胀、便秘或腹泻、口干、脱水、体重减轻。

5. 感知觉、意识改变 表现为视觉逐渐减退，由视觉模糊发展到只有光感，最后视觉消失。眼睑干燥，分泌物增多。听觉是人体最后消失的一种感觉，许多人在死亡的前一刻仍有听觉。

6. 意识改变 若病变未侵犯中枢神经系统，患者可始终保持神志清醒；若病变在脑部，则很快出现嗜睡、意识模糊、昏睡或昏迷等，有的患者表现为谵妄及定向障碍。

7. 疼痛 大部分的临终患者主诉全身不适或疼痛，表现为烦躁不安、血压及心率改变，呼吸变快或变慢，瞳孔散大，大声呻吟，出现疼痛面容，即五官扭曲、眉头紧锁、眼睛睁大或紧闭、双眼无神、神情呆滞、咬牙等。

8. 临近死亡的体征 各种反射逐渐消失，肌张力减退、丧失，脉搏快而弱，血压降低，呼吸困难最终停止，皮肤湿冷。通常呼吸先停止，随后心跳停止。

（二）护理措施

1. 减轻疼痛 止痛治疗是安宁疗护的重要部分。

（1）评估疼痛 评估患者疼痛的部位、性质、程度、发生及持续的时间，疼痛的诱发因素、伴随症状，既往史及患者的心理反应；根据患者的认知能力和疼痛评估的目的，选择合适的疼痛评估工具，对患者进行动态的连续评估并记录疼痛控制情况。

（2）稳定情绪、转移注意力 "没有疼痛地离去"是所有临终患者的愿望。护理人员应采用同情、安慰、鼓励等方法与患者进行沟通交流，稳定患者情绪，并适当引导使其转移注意力，从而减轻疼痛。

（3）药物止痛 根据世界卫生组织癌痛三阶梯止痛治疗指南，按照药物止痛治疗基本原则用药。阿片类药物是急性重度癌痛及需要长期治疗的中、重度癌痛治疗的首选药物。长期使用时，首选口服给药，有明确指征时可选用透皮吸收途径给药，也可临时皮下注射给药，必要时患者自控镇痛泵给药。镇痛药物使用后，要注意预防药物的不良反应，及时调整药物剂量。结合病情给予必要的其他药物和（或）非药物治疗，确保临床安全及镇痛效果。同时要避免突然中断阿片类药物引发戒断综合征。

（4）非药物控制方法 有针对性地开展多种形式的疼痛教育，鼓励患者主动讲述疼痛，教会患者疼痛自评方法，告知患者及家属疼痛的原因或诱因及减轻和避免疼痛的其他方法，包括音乐疗法、注意力分散法、自我暗示法等放松技巧。

2. 改善呼吸功能

（1）保持室内空气新鲜，温湿度适宜，定时通风换气。

（2）努力控制症状，无明显低氧血症的终末期患者给氧也会有助于减轻呼吸困难。神志清醒者可采用半坐卧位，扩大胸腔容量，减少回心血量，改善呼吸困难；昏迷者可采用仰卧位，头偏向一侧或侧卧位，防止呼吸道分泌物误入气管引起窒息或肺部并发症。咯血、气胸、心脏病风险较高的患者应谨慎拍背、吸痰。

（3）保持呼吸道通畅，促进有效排痰，包括深呼吸和有效咳嗽、湿化和雾化疗法，如无禁忌，可予以胸部叩击与胸壁震荡、体位引流及机械吸痰等方法，协助患者有效排痰。

（4）根据病情的严重程度及患者实际情况选择合理的氧疗，纠正缺氧状态，改善呼吸功能。

（5）安抚患者及照护者的烦躁、焦虑、紧张情绪，指导和鼓励患者进行正确、有效的呼吸肌功能训练，有计划地进行休息和活动。

3. 促进血液循环 观察生命体征、颈静脉充盈程度，有无胸腔积液征、腹水征，患者的营养状况、皮肤血供、张力变化等。如有轻度水肿患者限制活动，严重水肿患者取适宜体位卧床休息。

4. 促进患者舒适

（1）病室环境管理 保持室内安静、空气清新、温度、湿度、光线适宜，地面不湿滑，安全标识醒目。指导患者了解防跌倒、防坠床、防烫伤等安全措施。

（2）维持良好、舒适的体位　协助并指导患者按要求采用不同体位，告知患者调整体位的意义和方法，注意适时调整和更换体位，如局部感觉不适，应及时通知医务人员。注意各种体位的舒适度与安全，及时调整，必要时使用床挡或约束带。注意各种体位承重处的皮肤情况，建立翻身卡，定时翻身，更换体位，避免局部长期受压，促进血液循环，防止压力性损伤发生。轴线翻身时，保持整个脊椎平直，翻身角度不可超过60°，有颈椎损伤时，勿扭曲或旋转患者的头部、保护颈部。翻身或体位改变后，检查各导管是否扭曲、受压、牵拉。

（3）加强皮肤护理　对于大小便失禁者，注意会阴、肛门周围的皮肤清洁，保持干燥，必要时留置导尿管；大量出汗时，应及时擦洗干净，勤换衣裤，并保持床单元清洁、干燥、平整、无渣屑。协助沐浴时，指导患者及照护者使用浴室的呼叫器，告知患者及照护者沐浴时预防意外跌倒和晕厥的方法。床上擦浴时注意保暖，保护隐私；操作中保持患者体位舒适，保护伤口及各种管路；皮肤黏膜有红肿、破溃或分泌物异常时需及时给予特殊处理。保护患者隐私，给予遮蔽。

（4）重视口腔护理　护士每天要仔细检查患者的口腔黏膜是否干燥或疼痛，观察是否有可提示念珠菌感染的特征性的粘连白斑和成片红色的粗糙黏膜。在晨起、餐后和睡前协助患者漱口，保持口腔清洁卫生；口唇干裂者可涂液体石蜡；有溃疡或真菌感染者酌情涂药；口唇干燥者可适量喂水，也可用湿棉签湿润口唇或用湿纱布覆盖口唇。对于口腔卫生状况较差并且感觉有明显疼痛者，可用稀释的利多卡因和氯己定含漱剂清洗口腔。有活动性义齿的患者协助清洗义齿。

（5）保暖　患者四肢冰冷不适时，应加强保暖，必要时给予热水袋，水温应低于50℃，防止烫伤。

5. 加强营养，增进食欲

（1）评估患者饮食类型、吞咽功能、咀嚼能力、口腔疾病、营养状况、进食情况。主动向临终患者及家属解释恶心、呕吐的原因，以减轻其焦虑心理，获得心理支持。

（2）依据患者的饮食习惯调整饮食，尽量创造条件增加患者的食欲。注意食物的色、香、味，少量多餐。应给予高蛋白、高热量、易于消化的食物，并鼓励患者多吃新鲜的水果和蔬菜。

（3）创造良好的进食环境，稳定患者情绪。需要记录出入量的患者，记录进食和饮水时间、种类、食物含水量和饮水量等。

（4）给予流质或半流质饮食，便于患者吞咽，必要时采用鼻饲或全胃外营养（TPN），保证患者的营养供给。

6. 减轻感知觉改变的影响

（1）对神志清醒的临终患者的眼部护理，可以用清洁的温湿毛巾或温湿棉签将眼睛的分泌物和皮屑等从内眦向外眦进行清洁。为防止交叉感染，应使用两条毛巾或一条毛巾的不同部位，分别擦洗双眼。对有分泌物黏着结痂的眼睛，可用温湿毛巾或棉球、纱布等浸生理盐水或淡盐水进行湿敷，直至黏结的分泌物或痂皮变软后，再轻轻将其洗去。注意勿损伤皮肤、黏膜和结膜，并禁忌用肥皂水洗眼。若患者长时间眼睑不闭合，会导致眼干燥，且灰尘或混有微生物的尘埃会落入眼睛，造成结膜溃疡或发炎，可以用刺激性小的眼药膏敷在裸露的角膜上，如涂红霉素、金霉素眼膏或覆盖凡士林纱布，以保护角膜，防止角膜干燥发生溃疡或结膜炎。

（2）避免在患者周围窃窃私语，以免增加患者的焦虑。可采用触摸等非语言交流方式，配合柔软温和的语调、清晰的语言交谈，使临终患者感到即使在生命的最后时刻也并不孤独。

7. 观察病情变化

（1）密切观察患者的生命体征、疼痛、瞳孔、意识状态等。

（2）监测心、肺、脑、肝、肾等重要脏器的功能。

（3）观察患者电解质指标及营养状况。

（4）观察治疗反应与效果。

8. 做好持续护理　患者出院后，护理照料仍需一直系统地在门诊或家里持续进行，这种做法就是持续护理，也是临终护理的技能之一。在进行家庭护理时需要做好病情控制工作，即对患者有可能出现的失眠、疼痛、恶心、呕吐、便秘、谵妄等症状进行医疗和护理控制。

二、临终患者的心理评估及护理

（一）临终患者的心理评估

临终患者在接近死亡的过程中，对生的渴望和对死的恐惧会产生一系列复杂的心理和行为反应。美国心理学家伊丽莎白·库布勒·罗斯博士（Dr.Elisabeth Kubler-Rose）在观察了400位临终患者的基础上，将临终患者从获知病情到临终的整个心理过程分为5个阶段，即否认期、愤怒期、协议期、忧郁期和接受期。护士应及时评估临终患者的心理需求，同情和关爱患者，倾听患者的诉说，满足临终患者的心理需求。

1. 否认期　患者得知自己患不治之症将面临死亡时，表现出震惊与否认，他们常说的话是："不，不是我！"或"这不是真的！一定是搞错了！"以此极力否认、拒绝接受事实。他们常常怀着侥幸的心理到处求医，希望是医生的误诊。事实上，否认是为了暂时逃避残酷的现实对自己所产生的强烈压迫感，这些反应是患者所采取的一种心理防御机制，可减少不良信息带来的刺激，使患者有较多的时间调整自己。此期是个体得知自己即将死亡后的第一个反应，对这种心理应激的适应时间长短因人而异，大部分患者几乎都能很快停止否认，而有的患者会持续地否认直至死亡。

2. 愤怒期　当临终患者对自己患病的坏消息被证实，否认无法再持续下去时，患者表现为气愤、暴怒和嫉妒，常会愤愤地想："为什么是我？""老天太不公平！"或"我为何这么倒霉？"往往将愤怒的情绪向医护人员、朋友、家属等接近他的人发泄，常常怨天尤人，经常无缘无故地摔打东西，抱怨人们对他照顾不够，对医护人员的治疗和护理百般挑剔，甚至无端地指责或辱骂别人，以发泄他们的苦闷与无奈。

3. 协议期　愤怒的心理消失后，患者开始接受自己已患绝症的现实。他们常常会表示："假如你给我一年时间，我会……"此期患者已承认存在的事实，希望能发生奇迹。患者为了尽量延长生命，会许下很多承诺作为交换条件。处于此阶段的患者对生存还抱有希望，变得和善，也肯努力配合治疗。此阶段持续时间不如前两个阶段明显。协议阶段的心理反应，实际上是一种延缓死亡的乞求，是人的生命本能和生存欲望的体现。

4. 忧郁期　当患者发现身体状况日益恶化，身体更加虚弱，协商无法阻止死亡来临时，会产生很强烈的失落感，"好吧，那就是我！"表现为悲伤、情绪低落、退缩、沉默、哭泣、抑郁和绝望。患者会体验到一种准备后事的悲哀，此阶段他们希望与亲朋好友见面，希望亲人、家属每时每刻陪伴在身旁。处于抑郁期的患者主要表现为对周围事物的淡漠，语言减少，反应迟钝，对任何东西均不感兴趣。临终患者的抑郁心理表现，对于他们实现在安详和宁静中死去是有益的，因为只有经历过内心剧痛和抑郁的人，才能达到"接纳"死亡的境界。

5. 接受期　这是临终的最后阶段。在一切的努力、挣扎之后，患者变得平静，产生"好吧，既然是我，那就去面对吧。""我准备好了。"患者会感到自己已经竭尽全力，没有什么悲哀和痛苦了，于是开始接受即将面临死亡的事实。此阶段患者相当平静，表现出惊人的坦然，他们不再抱怨命运，喜欢独处，睡眠时间增加，情感减退，静等死亡的到来。

库布勒·罗斯认为，因个体差异较大，临终患者心理发展过程并不一定都会按顺序经历以上5个阶段，有的可以提前，有的可以推后，甚至会交错、重合或缺失，各阶段持续时间长短也不同，因此，在实际工作中，护士应根据个体的实际情况进行具体的分析与处理，以提供适当的心理护理。

（二）临终患者的心理护理

1. 否认期

（1）护理人员应具有真诚、忠实的态度，不要轻易揭露患者的防御机制，也不要欺骗患者。应坦诚温和地回答患者对病情的询问，并注意保持与其他医护人员及家属对患者病情说法的一致性。

（2）注意维持患者适当的希望，应根据患者对其病情的认识程度进行沟通，耐心倾听患者的诉说，在沟通中注意因势利导，循循善诱，实施正确人生观、死亡观的教育，使患者逐步面对现实。

（3）经常陪伴在患者身旁，注意非语言交流技巧的使用，多利用身体触摸去表达关怀和亲密的感觉，如抚摸面颊、拍拍肩膀等。合理应用倾听技巧，尽量满足患者心理方面的需求，或者静静地守在身边，使他们感受到护理人员给予的温暖和关怀。

2. 愤怒期

（1）护理人员此期一定要有爱心、耐心，认真地倾听患者的倾诉，应将患者的发怒看成是一种有益健康的正常行为，允许患者以发怒、抱怨、不合作行为来宣泄其内心的不满、恐惧，同时应注意预防意外事件的发生。

（2）给患者提供表达或发泄内心情感的适宜环境，如发泄室，并加以必要的心理疏导，帮助其渡过心理难关，避免其过久地停留于否认阶段而延误必要的治疗。

（3）做好患者家属和朋友的工作，给予患者关爱、理解、同情和宽容。

3. 协议期

（1）处于这一时期的患者对治疗是积极的，护士应积极主动地关心和指导患者，加强护理，尽量满足患者的需要。使患者更好地配合治疗，以减轻痛苦，控制症状。

（2）为了不让患者失望，对于患者提出的各种合理要求，护士应尽可能地予以答应，以满足患者的心理需求。最重要的还是要给予患者更多的关爱。

（3）患者的协议行为可能是私下进行的，护理人员不一定能观察到，在交谈中，护理人员应鼓励患者说出内心的感受，尊重患者的信仰，积极教育和引导患者，减轻患者的压力。

4. 忧郁期

（1）护理人员应多给予患者同情和照顾、鼓励和支持，使其增强信心。

（2）护士应经常陪伴患者，允许其以不同的方式发泄情感，如忧伤、哭泣等。

（3）若患者因心情忧郁忽视个人清洁卫生，护理人员应协助和鼓励患者保持身体的清洁与舒适。鼓励患者保持自我形象和尊严。

（4）尽量取得社会方面的支持，给予精神上的安慰，安排亲朋好友见面，并尽量让家属多陪伴在其身旁。

（5）密切观察患者，注意心理疏导和合理的死亡教育，注意安全，预防患者的自杀倾向。

5. 接受期

（1）尊重患者，不要强迫与其交谈。

（2）给予临终患者安静、舒适的环境，减少外界干扰。

（3）继续保持对患者的关心、支持，加强生活护理，让其安详、平静地离开人间。

对临终患者进行护理时，关注点将不再是护理技术是否高超、姿态是否优美等，而护理品质将成为关注的焦点，这是非常重要的，为患者提供体贴入微的护理，真正体现了"护理不是单纯的自然科学，也是一门艺术"。

三、临终患者家属的护理

在安宁疗护中，患者家属不仅承担着照顾患者的角色，而且也是医护人员的服务对象。医护人员在做好临终患者护理的同时，也要做好对临终患者家属的关怀照顾工作。

（一）临终患者家属的心理反应

当临终患者家属得知患者的疾病严重恶化，无法医治时，他们的心情十分悲痛，又因无助而烦躁不安，常会出现一系列心理和行为方面的改变，也会经历否认、愤怒、讨价还价、忧郁等阶段。临终患者常给家属带来生理、心理和社会方面的压力。家属在情感上难以接受即将失去亲人的现实，常会出现以下心理及行为方面的改变。

1. 个人需要的推迟或放弃　一人生病，牵动全家，尤其是临终患者的治疗支出，更会造成家庭经济条件的改变、平静生活的冲击、精神支柱的倒塌等。家庭成员在考虑整个家庭的状况后，会对自我角色和承担的责任进行调整，如面临的升学、就业等。

2. 家庭中角色、职务的调整与再适应　家庭重新调整有关成员的角色，如慈母兼严父、长姐如母、长兄如父等，以保持家庭的相对稳定。

3. 压力增加，社会性互动减少　家属在照料临终患者期间，因精神的悲伤，体力、财力的消耗而感到心力交瘁，可能对患者产生欲其生、又欲其死的矛盾心理，这也常引起家属的内疚与罪恶感。长期照料患者减少了与其他亲人或朋友间的社会交往，再加上传统文化的影响，大多数人倾向于对患者隐瞒病情，避免其知晓后产生不良后果而加速病情的发展，因此家属既要承担巨大的精神痛苦，压抑自我的悲伤，又要不断地在患者面前强颜欢笑，努力地隐瞒病情，更加重了家属的身心压力。

临终患者家属的心理行为反应与患者临终的历程密切相关。临终患者的病情有可能很快急转直下，也可能慢慢延续很长时间，或时好时坏，起伏波动。时间的长短对家属在照护临终患者时的心理反应影响很大。如果临终患者的死亡适时来到，患者的家属已做好心理准备；如果死亡一再拖延，家属哀痛过久，心理负担加大，反而会感到挫伤，以及因劳累过度而感到身心疲惫；如果临终时间较短，死亡来得过快或突然死亡，家属会感到措手不及，完全没有心理准备，家属的内心会觉得愧疚，总感觉还应为亲人多做些事情，此时可能会产生责怪医护人员或怀疑医护人员疏忽的想法，而产生复杂的心理反应和行为。

（二）临终患者家属的护理

1. 满足家属照顾患者的需要　在护理临终患者时，要深入了解家属需求，告知家属患者病情、预后及相应的护理计划，教会家属一些简单的护理方法，使家属在患者辞世前充分尽到义务，在照顾过程中得到精神上的慰藉。1986 年，费尔斯特（Ferszt）和霍克（Houck）提出临终患者家属的七大需要。

（1）了解患者病情、照顾等相关问题的发展。

（2）了解安宁疗护小组中，哪些人会照顾患者。

（3）参与患者的日常照顾。

（4）确认患者受到安宁疗护小组良好照顾。

（5）被关怀与支持。

（6）了解患者死后的相关事宜（后事的处理）。

（7）了解有关资源，如经济补助、社会资源、义工团体等。

2. 鼓励家属表达感情　护理人员要注意与家属沟通，建立良好的关系，取得家属的信任。与家属交流时，尽量提供安静、隐私的环境，耐心倾听，鼓励家属说出内心的感受及遇到的困难，积极解释临终患者生理、心理变化的原因和治疗护理情况，减少家属疑虑。对家属过激的言行给予容忍和谅解，避免纠纷的发生。

3. 指导家属对患者进行生活照顾　鼓励家属参与患者的照护活动，如计划的制订、生活护理等。护理人员对患者家属应耐心指导、解释、示范有关的护理技术，使其在照料亲人的过程中获得心理慰藉，同时也减轻患者的孤独情绪。

4. 协助维持家庭的完整性 协助家属在医院环境中，安排日常的家庭活动，以增进患者的心理调适，保持家庭完整性，如共进晚餐、看电视等。

5. 满足家属本身生理、心理和社会方面的需求 护理人员对家属要多关心体贴，帮助安排陪伴期间的生活，尽量解决其照顾患者中的困难。

第3节 濒死与死亡

护理人员应熟悉和掌握死亡的概念、死亡过程的分期及各分期不同的特征，才能更好地在感情上支持、在行为上关怀临终患者，为临终患者提供优质的护理服务。

一、濒死与死亡的定义

濒死（dying）又称临终，指患者在已接受治疗性或姑息性治疗后，虽然意识清醒，但病情加速恶化，各种迹象显示生命即将终结，是生命活动的最后阶段。

濒死阶段和整个生命过程相比是很短暂的，与数十年的生存经历相比，也不过是几个月、几天、几小时甚至是几分钟。这个阶段又称为"死程"，原则上属于死亡的一部分，但由于其有可逆性，故不属于死亡，但在死亡学中却占有重要地位，因此濒死生理、濒死心理及濒死体验等一直是医护工作者、安宁疗护学家和死亡学家所关注和研究的对象。

传统的死亡（death）概念是指心肺功能的停止。美国将死亡定义为"血液循环全部停止及由此导致的呼吸、心跳等身体重要生命活动的终止"，即死亡是指个体的生命功能的永久终止。

二、死亡的标准

将心跳、呼吸的永久性停止作为判断死亡的标准在医学上已经沿袭了很长时间，但随着医学科学的发展，传统医学的死亡标准受到挑战。心跳、呼吸停止的人并非必死无疑，及时有效的心脏起搏、心内注射药物和心肺复苏等技术可使部分人恢复心跳和呼吸而使其生命得以挽救；心脏移植术的开展，使得心脏死亡理论不再对整体死亡构成威胁；人工呼吸机的应用，使停止呼吸的人也可能再度恢复呼吸，由此可见，心跳和呼吸的停止已失去作为死亡标准的权威性。

随着医学科学的发展，医学专家对死亡观念有了新的标准。1968年，在世界第22次医学大会上，美国哈佛医学院提出了新的死亡概念，即脑死亡，又称全脑死亡，包括大脑、中脑、小脑和脑干的不可逆死亡，即"脑功能不可逆性丧失"作为新的死亡标准，是生命活动结束的象征。其诊断标准有四点：①不可逆性深度昏迷；②自主呼吸停止；③脑干反射消失；④脑电波消失（平坦）。

上述标准24小时内多次复查结果无变化，并排除体温过低（＜32.2℃）和刚服用过巴比妥类药物等中枢神经系统抑制剂的影响，即可宣告脑死亡。

同年，WHO建立了国际医学科学组织委员会，也提出了类似脑死亡的四条诊断标准：①对环境失去一切反应，完全无反射和肌肉活动；②停止自主呼吸；③动脉压下降；④脑电图平直。

我国经过多年的研究与实践于2009年完善和修订了《成人脑死亡判定标准（2009版）》，2012年3月，国家卫生和计划生育委员会批准首都医科大学宣武医院作为国家卫生和计划生育委员会脑损伤质控评价中心（国家脑损伤质控评价中心）于2013年制定了《脑死亡判定标准与技术规范（成人质控版）》，其作为医学行业标准将推动我国脑死亡判定工作有序、规范地开展。《脑死亡判定标准与技术规范（成人质控版）》如下。

1. 判定的先决条件

（1）昏迷原因明确。

（2）排除了各种原因的可逆性昏迷。

2. 临床判定

（1）深昏迷。

（2）脑干反射消失。

（3）无自主呼吸。靠呼吸机维持通气，自主呼吸激发试验证实无自主呼吸。

以上3项临床判定必须全部具备。

3. 确认试验

（1）短潜伏期体感诱发电位（SLSEP） 正中神经SLSEP显示双侧N9和（或）N13存在，P14、N18和N20消失。

（2）脑电图 脑电图显示电静息。

（3）经颅多普勒超声（TCD） 显示颅内前循环和后循环血流呈振荡波、尖小收缩波或血流信号消失。

以上3项确认试验至少具备2项。

4. 判定时间 临床判定和确认试验结果均符合脑死亡判定标准者可首次判定为脑死亡。首次判定12小时后再次复查，结果仍符合脑死亡判定标准者，方可最终确认为脑死亡。

三、死亡过程的分期

大量医学科学和临床资料表明，死亡并非生命的骤然结束，而是一个逐渐进展、从量变到质变的过程。医学上一般将死亡分为三期：濒死期、临床死亡期及生物学死亡期。

（一）濒死期

濒死期又称临终期，是临床死亡前主要生命器官功能极度衰弱、逐渐趋向停止的时期。此期机体各系统的功能发生严重紊乱，主要特点是中枢神经系统脑干以上部位的功能处于深度抑制状态或丧失，而脑干功能依然存在。表现为意识模糊或丧失，各种反射减弱或逐渐消失，肌张力减退或消失。循环系统功能减退，心跳减弱，血压下降，患者表现为四肢发绀，皮肤湿冷。呼吸系统功能进行性减退，呼吸微弱，出现潮式呼吸或间断呼吸，代谢障碍，肠蠕动逐渐停止，感觉消失，视力下降。各种迹象表明生命即将终结，是死亡过程的开始阶段。此期生命处于可逆性阶段，若得到及时、有效的抢救，生命仍可复苏。但某些猝死患者可不经过此期而直接进入临床死亡期。

（二）临床死亡期

临床死亡期又称个体死亡期，是临床上判断死亡的标准，此期中枢神经系统的抑制过程已由大脑皮质扩散到皮质以下部位，延髓处于极度抑制状态。表现为心跳、呼吸完全停止，各种反射消失，瞳孔散大，但各种组织细胞仍有微弱而短暂的代谢活动。此期一般持续5～6分钟，若得到及时有效的抢救治疗，生命有复苏的可能。若超过这个时间，大脑将发生不可逆的变化。

（三）生物学死亡期

生物学死亡期是指全身器官、组织、细胞生命活动停止，也称细胞死亡，是死亡过程的最后阶段。此期从大脑皮质开始，整个中枢神经系统及各器官新陈代谢完全停止，机体出现不可逆变化，整个机体已不可能复活。随着生物学死亡期的进展，相继出现尸冷、尸斑、尸僵及尸体腐败等现象。

1. 尸冷 是死亡后最先发生的尸体现象。死亡后因体内产热停止，散热继续，故尸体温度逐渐下降，称尸冷。死亡后尸体温度的下降有一定规律，一般情况下死亡后10小时内尸温下降速度约为每小时1℃，10小时后为0.5℃，大约24小时左右，尸温与环境温度相同。测量尸温常以直肠温度为标准。

2. 尸斑　死亡后由于血液循环停止及地心引力的作用，血液向身体的最低部位坠积，使该处皮肤呈现暗红色斑块或条纹状，称尸斑。一般尸斑出现的时间通常是死亡后2～4小时，最易发生于尸体的最低部位。若患者死亡时为侧卧位，则应将其转为仰卧位，头下垫枕，以防脸部颜色改变。

3. 尸僵　尸体肌肉僵硬，而且关节固定称为尸僵。形成机制主要是死亡后肌肉中的三磷酸腺苷（ATP）不断分解而不能再合成，使其含量逐渐消失，致使肌肉收缩，尸体变硬。尸僵首先从小块肌肉开始，以下行性发展最为多见，表现为先从咬肌、颈肌开始，向下至躯干、上肢和下肢。尸僵一般在死后1～3小时开始出现，4～6小时扩展到全身，12～16小时发展至最硬，24小时后尸僵开始减弱，肌肉逐渐变软，称为尸僵缓解。

4. 尸体腐败　死亡后机体组织的蛋白质、脂肪和碳水化合物因腐败细菌作用而分解的过程称为尸体腐败。一般在死亡后24小时出现。患者生前存于口腔、呼吸道、消化道的各种细菌，可在死亡后侵入血管和淋巴管，并在尸体内大量生长繁殖，体外细菌也可侵入人体繁殖，尸体成为腐败细菌生长繁殖的场所。常见表现有尸臭、尸绿等。尸臭是肠道内有机物分解从口、鼻、肛门逸出的腐败气体；尸绿是尸体腐败时出现的色斑，一般在死后24小时先在右下腹出现，逐渐扩展到全腹，最后波及全身。

第4节　死亡后的护理

死亡后护理包括死亡后的尸体护理和丧亲者家属的护理。

一、尸体护理

尸体护理（postmortem care）是对临终患者实施整体护理的最后步骤，也是安宁疗护的重要内容之一。尸体护理应在确认患者死亡，医生开具死亡诊断书后尽快进行，这样既可防止尸体僵硬，也可减少对其他患者的影响。在尸体护理过程中，护理人员应尊重死者和家属的民族习惯和要求，以唯物主义的死亡观和严肃认真的态度尽心尽责地做好尸体护理工作。做好尸体护理不仅是对逝者人格的尊重，而且是对丧亲者心灵上的抚慰，体现了人道主义精神和护理人员高尚的职业情操。

【目的】

1. 使尸体清洁，维护良好的尸体外观，易于辨认。

2. 使家属得到安慰，减少哀痛。

【评估】

1. 接到医生开出的死亡通知后，进行再次核实。

2. 评估患者的诊断、治疗，抢救过程、死亡原因及时间，死亡诊断书，是否有传染病。死者的民族、遗愿、宗教信仰。

3. 尸体清洁程度、有无伤口、引流管等。

4. 死者家属对死亡的态度，是否与殡仪服务中心或殡仪馆联系。

【计划】

1. 护士准备　衣帽整洁，修剪指甲，洗手，戴口罩，戴手套。通知死者家属并解释尸体护理的目的、方法、注意事项及配合要点。

2. 家属准备　知道尸体护理的目的、方法、注意事项及配合要点，联系好殡仪服务中心。

3. 用物准备

（1）治疗盘、血管钳、剪刀、松节油、绷带、不脱脂棉球、梳子、尸袋或尸单、衣裤、鞋、袜等；

姓名_____ 住院号_____ 年龄_____ 性别_____
病室_____ 床号_____ 籍贯_____ 诊断_____
住址_____
死亡时间_____年_____月_____日_____时_____分
护士签名_____
_____医院

图16-1 尸体识别卡

尸体识别卡3张（图16-1）；有伤口者备换药敷料，必要时备隔离衣和手套等；按需准备多头巾、毛巾、擦洗用具、手消毒剂。

（2）生活垃圾桶、医用垃圾桶。

4. 环境准备 安静、肃穆，酌情用屏风或围帘遮挡。

【实施】 见表16-1。

表16-1 尸体护理

操作流程	操作步骤	要点与说明
1. 备物核对	洗手，戴口罩，填写3张尸体识别卡，备齐用物携至床旁，屏风或围帘遮挡，保持安静、肃穆	维护死者隐私，减少对同病室其他患者情绪的影响
2. 安慰家属	劝慰家属，请家属暂离病房或共同进行尸体护理	若家属不在，应尽快通知家属来院
3. 撤去治疗	撤去全部治疗用品（如输液管、氧气管、导尿管等）	便于尸体护理
4. 安置体位	（1）将床支架放平，使尸体仰卧，头下置一软枕，双臂放于身体两侧	防止面部淤血变色
	（2）用一大单遮盖尸体	
5. 整理遗容	洗脸，有义齿者代为装上，闭合口、眼。若眼睑不能闭合，可用毛巾湿敷或于上眼睑下垫少许不脱脂棉球，使上眼睑下垂闭合。嘴不能闭紧者，轻揉下颌或用四头带托起下颌固定	可避免面部变形，使面部稍显丰满；口、眼闭合以维持尸体外观，符合习俗
6. 填塞孔道	用血管钳将不脱脂棉球垫塞于口、鼻、耳、肛门、阴道等孔道	防止体液外溢注意棉花勿外露
7. 清洁全身	脱去衣裤，擦净全身，更衣梳发。如有胶布痕迹用松节油擦净，有伤口者更换敷料，有引流管者应拔出后缝合伤口或用蝶形胶布封闭并包扎	保护尸体清洁，无渗液，维持良好的尸体外观
8. 包裹尸体	（1）为死者穿上衣裤，将第1张尸体识别卡系在尸体右手腕部，把尸体放进尸袋里封好。也可用尸单包裹尸体，先将尸单两端遮盖头部和脚，再将两侧整齐地包好，须用绷带在胸部、腰部、踝部固定牢固（图16-2）	
	（2）将第2张尸体识别卡系在尸体胸前或腰前尸单上	
9. 交接尸体	移尸体于平车上，盖上大单，送往太平间，置于尸屉内并将第3张尸体识别卡放置于尸屉外面	或协助家属联系殡仪服务中心，必须做好交接
10. 操作后处理	（1）处理床单元	非传染病患者按一般出院方法处理，传染病患者按传染病患者终末消毒方法处理
	（2）整理病历，归档，完成各项记录，办理出院手续	体温单上记录死亡时间，注销各种执行单（治疗、药物、饮食卡等）
	（3）整理患者遗物并交家属	若家属不在，应由两人清点后，列出清单交护士长妥善保管

【评价】

1. 尸体整洁、无渗液，外观良好，易于辨认。
2. 家属了解尸体护理目的，对尸体护理表示满意。
3. 给予死者家属有效的劝慰，减轻其哀痛。

【注意事项】

1. 必须先由医生开具死亡通知，得到家属许可后，护士方可进行尸体护理。尸体护理应及时，以防尸体僵硬。

2. 护士与死者家属沟通时应具有同情心和爱心，语言要体现关心和体贴，安慰家属时配合使用体态语言会

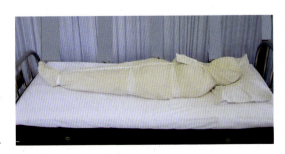

图16-2 尸体包裹法

收到良好的效果。

3. 传染病患者的尸体应使用消毒剂擦洗，并用消毒剂浸泡的棉球填塞各孔道，尸体用尸单包裹后装入不渗水的尸袋中，并做出传染标识。

4. 护士应以高尚的职业道德和情感，尊重死者，不可暴露尸体，维护死者的隐私，严肃、认真地做好尸体护理工作。

二、丧亲者的护理

丧亲者即死者家属，主要指失去父母、配偶、子女者（直系亲属）。失去亲人是一次非常痛苦的经历，这种痛苦直接影响丧亲者的身心健康、生活、工作，因此居丧期的护理也是非常重要的。

（一）丧亲者的心理反应

1964年安格乐（Engel）提出了悲伤过程的六个阶段：

1. 冲击与怀疑期 本阶段的特点是拒绝接受丧失。这是一种防卫机制，暂时拒绝接受死亡事件，让自己有充分的时间加以调整，此期在意外死亡事件中表现得最为明显。

2. 逐渐承认期 意识到亲人确已死亡，痛苦、空虚、气愤情绪伴随而来，哭泣常是此期的特征。

3. 恢复常态期 家属带着悲痛的心情着手处理死者的后事，准备丧礼。

4. 克服失落感期 此期是设法克服痛苦的空虚感，但仍不能以新人代替逝去的、可依赖的人，常常回忆过去的事情。

5. 理想化期 此期死者家属产生想象，认为逝去的人是完美的，为过去对已故者不好的行为感到自责。

6. 恢复期 此阶段机体的大部分功能恢复，但悲哀的感觉不会简单消失，常忆起逝者，并永远怀念逝者。恢复的速度受所逝去人的重要性、对自己的支持程度、原有的悲哀体验等因素的影响。

据观察，丧亲者经历上述六个阶段需要一年左右的时间，但丧偶者可能要经历两年或更久的时间。

（二）影响丧亲者居丧期悲伤心理的因素

1. 对死者的依赖程度及亲密度 家属对死者经济上、生活上、情感上的依赖性越强，原有的关系越亲密，家属的悲伤程度越重，亲人死亡后的调适也越困难。常见于配偶关系。

2. 患者病程的长短 急性死亡者，其家人对突发事件毫无心理准备，易产生自责、内疚心理；慢性死亡者，其家人早已有心理准备，悲伤程度较轻，较能调适。

3. 死者的年龄与家人年龄 死者的年龄越轻，家人越易产生惋惜和不舍，增加内疚和罪恶感。在中国社会中，"白发人送黑发人"历来是最悲哀的感觉。家属的年龄反映人格的成熟，影响到处理后事的能力。

4. 家属的文化水平与性格 文化水平较高的家属能正确地理解死亡，一般能够面对死亡现象。外向性格的家属，因其悲伤能够及时宣泄出来，居丧悲伤期会较短；而性格内向的家属，悲伤持续时间则较长。

5. 其他支持系统 家属的亲朋好友、各种社会活动、宗教信仰等，如能满足其需要，对调整哀伤期有一定的作用。

6. 失去亲人后的生活改变 失去亲人后生活改变越大越难调适，如中年丧偶、老年丧子等。

（三）丧亲者居丧期的护理

1. 做好死者的尸体护理 做好尸体护理能够体现护士对死者的尊重，也是对丧亲者心理的极大抚慰。

2. 心理疏导，精神支持 安慰家属面对现实，鼓励其宣泄感情，护士可以握紧他们的手，劝导他们毫无保留地宣泄内心的痛苦。鼓励丧亲者之间相互安慰，指导家属学会发挥独立生活的潜能，树立生活的信心和勇气,使其意识到安排好未来的工作和生活是对亲人最好的悼念,以使家属的身体状况和心理情绪尽快恢复到正常水平。在疏导悲伤中应该注意家属的文化、信仰、性格、兴趣爱好和悲伤程度、悲伤时间及社会风俗等方面的差异。

3. 尽量满足丧亲者的需要 丧亲是人生中最痛苦的经历,护理人员应尽量满足丧亲者的需求,无法做到的需善言相劝,耐心解释,以取得其谅解与合作。

4. 尽力提供生活指导、建议 针对家属遇到的实际困难,给予指导和帮助,如经济问题、家庭组合、子女问题、社会支持系统等,鼓励多参加社会活动,逐步与他人建立新的人际关系,以获取社会支持,使丧亲者感受人世间的温情。提出合理的建议,帮助家属作出决策去处理所面对的各种实际问题,建立新的生活方式,寻求新的经历与感受。但在居丧期不宜引导家属作出重大的决定及生活方式的改变。

5. 对丧亲者的访视 对死者家属要进行追踪式服务和照护,一般安宁疗护机构可以通过信件、电话、访视等方式对死者家属进行追踪随访,以保证死者家属能够获得来自医务人员的持续性的关爱和支持。

自 测 题

A₁/A₂型题

1. 下列哪项不符合濒死患者常见的希氏面容( )
 A. 面部呈铅灰色　　　B. 眼眶凹陷
 C. 下颌下垂　　　　　D. 牙关紧闭
 E. 双眼半睁、呆滞

2. 对否认期患者的护理,下列哪项不妥( )
 A. 根据患者对病情的认识程度进行沟通
 B. 与其他医务人员及家属保持一致
 C. 应引导患者正视现实
 D. 维持患者适当的希望
 E. 经常陪伴患者

3. 濒死患者最后消失的感觉是( )
 A. 视觉　　　　　　　B. 听觉
 C. 嗅觉　　　　　　　D. 味觉
 E. 触觉

4. 死亡的三个阶段是( )
 A. 心跳停止、呼吸停止、对光反射消失
 B. 昏迷、呼吸停止、心跳停止
 C. 濒死、临床死亡、生物学死亡
 D. 肌力消退、肌张力减退、反射消失
 E. 尸斑、尸冷、尸僵

5. 下列哪项不属于尸体护理的目的( )
 A. 使尸体清洁　　　　B. 使尸体无渗液
 C. 姿势良好　　　　　D. 易于鉴别
 E. 利于尸体保存

6. 在什么情况下,护士可进行尸体护理( )
 A. 患者的心跳呼吸停止后

B. 患者的意识丧失之后
 C. 抢救工作效果不显著之后
 D. 在家属的请求之后
 E. 医生作出"死亡"诊断之后

7. 患者死亡后处理,哪项不符合要求( )
 A. 在体温单的40~42℃之间填写死亡时间
 B. 整理病历
 C. 停止一切医嘱
 D. 按出院手续办理结账
 E. 撤去床上用物,立即铺好备用床

8. 林先生,66岁,诊断为肝癌,病情日趋恶化,患者深感悲哀,要求见一些亲朋好友,并急于交代后事,此时患者心理反应属于( )
 A. 忧郁期　　　　　　B. 愤怒期
 C. 否认期　　　　　　D. 接受期
 E. 协议期

9. 齐先生,67岁,因车祸颅脑损伤,抢救无效,医生确定死亡后,护士进行尸体护理,下列操作哪项不正确( )
 A. 填写尸体识别卡
 B. 尸体仰卧,取下枕头,洗脸、闭合眼睑
 C. 给患者装上义齿,以避免脸部变形
 D. 用不脱脂棉球堵塞身体孔道
 E. 态度真诚严肃

10. 胡女士,45岁,乳腺癌肝转移,极度虚弱,对其护理的目标是( )
 A. 让患者有尊严地度过余生

B. 提供根治疗法

C. 放弃特殊治疗

D. 延长生命过程

E. 实施安乐死

11. 方女士，30岁，肝癌，入院时身体虚弱，抗癌治疗效果差，患者情绪不稳定，经常抱怨、与家属争吵，该期心理反应为（　　）

A. 忧郁期　　　　　　B. 愤怒期

C. 否认期　　　　　　D. 接受期

E. 协议期

A₃/A₄型题

（12～14题共用题干）

龚女士，61岁，晚期肝癌，治疗效果不佳，肝区疼痛剧烈，腹水、呼吸困难，患者感到痛苦，悲哀，有自杀念头。

12. 该患者此时的心理反应属于（　　）

A. 否认期　　　　　　B. 愤怒期

C. 忧郁期　　　　　　D. 接受期

E. 协议期

13. 对该患者的护理，下列哪项是错误的（　　）

A. 多给予患者同情和照顾

B. 允许家属陪伴

C. 尽量不让患者流露出失落、悲哀的情绪

D. 尽可能满足患者的需要

E. 加强安全保护

14. 随着病情进展，患者意识模糊不清，进而昏迷，护士采取的措施中哪项是错误的（　　）

A. 头偏向一侧，有呼吸道分泌物时及时吸出

B. 躁动时选用保护具

C. 眼睑不能闭合者可盖凡士林纱布

D. 保持患者口腔清洁，定期漱口

E. 注意营养及水分的补充

（吴俊晓）

第17章
医疗与护理文件的书写

医疗与护理文件包括医疗文件和护理文件两部分，是医院和患者重要的档案资料，也是教学科研、管理及法律上的重要资料。医疗文件记录了患者疾病发生、诊断、治疗、发展及转归的全过程，其中一部分由护士书写。护理记录是护士对患者进行病情观察和实施护理措施的原始文字记载，是临床护理工作的重要组成部分。因此，医疗和护理文件必须书写规范并妥善保管，以保证其正确性、完整性和原始性。目前由于信息化普及程度不一样，各医院医疗与护理文件记录的方式不同，但遵循的原则是一致的。

案例 17-1

患者王某，男性，65岁，有冠心病和高血压病史10年，因受凉后发热39.6℃，咳嗽，咳铁锈色痰，头痛，全身乏力，门诊医生以"大叶性肺炎"收入呼吸内科，经住院治疗，患者于7天后痊愈出院。

问题：1. 患者住院期间有哪些文件的记录需要护士完成？
2. 护士应该如何管理这些文件？

第1节　医疗与护理文件的书写和管理

医疗与护理文件包括病历、医嘱单、体温单、护理记录单、各种评估单等。护士在医疗与护理文件的记录和管理中必须明确准确记录的重要意义，做到认真、细致、负责，并遵守专业技术规范。

一、书写的意义

（一）提供信息

医疗与护理文件是关于患者一般情况、病情变化、诊疗护理及疾病转归全过程的客观全面、及时动态的记录，是医护人员进行正确诊疗、护理的依据，同时也是承接各班医护人员之间交流的纽带。护理记录内容如体温、脉搏、呼吸、血压、出入量及患者病情变化等，也是医生了解患者病情进展、变化的重要参考依据。

（二）提供评价依据

各项医疗与护理记录，如护理记录单、危重患者护理观察记录等的书写可在一定程度上反映出一个医院的医疗护理服务质量，医院管理、学术及技术水平，它既是医院护理管理的重要信息资料，又是医院进行等级评定及对护理人员进行考核的参考资料。

（三）提供法律依据

医疗与护理记录是具有法律效力的文件，是为法律所认可的证据。其内容反映了患者在住院期间接受治疗与护理的具体情形，在法律上可作为医疗纠纷、人身伤害、保险索赔、犯罪刑事案件及遗嘱查验的证明。凡涉及以上诉讼案件，调查处理时都要将病案、护理记录作为依据加以判断，以明确医院及医护人员有无法律责任。因此，只有认真对待各项记录的书写，对患者住院期间的病情、治疗、护理做好及时、完整、准确的记录，才能为法律提供有效的依据并保护医务人员自身的合法权益。

（四）提供教学与科研资料

完整标准的医疗护理记录体现出理论在实践中的具体应用，是最好的教学资料。一些特殊病例还可以作为进行个案教学分析与讨论的良好素材。完整的医疗护理记录也是科研的重要资料，尤其是对回顾性研究具有重要的参考价值。同时，它也为流行病学研究、传染病管理、防病调查等提供了统计学方面的资料，是卫生管理机构制订和调整政策的重要依据。

二、书写的要求

护理文书的书写应当客观、真实、准确、及时、完整，内容简明扼要、清晰，重点突出，表述确切，不主观臆断。

1. 客观 是指记录内容时不应是护理人员的主观解释和有偏见的资料，而应是临床患者病情进展的科学记录，必要时可成为重要的法律依据。

2. 真实 必须在时间、内容及可靠程度上真实、无误，尤其对患者的主诉和行为应进行详细、真实、客观的描述，记录者必须是执行者。

3. 准确 记录的时间应为实际给药、治疗、护理的时间，而不是事先安排的时间。有书写错误时应在错误处用所书写的钢笔在错误字词上画线删除或修改，并在上面签全名。

4. 及时 医疗与护理记录必须及时，不得拖延或提早，更不能漏记、错记，以保证记录的时效性，维持最新资料。因抢救急危重患者，未能及时书写病历的，有关医务人员应当在抢救结束后6小时内据实补记，一律使用阿拉伯数字书写日期和时间，采用24小时制记录，具体到分钟。

5. 完整 眉栏、页码须填写完整。各项记录，尤其是护理表格应按要求逐项填写，避免遗漏。记录应连续，不留空白。每项记录后签全名。如患者出现病情恶化、拒绝接受治疗护理或有自杀倾向、意外、请假外出、并发症先兆等特殊情况，应详细记录并及时汇报、交接班等。

6. 简明扼要 记录内容应重点突出，简洁、流畅。应使用医学术语和公认的缩写，避免笼统、含糊不清的修辞，以方便医护人员快速获取所需信息，护理文件均可以采用表格式，以节约书写时间，使护理人员有更多时间和精力为患者提供直接护理服务。

7. 清晰 按要求分别使用红、蓝（黑）钢笔书写。一般白班用蓝（黑）钢笔，夜班用红钢笔记录。字迹清楚，字体端正，保持表格整洁，不得涂改、粘贴和滥用简化字，计算机打印的病历应当符合病历保存的要求。

三、管理要求

1. 各种医疗与护理文件按规定放置，记录和使用后必须放回原处。

2. 必须保持医疗与护理文件的清洁、整齐、完整，防止污染、破损、拆散、丢失。

3. 患者及家属不得随意翻阅医疗与护理文件，不得擅自将医疗与护理文件带出病区；因医疗活动或复印、复制等需要带离病区时，应当由病区指定专门人员负责携带和保管。

4. 医疗与护理文件应妥善保存。各种记录保存期限如下。

（1）体温单、医嘱单、特级/一般护理记录单 作为病历的一部分随病历放置，患者出院后送病案室长期保存。

（2）门（急）诊病历档案 保存时间自患者最后一次就诊之日起不少于15年。

（3）病区交班报告本 由病区保存1年，以备需要时查阅。

5. 患者本人或其代理人、死亡患者近亲属或其代理人、保险机构有权复印或复制患者的由卫生行政部门规定的病历资料。

6. 发生医疗事故纠纷时，应于医患双方同时在场的情况下封存或启封死亡病例讨论记录、疑难病例讨论记录、上级医师查房记录、会诊记录、病程记录、各种检查报告单、医嘱单等，封存的病历资料可以是复印件，封存的病历由医疗机构负责医疗服务质量监控的部门或者专（兼）职人员保管。

四、病历排列顺序

（一）住院期间病历排列顺序

1. 体温单（按时间先后倒排）。
2. 医嘱单（按时间先后倒排）。
3. 入院记录。
4. 病史及体格检查。
5. 病程记录（手术、分娩记录单等）。
6. 会诊记录。
7. 手术相关各种记录单。
8. 各种检验和检查报告。
9. 各种护理评估单。
10. 护理记录单。
11. 住院病历首页。
12. 门诊和（或）急诊病历。

（二）出院（转院死亡）后病历排列顺序

1. 住院病历首页。
2. 出院或死亡记录。
3. 入院记录。
4. 病史及体格检查。
5. 病程记录。
6. 手术相关各种记录单。
7. 各种检验及检查报告单。
8. 各种护理评估单。
9. 护理记录单。
10. 医嘱单（按时间先后顺排）。
11. 体温单（按时间先后顺排）。

第 2 节　医疗与护理文件的书写

医疗与护理文件的书写，包括填写体温单、医嘱单、护理记录单和书写病区交班报告等。随着现代医学模式的转变，以及人们对医疗服务需求的日益增长，认真客观地填写各类护理文件已成为护理人员必须掌握的基本技能。

一、体温单

体温单主要用于记录患者的生命体征及其他情况，内容包括患者的出入院、手术、分娩、转科或死亡时间，体温、脉搏、呼吸、血压、大便次数、出入量、身高、体重等，住院期间体温单排在病历的最前面，以便于查阅（附录 A）。电子体温单参照执行。

（一）眉栏

1. 用蓝（黑）钢笔填写患者姓名、年龄、性别、科别、床号、入院日期及住院病历号等项目。

2. "住院日期"记录要求为，入院的第1天应填写"年、月、日"，每页第1天应填写"月、日"，其次只填写"日"，如在7天中遇新的月份或年度，则应填写"月、日"或"年、月、日"。数字一律用阿拉伯数字表示，如11-06或"2022-11-06"。

3. 填写"住院天数"栏时，从患者入院当天为第一天开始填写，直至出院。

4. 填写"手术（分娩）后天数"栏时，用红钢笔填写，以手术（分娩）次日为第一日，依次填写至第十四日。若在十四日内进行第二次手术，则将第一次手术日数作为分母，第二次手术日数作为分子进行填写。

（二）40～42℃横线之间

1. 相应时间内，纵向顶格填写入院、急诊手术入院、急诊手术转科、出院、转科、手术、分娩、请假、拒测、死亡，除手术、请假、拒测不写时间外，其他均应写出相应时间，要求具体精确到分钟，竖破折号占两个小格。

2. 具体填写要求

（1）入院、转入、分娩、出院、死亡等项目后写"于"或划一竖线，其下用中文书写时间。如"入院于九时二十分"。

（2）手术不写具体手术名称和具体手术时间。

（3）转科时间由转入病区填写，如"转科于九时三十分"。

（三）体温、脉搏曲线的绘制和呼吸的记录

1. 体温曲线的绘制

（1）体温符号 口温以蓝点"●"表示，腋温以蓝叉"×"表示，肛温以蓝圈"○"表示。

（2）每一小格为0.2℃，将实际测量的度数，用蓝笔绘制于体温单35～42℃的相应时间格内，相邻温度用蓝线相连。

（3）物理或药物降温30分钟后，应重新测量体温，测量的体温以红圈"○"表示，画在物理降温前温度的同一纵格内，并用红虚线与降温前的温度相连，下次测得的温度用蓝线仍与降温前温度相连。

（4）体温低于35℃时，为体温不升，应在35℃线以下相应时间纵格内用红钢笔写"不升"，不再与相邻温度相连。

（5）若患者体温与上次温度差异较大或与病情不符时，应重新测量，重测相符者在原体温符号上方用蓝笔写上一个小写英文字母"v"（vrified，核实）。

（6）若患者因拒测、外出进行诊疗活动或请假等原因未能测量体温时，则在体温单40～42℃横线之间用红钢笔在相应时间纵格内填写"拒测""外出"或"请假"等，并且前后两次体温断开不相连。但患者住院期间一般不得请假，如有极特殊原因需请假须经医师批准，并履行相应手续，护士方可在体温单上注明"请假"。

（7）需每2小时测一次体温时，应记录在相应体温专用单上。

2. 脉搏、心率曲线的绘制

（1）脉搏、心率符号 脉率以红点"●"表示，心率以红圈"○"表示。

（2）每一小格为4次/分，将实际测量的脉率或心率，用红笔绘制于体温单相应时间格内，相邻脉率或心率以红线相连。

（3）脉搏与体温重叠点时，若系口温则先画蓝"●"表示体温，再将红"○"画于其外表示脉搏；若为肛温先画蓝"○"表示体温，其内画红"●"表示脉搏；若为腋温，则先画蓝"×"表示体温，再将红"○"画于其外表示脉搏。

（4）脉搏短绌时，相邻脉率或心率用红线相连，在脉率与心率之间用红笔画线填满。

（5）起搏心率时，用红色的"H"表示。

3. 呼吸的记录

（1）将实际测量的呼吸次数，以阿拉伯数字表示，免写计量单位，用红钢笔填写在相应的呼吸栏内，相邻的两次呼吸上下错开记录，每页首记呼吸从上开始填写。

（2）辅助呼吸标识，在起始相应时间用蓝色钢笔在体温单呼吸栏横线上方纵向填写"呼吸机"，用"↑"标识开始，终止以"↓"标识；呼吸机设定频率以数字表示，用蓝色笔在呼吸栏相应时间内填写，相邻两次呼吸上下交错填写，先上后下。

4. 疼痛评估数据的记录　根据患者疼痛评估结果，录入评分分值，在体温单上用红色"■"表示。

（四）底栏

底栏的内容包括血压、入量、尿量、大便次数、体重、身高及其他等。数据以阿拉伯数字记录，免写计量单位，用蓝（黑）钢笔填写在相应栏内。

1. 血压　以mmHg为单位填写，按医嘱每日测量血压1次，若需每日多次测量血压，如已记录在护理记录单上，则可以不记录在体温单上。儿科5岁以上患者入院当日测血压，5岁以下可以免测，其他特殊情况按医嘱执行。

（1）记录方式为收缩压/舒张压。

（2）一日内连续测量血压时，则上午血压写在前半格内，下午血压写在后半格内；术前血压写在前面，术后血压写在后面。

（3）如为下肢血压应当标注。

2. 大便次数

（1）每隔24小时填写前1天的大便次数，每天记录1次。

（2）大便符号：未解大便以"0"表示；大便失禁以"※"表示；人工肛门以"★"表示；灌肠以"E"表示，灌肠后排便以E作分母、排便作分子表示，如用"1/E"表示灌肠后排便1次；"1 2/E"表示自行排便1次，灌肠后又排便2次；"3/2E"表示灌肠2次后排便3次。

3. 体重　以kg为单位填入。一般新入院患者当日应测量体重并记录，根据患者病情及医嘱测量并记录。病情危重或卧床不能测量的患者，应在体重栏内注明"卧床"。

4. 尿量

（1）以毫升（ml）为单位，记录每日24小时的尿液总量，每天记录1次。

（2）排尿符号：导尿以"C"表示；尿失禁以"※"表示。例如，"1500/C"表示导尿患者排尿1500ml。

5. 液体出入量　如24小时入量、24小时出量、尿量等，记录前1天的数据。如有专科特殊项目可根据需要填写或录入相应数据。

6. 身高　以cm为单位填入，一般新入院患者当日应测得身高并记录。

7. 其他　作为机动，根据病情需要填写，如特殊用药、腹围、血糖、记录管路情况等。使用医院信息系统等医院，可在系统中建立可供选择项，在相应空格栏中予以体现。

8. 页码　用蓝（黑）钢笔逐页填写。

随着医院信息化的普及，医院陆续开始使用电子体温单。电子体温单采用信息录入自动化程序，只要输入的信息准确无误，则版面清晰完整、美观，绘制准确规范，避免了手绘体温单出现的画图不准确、字迹潦草、涂改、错填、漏填、信息不符、续页时间序号错误等问题。

二、医　嘱　单

医嘱是医生根据患者病情的需要，为达到诊治的目的而拟定的书面嘱咐，由医护人员共同执行。

（一）医嘱的种类

1. 长期医嘱 指自医生开写医嘱起至医嘱停止，有效时间在24小时以上的医嘱。如一级护理、心内科护理常规、低盐饮食、酒石酸美托洛尔25mg po qd。当医生注明停止时间后医嘱失效。长期医嘱单和临时医嘱单眉栏及项目应填写齐全，有执行时间及执行者签名。

2. 临时医嘱 有效时间在24小时以内，应在短时间内执行，有的需立即执行（st），通常只执行一次，如盐酸曲马多注射液50mg im st；有的需在限定时间内执行，如会诊、手术、检查、X线摄片及各项特殊检查等过程中。另外，出院、转科、死亡等也列入临时医嘱。过敏试验阳性结果记入临时医嘱单，如"青霉素皮试（＋）"（＋号用红笔书写）。

3. 备用医嘱 根据病情需要分为长期备用医嘱和临时备用医嘱两种。

（1）长期备用医嘱 指有效时间在24小时以上，必要时用，两次执行之间有时间间隔，由医生注明停止日期后方失效。如哌替啶50mg im q8h prn。

（2）临时备用医嘱 指自医生开写医嘱起12小时内有效，必要时用，过期未执行则失效。如舒乐安定10mg po sos。

（二）医嘱的处理

1. 长期医嘱的处理 医生开写长期医嘱于长期医嘱单（附录B）上，注明日期和时间，并签上全名。护士将长期医嘱单上的医嘱分别抄录至各种执行卡上（如服药单、注射单、治疗单、输液单、饮食单等），抄录时须注明执行的具体时间并签全名。定期执行的长期医嘱应在执行卡上注明具体的执行时间。如依拉普利10mg po bid，在服药单上则应注明依拉普利10mg 7am、7pm。护士执行长期医嘱后应在长期医嘱执行单上注明执行的时间，并签全名。

2. 临时医嘱的处理 医生开写临时医嘱在临时医嘱单（附录C）上，注明日期和时间，并签上全名。需立即执行的医嘱，护士执行后，必须注明执行时间并签上全名。有限定执行时间的临时医嘱，护士应及时转抄在临时医嘱执行单上。会诊、手术、检查等各种申请单应及时送到相应科室。

3. 备用医嘱的处理

（1）长期备用医嘱的处理 由医生开写在长期备用医嘱单上，必须注明执行时间，如杜冷丁50mg im q6h prn。护士每次执行后，在长期备用医嘱单上记录执行时间并签全名。

（2）临时备用医嘱的处理 由医生开写在临时医嘱单上，12小时内有效。如地西泮5mg po sos，超时未执行，则由护士用红笔在该项医嘱栏内写"未用"两字。

4. 停止医嘱的处理 停止医嘱时，医生在相应医嘱项目后注明停止日期和时间，并签全名，护士在执行栏填写停止日期、时间并签全名。

5. 重整医嘱的处理 医嘱调整项目较多时需重整医嘱。重整医嘱时，由医生执行，在原医嘱最后一行下面画一红横线，在红线下用蓝（黑）钢笔写"重整医嘱"，再将红线以上有效的长期医嘱，按原日期时间的排列顺序抄于红线下。抄录完毕核对无误后签上全名。对于转科、手术、分娩患者或长期医嘱需整理者，需要停止以前的所有长期医嘱等情况时，应在长期医嘱单内写明"转科医嘱""术后医嘱""产后医嘱""整理医嘱"，并在下画一红线即表示停止以上医嘱。然后再开写新医嘱，红线以上的医嘱自行停止。医生重整医嘱后，由当班护士核对无误并在整理之后的有效医嘱执行者栏内签上全名。

（三）注意事项

1. 医嘱必须经医生签名后方为有效。在一般情况下不执行口头医嘱，在抢救或手术过程中医生下口头医嘱时，执行护士应先复述一遍，双方确认无误后方可执行，事后应及时据实补写医嘱。

2. 处理医嘱时，应先急后缓，即先执行临时医嘱，再执行长期医嘱。

3. 对有疑问的医嘱，必须核对清楚后方可执行。

4. 医嘱需每班、每日核对，每周总查对，双人查对后签全名。

5. 凡已写在医嘱单上而又不需执行的医嘱，不得贴盖、涂改，应由医生在该项医嘱的第二字上重叠用红笔写"取消"字样，并在医嘱后用蓝（黑）钢笔签全名。

各医院医嘱的书写和处理方法不尽相同，绝大部分医院已使用信息化医嘱处理系统（见医院信息系统在医嘱处理中的应用）。

三、特级/一般护理记录单

（一）适用范围

1. 病危、抢救、大手术后、病重的特级、一级护理患者。

2. 病情发生变化及有监护需求的患者。

3. 介入检查、特殊治疗、特殊用药者。

4. 医嘱需记录相应客观指标者。

5. 各专科有特殊要求者。

6. 有自杀倾向、行为异常、精神隐患者。

7. 其他按规定需要护理记录者。

（二）记录频次

1. 病危患者、特级护理患者应根据病情变化随时记录（病情平稳者至少每2小时记录1次，有医嘱时根据医嘱记录）。见附录F。

2. 病重、一级护理患者可根据病情适时记录。

（三）记录要求

1. 用蓝（黑）钢笔填写眉栏各项，包括患者姓名、年龄、性别、科别、床号、住院病历号、入院日期诊断等。

2. 日间7时至19时用蓝（黑）钢笔记录，夜间19时至次晨7时用红钢笔记录，电子病历对记录颜色不做要求。

3. 应为特级护理患者制订"护理计划"，护理计划应条理清楚、重点突出，具有针对性和可操作性。病情变化时应有修订时间及措施。护理计划可手写或印制表格打印，打印字体规范。

4. 书写内容要求

（1）特级护理记录应包括患者24小时内病情评估、护理措施和效果评价。

（2）病情评估记录客观、真实、准确，书写内容应具有专科护理特点，并与护理计划或措施相符合，包括患者情绪状况、生命体征变化情况、护理计划或措施实施过程及效果评价，健康教育内容及效果评价，病情变化时的处理，是否及时向医生报告等，记录者签名。

（3）手术当日记录麻醉方式、手术名称、手术情况（顺利否、出血量等），重点记录患者返回病室的时间、生命体征，保持何种体位、皮肤情况、伤口情况、各种管道及引流情况等情况。

5. 记录出入量　入量包括摄入量（即食物含水量、饮水量、鼻饲液体量）和输入量（静脉输入量）；出量包括尿量、呕吐物含水量、痰液量、大便含水量、各种引流量、血液及腹膜透析超滤量等，雾化吸入液体量不计于入量，膀胱冲洗、血液滤过、血液透析、腹膜透析注入量和排出量的差值纳入出入量计算。危重患者日间小结或总结出入量，白天小结书写为"日间小结"，全天书写为"24小时总结"，小结或总结时间各医院自行规范。两次均需分类小结，统计总量精确到每毫升，并在出入量数字下用红笔画双横线标识（附录D）。统计不足24小时的，按实际时间数记录，非危重患者医嘱需记录尿量和24小时出入量时可直接将总量记在体温单上。

6. 护理记录应体现病情观察的动态性与连续性，客观反映患者病情。护理记录书写内容须与医生病历记录相一致。危重患者病情小结各医院自行规定。不同专科的护理记录表格可以根据专科特点设计，以简化实用为原则。

7. 护理观察记录单　包括一般护理记录单（附录 E）和手术记录单（附录 H）。一般护理记录单是护士遵照医嘱和患者的病情，对一般患者住院期间护理过程的客观记录；手术相关护理记录单是巡回护士对手术患者手术中护理情况及所用器械敷料的记录。护理观察记录单是护理人员在向患者实施护理过程中的原始有力的证据，应当规范、认真客观地书写，患者出院或死亡后，随病历留档保存。

四、病区交班报告

病区交班报告（附录 G）是由值班护士书写的书面交班报告，其内容为值班期间病区的情况及患者病情的动态变化，起到承上启下的作用。通过阅读病区交班报告，接班护士可全面掌握整个病区的患者情况，明确需继续观察的问题和实施的护理。

（一）交班内容

1. 出院转出、死亡患者　出院者写明离开时间；转出者注明转往的医院、科别及转出时间；死亡者简要记录抢救过程及死亡时间。

2. 新入院及转入患者　应写明入院或转入的原因、时间、主诉、主要症状、体征、既往重要病史（尤其是过敏史），存在的护理问题及下一班需观察及注意的事项、给予的治疗、护理措施及效果。

3. 危重患者、有异常情况及做特殊检查或治疗的患者　应写明主诉、生命体征、神志、病情动态、特殊抢救及治疗护理，下一班需重点观察和注意的事项。

4. 手术患者　准备手术的患者应写明术前准备和术前用药情况等。当天手术患者需写明麻醉种类、手术名称及过程，麻醉清醒时间，回病房后的生命体征、伤口、引流排尿及镇痛药使用情况。

5. 产妇　应报告胎次产式、产程、分娩时间、会阴切口或腹部切口及恶露情况等；自行排尿时间；新生儿性别及评分。

6. 老年、小儿及生活不能自理的患者　应报告生活护理情况，如口腔护理、压力性损伤护理及饮食护理等。

此外，还应报告上述患者的心理状况和需要接班者重点观察及完成的事项。夜间记录还应注明患者的睡眠情况。

（二）书写顺序

1. 用蓝（黑）钢笔填写眉栏各项，如病区、日期、时间、患者总数和入院、出院、转出、转入、手术、分娩、危重及死亡患者数等。

2. 先写离开病区的患者（出院、转出、死亡），再写进入病区的患者（入院、转入），最后写本班重点患者（手术、分娩、危重及有异常情况的患者）。同一栏内的内容，按床号先后顺序书写报告。

（三）书写要求

1. 书写内容应全面、真实、简明扼要、重点突出。

2. 字迹清楚、不得随意涂改粘贴，日间用蓝（黑）钢笔书写，夜间用红钢笔书写。

3. 填写时，先写姓名、床号、住院病历号、诊断，再简要记录病情、治疗和护理。

4. 对新入院、转入、手术、分娩患者，在诊断的右下角分别用红笔注明"新""转入""手术""分娩"，危重患者用红笔注明"危"或做红色标记"※"。

5. 写完后，注明页数并签全名，护士长应对每班的病区交班报告进行检查。

五、护理病历

在患者住院过程中，护理程序的护理诊断、护理目标、护理措施、护理评价等，均应有书面记录，这些记录构成护理病历。

各医院护理病历的内容一般包括入院评估表、护理计划单、护理记录单、健康教育和出院指导等。

1. 入院评估表 用于对新入院患者进行初步的护理评估，并通过评估找出患者的健康问题，确立护理诊断。主要内容包括患者的一般资料、现在健康状况、既往健康状况、心理状况、社会状况等。

2. 护理计划单 即护理人员对患者实施整体护理的具体方案。主要内容包括护理诊断、护理目标、护理措施和护理评价等。

为进一步落实优质护理，把护士还给患者，节约时间，以"标准护理计划"的形式预先编制每种疾病的护理诊断及相应的护理措施、预期目标等，护士可参照它为自己负责的每一个患者实施护理。使用标准护理计划最大的优点是可减少常规护理措施的书写，使护士将更多的时间和精力用于对患者的直接护理上。但容易使护士只顾按标准护理计划实施护理，而忽略了患者的个体差异性。因此，在使用时一定要根据患者实际情况补充个性化的护理计划并实施。

3. 护理记录单 是护士运用护理程序的方法为患者解决问题的记录。其内容包括患者的护理诊断/问题、护士所采取的护理措施及执行措施后的效果等。常按照护理程序的要求书写。

4. 健康教育和出院指导 健康教育计划是为恢复和促进患者健康并保证患者出院后能获得有效的自我护理能力而制订和实施的帮助患者掌握健康知识的学习计划与技能训练计划。

（1）住院期间的健康教育计划 ①入院须知、病区环境介绍、医护人员概况；②疾病的诱发因素、发生与发展过程及心理因素对疾病的影响；③可采取的治疗护理方案；④有关检查的目的及注意事项；⑤饮食与活动的注意事项；⑥疾病的预防及康复措施等。

（2）出院指导 是对患者出院后的活动、饮食、服药、伤口护理、复诊等方面进行指导。教育和指导可采用讲解示范模拟、提供书面或视听材料等方式。

对于需要患者及家属了解或掌握的有关知识和技能，已经编制成标准健康教育计划和标准出院指导。护理人员可参照其进行健康教育和出院指导。护士使用时应根据患者的文化程度、理解能力让患者自己阅读，有针对性地解答问题或给患者边读边讲解边示范，直至患者掌握。同时，对处于不同疾病阶段的患者，护士应给予重点不同的、能体现个体差异的有针对性的指导。

六、医院信息系统在医嘱处理中的应用

随着现代信息技术的快速发展，计算机管理系统普遍应用于医院，医院信息系统（hospital information system，HIS）是指利用计算机软硬件技术、网络通信技术等现代化手段，对医院及其所属部门的人流、物流、财流进行综合管理，对医疗活动各阶段中产生的数据进行采集、存储、处理、提取、传输、汇总、加工生成各种信息，从而为医院的整体运行提供全面的、自动化的管理及各种服务的信息系统。在医院各计算机运行子系统中，医嘱处理子系统占据了重要的地位。它的运用改变了护士转抄、查对医嘱的方式，节省了时间和人力资源，减轻了护士的工作强度，为进一步提高临床护理工作质量和效率奠定了基础。目前，几乎所有医院已全面应用医院信息系统处理护理工作中的医嘱。

（一）医院信息系统处理医嘱的方法

1. 医嘱信息库的建立 在建立医嘱信息库的过程中，结合临床实践，从用药、检验放射、特检护理等各个方面广泛收集信息，经过反复调查、运行、修改补充，组成了强大的医嘱信息库，保证了医嘱信息的完整性、系统性，同时对医嘱信息的范围、内容进行了标准化和规范化，以便更好地应用信息。此外，采用数字码和拼音码输入方式建立医嘱信息库，可达到信息共享的目的。

2. 医嘱的录入 医生通过医生工作站直接录入医嘱，并下达护士工作站。

3. 医嘱的处理

（1）提取医嘱 处理医嘱时护士进入医院信息系统，录入工号及个人密码，进入护士工作站系统后提取医嘱。

（2）核对医嘱 处理医嘱前先双人核对医嘱，核对内容包括医嘱类别、内容及执行时间等。无误后方可确认执行。对有疑问的医嘱及时向医生查询，严防盲目执行医嘱。

（3）执行医嘱 医嘱汇总生成后，中心药房根据网络信息摆药，分发针剂等；处理医嘱护士通过终端机直接打印当天各种药物治疗单，包括注射、口服、输液等长期医嘱治疗单并执行。

4. 医院信息系统医嘱的查对方法 医嘱的查对遵循"每班查对、每日核对、每周总查对"的原则。查对内容包括医嘱各种执行单、各种标识（饮食、护理级别、隔离）等。

5. 医嘱处理的监控

（1）在医嘱录入、校对、汇总、生成、总查、删除等每一个处理环节中，实行操作码管理。操作码与操作人员一一对应，由操作人员自行管理，操作人员只有凭借操作码才能进入医院信息化管理系统处理医嘱，操作人员的姓名可在总台显示。

（2）职能部门可通过监控系统浏览、查对住院患者或出院患者的全部医嘱：浏览、查阅全院（包括出院）患者的某一项医嘱等，从而监控各个科室医嘱处理的环节质量和终末质量。

（二）医嘱处理信息化管理的优点

1. 缓解工作压力 医嘱处理的信息化，使护士从过去反复转抄医嘱的烦琐事务中解脱出来，可以有更多的时间为患者提供身心护理，充分体现了护理工作以人为本，把护士还给患者。

2. 减少医疗差错 在医嘱处理的各个环节中均实行操作码管理，从而使得每次操作责任到人，加强了护士操作的责任心。另外，医嘱处理实施信息化管理后，护士在执行医嘱中，由自动化打印代替了传统的手工转抄医嘱，降低了差错发生的概率。其次，医嘱的计算机输入加强了医嘱的查对，护士可参考电脑上的药物剂型、计量及用法，及时发现医嘱中的错误，防止医疗事故的发生。

3. 提高工作透明度，改善护患关系 在护理工作中，护士需要不断地回答患者及其家属对病情、费用和治疗方案的询问，这不仅影响护士的精力，而且有可能因护士回答得不够准确、过于简单而产生误解。采用信息化管理后，可向患者及家属提供清晰的用药、检查治疗及费用情况；也减少了欠费、乱收费现象的发生，使治疗过程更加透明。同时，也加强了医务人员的工作责任心，从而使护患关系得以有效改善。

4. 有利于医疗与护理文件的整理和保护 医疗与护理文件数量大，且占空间、查询费时、管理困难，实行医嘱处理的信息化管理后，可实现信息全院共享，避免了重复劳动和大量的手工作业。并且在借阅与查询医嘱档案时，医院信息管理系统在数秒内即可完成对使用该系统患者的所有项目资料的查询。

自 测 题

A₁/A₂型题

1. 下列不符合护理文件书写要求的是（　　）
   A. 文字生动形象　　　B. 记录及时准确
   C. 内容简明扼要　　　D. 医学术语确切
   E. 记录者签全名

2. 住院病历不包括（　　）
   A. 病程记录　　　　　B. 护理记录
   C. 交班报告　　　　　D. 会诊记录
   E. 检验记录

3. 住院期间排在病历首页的是（　　）

   A. 住院病历首页　　　B. 长期医嘱单
   C. 临时医嘱单　　　　D. 入院记录
   E. 体温单

4. 下列有关护理记录单的书写，描述正确的一项是（　　）
   A. 日间用红钢笔书写
   B. 夜间用蓝钢笔书写
   C. 用红钢笔填写眉栏各项
   D. 护理记录单不随病历留档保存
   E. 总结24小时出入量后记录于体温单上

5. 书写病区交班报告时，应先书写的患者是（　　）

A. 危重患者　　　　　B. 出院患者

C. 新入院患者　　　　D. 行特殊治疗的患者

E. 施行手术的患者

6. 病区交班报告眉栏的书写顺序正确的是（　　　）

　　A. 新入院—转入—出院—手术—危重

　　B. 手术—危重—新入院—转入—出院

　　C. 转入—新入院—出院—手术—危重

　　D. 出院—新入院—转入—手术—危重

　　E. 出院—转入—手术—危重—新入院

7. 患者刘某，肺炎，体温39.5℃，行物理降温，物理降温后将所测得的体温绘制在体温单上，下列选项中表述正确的是（　　　）

　　A. 红圈，以红实线与降温前体温相连

　　B. 红圈，以红虚线与降温前体温相连

　　C. 红点，以红实线与降温前体温相连

　　D. 蓝圈，以红虚线与降温前体温相连

　　E. 蓝圈，以蓝虚线与降温前体温相连

8. 患者谢某，肠道术前行清洁灌肠。灌肠前自行排便1次，灌肠后排便5次，正确的记录方法是（　　　）

　　A. 1/E　　　　　　　B. 5/E

　　C. 6/E　　　　　　　D. 1/5E

　　E. 1 5/E

9. 患者李某，胆石症术后感到疼痛，为减轻患者疼痛，10am医生开出医嘱布桂嗪100mg im sos，此项医嘱失效时间为（　　　）

　　A. 当天2pm　　　　　B. 当天10pm

　　C. 第二日10am　　　　D. 第二日10pm

　　E. 医生开出停止时间

10. 患者张某，因甲型病毒性肝炎须行消化道隔离，此项内容属于（　　　）

　　A. 长期医嘱　　　　　B. 临时医嘱

　　C. 长期备用医嘱　　　D. 临时备用医嘱

　　E. 即刻执行的医嘱

11. 患者陈某，即将行胃大部切除术，术前医嘱：阿托品0.5mg H st，护士首先应做的是（　　　）

　　A. 将其转抄至长期医嘱单上

　　B. 将其转抄至临时医嘱单和治疗单上

　　C. 在该项医嘱前用蓝钢笔画"√"标记

　　D. 即刻给患者皮下注射阿托品0.5mg

　　E. 转抄至交班报告上，以便下一班护士查阅

A₃/A₄型题

（12、13题共用题干）

　　患者王某，10am在硬膜外麻醉下行胆囊切除术，12am安返病房。患者一般情况好，血压平稳，7pm患者主诉伤口疼痛难忍，医嘱：哌替啶 50mg im q6h prn。

12. 此医嘱属于（　　　）

　　A. 长期医嘱

　　B. 临时医嘱

　　C. 长期备用医嘱

　　D. 临时备用医嘱

　　E. 即刻执行的医嘱

13. 护士处理此项医嘱时不正确的是（　　　）

　　A. 执行前了解上一次的执行时间

　　B. 前后两次执行的时间应间隔6小时以上

　　C. 将其转抄至治疗单上，注明"prn"字样

　　D. 每次执行后，在临时医嘱单内记录执行时间并签全名

　　E. 24小时内有效，过时未执行，护士用红笔在该项医嘱栏内写"未用"

（14、15题共用题干）

　　患者，男性，因急性心肌梗死入院，查体：T 37.5℃，P 120次/分，R 24次/分，BP 110/60mmHg。

14. 关于生命体征的绘制正确的是（　　　）

　　A. 体温的记录符号为蓝点

　　B. 呼吸的记录符号为红圈

　　C. 脉搏的记录符号为红点

　　D. 呼吸的记录符号为蓝圈

　　E. 脉搏的记录符号为红圈

15. 护士处理医嘱时应先执行哪项（　　　）

　　A. 禁食

　　B. 尿常规

　　C. 盐酸哌替啶注射液 100mg im st

　　D. 心内科护理常规

　　E. 0.9%氯化钠溶液 250ml iv qd

（袁　芳）

参考文献

曹梅娟，王克芳，2022. 新编护理学基础. 北京：人民卫生出版社

桂莉，金静芬，2022. 急危重症护理学. 5版. 北京：人民卫生出版社

国家卫生健康委员会，2020. 2020中国卫生健康统计年鉴. 北京：中国协和医科大学出版社

李乐之，路潜，2017. 外科护理学. 6版. 北京：人民卫生出版社

李小寒，尚少梅，2017. 基础护理学. 6版. 北京：人民卫生出版社

李小妹，冯先琼，2022. 护理学导论. 北京：人民卫生出版社

卢建文，石红丽，2019. 护理学基础（案例版）. 北京：科学出版社

全国护士执业资格考试用书编写专家委员会，2022. 全国护士执业资格考试指导. 北京：人民卫生出版社

万学红，卢雪峰，2017. 诊断学. 北京：人民卫生出版社

王玉升，2017. 全国护士执业资格考试精选模拟. 北京：人民卫生出版社

吴孟超，吴在德，吴肇汉，2018. 外科学. 9版. 北京：人民卫生出版社

邢爱红，王君华，2020. 基础护理技术. 3版. 北京：科学出版社

杨靓，谢红珍，谢玉茹，2017. 最新护理文书书写基本规范. 沈阳：辽宁科学技术出版社

杨巧菊，陈丽，2020. 基础护理学. 3版. 北京：人民卫生出版社

杨潇二，唐布敏，2019. 护理学基础. 北京：北京大学医学出版社

张连辉，邓翠珍，2018. 基础护理学. 4版. 北京：人民卫生出版社

张美琴，刘美萍，2018. 护理学基础. 2版. 北京：科学出版社

张美琴，邢爱红，2018. 护理综合实训. 北京：人民卫生出版社

张少羽，2018. 基础护理技术. 4版. 北京：人民卫生出版社

周春美，陈焕芬，2019. 基础护理技术. 北京：人民卫生出版社

附　录

体　温　单

姓名　　　性别　男　年龄　56岁　科别　普外　　床号　15　入院日期　2020-12-27　　住院病历号　3721

日　　期	2020-12-27	28	29	30	31	2021-01-01	2
住院天数	1	2	3	4	5	6	7
手术后日数			1	2	3	1/4	2/5

体温脉搏曲线图（摄氏/华氏，脉搏）

入院一九时二十分　手术　手术　死亡于十八时二十分　不升

时　间	2 6 10 14 18 22	2 6 10 14 18 22	2 6 10 14 18 22	2 6 10 14 18 22	2 6 10 14 18 22	2 6 10 14 18 22	2 6 10 14 18 22

呼吸(次/分)	19 19 20 22	19 20 20 22 20	23 25 24 25	24 23 23 22 23	23 22 23 20 19	18 19 18 17 18	17 16 17
血压(mmHg)	120/82	110/86	110/85	100/80	100/78	95/66	80/50
身高(cm)	178						
体重(kg)	78	卧床					
大便次数	1	0	0	1/E	0	0	0
入量(ml)		2000	2000	2000	2200	2200	1500
出量(ml)	1500	1800	1600	1650	1800/C	1700	1000
过敏史	青霉素（+）						

第　1　周

附录B　长期医嘱单

姓名：刘×　　科别：心内科　　床号：15号　　住院病历号：5××××　　第1页

日期	时间	医嘱	医生签名	护士签名	日期	时间	医生签名	护士签名
			开始				停止	
2020-12-15	10：15	冠心病常规护理	王×	李×				
2020-12-15	10：15	一级护理	王×	李×				
2020-12-15	10：15	低盐流质饮食	王×	李×				
2020-12-15	10：15	持续心电监护	王×	李×	12-20	10：00	王×	张×
2020-12-15	10：15	低流量吸氧	王×	李×	12-25	10：00	王×	张×
2020-12-15	10：15	地高辛 0.25mg qd	王×	李×				
2020-12-15	10：15	5%葡萄糖250ml+硝酸甘油 10mg ivgtt qd	王×	李×	12-23	10：00	王×	张×

附录C　临时医嘱单

姓名：刘×　　科别：心内科　　床号：15号　　住院病历号：5××××　　第1页

日期	时间	医嘱	医生签名	执行护士签名	执行时间
2020-12-15	10：15	血常规	王×	李×	10：15
2020-12-15	10：15	尿常规	王×	李×	10：15
2020-12-15	10：15	大便常规	王×	李×	10：15
2020-12-15	10：15	X线摄片	王×	李×	10：15
2020-12-15	10：15	青霉素皮试（－）	王×	李×	10：50
2020-12-15	11：50	哌替啶 50mg im st	王×	李×	11：50
2020-12-29	12：00	今日出院	王×	张×	12：10

附表D　出入液量记录单

姓名　王××　　床号　1　　诊断　上消化道出血　　科别　消化内科　　病房　201　　住院号　232568

日期	时间	入量		出量		签名
		项目	量（ml）	项目	量（ml）	
6/5	9：00	平衡液	500	呕血	800	李叶
		全血	200			李叶
	9：30	全血	200			李叶
	10：00	右旋糖酐	500	尿	100	李叶
	10：30	生理盐水	200			李叶
		奥美拉唑40mg	2			李叶
	11：00			尿	200	李叶
				血便	200	李叶
	11：30			引流液	50	李叶
	12：00	奥曲肽100ug	1			王华
		生理盐水	20			王华
	14：00	全血	200			王华
	16：00	706代血浆	500			王华
	19：00			尿	200	王华
	12小时小结		2323		1550	王华
	20：00	生理盐水	200			李丽
		奥美拉唑40mg	2			李丽
	22：00			引流液	100	李丽
7/5	0：00			尿	100	李丽
	2：00			引流液	50	李丽
	6：30			尿	200	李丽
	24小时总结		2525		2000	李丽

附录E 一般护理记录单

科别：＿＿＿＿　姓名：＿＿＿＿　年龄：＿＿＿岁　性别：＿＿＿　床号：＿＿＿　住院号：＿＿＿　诊断：＿＿＿

日期	时间	体温 ℃	脉搏 次/分	呼吸 次/分	血压 mmHg	血氧饱和度 %	引流液量 左(ml)	引流液量 右(ml)	病情观察及护理措施	签名
2013-07-01	09:30	36.5	76	18	100/60	98			患者诊断为"左侧乳房肿块"，于今日上午收治入院，主诉"左侧乳房疼痛半个月"，门诊各项化验检查已完善，患者神志清，精神好，拟定于今日11:00在全麻下行"乳房肿块切除术"，已做过住院宣教，术前准备已完善，患者晨起未进饮食，术前禁饮食已通知，头孢皮试（-），已建立静脉通路待手术	×××
	10:40								肌内注射地西泮10mg，阿托品0.5mg	×××
	11:00								送患者入手术室	×××
	13:20	36	80	19	100/60	99			患者手术结束，轮椅推入监护室。神志清，精神差，术区加压包扎好，无渗出，腋下引流管固定稳妥，引流通畅，色浓红，量极少。遵医嘱给予一级护理，暂禁饮食，半卧位	×××
	16:00	36.7	82	20	100/60	99	5	5	患者精神较前好转，输液顺利完，输液管固定稳妥，血性，左侧5ml，右侧5ml出，引流管固定稳妥，引流通畅。嘱可进少量水，无渗	×××
2013-07-01	20:00	37.1	78	19	100/60	98	6	7	患者诉伤口疼，告知医生，医嘱给予曲马多50mg口服	×××
	22:00								患者疼痛缓解，安静入睡	×××
	00:00								患者安静入睡	×××
2013-07-02	08:00	36.5	76	18	100/60	99	13	17	患者神志清，精神差，夜间睡眠好，手术区创口加压包扎好，无外渗，引流通畅，引流液为血性，伤口仍有微痛，可忍受。给予流食	××
	总结：						24	29		××
	09:30								神志清，精神好转，半坐卧位，给二级护理，软质饮食，静脉滴注0.9%氯化钠加头孢曲松2.0g，鼓励患者床上活动	××
	16:00	36.5	80	19	100/60	99			精神好，输液顺利完，术后注意事项已告知，患者表示理解	××
	20:00						5		患者精神好，可下床活动，双侧腋下引流管通畅，暗红色	××
	23:00								患者安静休息	××
2013-07-03	08:00	36.2	76	18	100/60	99			夜间睡眠好，晨起精神好，予以拔除引流管。饮食正常	××
	11:00								患者术后第二天，伤口包扎好，无渗出，要求出院，遵医嘱，给予办理出院，恢复良好，出院宣教及术后注意事项已告知，嘱其按时复诊，出现不适时随诊，患者表示理解	××

附录F　特别护理记录单

科别：呼吸内科　　姓名：刘×　　性别：女　年龄：52　住院号：3××××入院日期：2020-12-06　　诊断：1.肺炎　2.高血压

日期	时间	意识	体温	脉搏	呼吸	血压	吸氧	入量		出量		颜色性状	咳嗽	咳痰	皮肤情况	管道护理	病情观察及措施	护士签字
			℃	次/分	次/分	mmHg	L/min	名称	ml	名称	ml							
2020-12-06	18:00	神志清	38.4	96	24	152/100	2	10%GS+氨苄青霉素	500	小便	300	正常	有	量少	白色黏痰	无	病人平车推入，述发热、心慌、头晕。医嘱给予一级护理，卧床休息，间断低流量吸氧，检测血压、抗感染治疗。护理组长张萍查房；嘱指导有效咳嗽排痰，监测血压，输液速度不宜过快，宜低盐低脂饮食，心理护理，入院宣教和健康教育指导，已执行	赵×
								入量	500	出量	300							赵×
	19:00	神志清	38.4	96	24	152/100	2						有	量少	白色黏痰			赵×
	20:00	神志清	38.2	94	22	145/95	2	饮食、水	500				有	量少	白色黏痰		输液完毕，低流量吸氧，嘱多饮水，予以清淡低盐低脂饮食	赵×
	21:00	神志清	37.6	94	22	140/95				小便	400	正常	有	量少	白色黏痰		监测生命体征，多饮水，卧床休息，心理护理	白×
	22:00	神志清	37.5	92	20	135/85	2	饮水	150				有	量少	白色黏痰		监测生命体征，低流量吸氧	白×
	23:00	神志清	37.0	92	20	135/85	2						有	量少	白色黏痰		监测生命体征，低流量吸氧	白×
	24:00	神志清	36.8	88	18	130/80											生命体征平稳，已入睡	白×
2020-12-07	1:00	神志清	36.6	84	18	130/80											生命体征平稳，睡眠可	白×
	2:00	神志清	36.6	84	18	130/80											生命体征平稳，睡眠可	白×

附录G　病区交班报告

病区：三病区　科室：呼吸内科　　　　　时间：2020年12月3日　　　第1页

床号 姓名 诊断 \ 病人总报告 病情	上午八时至下午五时 病人总数39人	下午八时至午夜十二时 病人总数39人	午夜十二时至上午八时 病人总数39人
	总数：39　入院：1　转出：1	总数：39　入院：0　转出：0	总数：39　入院：0　转出：0
	出院：1　转入：0　死亡：0	出院：0　转入：0　死亡：0	出院：0　转入：0　死亡：0
	手术：0　分娩：0　病危：1	手术：0　分娩：0　病危：1	手术：0　分娩：0　病危：1
2床 王× 支气管炎	于9:30出院		
16床 陈× 肺心病	于9:50转心内科		
10床 刘×× 肺部感染 "新"	病人，女性，60岁，因"咳嗽、气促3天"于9:30收住入院，平车推入。T 37.9℃，P 98次/分，R 24次/分，BP 134/84mmHg。神志清，精神差，遵医嘱立即给予低流量氧气吸入，平喘、抗炎等对症支持治疗，输液已完毕，无不良反应。请加强病情观察，明晨空腹抽血。	20:30 T 37.9℃，P86次/分，BP134/84mmHg。予以物理降温后测T 37.2℃，病人偶有咳嗽，无气促，呼吸平稳，嘱其多饮水。 23:00暂停给氧，已入睡病情稳定。	7:00 T 36.8℃，P 84次/分，R 24次/分，BP 130/80mmHg。病人偶有咳嗽，无气促，呼吸平稳，睡眠好，已采集血标本
16床 张× 咯血原因待查 "※"	16:00 T 36.7℃，P 88次/分，R 20次/分，BP120/80mmHg。上午10:00遵医嘱送病人到介入室行支气管动脉栓塞术，于12:00安全返回病房，穿刺点无渗血，足背动脉搏动好，术后予右下肢制动6小时，本班未见咯血，现输液畅通，请加强病情观察。	20:00 T 36.6℃，P86次/分，R20次/分，BP120/80mmHg。病人病情稳定，右股动脉穿刺点无渗血，足背动脉搏动好，本班未见咯血，无不适主诉，输液完毕，请继续加强观察。	7:00 T 36.5℃，P 82次/分，R 20次/分，BP 100/89mmHg。病人病情稳定，夜间睡眠良好，本班未见咯血，无不适主诉。

附表H 手术记录单

日期_____科室_____床号_____姓名_____性别_____住院号_____手术间_____

入室时间：_____年_____月_____日_____时_____分_____ 拟行手术_____

术前诊断_____药物过敏史_____体重_____kg 携带物品_____

术前：意识状况：□清醒 □半清醒 □未清醒　　静脉输液：□有 □无

胃管：□有 □无　尿管：□有 □无　手术开始时间：_____时_____分

术中：输液_____ml 输血_____ml 体位_____ 麻醉_____

　　　静脉穿刺：□有 □无　尿量_____ml 出血量：_____ml　引流管放置：□有 □无

标本送冰冻：□送 □未送　标本送病理：□已送 □未送

术毕：皮肤情况_____ 出室时间_____时_____分

　　　血压：_____mmHg　脉搏_____次/分　呼吸_____次/分

携带物品：□全部带走　术后去向：□病房 □ICU　所带液体名称_____ml

其他_____

器械包：　　　　　　　　　敷料包：　　　　　　　　　特殊器械包：

无菌包监测：合格（灭菌知识卡贴在背面）

器械敷料清点

种类	术前数	关前数	关后数	种类	术前数	关前数	关后数
蚊式钳				剪刀			
直血管钳				开胸器械			
小弯血管钳				胃钳			
中弯血管钳				肠钳			
大弯血管钳				肾蒂钳			
扣克				脾蒂钳			
艾利斯钳				胆道器械			
布巾钳				抽克			
海绵钳				心脏器械			
直角钳				纱布垫			
扁桃体钳				纱布			
拉钩				纱布条			
压肠板				棉条			
持针器				阻断带			
刀柄				缝合针			
镊子				另备			

器械护士签名：

巡回护士签名：

自测题参考答案

第1章

1. E　2. C　3. D　4. C　5. D　6. A　7. D　8. A　9. E

第2章

1. A　2. B　3. C　4. C　5. B　6. D　7. B　8. D　9. E　10. E　11. A　12. D　13. D　14. D　15. A
16. D　17. C　18. D　19. B　20. D　21. E　22. B

第3章

1. D　2. C　3. B　4. B　5. A　6. E　7. D

第4章

1. A　2. C　3. D　4. E　5. E　6. C　7. B　8. D　9. E　10. D　11. B　12. B　13. A　14. C　15. A

第5章

1. C　2. D　3. A　4. A　5. E　6. B　7. B　8. E　9. C

第6章

1. A　2. C　3. A　4. A　5. B　6. C　7. D　8. B　9. B　10. D　11. A　12. B

第7章

1. E　2. E　3. E　4. B　5. D　6. D　7. E　8. A　9. B　10. D　11. C　12. A　13. D　14. A　15. A
16. A　17. B　18. E

第8章

1. D　2. C　3. D　4. D　5. E　6. C　7. A　8. D　9. C　10. A　11. B　12. D　13. E

第9章

1. E　2. A　3. E　4. D　5. D　6. E　7. C　8. A　9. E　10. A　11. D　12. D　13. B

第10章

1. A　2. D　3. D　4. C　5. B　6. B　7. A　8. B　9. C　10. D　11. B　12. B　13. E

第11章

1. D　2. E　3. D　4. A　5. C　6. C　7. D　8. C　9. D　10. D　11. B　12. E　13. C　14. A

第12章

1. C　2. D　3. E　4. D　5. A　6. B　7. E　8. C　9. D　10. D　11. D　12. D　13. E

第13章

1. D　2. E　3. C　4. C　5. A　6. D　7. E　8. A　9. C　10. D　11. E　12. D　13. A　14. C　15. E

第14章

1. C　2. C　3. E　4. A　5. B　6. D　7. C　8. D　9. E　10. D　11. C　12. B　13. B　14. A　15. A
16. B　17. D　18. A　19. D　20. B

第15章

1. C　2. C　3. E　4. B　5. D　6. B　7. B　8. D　9. B　10. E　11. B　12. D　13. E　14. E

第16章

1. D　2. C　3. E　4. C　5. E　6. E　7. E　8. A　9. B　10. A　11. C　12. C　13. C　14. D

第17章

1. A　2. C　3. E　4. B　5. E　6. B　7. B　8. E　9. B　10. A　11. D　12. C　13. E　14. C　15. C